V. Schraut, L. Albrecht

Aufbauwissen PFLEGE

Kommunikation und Beratung

Zur Reihe

Aufbauwissen PFLEGE

gehören

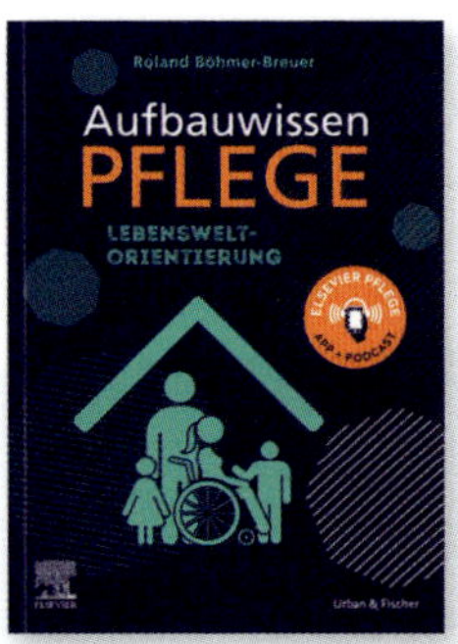

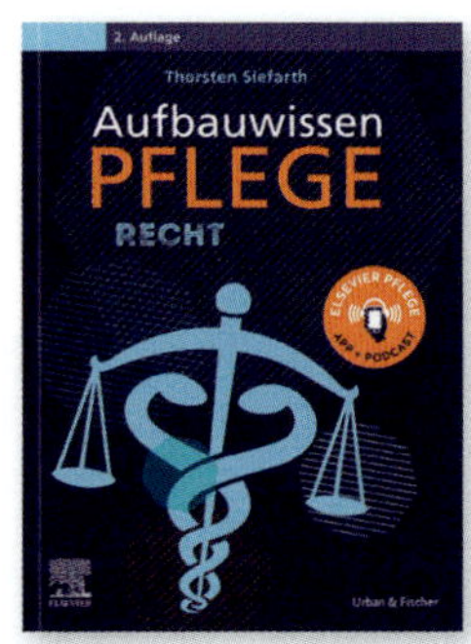

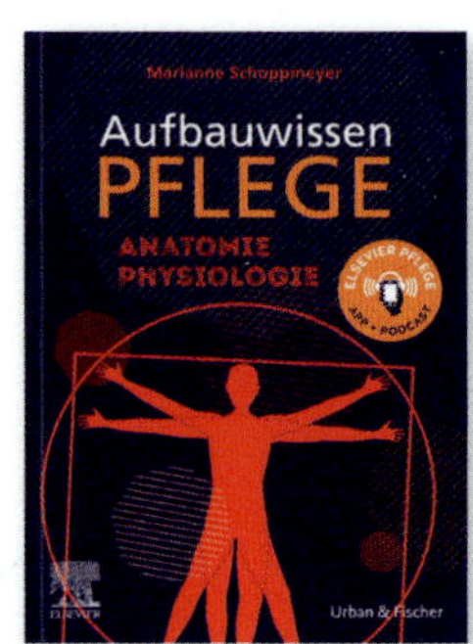

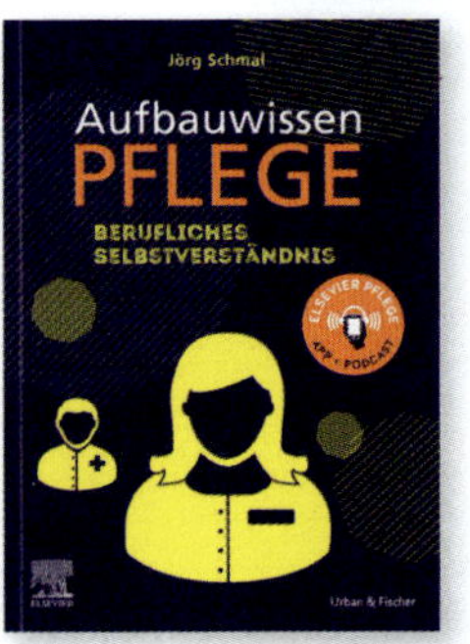

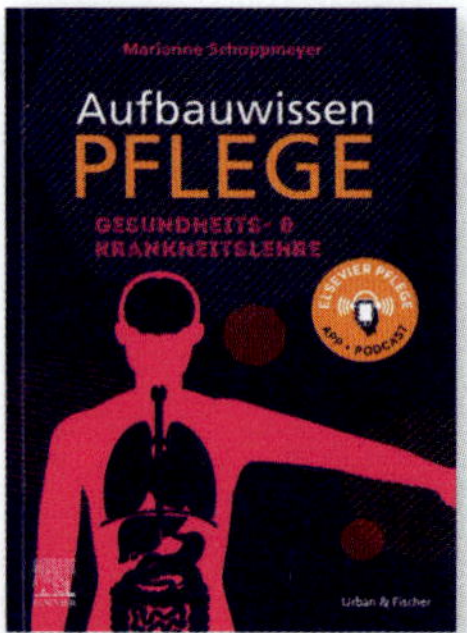

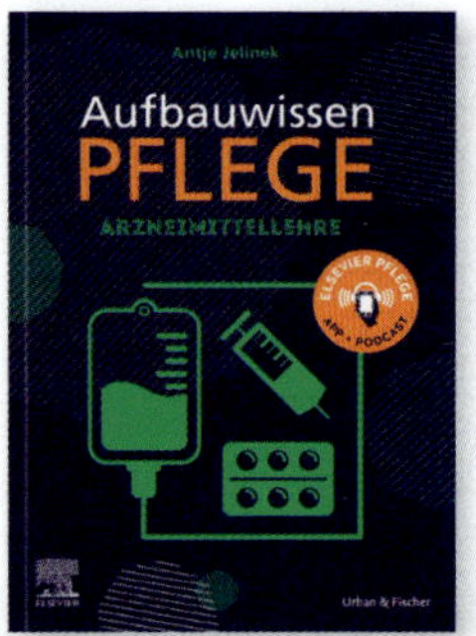

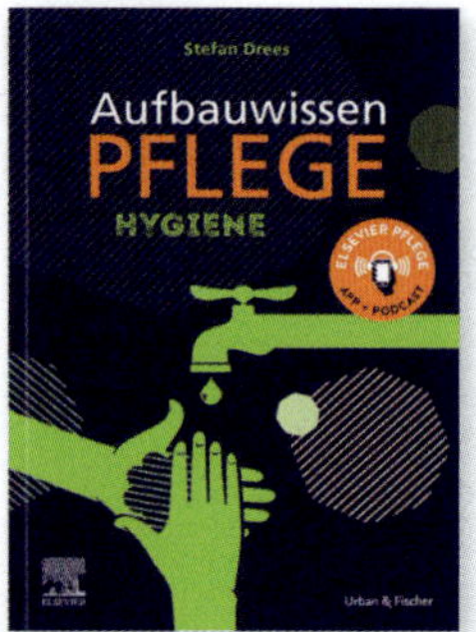

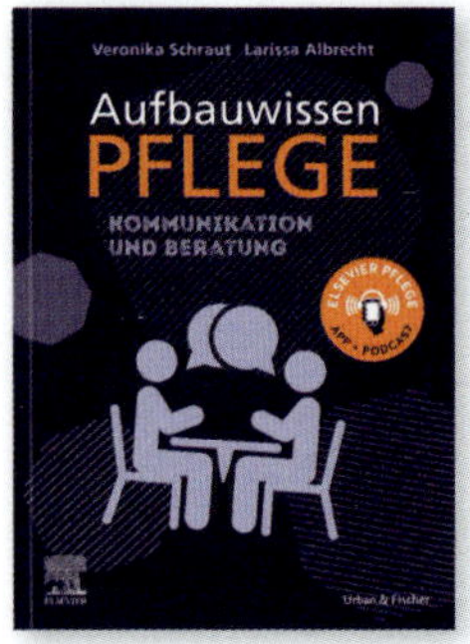

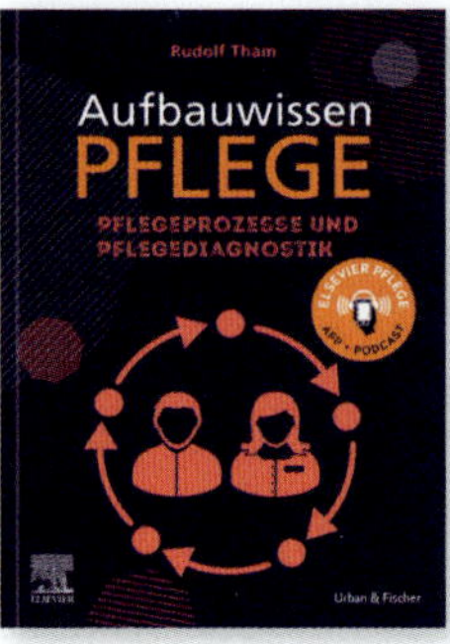

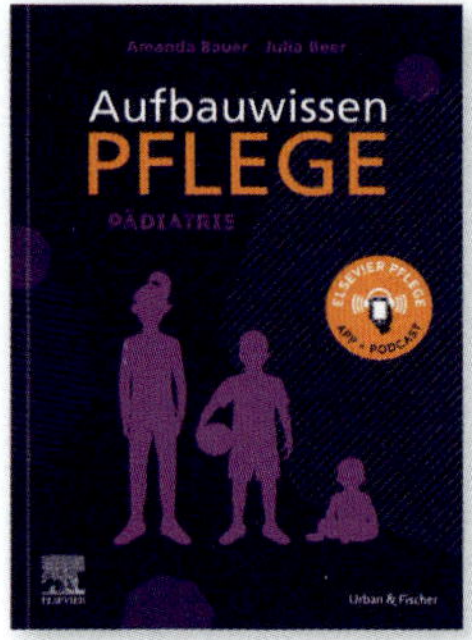

Veronika Schraut, Larissa Albrecht

Aufbauwissen PFLEGE

Kommunikation und Beratung

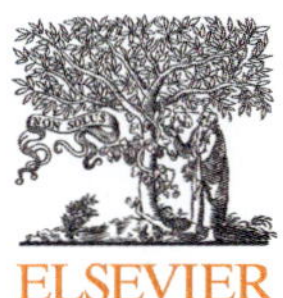

Elsevier GmbH, Bernhard-Wicki-Str. 5, 80636 München, Deutschland
Wir freuen uns über Ihr Feedback und Ihre Anregungen an kundendienst@elsevier.com

ISBN 978-3-437-28525-7
eISBN 978-3-437-05137-1

1. Auflage 2023

Wichtiger Hinweis
Die medizinischen Wissenschaften unterliegen einem sehr schnellen Wissenszuwachs. Der stetige Wandel von Methoden, Wirkstoffen und Erkenntnissen ist allen an diesem Werk Beteiligten bewusst. Sowohl der Verlag als auch die Autorinnen und Autoren und alle, die an der Entstehung dieses Werkes beteiligt waren, haben große Sorgfalt darauf verwandt, dass die Angaben zu Methoden, Anweisungen, Produkten, Anwendungen oder Konzepten dem aktuellen Wissensstand zum Zeitpunkt der Fertigstellung des Werkes entsprechen.
Der Verlag kann jedoch keine Gewähr für Angaben zu Dosierung und Applikationsformen übernehmen. Es sollte stets eine unabhängige und sorgfältige Überprüfung von Diagnosen und Arzneimitteldosierungen sowie möglicher Kontraindikationen erfolgen. Jede Dosierung oder Applikation liegt in der Verantwortung der Anwenderin oder des Anwenders. Die Elsevier GmbH, die Autorinnen und Autoren und alle, die an der Entstehung des Werkes mitgewirkt haben, können keinerlei Haftung in Bezug auf jegliche Verletzung und/oder Schäden an Personen oder Eigentum, im Rahmen von Produkthaftung, Fahrlässigkeit oder anderweitig übernehmen.

Für die Vollständigkeit und Auswahl der aufgeführten Medikamente übernimmt der Verlag keine Gewähr.
Geschützte Warennamen (Warenzeichen) werden in der Regel besonders kenntlich gemacht (®). Aus dem Fehlen eines solchen Hinweises kann jedoch nicht automatisch geschlossen werden, dass es sich um einen freien Warennamen handelt.

Bibliografische Information der Deutschen Nationalbibliothek
Die Deutsche Nationalbibliothek verzeichnet diese Publikation in der Deutschen Nationalbibliografie; detaillierte bibliografische Daten sind im Internet über https://www.dnb.de abrufbar.

23 24 25 26 27 5 4 3 2 1

In ihren Veröffentlichungen verfolgt die Elsevier GmbH das Ziel, genderneutrale Formulierungen für Personengruppen zu verwenden. Um jedoch den Textfluss nicht zu stören sowie die gestalterische Freiheit nicht einzuschränken, wurden bisweilen Kompromisse eingegangen. Selbstverständlich sind **immer alle Geschlechter** gemeint.

Planung: Regina Pappers, München
Projektmanagement: Karin Kühnel, München
Redaktion: Brigitte Schlagintweit, Aichach
Rechteklärung: Lisa Neulinger, Ottobrunn
Herstellung: Der Buchmacher, Arthur Lenner, Windach
Satz: Thomson Digital, Noida/Indien
Druck und Bindung: Drukarnia Dimograf Sp. z o. o., Bielsko-Biała/Polen
Umschlaggestaltung: Zero Werbeagentur GmbH, München
Umschlagherstellung: SpieszDesign, Neu-Ulm
Titelbilder: © shutterstock

Aktuelle Informationen finden Sie im Internet unter **www.elsevier.de**

Vorwort

Die Inhalte für dieses Werk wurden sorgsam und mit dem Ziel ausgewählt, den Kreislauf des Kompetenzerwerbs der Pflegefachperson und der Kompetenzweitergabe in Form der Dienstleistung an die pflegeempfangende Person darzustellen.
Wichtige Punkte hierbei sind Selbstfürsorge und Fürsorge für andere Menschen. Nur was verstanden wird, kann auch angewendet werden, denn Verständnis für sich selbst schafft Verständnis für andere, wodurch die persönliche Professionalität erweitert und souveränes fachliches Agieren ermöglicht wird. Alle Bereiche sind miteinander verflochten und greifen darum letztendlich immer ineinander ein.
In diesem Sinne sollen hier die Kompetenzen Pflegender in zwischenmenschlicher Kommunikation, hinsichtlich der unverzichtbaren Teamarbeit und eventuell dabei entstehender Teamkonflikte gestärkt werden.
Auch bedeutende Methoden wie Coaching und Supervision für Pflegende werden beleuchtet und ihr Nutzen für die Bewältigung des Arbeitsalltags erläutert. Über die Darstellung wichtiger therapeutischer Ansätze aus der Systemtheorie, dem Neurolinguistischen Programmieren (NLP), den Psychodramaverfahren oder der Themenzentrierten Interaktion (TZI) erfassen Sie die Tiefe der Supervision und des Coachings.
In einem weiteren Kapitel soll die Kompetenz Pflegender hinsichtlich Beratung und Patientenedukation ins Blickfeld genommen und hier deren Rolle gestärkt werden. Mithilfe von klassischen Gesundheitsmodellen, Lerntheorien, Beratungsmodellen aber auch des ethischen Blickwinkels können Sie hier Ihrem Berufsprofil nochmals ganz anders gerecht werden.
Abgerundet wird dieses Werk mit Lernsituationen inkl. Lösungsvorschlägen, die für unterschiedliche Qualifikationsstufen (auf Ausbildungs-, Weiterbildungs- und akademischem Niveau) ausgestaltet sind. Diese unterstützen Sie dabei, das erlernte Wissen in die tägliche Pflegepraxis übertragen zu können.
Der besondere Charme dieses Werks liegt in der partnerschaftlichen Herangehensweise zweier Pflegepraktikerinnen, die über die Wege der Aus- und Weiterbildung sowie letztlich der Akademisierung sowohl praktische Erfahrung als auch theoretische Fundierung mitbringen.

Kempten, Mai 2023
Larissa Albrecht und Prof. Dr. Veronika Schraut

Herausgeberinnen

Larissa Albrecht, B.Sc.
Bachelor für geriatrische Therapie, Rehabilitation und Pflege, Altenpflegerin und Gerontopsychiatrische Fachkraft, Pflegeberaterin nach § 7a SGB XI. Derzeit tätig als Lehrbeauftragte an der Hochschule Kempten, Referentin, wissenschaftliche Mitarbeiterin und Leitung kreatives und innovatives Management der Pflegeconsult Dr. Veronika Schraut. Darüber hinaus punktuell als Fachkraft in der stationären Altenpflege tätig.

Prof. Dr. Veronika Schraut
Professorin für geriatrische Pflege- und Rehabilitationswissenschaften an der Hochschule Kempten, examinierte Altenpflegerin mit gerontopsychiatrischem Schwerpunkt, Dipl. Pflegewirtin, Gerontologische Pflegewissenschaftlerin.
Derzeit tätig als Professorin an der Hochschule Kempten und Geschäftsführerin der Firma Pflegeconsult Dr. Veronika Schraut mit den Themenfeldern Beratung, Seminarwesen, Führungscoaching, Supervision und Wissenschaft.

Abkürzungen

Abb. Abbildung
AltPflG Altenpflegegesetz
BGB Bürgerliches Gesetzbuch
Bsp. Beispiel
bzgl. bezüglich
bzw. beziehungsweise
ca. circa, ungefähr
COR Conservation of Resources Theory, dt. Theorie der Ressourcenerhaltung
d. d. Verf. durch den Verfasser
d. h. das heißt
DBfK Deutsche Berufsverband für Pflegeberufe
ders. derselbe
DNQP Deutsches Netzwerk für Qualitätsentwicklung in der Pflege
DSM Diagnostic and Statistical Manual of Mental Disorders, dt. diagnostischer und statistischer Leitfaden psychischer Störungen
dt. deutsch
EBN Evidence Based Nursing; dt. evidenzbasierte Pflege
einschl. einschließlich
engl. englisch
etc. et cetera; dt. und so weiter
GFK Gewaltfreie Kommunikation
griech. griechisch
HBM Health-Belief-Modell
i. m. intramuskulär
ICD International Classification of Diseases; dt. Internationale statistische Klassifikation der Krankheiten und verwandter Gesundheitsprobleme
ICN International Council of Nurses; dt. Internationaler Rat der Krankenschwestern
kg Kilogramm
KG Körpergewicht
KPTBS Komplexe Posttraumatische Belastungsstörung
KrPflG Krankenpflegegesetz
lat. lateinisch
mg Milligramm
Min. Minute
ml Milliliter
o. Ä. oder Ähnlichem
PflAPrV Pflegeausbildungs- und Prüfungsverordnung
PflBG Pflegeberufegesetz
PflBRefG Pflegeberufereformgesetz
PpSG Pflegepersonal-Stärkungsgesetz
PQsG Pflege-Qualitätssicherungsgesetz
PTBS Posttraumatische Belastungsstörung
PTSD Posttraumatic Stress Disorder
SDM Shared-Decision-Making; dt. partizipative Entscheidungsfindung
Sek. Sekunde
sog. sogenannt
Std. Stunde
TA Transaktionsanalyse
Tab. Tabelle
TTM Transtheoretische Modell
u. a. unter anderem
u. U. unter Umständen
übers. übersetzt
v. a. vor allem
VAKOG visuell, auditiv, kinästhetisch, olfaktorisch und gustatorisch
vs. versus, gegen(übergestellt)
WHO World Health Organization; dt. Weltgesundheitsorganisation
z. B. zum Beispiel
z. T. zum Teil
zzgl. zuzüglich

Hinweise für Leserinnen und Leser

In diesem Buch haben wir uns um genderneutrale Formulierungen bemüht. Um den Textfluss sowie die gestalterische Freiheit nicht zu stören, wurden bisweilen Kompromisse eingegangen. Selbstverständlich sind **immer alle Geschlechter** angesprochen.

Berufsbezeichnung für Pflegende

Nach dem Pflegeberufegesetz (PflBG) 2019/20 beenden Auszubildende in der Generalistischen Pflege ihre Ausbildung mit der geschützten Bezeichnung Pflegefachfrau und Pflegefachmann.
Diese Berufsbezeichnungen sind für die Lesbarkeit eher umständlich und lang. Daher wird in der Regel von Pflegefachpersonen oder Pflegenden gesprochen. Gemeint sind hiermit stets die Personen, die eine dreijährige Ausbildung absolviert und das Recht erworben haben, eine der oben genannten Berufsbezeichnungen zu tragen. Die Auszubildenden in diesen Berufen werden ebenfalls einbezogen, wenngleich sie viele Pflegetätigkeiten erst nach Abschluss der Ausbildung eigenverantwortlich ausführen dürfen.
Im allgemeinen Sprachgebrauch werden auch Angehörige als „Pflegende" bezeichnet, z. B. wenn sie einen pflegebedürftigen Verwandten zu Hause betreuen. Um hier eine Unterscheidung zu treffen, werden pflegende Angehörige stets als „Angehörige" und nicht als „Pflegende" bezeichnet.

Farbleitsystem der Kästen

Kästen in verschiedenen Farben heben unterschiedliche Informationen hervor, sodass eine gute Orientierung über den zu erwartenden Inhalt möglich ist:

Überblick

Einführungskasten nennt die Lernziele in Anlehnung an die Kompetenzbereiche: *Welche Inhalte werden im folgenden Kapitel behandelt und für welche Situation brauche ich dieses Wissen?*

Definition

Kurze und prägnante Erklärung wichtiger Fachbegriffe.
Was bedeutet das?

Checkliste/Merke/Tipp

Checklisten und Eselbrücken helfen dabei, sich Inhalte gut zu merken.

Praxistipp

Tipp zur Umsetzung aus der Praxis.
Wie setze ich das im beruflichen Alltag um?

Kritischer Blick

Inhalte werden aus unterschiedlichen Positionen dargestellt und ermöglichen somit, Dinge kritisch zu hinterfragen, zu reflektieren und auf andere Situationen zu übertragen.
Was ist meine Meinung dazu? Wie würde ich entscheiden?

Vorsicht/Notfall

Warnhinweise und Hinweise auf vermeidbare Fehler.
Wo muss ich aufpassen?
Erstmaßnahmen bei häufigen Notfällen.
Was mache ich bei einem Notfall?

Fallbeispiel/Erläuterung zum Fallbeispiel

Fallbeispiele aus unterschiedlichen Altersgruppen und verschiedenen Berufsfeldern – Klinik, Pflegeeinrichtung, ambulante Pflege – stellen authentisch den Bezug zum beruflichen Alltag her und zeigen die Anwendung im Berufsfeld auf.

Wiederholungsaufgaben/Reflexion

Fragen am Ende jedes Kapitels dienen zur Überprüfung der gelernten Inhalte.
Was habe ich mir gemerkt? Was weiß ich noch nicht? Was sollte ich noch mal wiederholen?

Kapitel Lernsituationen

Das letzte Kapitel **Lernsituationen** dient der konkreten Vorbereitung auf Prüfungen:

- Erläuterungen zu den verschiedenen Prüfungen
- Beispielhafte Lernsituationen für die Zwischen-, Abschluss- und Bachelorprüfung mit Aufgaben
- Lösungsvorschläge.

Fehler gefunden?

An unsere Inhalte haben wir sehr hohe Ansprüche. Trotz aller Sorgfalt kann es jedoch passieren, dass sich ein Fehler einschleicht oder fachlich-inhaltliche Aktualisierungen notwendig geworden sind.
Sobald ein relevanter Fehler entdeckt wird, stellen wir eine Korrektur zur Verfügung. Mit diesem QR-Code gelingt der schnelle Zugriff.

https://else4.de/978-3-437-28525-7

Wir sind dankbar für jeden Hinweis, der uns hilft, dieses Werk zu verbessern. Bitte richten Sie Ihre Anregungen, Lob und Kritik an folgende E-Mail-Adresse: kundendienst@elsevier.com

Abbildungsverzeichnis

Der Verweis auf die jeweilige Abbildungsquelle befindet sich bei allen Abbildungen im Werk am Ende des Legendentextes in eckigen Klammern.

E1179 Ulrich Scherrmann: Stress und Burnout in Organisationen, 1.Auflage. Springer, 2015.

E1182 Petra Warschburger: Beratungspsychologie, 1.Auflage. Springer, 2009.

E1183 Renate Schwarz: Supervision und professionelles Handeln Pflegender, 1. Auflage. Springer, 2009.

E1184 Klingenberg, I.: Begriffliche und konzeptionelle Grundlagen. In: Stressbewältigung durch Pflegekräfte. Springer Gabler, Wiesbaden, 2022. https://doi.org/10.1007/978-3-658-37438-9_2

E1186 Buchwald, P./et al.: Stress gemeinsam bewältigen - Ressourcenmanagement und multiaxiales Coping. Hogrefe, 2004.

G290-003 Banasik, J. L.: Pathophysiology. Elsevier/Saunders, 7. Aufl. 2021.

J787 Colourbox

L143 Heike Hübner, Berlin

O694 Ralf Lienert, Kempten

P1327 Larissa Albrecht, Immenstadt

P1328 Prof. Dr. Veronika Schraut, Kempten

Inhaltsverzeichnis

1 Einführung in die zwischenmenschliche Kommunikation

Überblick

Ziel dieses Buches ist es, anhand der aufgeführten Inhalte ein vertieftes fachliches, aber auch persönliches Verständnis für Pflegepersonen zu wecken, welche vielfältigen Ebenen der *(Aus-)Wirkung* und *wechselseitigen Beziehungen* in die Kommunikation und Beratung hineinspielen und diesen zugrunde liegen.
Kommunikation und **Beratung** sind essenzielle Grundelemente der pflegerischen Profession. Bedeutend ist hier, dass Pflegepersonen ein adäquates Grundlagenverständnis sowie bestimmte Fähigkeiten und Fertigkeiten ausbilden, sodass zwischenmenschliche **Kommunikation** und **Interaktion** mehrperspektivisch betrachtet, verstanden und reflektiert werden kann. Dies ist u. a. insbesondere für Pflegende von essenzieller Bedeutung, da sich diese innerhalb ihres beruflichen Aufgabengebiets in einem sehr komplexen Berufsalltag mit ebenso komplexen Tätigkeitsbereichen wiederfinden.
Die grundsätzlichen Kernelemente dieses Buches, die innerhalb der jeweiligen Kapitel mit unterschiedlichen Schwerpunkten bearbeitet und miteinbezogen werden, sind die Bereiche:

- *Person* (als Individuum)
- *Zwischenmenschliche Kommunikation* (als Informationsübertragung zwischen Individuen)
- *Zwischenmenschliche (soziale) Interaktion* (als wechselseitige Beziehung zwischen Individuen, Gruppen, Teams)

Als Einstieg wird hierbei innerhalb dieses ersten Kapitels einleitend die besondere **Komplexität des Konstrukts** der Kommunikation (► 1.2) dargestellt und aufgezeigt, auf wie vielen unterschiedlichen Ebenen sich diese entwickelt sowie auswirkt. Bekannte Kommunikationsmodelle und -theorien (► 1.3) bilden die Basis für einen vertieften Einstieg in die Thematik. Alltags- und praxisnahe Fallbeispiele ermöglichen einen gelingenden Theorie-Praxistransfer.
Einen wesentlichen Bestandteil stellt zudem das Thema der **Selbstreflexion** (► 1.3.3, ► 1.3.5, ► 1.3.6) im Sinne der individuellen Person dar. Selbstreflexion, Reflexionsfähigkeit und Selbstexploration haben elementaren Einfluss auf die spezifische Entwicklung und den jeweiligen Ausprägungsstatus bzgl. aller Kommunikations- sowie Interaktionsfähigkeit, -fertigkeiten und -muster etc. einer Person. Diese Fähigkeiten sind auch für eine erfolgreiche Teamarbeit sowie eine professionelle Beratung in Pflegeberufen notwendig. Kommunikation bedeutet zusammenfassend den Blick nicht nur „nach Außen" zu richten, sondern ebenfalls – eventuell noch viel mehr – „nach Innen".
Im pflegeberuflichen Setting könnte hierbei als Leitsatz gelten: *Von und durch Individualität hin zu Professionalität.*
Diese Fragen beantwortet das Kapitel:

- Was genau ist (zwischenmenschliche) Kommunikation?
- Welche Hintergründe haben Missverständnisse und welche Anteile dafür können hierbei bei der Person selbst und welche bei dem Gegenüber liegen?
- Welche Aspekte können hierbei helfen, Missverständnissen vorzubeugen oder diese frühzeitig zu erkennen?
- Welche Komponenten müssen in einem Kommunikationsprozess beachtet werden, damit ein möglichst zielgerichteter Informationsaustausch, z. B. im Team oder in der Beratung von Pflegeempfängern sowie deren Angehörigen gelingen kann?

Ein wichtiges Element für eine erfolgreiche und gut funktionierende Kommunikation und Interaktion im pflegerischen Alltag ist es, sich vertieft mit dem Thema der zwischenmenschlichen Kommunikation auseinanderzusetzen. Dies gilt nicht nur für das berufliche, sondern gleichermaßen auch für das private Umfeld. Jedoch gilt es auch bei dem Thema Kommunikationstheorien und -modelle, wie bei allen anderen auch, bestimmte Aspekte zu beachten. Beispielhafte Pro-, aber auch Contra-Argumente sollen deshalb vorab kurz aufgegriffen werden.

Kritischer Blick

Welche Vor- und Nachteile haben Kommunikationstheorien und -modelle?

Pro

Die im Folgenden vorgestellten Kommunikationstheorien bieten verschiedene sowie miteinander zusammenhängende Erklärungsansätze für menschliches Verhalten und zwischenmenschliche Kommunikation, die insbesondere auch im Beratungssetting essenziell sind.

- Das Wissen über diese Theorien macht einen Perspektivwechsel innerhalb zwischenmenschlicher Interaktionen leichter möglich. Die Wirkung von Kommunikation kann so besser erkannt werden.
- Die eigene Person und das eigene Verhalten sowie das von anderen Menschen kann besser verstanden, eingeordnet und/oder reflektiert und dadurch weiterentwickelt werden.
- Die Kommunikationstheorien und -modelle können Abstraktes anschaulicher darstellen und besser greifbar machen, dadurch können Gesprächsmuster und -situationen leichter und fachlich besser eingeschätzt sowie darauf reagiert werden.

Contra

Zu beachten bleibt auch bei diesen Themenbereichen, dass ein Modell immer ein Modell ist und eine Theorie eine Theorie. Durch ein Überanalysieren jeglicher Gesprächs- und Kommunikationsmuster besteht beispielsweise die Gefahr, dass

- hinter jedem Kommunikationsmuster oder Verhalten „nur" noch ein Modell/eine Theorie gesehen wird – z.B. ist die Transaktionsanalyse nicht die Antwort auf „alles".
- sich „normale" Kommunikation einschränkt.
- vorrangig an Emotionen gedacht wird.
- (Fehl-)Einschätzungen (sowohl der eigenen Person als auch anderen gegenüber) dogmatisiert werden.
- generell verallgemeinert wird und damit Individualitätsverlust einhergeht.

Kommunikation ist nicht nur Basis einer jeden zwischenmenschlichen Interaktion und Beziehung, sondern ebenfalls Basis dafür, wie wir Menschen unsere Realität wahrnehmen, bewerten und interpretieren. Kommunikation ist ein sehr komplexes Thema, in dem Phänomene, die nicht unmittelbar fassbar sind, beispielsweise anhand eines gedanklichen, wissenschaftlichen Konzepts beschrieben und erschlossen werden sollen. Deshalb wird Kommunikation auch als *Konstrukt* bezeichnet.

Das gesamte Konstrukt der Kommunikation ist allgegenwärtig und geschieht scheinbar selbstverständlich und ganz automatisiert. Demgegenüber denken wir im Vergleich dazu, wie viel wir kommunizieren, relativ wenig über dieses Thema nach. Meist richten wir unsere Aufmerksamkeit erst fokussiert auf eine Kommunikationssituation, wenn wir bemerken, dass etwas Mitgeteiltes nicht so bei unserem Gegenüber angekommen ist, wie wir es eigentlich angedacht haben, oder wenn wir selbst eine Mitteilung nicht ganz einordnen können, wir also nicht wissen, wie wir sie verstehen sollen. Dann beginnen wir über Kommunikationsprozesse nachzudenken bzw. diese zu überdenken. Warum es sich definitiv lohnt, etwas öfter genauer hinzusehen und sich mit dem gesamten Themenkomplex zu beschäftigen, wird in diesem Buch erörtert. Dies ist nämlich nicht „nur" förderlich dabei, mehr über das gesamte Konstrukt der zwischenmenschlichen Kommunikation zu verstehen, sondern maßgeblich auch über sich selbst. Diesbezüglich führte Schulz von Thun auf: „*Willst du ein guter Kommunikator sein, schau in dich selbst hinein.*"

Der lange Weg der Kommunikationserforschung – ein kurzer Auszug

Wie komplex das gesamte Konstrukt der Kommunikation tatsächlich ist, wird ersichtlich, wenn betrachtet wird, seit wie vielen hunderten von Jahren sich Menschen bereits damit beschäftigen. Sie versuchen zu umfassen, was Kommunikation im Wesentlichen beinhaltet und wie diese möglichst zielgerichtet und störungsfrei ohne Missverständnisse oder Missinterpretationen funktionieren kann.

Definition

Kommunikation (nach Riedel)

Karl H. Delhees bezieht sich bei der Erklärung des Begriffs auf Riedl 1985 und beschreibt hierzu: „*Seit es soziale Organismen auf unserem Planeten gibt, gibt es Kommunikation. Kommunikation ist Gespräch, Diskussion, Streit, geselliger Umgang, Dialog, Begegnung, Austausch. [...] Die Entstehung der Kommunikation erweist sich als ein Prozeß der Evolution.*" (Riedl 1985; Delhees 1994)

Dieses Zitat gibt bereits einen guten Einblick in die Komplexität der Thematik und macht klar, dass die zwischenmenschliche Kommunikation viel mehr ist als eine „einfache“ Mitteilung von Nachrichten von einer Person an (eine) andere.

Kommunikation in Pflegeberufen und im Gesundheitswesen

Merke

Kommunikation ist …

Basis einer jeden zwischenmenschlichen Interaktion und Beziehung. Dieser Satz zeigt nicht nur die fundamentale Bedeutung dieser Thematik innerhalb des eigenen Privatlebens, sondern ebenfalls für Berufsgruppen und Personen, die mit Menschen arbeiten, auf. **Kommunikation** wird **als Schlüssel zu guter Pflege** bezeichnet, denn anhand einer ausgebildeten und professionellen Kommunikationskompetenz steht und fällt jeder Versorgungsprozess pflegebedürftiger oder akut erkrankter Personen sowie die Kommunikation mit Angehörigen oder allen weiteren am Versorgungsprozess beteiligten Berufsgruppen.

So formt Kommunikation nämlich nicht „nur“ die Beziehungen zwischen Interaktionspartnern, sondern hat in professioneller Hinsicht zugleich massiven Einfluss auf Teamarbeit (disziplinär, interdisziplinär und multidisziplinär etc.), Arbeitsprozesse und -ergebnisse sowie die Qualität im Umgang mit der entsprechenden Zielgruppe (Klienten, Patienten, Angehörige etc.) sowie deren erlebte Zufriedenheit. Zudem hat die Kommunikationsfähigkeit nachweislich einen hohen Einfluss auf Fehlerquoten, Frustration, das individuelle Stresserleben sowie das Erleben körperlicher und seelischer Belastungen. Genauer betrifft eine hohe **kommunikative Kompetenz** im Gesundheitswesen beispielsweise:

- Die Kommunikationsfähigkeit des *Individuums* selbst (Verständnis über eigene Einstellungen, Wahrnehmungen, Überzeugungen, Selbstwirksamkeit sowie die Ausprägung der beruflichen Rolle)
- Den individuellen Umgang mit und die Begleitung von *Patienten* und Bewohnern sowie deren *Angehörigen* (Gesprächstechniken, Kommunikationsqualität, Haltung, Professionalität)
- Die *Teamarbeit* (nach innen wirkende Kommunikationsmuster, das persönliche Rollenverständnis sowie das des Teams und Rollenklärung)
- Die *Zusammenarbeit* mit allen weiteren, am Versorgungsprozess beteiligten Akteuren (nach außen wirkende Kommunikationsmuster, internes Rollenverständnis und externe Rollenklärung)
- Das *Führungsverständnis* (Führungsqualität, Personalbindung und -akquise, Mitarbeitendenfürsorge)

Ziel des Buches

Ziel dieses Buches ist es, Pflegefachfrauen und -männern in Ausbildung oder im Studium, aber auch bereits examinierten Pflegefachfrauen und -männern ein umfangreiches Wissenskompendium zum Themenfeld der Kommunikation und Beratung zur Verfügung zu stellen. Eine ausgebildete und fundierte Kommunikationsfähigkeit ist die Grundlage einer jeden qualitativ hochwertigen Beratung/Edukation, die einen elementaren Tätigkeitsbereich einer Pflegefachfrau und eines Pflegefachmannes darstellt, der bis dato unterschätzt worden ist. Kommuniziert wird mit Patientinnen und Patienten, mit Angehörigen, mit Vorgesetzten, mit Kolleginnen und Kollegen, aber auch mit anderen Fachgruppen. Kommunikation ist das A und O jedes menschlichen Agierens – ob im privaten oder im beruflichen Kontext.

Erst wenn die Fähigkeit, qualitativ hochwertig kommunizieren zu können, entwickelt ist, können auch andere Menschen in ihren Äußerungen und Handlungen verstanden werden. Dies ist in der Regel erst nach Auseinandersetzung mit der eigenen Persönlichkeitsstruktur und -entwicklung der Fall und kann dann in die pflegerische Praxis übertragen werden.

Mit diesem Hintergrund verfolgt das vorliegende Buch folgenden Aufbau:

1. **Vermittlung eines Basiswissens und -verständnisses:** Einführung in das Konstrukt der Kommunikation anhand essenzieller Kommunikationsgrundlagen, -theorien und -modelle sowie des Einflusses der eigenen Persönlichkeit (subjektive Anteile) darauf zur *Professionalisierung von Kommunikation*
2. **Wissens- und Verständniserweiterung** bzgl. intra- und interpersoneller Kommunikation: Erweiterung des Kommunikationsspektrums innerhalb von Teamarbeit und Konflikten

3. Bewusstwerden über die **Bedeutung von Kommunikation** im Rahmen von **Selbstwirksamkeit und -fürsorge**: Möglichkeiten der Weiterentwicklung der eigenen Persönlichkeit, im Umgang mit herausfordernden Situationen in Pflegeberufen sowie innerhalb der persönlichen Kommunikationsfähigkeiten anhand von Coaching und Supervision
4. Erweiterung der **Kommunikationsfähigkeiten** auf spezifische **Behandlungssituationen:** Übertrag des bisher gelernten auf die für jeden pflegerischen Beruf fundamentalen Themenbereiche der Beratung, Edukation und Partizipation anhand reflektierter Anwendung professioneller Kommunikationskompetenzen

1.1 Kommunikation – selbstverständlich, aber nicht von selbst verständlich?

Der **Begriff Kommunikation** (lat. *communicare* = (mit-)teilen; *communicatio* = Mitteilung) beschreibt zunächst einmal einen grundsätzlichen Austausch bestimmter Informationen zwischen mindestens zwei Akteuren.
Eine spezifische und allgemeingültige Definition zu finden, gestaltet sich nicht so einfach, da das Konstrukt der Kommunikation zu vielschichtig ist. Dies wird sehr gut daran ersichtlich, dass unterschiedliche Fachbereiche bei Definitionsversuchen den Fokus dementsprechend auf unterschiedliche Anteile oder Hintergründe von Kommunikation legen und den Begriff dadurch sehr heterogen definieren. Insbesondere in den letzten Jahrzehnten wurden Definitionen zum Begriff Kommunikation immer umfangreicher und vielfältiger. Dies wird u. a. auf massive Veränderungen bzw. Erweiterungen durch neue Medien sowie die weltweite Vernetzung zurückgeführt.
Hier ein paar Beispiele:

Definition

Kommunikation

„Verständigung durch die Verwendung von Zeichen und Sprache." (Oxford Languages)
„Prozess der Übertragung von Nachrichten zwischen einem Sender und einem oder mehreren Empfängern." (Gabler Wirtschaftslexikon)
„Verständigung untereinander; zwischenmenschlicher Verkehr besonders mithilfe von Sprache, Zeichen." (DUDEN)

Eine allgemeingültige Definition lässt sich also schwer finden, deshalb wird das Konstrukt der Kommunikation im Folgenden Stück für Stück in verschiedene Einzelteile zerlegt, um diese im weiteren Verlauf anhand grundlegender Kommunikationsmodelle und -theorien detaillierter darzustellen und zu einem sinnvollen Ganzen zusammenzusetzen.

1.1.1 Was genau ist also Kommunikation?

Hinter dem Begriff Kommunikation verbergen sich grundsätzlich verschiedene *Ebenen*, die einen massiven Einfluss darauf haben, wie eine Nachricht gesendet und wie diese vom Gegenüber empfangen wird. Bevor es um diese Ebenen geht (ab ► 1.3 *Kommunikationsmodelle und -konzepte*), werden zunächst zwei wesentliche Grundsätze zwischenmenschlicher Kommunikation betrachtet:

1. **Kommunikation bezeichnet einen (Austausch-)Prozess von Informationen zwischen mindestens zwei Parteien.**
   Eine Person sendet oder übersendet also eine Nachricht (später als *Sender* bezeichnet) an eine andere Person, die diese Nachricht empfängt (später als *Empfänger* bezeichnet) und auf irgendeine Art und Weise darauf reagiert.
   Hierbei ist die einzige Ausnahme, die der Vollständigkeit halber aber auch genannt werden soll, die *intrapersonale Kommunikation*, bei der sowohl die Informationsaufnahme als auch die -verarbeitung innerhalb eines einzelnen Individuums stattfindet. Hierzu gehören u. a. Gedanken – auch lautes Denken – Selbstgespräche etc. *Ziel* einer intrapersonalen Kommunikation ist meist, sich beispielsweise selbst zu motivieren, zu strukturieren oder zu fokussieren.
2. **Kommunikation verfolgt immer ein Ziel, das aber nicht nur eine reine Informationsvermittlung sein muss.**
   Auch im Bereich der zwischenmenschlichen Kommunikation wird immer ein Ziel verfolgt und soll in den meisten Fällen eine ganz *bestimmte Wirkung* bei einer oder mehreren Person(en) erzeugen. So kann Kommunikation beispielsweise ein wesentliches *Mittel* dafür darstellen, sein Gegenüber dazu zu bewegen, die eigene Meinung (besser) zu verstehen oder eigene Erwartungen darüber deutlich zu machen, was erwünscht ist und was nicht.

Dieser Bereich der Kommunikation wird in allen nachfolgenden Kapiteln noch von großer Bedeutung sein, denn innerhalb des professionellen Settings von Gesundheitsberufen ist es unabdingbar, sich über die Wirkung von (eigener) Kommunikation bewusst zu sein (und zu werden) und diese positiv einzusetzen. Allgemein ist dieser Aspekt selbstverständlich für alle Ebenen einer zwischenmenschlichen Kommunikation von wesentlicher Bedeutung.

Merke

Wirkung von Kommunikation

Insbesondere gilt es in dem Bereich der Wirkung von Kommunikation zu beachten, dass hier ein schmaler Grat bestehen kann, Menschen durch Kommunikation in positiver Weise zu etwas zu bewegen oder ob dieses Ziel einen eher manipulativen Charakter aufweist, wie z. B. teilweise in Werbung und Marketing. Im Weiteren stellt sich jedoch grundsätzlich immer die Frage zwischen *Information oder Manipulation* und wie positiv oder negativ sich diese abschließend tatsächlich auswirkt.

Kategorisierungsbeispiel für Kommunikation

Kommunikation kann grundsätzlich in verschiedene Oberkategorien unterteilt werden. Für die kommenden Themen sind folgende Kategorien im Wesentlichen gut geeignet:

- **Mediale Kommunikation** und nicht mediale, also **Direktkommunikation** (mit oder ohne technische Hilfsmittel)
  - *Marketing* und *Werbung*
- **Massenkommunikation** und **Individualkommunikation**
  - Individualkommunikation: *Face-to-Face* oder *virtuell* (z. B. durch E-Mails, Videokonferenzen etc.)
  - Massenkommunikation: klassische und neue *Massenmedien*, z. B. Printmedien, TV, Hörmedien, Web-Blogs, Streams, Social Media

(vgl. Röhner, Schütz 2012)

Dieses Buch fokussiert sich hauptsächlich auf die Direktkommunikation im Sinne von Individualkommunikation.

1.1.2 Wie funktioniert Kommunikation?

Schlüsselbegriffe der Kommunikation

Kommunikationsarten, -kanäle und -mittel

Nachdem nun vorerst die ersten Grundbausteine sowie ein Kategorisierungsbeispiel dargestellt wurden, geht es mit den **internen Anteilen** der zwischenmenschlichen Kommunikation weiter.

Beispiel: Eine Person (Person A) möchte mindestens einer anderen Person (Person B) etwas mitteilen, um eine bestimmte Wirkung zu erzielen. Eine solche zwischenmenschliche Kommunikation kann wie folgt stattfinden:

- (Nur) senden
- (Nur) empfangen
- Senden und empfangen (abwechselnd oder gleichzeitig)

Innerhalb dieses Prozesses bedienen sich die Personen verschiedener **Kommunikationsmittel**. Diese Kommunikationsmittel stellen alle zur Verfügung stehenden Hilfsmittel dar, die es ermöglichen, sich untereinander verständigen zu können. Dies sind zum einen *Sprachzeichen* als Grundelemente der Sprache sowie *zusätzliche Signale*, z. B. Mimik, Gestik, Stimmlage, Nähe, Distanz etc. Diese Anteile haben einen hohen Einfluss darauf, wie Gesagtes oder auch Unausgesprochenes (trotzdem) empfangen und gedeutet wird.

Kommunikationsmittel setzen sich grundsätzlich aus zwei Hauptkategorien von **Kommunikationsarten** zusammen:

- **Sender**: **Artikulation**
  „Bildung von Lauten mithilfe der Sprechwerkzeuge." (Oxford Languages)
  Wichtig: **Artikulation** ist jedoch nicht „nur" anhand von Sprechwerkzeugen möglich, sondern ebenfalls über weitere Artikulationsarten, wie z. B. anhand von visueller Artikulation (Laut- und Gebärdensprache). Weiteres hierzu findet sich unter ► 1.1.2 *Kommunikation durch (multi-)sensorische Stimulation.*
- **Empfänger**: **Wahrnehmung**
  „Sinngebende Verarbeitung von Reizen unter Einbezug von Erfahrung, Lernen und Empfindung." (Fröhlich 2005, S. 12)
  Zwischenmenschliche Kommunikation und somit auch Interaktion, kann nur durch die **Sinnesorgane** stattfinden, es könnte keine Artikulation und keine Wahrnehmung (oder nur einseitig) stattfinden. Damit der Austausch zwischen der Artikulation des Senders und der Wahrnehmung des Empfängers stattfinden kann, ist im Weiteren ein *Kommunikationskanal* notwendig. Als Kommunikationskanal kann z. B. die Luft dienen, durch die das Gesprochene übertragen wird.

Steht in dem Beispiel Person A bei der Nachrichtenübermittlung also (direkt) vor Person B und beide

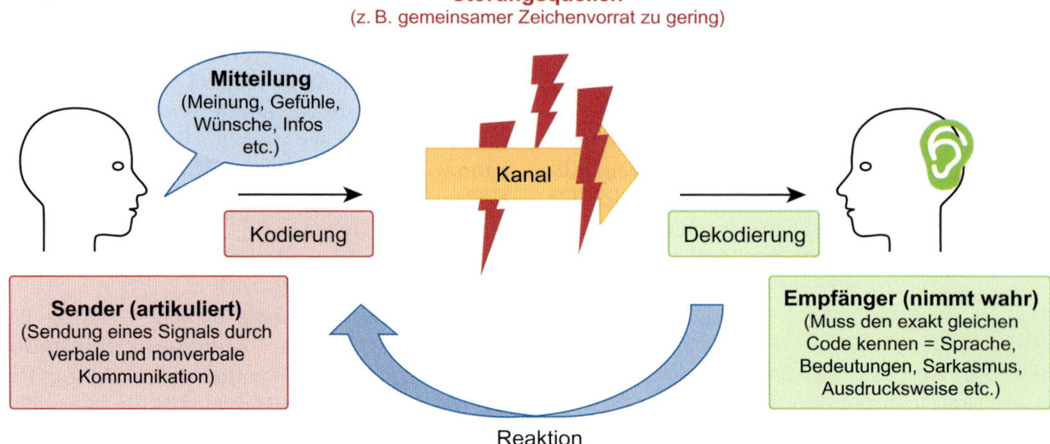

Abb. 1.1 Sender-Empfänger-Modell nach Shannon und Weaver: Verbale, nonverbale und paraverbale Kommunikation [L143]

verfügen über die vollständige Funktionsfähigkeit ihrer Sinnesorgane, findet hierbei nicht nur ein Austausch über ein Kommunikationsmittel statt, sondern immer über mehrere. So ist es Person B nicht nur möglich, die empfangene Nachricht zu hören *(akustische Wahrnehmung)*, sondern die mitverwendete Gestik und Mimik wahrzunehmen *(visuelle Wahrnehmung)*.

Unterhalten sich Person A und B jedoch beispielsweise über das Telefon, entfällt für Person A die Möglichkeit, ihre verbal artikulierte Nachricht z. B. zusätzlich mit nonverbalen Anteilen zu unterstreichen bzw. für Person B entfällt die Möglichkeit, noch weitere Informationen auf der visuellen Ebene wahrzunehmen.

Merke

Artikulation und Wahrnehmung

In pflegerischen Berufen sind diese Faktoren von eminenter Bedeutung, da immer beachtet werden muss, ob bei Patienten eine Funktionalitätseinschränkung der Sinnesorgane vorliegt und die Wahl der Kommunikationsmittel (Sprachzeichen und zusätzliche Signale) darauf abgestimmt stattfinden muss. Es geht also nicht nur darum, **was** gesagt (oder anderweitig übermittelt) wird (Zeichenrepertoire), sondern primär ebenfalls darum, **wie** etwas gesendet wird und somit empfangen werden kann.

Das Sender-Empfänger-Modell (► Abb. 1.1) zeigt, wie die verschiedenen Kommunikationsarten zusammenhängen:

- **Verbale Kommunikation** umfasst grundsätzlich jegliche Art von (Laut-)Äußerungen die *akustisch* (über Schall) für den Empfänger der Nachricht wahrnehmbar sind. Übersandt werden sie durch die Nutzung des menschlichen Sprechorgans des Senders **(Artikulation)**.
- **Nonverbale** Kommunikation beinhaltet alle Signale, die *visuell* (über die Augen) für den Empfänger wahrnehmbar sind und nicht durch wörtliche Sprache vom Sender übermittelt werden **(Mimik, Gestik, Körperhaltung)**.
- Die **paraverbale Kommunikation** (auch Parasprache genannt) bezieht sich auf die *auditive* Wahrnehmung, jedoch geht es dabei nicht direkt um das gesprochene Wort (verbale Kommunikation), sondern um die Art zu sprechen. Die paraverbale Kommunikation umfasst akustische Signale, wie z. B. die genaue Artikulation einer Person, der Tonfall, die Sprechgeschwindigkeit, Lautstärke, Stimmlage etc. Die Wahrnehmung läuft dadurch noch unterschwelliger ab als die Wahrnehmung verbaler und sogar nonverbaler Kommunikation, aber nur, weil dies häufig nicht oder weniger bewusst wahrgenommen wird.

Es zeigt sich, dass sowohl nonverbale als auch paraverbale Signale einen erheblichen Einfluss auf die Übersendung bzw. Wahrnehmung einer Nachricht haben. In der Fachliteratur wird das Einflussverhältnis in der zwischenmenschlichen Kommunikation auf 80/20 geschätzt (80 %, non- bzw. paraverbale Anteile, 20 % verbale Anteile). Warum Menschen der non- und paraverbalen Ebene unbewusst eine so hohe Bedeutung zuschreiben, hat damit zu tun, dass eine Person anhand der Wirkung dieser Anteile eingeschätzt wird. Menschen beobachten, wie sich eine Person verhält (▶ 1.3.2 *Zwischenmenschliche Kommunikation nach Paul Watzlawick*).

Praxistipp

Exkurs: Nonverbale Signale innerhalb von schriftlicher Kommunikation

Auch in schriftlicher Kommunikation spielen nonverbale Signale eine größere Rolle, als sich eventuell vermuten lässt. Trotzdem in schriftlicher Form vorrangig Daten und Fakten aufgeschrieben und somit übermittelt werden sollen, können für den Empfänger bereits anhand des *Schreibstils* (formal, offen, ausschweifend, auf Augenhöhe, streng, locker etc.) oder auch anhand der *Anrede* sowie der *Verabschiedung* nonverbale Signale übermittelt werden.
Um alle Informationen allerdings spezifischer deuten zu können, fehlen hierbei die Anteile Gestik, Mimik, Tonfall etc. des Senders. Dies ist auch ein Grund dafür, dass beispielsweise Ironie oder Sarkasmus in schriftlicher Form, wenn nicht explizit als solches gekennzeichnet, um ein Vielfaches schwerer zu identifizieren ist, als in einer direkten zwischenmenschlichen Face-to-Face Kommunikation. (Brüssel, Stella 2019)

Sensorische Kommunikation

Zwischenmenschliche Kommunikation geht aber noch viel weiter. Innerhalb der *verbalen, nonverbalen und paraverbalen Kommunikation* wurde die Wirkung

- auditiver (Wahrnehmung),
- akustischer (Reizsendung) und
- visueller bzw. optischer (z. B. anhand entsprechender Hilfsgeräte)

Signale betrachtet.
Durch die **Sinnesorgane** verfügt der Mensch aber noch über weitere Sinneskanäle, anhand derer er Signale senden sowie empfangen kann. Diese Sinneskanäle werden umso wichtiger, wenn andere Sinneskanäle beispielsweise aufgrund von Alter, Krankheiten oder anderweitiger Störung nicht mehr oder nicht mehr so gut funktionieren. Zwischenmenschliche Kommunikation und Interaktion muss dann über alternative Wege aufgebaut und durchgeführt werden.

Sensorische Kommunikation ermöglicht den Pflegenden, Gefühlszustände ihrer Patienten und Bewohner positiv beeinflussen zu können und eine Mensch-Umwelt-Interaktion stabil zu halten. Beispiele hierfür sind das Konzept der *Basalen Stimulation*® oder des *Snoezelens*.

Merke

Besondere Bedeutung der sensorischen Stimulation in der Pflege

Der sensorischen Stimulation (und somit auch Kommunikation) kommt in der Profession von Pflegeberufen eine elementare Bedeutung zu. Damit soll es Patienten oder Bewohnern trotz aller bestehenden Erkrankungen oder Einschränkungen ermöglicht werden, ihre Umwelt weiterhin durch den gezielten Einsatz von (Sinnes-) Reizen zu erfahren und darauf reagieren zu können.

In der pflegerischen Profession werden solche spezifischen Pflegekonzepte u. a. insbesondere in der Pflege und Betreuung von Menschen mit kognitiven bzw. psychischen Beeinträchtigungen (z. B. Demenzerkrankungen, Menschen mit Behinderungen etc.) eingesetzt. Sie dienen aber grundsätzlich dazu, allen Pflegeempfängern individuell auf sie oder eine Gruppe abgestimmte wohltuende Reizangebote zu schaffen.
Der Einsatz solcher Pflegekonzepte muss sehr sensibel durchgeführt werden, denn insbesondere hierbei besteht für Patienten sowie Bewohner ggf. nicht mehr die Möglichkeit, sich verbal adäquat mitzuteilen und dadurch beispielsweise Grenzen zu setzen. Pflegende müssen deshalb in diesen Bereichen über eine spezifisch geschulte und sensible Wahrnehmungs- und Beobachtungsgabe sowie über fundiertes Wissen hinsichtlich der Techniken verfügen. Jeder gesetzte Reiz (senden) ruft eine Reaktion (empfangen) hervor und diese muss wiederum von Pflegenden entsprechend wahrgenommen und gedeutet werden können.

Vorsicht

Ein Reiz – viele mögliche Reaktionen

Ein und derselbe Reiz kann bereits bei zwei Personen – sowohl positiv als auch negativ – völlig unterschiedliche Reaktionen hervorrufen, denn jeder Reiz kann von den Betroffenen ganz individuell mit bestimmten Bedeutungen *(menschliches Bedeutungssystem)* verknüpft sein!

Einfluss der Sinne auf Kommunikation und Interpretation

Entstehung menschlicher Bedeutungssysteme

Menschen erfahren ihre Umwelt durch all ihre Sinne, so auch Kommunikation. Der Mensch steht in ständigem Austausch mit seiner Umwelt und anderen Personen. Hierbei werden ununterbrochen alle erfahrbaren Informationen (Reize) von außen aufgenommen. Im Anschluss daran wird diesen Reizen sofort eine Bedeutung zugeschrieben und eine bestehende Situation oder Person wird beurteilt.

Beispiel: Im Supermarkt wird ein Objekt über die menschlichen Sinne wahrgenommen. Anschließend erfolgt die Bedeutungs- oder Begrifflichkeitszuschreibung und es wird erkannt, dass es sich bei diesem rot-gelblichen, rundlichen Objekt dort vorne um einen **Apfel** (► Abb. 1.2) handelt.

Ein solcher Verarbeitungsprozess von Sinnesreizen ist für jeden Menschen ähnlich erfahrbar. Dies ist der Hintergrund dafür, wie sich menschliche für einen bestimmten Personenkreis oder ganze Kulturen gültige **Bedeutungssysteme** entwickeln. Diese können je nach verknüpften Erfahrungen, Sozialisation, Habitus etc. weniger ähnlich bis gleich, teilweise aber auch sehr unterschiedlich ausgeprägt sein.

In dem Beispiel mit dem identifizierten Apfel reagieren vermutlich die meisten Personen anhand ihres abgespeicherten Bedeutungssystems entweder interessiert oder desinteressiert gegenüber dem Apfel, je nachdem, ob sie Äpfel gerne essen oder nicht. Eine unterschwellige Angst oder Unbehagen bei der Betrachtung des Apfels werden aber beispielsweise tendenziell nur die Personen verspüren, bei denen z. B. eine Allergie auf Äpfel besteht (oder ggf. spezifische Angststörungen). Dies ist aber eine völlig andere Reaktion als die von Personen, die der Wahrnehmung des Apfels anhand ihres Bedeutungssystems keine Gefährdung zuschreiben.

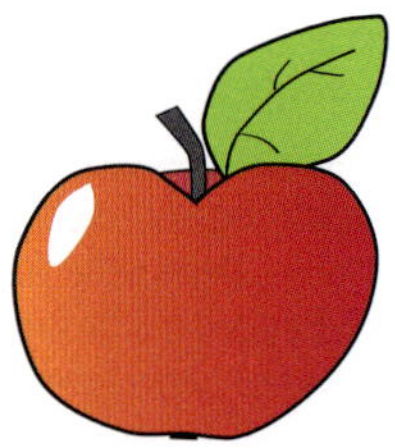

Abb. 1.2 Ein einfacher Apfel [L143]

Im Laufe eines Lebens baut sich ein enormes **menschliches Zeichen- und Bedeutungssystem** auf. Dies schwingt immer in jedem Kommunikationsprozess mit und Menschen greifen darauf zurück, um anderen etwas mitzuteilen oder sie zu verstehen. Wie gut dieses Vorhaben gelingt, hängt maßgeblich davon ab, welche unterschiedlichen oder ähnlichen Erfahrungen im Laufe des Lebens gesammelt wurden (z. B. menschliches Bedeutungssystem Apfel = gefährlich) und wie Menschen anhand von Primär- und Sekundärsozialisation sowie des Habitus (lat. *habitus* = Gehabe, äußere Erscheinung oder persönliche Eigenschaft) und noch vieler weiterer Einflussfaktoren geprägt wurden und was der Mensch dabei bereit ist zu lernen (z. B. Erlernen einer Fremdsprache = Erweiterung des bestehenden Zeichensystems). In jedem zwischenmenschlichen Kommunikationsprozess schwingt das jeweilige individuelle Bedeutungssystem immer mit und darauf wird unabdingbar zurückgegriffen.

In Bezug auf das Beispiel mit dem Apfel kann es dann mit Pflegeempfängern zu Situationen kommen, in denen z. B. ein demenziell erkrankter Mensch plötzlich sehr negativ auf das bloße Betrachten eines Apfels reagiert, dies aber vielleicht nicht mehr angemessen ausdrücken kann. Solche Situationen erfordern, dass Pflegende sowohl in der Wahrnehmung und Interpretation solcher Signale als auch im Bereich der darauffolgenden Reaktion über vertiefte kommunikative Fähigkeiten abseits der verbalen Ebene verfügen.

Merke

Interpretation des Wahrgenommenen

In Kommunikationsprozessen wird auf das jeweils vertraute Zeichen- und Bedeutungssystem zurückgegriffen (teilweise auch als **Sinnsemantik** bezeichnet), was es wiederum ermöglicht, sich gegenseitig zu verstehen.

Die tatsächliche individuelle Interpretation des Wahrgenommenen ist folglich von einer Vielzahl unterschiedlicher Kontextbedingungen abhängig. So wird die Wahrnehmungsinterpretation u. a. maßgeblich geprägt von:

- Gesellschaftlichen Faktoren (Kultur, Sprache, Habitus, Wertvorstellungen etc.)
- Individuellen Faktoren (Erlebnisse, Erinnerungen, Erfahrungen etc.)

(vgl. Schweingruber 2017)

Daraus ergibt sich, dass sich Menschen mit ähnlicher Sinnsemantik in einigen Bereichen viel einfacher verstehen als Menschen mit sehr unterschiedlicher Sinnsemantik. Insbesondere fällt dies im Bereich von Redewendungen oder Sprichworten auf, die sich sowohl zwischen Generationen als auch zwischen unterschiedlichen Ländern sehr stark unterscheiden können und ohne deren Kontext (die eigentliche Bedeutung) zu verstehen, keinen Sinn ergeben.

Ein weiterer interessanter Aspekt, der sich hieraus ergibt und Hintergründe der zwischenmenschlichen Kommunikations- sowie Interaktionsmuster sehr stark beeinflusst, sind **Erwartungen.** In einem Kommunikationsprozess bestehen immer, wenn auch nicht bewusst, Erwartungen oder Erwartungsmuster, die meist auch im Laufe unseres Lebens erlernt wurden und auf andere übertragen werden - und mehr noch, *es werden Erwartungen erwartet.*

Wir Menschen erwarten also immer eine bestimmte Reaktion auf von uns gesendete Reize. Manche Reaktionen erwarten wir mehr, manche weniger oder gar nicht. Erhalten wir dann eine von uns nicht erwartete oder eventuell gar keine Reaktion, wirkt dies sehr irritierend.

Erwartungsmuster A (der Sender erwartet eine Reaktion des Empfängers):

Reichen wir zum Beispiel einer Person den Apfel, erwarten wir – wenn auch unbewusst - eine Reaktion des Gegenübers (z. B. Freude oder Dankbarkeit). Erhalten wir dann jedoch keine oder eine ablehnende Reaktion auf unsere Geste, führt dies automatisch dazu, dass wir probieren innerhalb unseres Bedeutungssystems eine Erklärung dafür finden. Wir versuchen unsere Irritation über das Verhalten unseres Gegenübers zu verstehen (▸ Abb. 1.3).

Innerhalb der Beziehung zwischen Pflegenden und Patienten (sowie allen weiteren Anteilen

Lecker, ein Apfel! Ich liebe Äpfel!
Bei meiner Oma früher gab es die besten Äpfel.
Schade, ich mag nur grüne Äpfel.
Hilfe – Apfel! Meine Allergie!

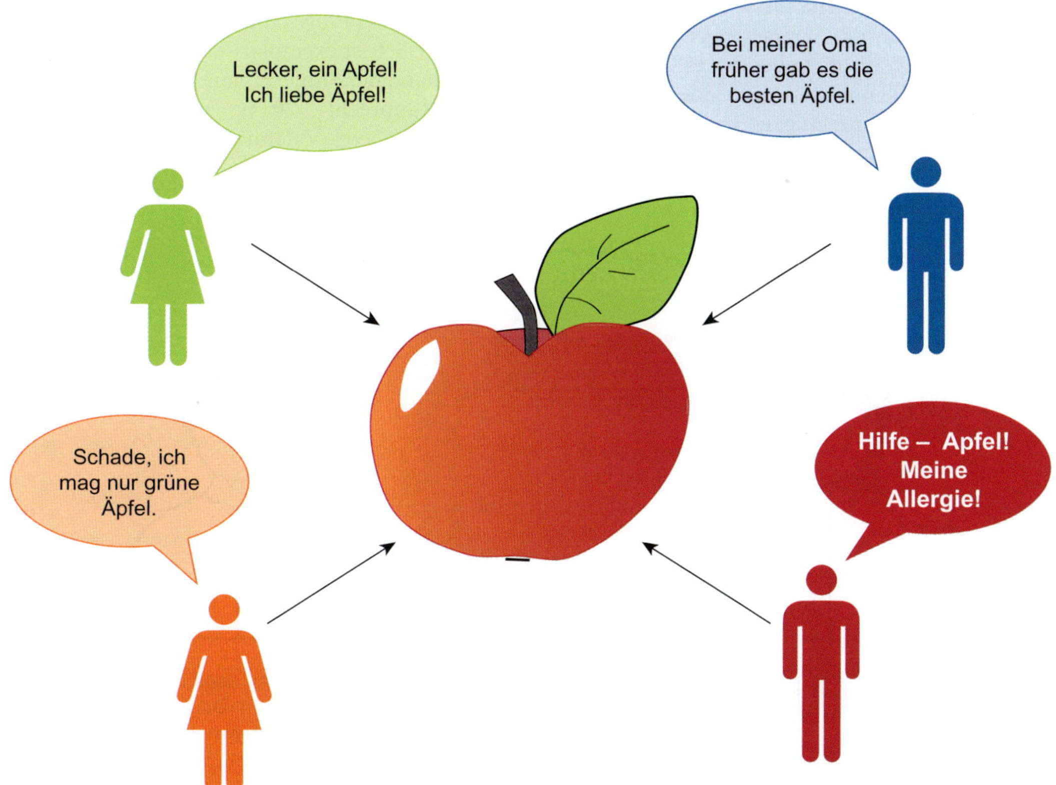

Abb. 1.3 Apfel mit vielfältigen Bedeutungsmustern [L143]

des sozialen Systems) müssen Pflegende deshalb bereits ab ihrer Ausbildung ihr fachliches Wissen und ihr Verständnis davon entsprechend geschult und erweitert haben, um schnell und fachlich auf angemessene Interpretationsspielräume zugreifen zu können. Insbesondere in der Pflege und Versorgung von Personen, die nicht mehr oder nicht mehr adäquat verbal kommunizieren können oder wollen, ist dies von elementarer Bedeutung.

Erwartungsmuster B (der Empfänger erwartet, dass der Sender eine Reaktion erwartet):

Dieses in allen Menschen abgespeicherte Erwartungsmuster bezieht sich auf das Thema der erwarteten Erwartungen innerhalb zwischenmenschlicher Interaktionen. So wissen wir in dem Beispiel, dass, wenn uns der Apfel gereicht wird, unser Gegenüber eine Reaktion von uns erwartet. Wir reagieren also automatisch (in welcher Form auch immer) auf diese Signalsendung, weil wir erwarten, dass unser Gegenüber erwartet, dass wir reagieren (► Abb. 1.4).

Hintergrund dafür, dass Erwartungen oder erwartete Erwartungen nicht (vollends) erfüllt werden, muss aber keine Sinnesstörungen oder krankhafte Veränderung der Sinnestätigkeit sein. Die Ursachen dafür können auch innerhalb vielerlei Kommunikationsstörungen begründet sein, die im weiteren Verlauf von Kapitel 1 anschaulich dargestellt werden. (vgl. Schweingruber 2017)

Ohne Sinne keine (zwischenmenschliche) Kommunikation

Das menschliche **Zeichen- und Bedeutungssystem** setzt sich also zum einen aus der Reizaufnahme durch die Umwelt und zum anderen aus individuellen Prägungen zusammen, die über die Sinne aufgenommen wurden und woraus im Weiteren bestimmte Erwartungen an das Umfeld resultieren. Die Wahl oder Miteinbeziehung unterschiedlicher Kommunikationsmittel kann sowohl bewusst als auch unbewusst erfolgen. Zudem hängt die Beteiligung verschiedener Kommunikationsmittel maßgeblich davon ab, welches das persönlich bevorzugte Sinnessystem bzw. die bevorzugten Sinnessysteme sind, denn diese Vorlieben haben einen enormen Einfluss auf die jeweilige Artikulation des Senders und gleichermaßen auf die Wahrnehmung bzw. Interpretation des Empfängers (► 3.6.2 *Neurolinguistisches Programmieren*).

In ► Tab. 1.1 ist exemplarisch dargestellt, wie sich dies anhand der Sinnesorgane ausprägen kann. (vgl. Rupprecht 2014; vgl. Plaßmann & Schmitt 2007; vgl. Valamis Group Oy 2021)

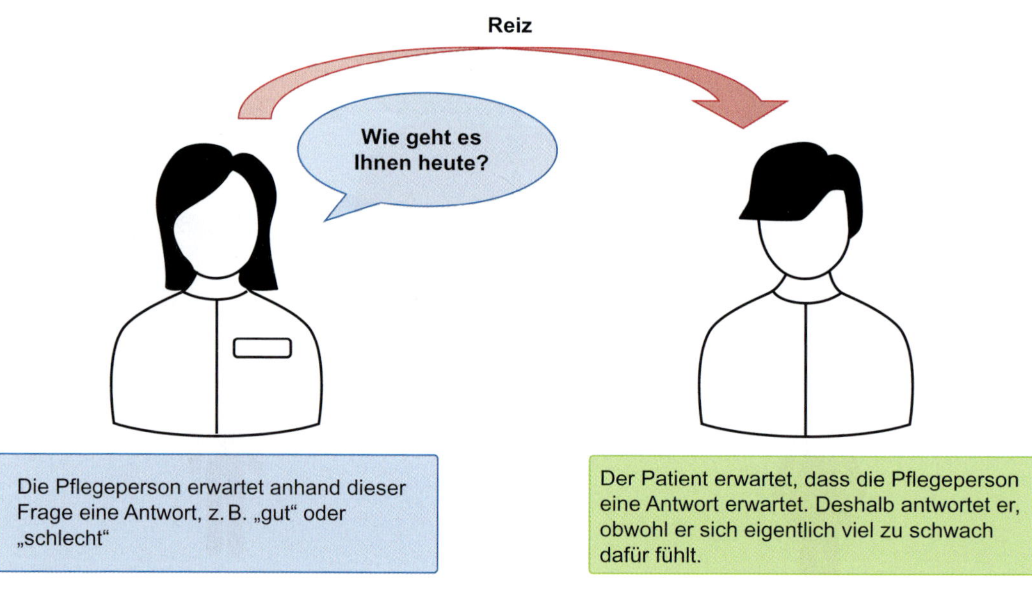

Abb. 1.4 Erwartungen und erwartete Erwartungen [L143]

Tab. 1.1 Kommunikationsarten, -kanäle und -mittel für Sender und Empfänger im pflegerischen Kontext

Kommunikationskanal	Kommunikationsmittel	Art der Kommunikation
Visuell/optisch	Mimik, Gestik, Farben, Schrift, Text etc.	(S): wird gesehen (inkl. seines Verhaltens) (E): sieht andere
Akustisch/auditiv	Sprache, Töne, Geräusche etc. *Besondere Achtsamkeit beim Einsatz von Musik!*	(S): wird gehört (E): hört das Gesprochene
Taktil, haptisch z. B. bei (Multi-)sensorischer Kommunikation	Bewegung, Berührung, Vibration, Beschaffenheit etc., in unterschiedlichen Intensitäten	(S): berührt (E): spürt und fühlt
Olfaktorisch z. B. bei (Multi-)sensorischer Kommunikation	Düfte, unangenehme Gerüche etc. *Besondere Achtsamkeit!*	(S): trägt z. B. Parfum oder riecht nach kaltem Rauch (E): riecht den anderen
Gustatorisch z. B. bei (Multi-)Sensorischer Kommunikation	Süß, sauer, scharf, salzig	(S): wählt Getränkeangebote nach seinem eigenen Geschmack aus (E): hat seinen eigenen Geschmack

(S) = Sender; (E) = Empfänger

Merke

Besondere Achtsamkeit bei Gerüchen und Düften

Unser Geruchssinn ist im Übrigen besonders eng mit dem **limbischen System** (▸ 1.1.2) verknüpft, wodurch auf olfaktorische Reize besonders sensibel reagiert wird. Abgespeicherte bzw. mit dem Reiz verknüpfte Erinnerungen werden sehr schnell wachgerufen und können nicht nur eine besonders starke Reaktion beim Empfänger auslösen, sondern sogar, je nach Intensität, massive vegetative Reaktionen auslösen.

Beispiel: Der Duft nach Zimt, der wann auch immer wahrgenommen wird, eine sofortige und unmittelbare Erinnerung an die eigene, in der Kindheit erlebte Weihnachtszeit hervorruft. Das könnte im besten Fall eine positive, romantische Stimmung auslösen, die damit einhergehen könnte, dass sich ein warmes, positiv aufgeregtes Gefühl in der Bauchregion ausbreiten und das eigene Herz „hüpft", das durch einen beschleunigten Puls so wahrgenommen wird. Im schlechtesten Fall könnte der Zimtduft aber vielleicht auch an die vielen, regelmäßig wiederkehrenden Familienstreitigkeiten an Weihnachten erinnern und damit eine negativ, destruktive Stimmung zur Folge haben. Diese wäre z. B. durch plötzliche Schweißbildung, das Gefühl der eingeschnürten Kehle aufgrund von Atemnot und erlebtem Stress durch Blutdruckerhöhung spürbar.

Praxistipp

Olfaktorische Reize

Insbesondere mit olfaktorischer Reizsetzung muss sehr sensibel umgegangen werden, da ein Geruch, der mit schlechten Erinnerungen verknüpft ist und somit unter „Gefahr" abgespeichert wurde, automatisch alle anderen Reize verdrängt und teilweise unkontrollierbare Reaktionen, wie z. B. starkes Schwitzen, Herzrasen, Hyperventilation etc. auslöst.

Auch auf **akustische Reize** reagiert das limbische System und damit eine Person ebenfalls sehr stark. So wird durch bestimmte Melodien oder individuell bedeutsame Musikstücke beispielsweise die Oxytocinproduktion gesteigert und es können dadurch ähnlich positive Reaktionen hervorgerufen werden wie durch zärtliche Berührungen (taktil) oder gutes Essen (gustatorisch). Anhand von Erinnerungen können bestimmte Melodien oder Musikstücke aber auch so besetzt sein, dass sie automatisch eine tiefe Traurigkeit auslösen können.

Kommunikation durch (multi-)sensorische Stimulation

(Multi-)Sensorische Stimulation ist eine Art der Kommunikation, in der gezielte Reize für Personen gesetzt werden, um einen ganz **bestimmten Gefühlszustand** zu erreichen und auf einer „anderen" Ebene kommunizieren zu können. Deshalb werden derartige Konzepte auch häufig im Fachbereich der Pflege, aber auch innerhalb von Therapieangeboten, Wellnessanwendungen o. ä. bei gesunden Personen angewandt.

Exemplarisch werden in diesem Kapitelabschnitt zwei (multi-)sensorische Konzepte aufgezeigt, die es ermöglichen, auf eine andere Art mit Menschen zu kommunizieren, wenn die verbale bzw. die nonverbale und paraverbale Ebene nicht mehr ausreichen.

Mit der Übersendung bestimmter Reize können entsprechende Reaktionen trotzdem ausgelöst werden. Diese Konzepte eignen sich insbesondere für Menschen mit chronischen Erkrankungen, mit Einschränkungen oder – unter besonderer Vorsicht eingesetzt – in der Begleitung von Menschen oder auch ihrer Angehörigen in der letzten Lebensphase. Grundsätzlich sind diese pflegerischen Konzepte aber für Menschen aller Altersklassen mit und ohne Erkrankungen anwendbar. An ihre Grenzen stoßen diese Konzepte in der Anwendung ausschließlich durch Abneigungen der Teilnehmenden.

Basale Stimulation® als sensorische Stimulation

Basale Stimulation® nach Fröhlich und Bienstein ist ein Konzept menschlicher Begegnung. Es hat zum Ziel, durch verschiedene wahrnehmungsfördernde Angebote sowie individuelle Möglichkeiten und (Sinnes-)Anregungen, Menschen mit Erkrankungen oder Beeinträchtigungen zu ermöglichen, mit ihrer Umwelt sowie anderen Personen in Kontakt zu treten. Im Zentrum steht hierbei der Erhalt von Gesundheit, Wohlbefinden, Teilhabe, Autonomie und Bildung. Grundgedanke der Basalen Stimulation® ist u. a. Menschen dort abzuholen, wo sie sich befinden.

Als grundlegende Aspekte der Basalen Stimulation® sind die Bereiche Wahrnehmung, Kommunikation und Bewegung sowie deren Wechselwirkung beschrieben, denn:

- Erst durch **Bewegung** wird Wahrnehmung und Kommunikation möglich und
- andersherum beeinflusst Kommunikation Wahrnehmung und Bewegung.

Bewegungslosigkeit bedingt somit Wahrnehmungslosigkeit, was wiederum Kommunikationsunfähigkeit bedingt.

Wahrnehmung (► Abb. 1.5) bildet die Grundlage jeder zwischenmenschlichen Begegnung und Interaktion. Die Menschen führen alle auf sie einströmenden Sinnesreize zusammen und verknüpfen diese zudem mit den jeweiligen Erinnerungen. Dadurch wird Reizen eine individuelle Bedeutung zugeschrieben. Interessant wird dieser Aspekt u. a. erneut in ► 1.3.5 beim Eisbergmodell, denn nicht nur als Empfänger geben Personen den auf sie einströmenden Reizen eine individuelle Bedeutung, sondern gleichermaßen prägen die jeweiligen Erfahrungen der Vergangenheit die Artikulation als Sender – was im weiteren Verlauf wieder als Reiz beim Empfänger ankommt.

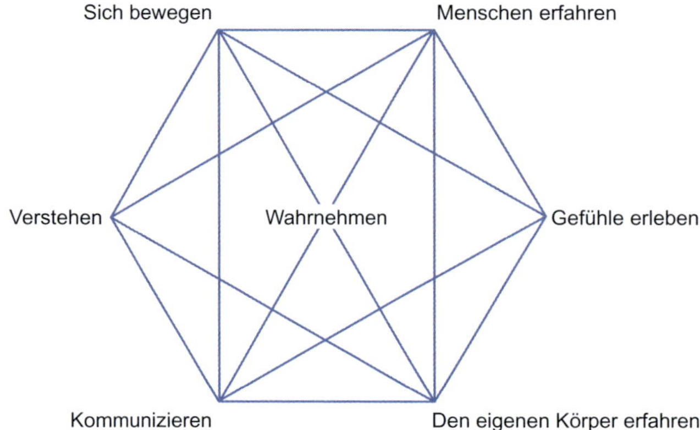

Abb. 1.5 Hexagramm Wahrnehmung nach Fröhlich und Haupt (vgl. Schraut & Trögner 2020) [L143]

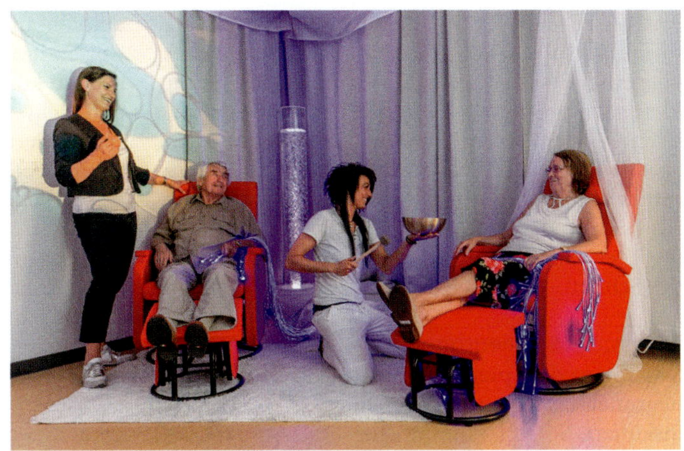

Abb. 1.6 Snoezelen im Snoezelenraum der Hochschule Kempten [O694]

Kommunikation steht im Konzept der Basalen Stimulation® für alle verbalen und nonverbalen sowie zeichenhaften und nichtzeichenhaften Handlungen und Tätigkeiten, durch die Menschen miteinander in Kontakt treten, somit auch die Wahrnehmung und Kommunikation mit dem Körper. Denn Kommunikation bedeutet:

- Sich mitteilen zu können.
- Mitteilungen empfangen zu können.
- Und diese zu verstehen.

Somit enthalten beispielsweise auch Atmung, Berührungen sowie Blicke eine Mitteilung.
(vgl. Bienstein & Fröhlich 2016; vgl. Schraut & Niederhofer 2020)

Snoezelen als multisensorische Stimulation

Der Begriff Snoezelen leitet sich als Kunstwort aus den niederländischen Begriffen *snuffelen* (schnüffeln) und *doezelen* (dösen) ab und verdeutlicht dadurch bereits den multisensorischen Grundgedanken dieses pflegerischen Konzepts. Ursprünglich wurde dieses Konzept von Jan Hulsegge und Ad Verheul in den 80er Jahren für die Pflege von Menschen mit Beeinträchtigungen entwickelt, findet sich mittlerweile aber auch in der Alten- und Kinderpflege sowie im Wellnesssektor wieder.

Der kommunikative Aspekt des Snoezelens (► Abb. 1.6) setzt sich daraus zusammen, dass eine Person (der Sender) spezifisch ausgewählte Reize (Signale) durch verschiedene Komponenten der Sinnesanregung in einer ganz bestimmten, harmonisch gestalteten Umgebung (Kontext) bereitstellt und damit das Ziel verfolgt, einen ganz bestimmten Gefühlszustand beim Gegenüber (Empfänger) auszulösen bzw. diesen dort sinnbildlich hinzuführen. Auch hier werden bzw. können alle Sinneskanäle miteinbezogen werden (► Tab. 1.2). Es kann zur Anregung, aber auch zur Entspannung eingesetzt werden. Ein wesentliches Ziel ist aber in jedem Falle, das Gefühl und den Zustand von **emotionaler Geborgenheit** zu vermitteln.

Das Konzept des Snoezelens beinhaltet ebenfalls den Grundsatz, dass *nichts muss und alles darf*, und zwar solange man mag. Für ein adäquates Snoezelenangebot ist somit unerlässlich, dass der

Tab. 1.2 Beispiele für Snoezelen-Elemente

Visuell	Auditiv	Haptisch	Gustatorisch/ olfaktorisch
• Projektoren • Wasserwirbelsäule • Lichtfaserobjekte • Diskokugel etc.	• Musik • Naturgeräusche • Lesungen, Hörspiele etc.	• Wasserbett, Sofa, Sessel, Bett • Massagezubehör • Klangmodul etc.	• Aromaöle und -diffusor • Gewürze, Kräuter • Schokolade, Gummibärchen etc.

Anleitende dem Teilnehmenden diesen Leitsatz sowohl verbal als auch nonverbal vermittelt. Dieses pflegerische Konzept eignet sich insbesondere für Menschen mit Behinderungen, kognitiven Einschränkungen oder in höherem Lebensalter, stellt aber gleichermaßen ein wunderbares Angebot zu sinnlichen Erfahrungen für gesunde Personen aller Altersstufen dar.
(vgl. Deutsche Snoezelen Stiftung; vgl. Löding 2004; vgl. Schraut, Albrecht & Öller 2020)

Exkurs: Spiegelneuronen

Das Thema der **Spiegelneuronen** oder des Spiegelneuronen-Systems wird bis heute teils kontrovers diskutiert. So gibt es in einigen Forschungsbereichen Einigkeit, in anderen Uneinigkeiten bzgl. des tatsächlichen Einflusses der Spiegelneuronen im Menschen.

Entdeckt wurden die sogenannten Spiegelneuronen 1992 von Giacomo Rizzolatti und seinem Team eher zufällig. Forschungsgeräte zeichneten über Sensoren bei einem Affen bestimmte Nervenzellaktivitäten auf, wenn dieser **selbst** aktiv eine Handlung durchführte. Als der Affe dann eine Handlung eines Forschers beobachtete, zeichneten die Sensoren Aktivitäten der gleichen Nervenzellen auf, als würde der Affe diese Handlung selbst durchführen. Dies wird als Geburtsstunde der Spiegelneuronen bezeichnet.

Spiegelneuronen sollen es möglich machen, Bewegungen, die bei anderen Personen beobachtet werden, erkennen und imitieren zu können, d.h. **Lernen durch Abschauen**. Beim Menschen wurden diese Spiegelneuronen im Broca-Zentrum nachgewiesen. Spiegelneuronen sind also dafür verantwortlich, dass bei beobachteten Handlungen des Gegenübers bei der beobachtenden Person die gleichen Gehirnbereiche aktiv sind wie bei der handlungsausführenden Person selbst – sie spiegeln im Beobachter also ein Geschehen wider. Gleiches wird auch beim **Hören** einer bestimmten Aktion ausgelöst. Damit dieses Geschehen widergespiegelt werden kann, muss dies allerdings bereits in unserem Handlungsrepertoire vorhanden sein, also bereits selbst durchgeführt und somit erlernt worden sein. Denn Spiegelneuronen greifen auf unsere Erfahrungen zurück.

Ähnliches wurde innerhalb der vorderen Inselrinde festgestellt, wobei dieser Mechanismus sich auf die Verarbeitung **emotionaler Informationen** (Empathie) bezieht. Spiegelneuronen sollen deshalb maßgeblich daran beteiligt sein, innere Zustände anderer Personen zu erkennen und spiegeln zu können. Dies bedeutet, dass Spiegelneuronen nicht „nur" auf wahrgenommene Handlungen (oder Geräusche) reagieren, sondern es gleichzeitig ermöglichen, zugrundeliegende **Absichten** des Gegenübers erkennen zu können. Bewegung impliziert Absichten, so wird z.B. eine Hand zum Mund geführt, um Nahrung aufzunehmen. Spiegelneuronen helfen zu erkennen, *was* und *warum* das Gegenüber gerade eine spezifische Handlung durchführt. Deshalb werden Spiegelneuronen auch mit der *Theory of Mind* (die Fähigkeit, in anderen Menschen mentale Inhalte wie Emotionen, Wünsche, Überzeugungen etc. zu erkennen) in Verbindung gebracht.

Innerhalb **sozialer Interaktionen** gibt es Hinweise darauf, dass Spiegelneuronen maßgeblich dabei helfen, nonverbale oder paraverbale Signale wie z.B. Handlungsabläufe, Bewegungen oder Geräusche zu verstehen und mit damit verbundenen Absichten in Verbindung setzen zu können. Einfluss auf das direkte Sprachverständnis von gesprochener Sprache sollen diese jedoch tendenziell nur haben, wenn die verbale Kommunikation beeinträchtigt ist (z.B. beim Tragen einer Maske oder lauten Störgeräuschen).

Auch für die Ausbildung der **Empathie** bzw. des empathischen Verstehens sollen Spiegelneuronen demnach eine entscheidende Rolle spielen. So gibt es Hinweise darauf, dass sie (bekannte) Emotionen des Gegenübers nachzeichnen und somit die Fähigkeit des *„Mit-fühlens"* ausprägen:

- Menschen wollen unmittelbar helfen, wenn sie eine Person leiden sehen (bzw. Leid wahrnehmen).
- Menschen gähnen mit, wenn andere gähnen („Gähnen ist ansteckend").
- Menschen lachen mit, wenn andere lachen („Dein Lachen ist ansteckend").
- Menschen öffnen den Mund selbst, wenn sie einem Kind oder einer pflegebedürftigen Person das Essen anreichen.

Spiegelneuronen haben also einen entscheidenden Einfluss darauf, warum Menschen fühlen können, was andere fühlen oder emotionale Verhaltensweisen imitieren können. Dies beinhaltet auch Begebenheiten, in denen ein Beobachter auf eine Situation (mit-)reagiert, die gar nicht ihn selbst, sondern sein Gegenüber betrifft. Dies muss nicht einmal vorrangig eine reale Person sein, so leiden

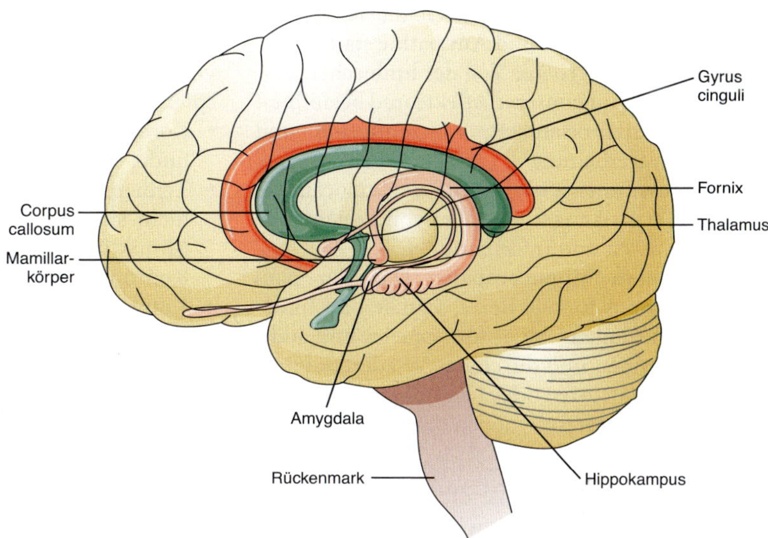

Abb. 1.7 Limbisches System [G290-003]

Menschen beispielsweise innerhalb fiktiver Serien mit den Darstellern mit, halten ggf. die Luft mit an, wenn die beobachtete Person im TV auf Tauchgang geht oder ziehen die Hand „instinktiv" zur Seite, wenn in einer Szene die Hand in der zugefallenen Autotür stecken bleibt. Menschen reagieren also, obwohl es sie nicht betrifft, genauso wie wenn es sie betreffen würde.

Auch in der Autismusforschung wurden Spiegelneuronen miteinbezogen und untersucht. So soll das Spiegelneuronen-System bei Menschen mit Autismus gestört sein und dadurch die Schwierigkeiten bei Autisten ausprägen, insbesondere spezielle und komplexere Bewegungsabläufe schlechter imitieren zu können – insbesondere Handlungen, die emotional behaftet sind.

(vgl. Benz 2020; vgl. Rizzolatti & Fabbri-Destro 2010)

Limbisches System

Ein weiteres System, das maßgeblich an der nonverbalen Kommunikation beteiligt sein soll, ist das **limbische System.** Auch dieses System wird seit langer Zeit beforscht. Beschrieben wurde es bereits 1952 von Paul D. MacLea. Aber auch diese Strukturen werden in der Wissenschaftscommunity kritisch diskutiert. Das limbische System gilt als ein emotionales Bewertungs- und Reaktionssystem (nicht Entscheidungssystem). Dieses System ist deshalb maßgeblich daran beteiligt, wie wirksam und wie erfolgreich ein Kommunikationsprozess für bzw. bei Menschen ist.

Dem limbischen System (► Abb. 1.7) werden verschiedene Bereiche unseres Gehirns zugeschrieben (vgl. von Reibnitz, Sonntag & Strackbein 2019):

- **Hippocampus** (explizites Gedächtnis): Speicherort für das bewusste Abrufen von Ereignissen, Erlebnissen sowie Informationen (Wächter der *Erinnerungen*)
- **Amygdala** (Mandelkern): Verantwortlich für die emotionale Bewertung von Ereignissen, Erlebnissen und Informationen, allgemein also Reizen sowie der Steuerung *vegetativer Reaktionen* (Atmung, Herzfrequenz etc.)
  - Ob Informationen verinnerlicht und somit gelernt werden, entscheidet sich hier anhand von *emotionaler Bedeutsamkeit* – je stärker die emotionale Bedeutsamkeit, desto intensiver die Erinnerung daran.
  - Bei der Bewertung von Gefahren oder Bedrohungen kann dies dazu führen, dass eine Reaktion (z. B. Flucht) ausgelöst wird, noch bevor diese bewusst wahrgenommen wurde.
  - In Zusammenspiel mit dem Kleinhirn (implizites, prozedurales Gedächtnis) werden Bewegungsabläufe und Handlungen gesteuert, die nicht bewusst gesteuert werden müssen (Gehen, Schwimmen etc.).
- **Nucleus accumbens:** Messsensor für individuell erlebte antreibende, motivierende und positive

Schlüsselreize. Hier findet auch die Bewertung zwischen Sympathie und Antipathie statt

- **Gyrus cinguli** (größter Teil des limbischen Systems): Steuerung unserer Affekte und beeinflusst unsere Aufmerksamkeit, Konzentration und Schmerzverarbeitung
  - In Zusammenspiel mit dem Hippocampus dient er als Langzeitspeicher von Ereignissen, Erlebnissen und Informationen.
- **Gyrus (para-)hippocampalis:** Das Tor zum Hippocampus für alle Reize, Signale und Informationen. Zudem soll er für visuelles und auditives Erkennen und durch das Wiedererkennen von Räumen, Orten oder Landschaften an unserem Orientierungsvermögen beteiligt sein.

1.2 Einblicke in die Zusammensetzung des Konstrukts der Kommunikation

Kommen wir noch einmal auf die lange Zeitspanne zurück, in der sich Menschen bereits mit dem Phänomen der Kommunikation beschäftigen. Eine der ältesten Erkenntnisse darüber liegen uns von Aristoteles vor, deren Inhalte aber noch heute große Bedeutung und Richtigkeit aufweisen und sich sehr gut mit neueren Modellen decken.

Kommunikation nach Aristoteles

Nach Aristoteles (384–322 v. Chr.) beinhaltet ein Kommunikationsprozess drei Elemente, damit ein solcher überhaupt erst starten kann (vgl. Merten 1977; vgl. Mohr 1997):

1. Den Sprechenden (Kommunikator)
2. Die Rede/der Inhalt (Kommunikation)
3. Die Empfänger/Zuhörer (Rezipienten)

Lasswell-Formel

1948 formulierte der US-amerikanische Politikwissenschaftler und Kommunikationsforscher H. D. Lasswell seine Lasswell-Formel (► Abb. 1.8), die **kommunikative Abläufe** im Marketing beschreibt. Und auch im weiteren Verlauf bleiben die Grundpfeiler als Voraussetzung von Kommunikation vorhanden, je nach Modell werden diese dann beispielsweise noch dadurch ergänzt, dass

- Kommunikation immer kontextgebunden stattfindet (Situation/Umfeld),
- Teilnehmende verschiedene sichtbare oder nicht-sichtbare Aktivitäten ausüben (Gestik, Mimik, Meinungsbildung etc.),
- Kommunikation interaktiv stattfindet und
- Kommunikation immer – mehr oder weniger – intentional ist.

Innerhalb all dieser Bausteine eines Kommunikationsprozesses kann es aber immer und teilweise sehr schnell zu Störungen und/oder Missverständnissen kommen. Problemfaktoren, die dies bedingen und damit maßgeblich darüber entscheiden, ob ein Kommunikationsprozess (zwischen zwei oder mehreren Parteien) erfolgreich oder nicht erfolgreich abläuft, können in drei übergeordneten Dimensionen unterschieden werden, die unabdingbar dafür notwendig sind, dass der Empfänger einer Nachricht überhaupt erst einen Sinn aus dieser entnehmen kann (► Tab. 1.3):

1. Code
2. Syntax
3. Semantik

Wenn diese drei Aspekte erfüllt sind, entscheidet sich im Weiteren, ob der Empfänger der Mitteilung diese als interessant bewertet, diese also einen Einfluss auf ihn hat. Dies entscheidet sich über eine weitere 4. Dimension eines Kommunikationsprozesses – die Pragmatik. In einer abschließenden Ebene, der Apobetik, wird die Nachricht dann vom Empfänger bezüglich möglicher Vorhaben oder Absichten analysiert.

Im weiteren Verlauf werden aufgeführte Kommunikationsmodelle immer wieder den jeweiligen Dimensionen zugeordnet, sprich, mit welchen dieser Dimensionen sich die jeweiligen Modelle befassen. Zunächst sind jedoch noch einige weitere Grundbegrifflichkeiten erklären, um im weiteren Verlauf ein besseres Gesamtverständnis erzielen zu können.

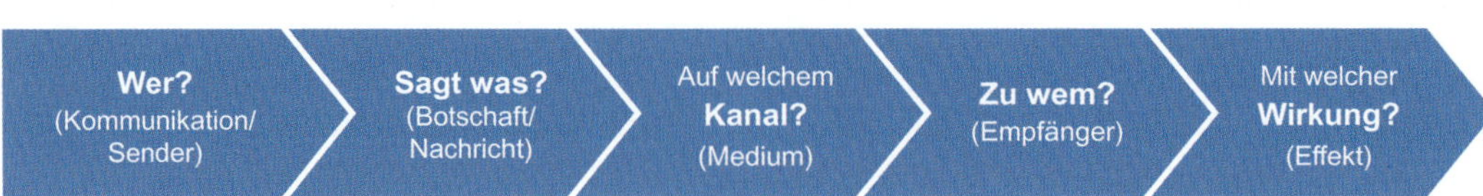

Abb. 1.8 Lasswell-Formel (eigene Übersetzung nach Lasswell 1971, S. 84) [P1327, P1328/L143]

Tab. 1.3 Dimensionen eines Kommunikationsprozesses

Code, Syntax, Semantik, Pragmatik, Apobetik	
1. Code:	Vereinbarung von Buchstaben und Sprachzeichen durch Codierung.
2. Syntax:	Zusammensetzung elementarer Zeichen und *Zeichenfolgen* sowie *-regeln* (z. B. grammatikalisch richtige Verbindung von Worten); Code, Satzbau, Rechtschreibung (im weiteren Sinne auch die Nachrichtenübermittlung (Kanal). Bezieht sich aber nicht auf die Bedeutung der Sprache. (► 1.3.1 *Kommunikationsmodell nach Shannon und Weaver*)
3. Semantik:	Bedeutung und Beziehung sprachlicher verbaler und nonverbaler Grundelemente (Zeichen), also die *Interpretation* (Gleicher oder ungleicher Zeichenvorrat beider Parteien).
4. Pragmatik:	Sitz der *Emotionen* – Relation zwischen Sender, Empfänger und Situation. Die Fähigkeit, verbale und nonverbale Zeichen entsprechend zu vermitteln oder zu verstehen (u. a. auch inklusive der Beeinflussung des *Verhaltens* der Zielperson oder -gruppe). Stark beeinflusst anhand von Wertesystemen (► 3.4.6 *Werte, Moral und ethisches Verständnis*). Entscheidend dafür, ob eine Reaktion erfolgt oder nicht. (► 1.3.2 *Zwischenmenschliche Kommunikation nach Paul Watzlawick*)
5. Apobetik:	*Analyse* der empfangenen Nachricht bzgl. der dahinterliegenden Ziele und Absichten des Senders.

(vgl. Six, Gleich & Gimmler 2007; vgl. Watzlawick et al. 1972; vgl. Wahren 1987; vgl. Gebert 1992; vgl. Mohr 1997; vgl. Rupprecht 2014)

1.3 Kommunikationsmodelle und -konzepte und deren Auswirkungen auf Pflege und Gesundheitswesen

Pflegenden kommt in ihrer Rolle eine wesentliche Verantwortung in der Begleitung akut oder chronisch kranker bis hin zu sterbenden Menschen und deren Angehörigen zu. Innerhalb dieser Verantwortungsbereiche müssen sie vielfältige Entscheidungen unter Abwägung aller Einflussfaktoren des bestehenden Pflege- und Versorgungsprozesses treffen. Die Kommunikation in Pflegeberufen ist entscheidend dafür, wie die Profession der Pflege wahrgenommen wird und wie herausfordernde Situationen gemeistert werden.

„Das Wissen um Modelle und Ansätze professioneller Kommunikation stellen die theoretische Basis einer individuellen Fähigkeit dar: die Fähigkeit, in jeder Situation flexibel, angemessen, verantwortungsbewusst und zufriedenstellend interagieren zu können." (Hoos-Leistner 2020, S. 2)

Zur professionellen Kommunikation gehören u. a.:

- Koordination
- Führung
- Beratung

1.3.1 Kommunikationsmodell nach Shannon und Weaver

Eines der ersten und bekanntesten Kommunikationsmodelle, das auch häufig als das Grundmodell von Kommunikation bezeichnet wird, ist das sog. **Sender-Empfänger-Modell** (auch das **Shannon-Weaver-Modell** genannt) nach Claude E. Shannon und Warren Weaver von 1949. Ursprünglich wurde es im Fachbereich der Fernmeldetechnik entwickelt, da beide in einer Telefongesellschaft tätig waren (Mohr 1997).

Dieses Modell (► Abb. 1.9) ist grundsätzlich kein psychologisches Modell, sondern ursprünglich rein technisch orientiert und beschäftigt sich im Sinne der Informationstheorie ausschließlich mit dem Prozess des Sendens und Empfangens von Nachrichten (Zeichen/Informationen). Es geht in diesem Modell also nur um die Information, die Syntax einer Nachricht **(Sachebene)**. Umso erstaunlicher ist es also, dass dieses Modell bis heute immer wieder sehr oft im Fachbereich der Psychologie aufgegriffen wird, um damit essenzielle Basisbausteine des Kommunikationsprozesses mit allen möglichen Schwierigkeiten darzustellen und aufzuzeigen wie dieser gelingen bzw. warum dieser so leicht misslingen kann.

In diesem Grundmodell stellen mindestens zwei Kommunikationspartner die Basis eines Kommunikationsprozesses dar, die eine oder mehrere Nachrichten austauschen wollen **(Austauschprozess)**. Während dieses Austauschprozesses bzw. dieser Übertragung können jedoch unterschiedliche

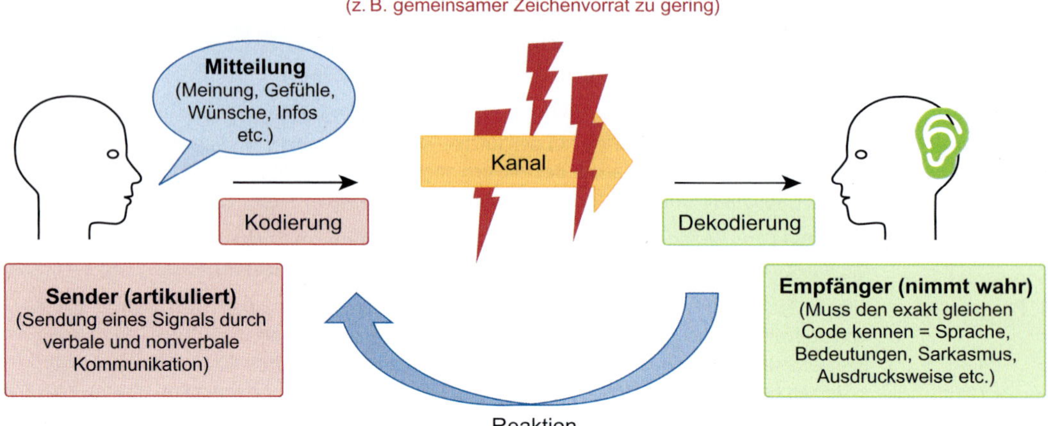

Abb. 1.9 Sender-Empfänger-Modell nach Shannon und Weaver [L143]

Störungen innerhalb der Nachrichtenübertragung auftreten und eben diese entweder erschweren oder sogar verfälschen.

Merke

Kommunikation: Aneinanderreihung von Wörtern?

Spätestens hier wird ersichtlich, dass Kommunikation mehr ist als eine Aneinanderreihung von Wörtern. Sehr treffend führt dies auch Konrad Lorenz auf:

- Gedacht heißt nicht gesagt.
- Gesagt heißt nicht gehört.
- Gehört heißt nicht verstanden.
- Verstanden heißt nicht einverstanden.
- Einverstanden heißt nicht angewendet.
- Angewendet heißt nicht beibehalten.

Nach Shannon und Weaver stellen folgende Elemente (► Abb. 1.9) die **Kernbestandteile eines Kommunikationsprozesses** dar:

- **Informations-** bzw. **Nachrichtenquelle als Sender,** der die Nachricht artikuliert (Transmitter)
- **Kodierung** = Verschlüsselung des Signals (der Nachricht)
- **Sendersignal** = Zeichen- und Bedeutungsvorrat sowie -wissen des Senders (zur Nachrichtenkodierung)
- **Kanal** zur Signalübertragung
- **Störungsquelle/n** (Rauschen)
- **Dekodierung** (Empfangsgerät) = Entschlüsselung des Signals (der Nachricht)
- **Empfängersignal** = Zeichen- und Bedeutungsvorrat sowie -wissen des Empfängers
- **Empfänger** (Adressat) der das ankommende Signal wahrnimmt
- **Ziel** (Empfänger der vom Sender gesendeten Nachricht)
- **Reaktion/Rückkopplung** (Feedback/Reaktion des Empfängers)

► Tab. 1.4 enthält die verschiedenen Signalarten für das Übersenden einer Nachricht, die hier unterschieden werden (vgl. dazu auch ► Tab. 1.1 für die sensorische Wahrnehmung beim Empfang einer Nachricht).

Praxistipp

Beispiel: Je klarer das Signal von vorneherein, desto höher die Erfolgschance

Lars Albert möchte Elisa Kuhn eine Information mitteilen. Klassischerweise geht es in diesem Modell um einen **Baum**. Die *Informationsquelle* in diesem Beispiel entspringt somit Lars Gehirn.

Lars *kodiert* das *Signal*, das er übersenden möchte, anhand seiner sprachlichen Kenntnisse und Fähigkeiten (Zeichen- und Bedeutungsvorräte).

Lars *übersendet* das Signal durch seine Stimmbänder und fasst sich in diesem Beispiel sehr kurz. Der Schall wird durch die Luft als *Übertragungskanal* zu Elisa übermittelt. Diese nimmt das Signal über ihre Ohren auf und entschlüsselt das Signal durch ihren vorhandenen Zeichen- und Bedeutungsvorrat (Dekodierung). Was bei Elisa in diesem Beispiel nun passiert, stellt ► Abb. 1.10 dar.

Tab. 1.4 Unterscheidung verschiedener Signalarten

Signalart	Beispiele
Akustisch	Sprache, Musik, Klingeltöne, Tiergeräusche
Optisch	Schriftbilder, Signallichter, Farben, Mimik, Gestik, Schilder, Filme
Chemisch	Gerüche, Düfte (können warnend, abstoßend oder anziehend wirken)
Mechanisch (taktil)	Berührungen unterschiedlicher Ausprägung (Sympathie, Antipathie), Drücken von Pedalen oder Tasten
Elektrisch	Funk, Datenübertragung, Telefonie, Nerven

Lars hat als Sender das *Ziel* seiner Kommunikation nicht erreicht. Dies wird er vermutlich anschließend als *Rückkopplung* (durch eine Reaktion oder Feedback von Elisa) gemeldet bekommen.
Wesentliche Aspekte, die Lars' und Elisas Kommunikationsprozess beeinflussen und Störungen vermeiden oder begünstigen können (► Abb. 1.11):

- Wie viel weiß Lars selbst über die Information, die er Elisa übermittelt?
- Wie viel weiß Elisa bereits über die Information, die Lars ihr mitteilen möchte?
- Wie klar drückt sich Lars aus und wie konkret bedient er sich seiner Zeichenvorräte, die beiden bekannt sind?
- Treten Störungen im Übertragungskanal auf, z. B. laute oder störende Geräusche?
- Wie aufmerksam ist Elisa bei der Informationsaufnahme und kann sich dadurch ihrer Zeichenvorräte bedienen?
- Reichen Elisas Zeichenvorräte aus, um die Nachricht entsprechend zu verstehen – zu entschlüsseln?

Je mehr potenzielle Störungsquellen beachtet, kompensiert und umgangen werden, desto höher sind die Erfolgsaussichten für einen erfolgreichen Kommunikationsprozess.

Für eine erfolgreiche und möglichst störungsfreie Nachrichtenübermittlung ist **die volle Aufmerksamkeit** beider Parteien eine Grundvoraussetzung. Um dies zu überprüfen, bietet sich deshalb das Einholen einer Rückinformation im Sinne von Feedback an, falls dies vom Empfänger nicht automatisch zurückgesendet wird. Eine nicht schlüssig gesendete Nachricht kann noch schneller dazu führen, dass nicht die erhoffte Reaktion des Gegenübers erzielt wird.
Shannon und Weaver zeigen in ihrem Modell auf, wie **störanfällig** das Übersenden von Nachrichten bereits (rein auf der Sachebene) innerhalb von zwei Parteien ist. Bei der späteren Betrachtung weiterer Kommunikationsmodelle und -techniken werden

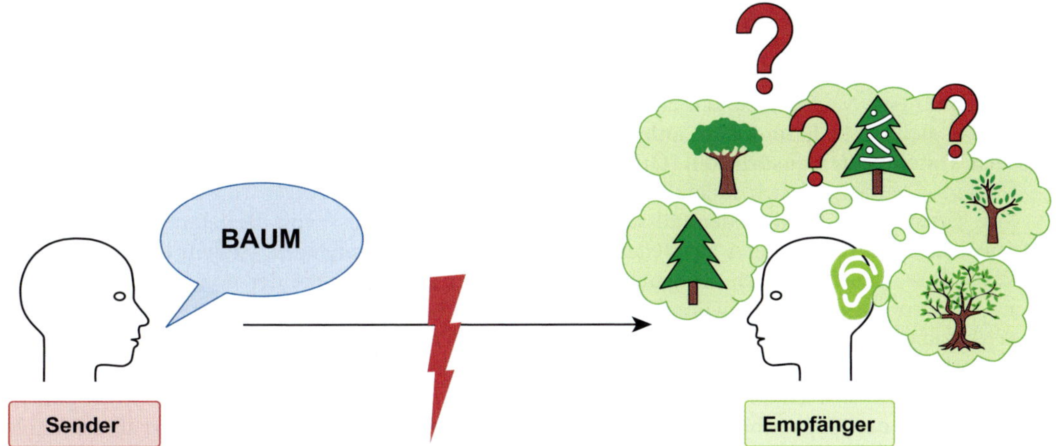

Abb. 1.10 Sender-Empfänger-Modell nach Shannon und Weaver. Beispiel Baum - Information mit vielen verschiedenen Interpretationsspielräumen [L143]

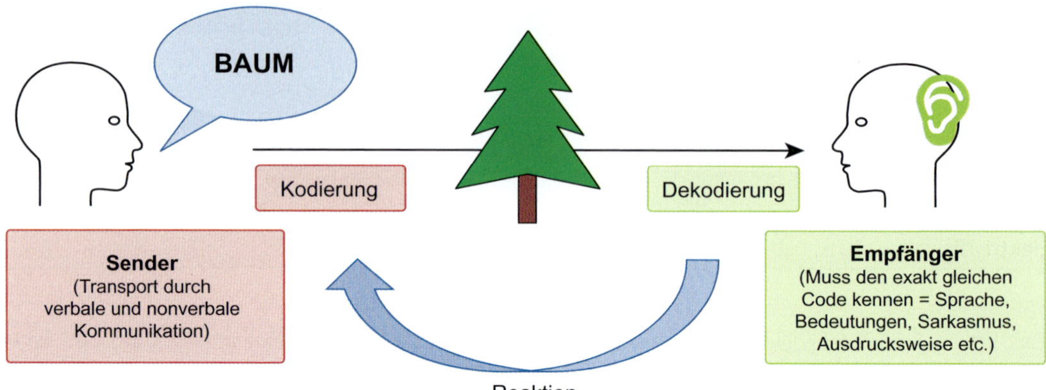

Abb. 1.11 Sender-Empfänger-Modell nach Shannon und Weaver. Beispiel Baum mit konkreter Zuordnung [L143]

noch eine Vielzahl an Störungsparametern identifiziert werden können, die eine entsprechende Nachrichtenübersendung beträchtlich beeinflussen können. Durch jede Art von Störung kann es mehr oder weniger schnell geschehen, dass entsprechende Zeichen nicht mehr adäquat übermittelt oder sogar noch zusätzliche Zeichen hinzugefügt werden. Die Gefahr von Missverständnissen ist entsprechend hoch.

Übertrag auf die pflegerische Praxis

Auf die pflegerische Praxis übertragen bedeutet dies, dass bereits auf der Sachebene viele Faktoren beachtet werden müssen, um schon zu Beginn einer Nachrichtenübersendung möglichst wenig Spielraum für eine Verfälschung der Nachricht innerhalb des Kommunikationskanals oder bei der Wahrnehmung, Entschlüsselung und Interpretation der Information aufkommen zu lassen.

Richtlinien für eine Nachricht sind u. a.

- **Klarheit: sich einfach und klar anhand von Zahlen, Daten Fakten ausdrücken (Quantität)**
  - *Unklar*: „Denken Sie sich nichts dabei, dass Ihre Tabletten ab heute anders aussehen als sonst, das ist nur ein anderer Hersteller."
  - *Klar*: „Ihre Tabletten sehen ab heute anders aus- rosarot anstatt wie gewohnt gelb. Der Wirkstoff ist der gleiche- es ist nur ein anderer Hersteller."
- **Einfachheit: mit Worten und Formulierungen sprechen, die das Gegenüber verstehen kann (Qualität)**
  - *Unklar*: „Sie hatten eine hypertensive Entgleisung, das passiert in ihrem Alter manchmal."
  - *Klar*: „Ihre Blutdruckwerte haben den oberen kritischen Wert überstiegen, Sie haben von uns XY erhalten und sind wieder stabil."
- **Fokus: beim Thema bleiben (Qualität)**
- **Zielsetzungen: Wissen, was man sagen oder erreichen will (Quantität und Qualität)**

1.3.2 Zwischenmenschliche Kommunikation nach Paul Watzlawick

Paul Watzlawick betrachtet innerhalb des Konstrukts der Kommunikation ergänzend eine weitere Ebene – die **Beziehungsebene**. Das zuvor beschriebene Sender-Empfänger-Modell nach Shannon und Weaver, das sich ausschließlich mit der Sachebene befasst, also damit, wie eine Nachricht vom Sender zum Empfänger geschickt und vom Empfänger empfangen und (hoffentlich) verstanden wird, könnte als Vorläufer betrachtet werden. In Watzlawicks Theorie geht es vorrangig um den Einfluss von Beziehungen, Funktionen und Zusammenhängen. Zudem legt er den Fokus weiter auf die Ebene der non- bzw. paraverbalen Kommunikation, denn nach ihm ist Kommunikation **Verhalten** und es kann genauso wenig *nicht nicht-kommuniziert* werden, wie sich *nicht nicht-verhalten* werden kann. Nonverbale sowie paraverbale Signale werden sowohl bewusst als auch unbewusst vom Sender mitgesendet und werden vom Empfänger wahrgenommen.

„Es muss ferner daran erinnert werden, dass das ‚Material' jeglicher Kommunikation keineswegs nur Worte sind, sondern auch alle paralinguistischen Phänomene (wie z. B. Tonfall, Schnelligkeit oder Langsamkeit der Sprache, Pausen, Lachen und Seufzen), Körperhaltung, Ausdrucksbewegungen (Körpersprache) usw. innerhalb eines bestimmten Kontextes umfaßt – kurz, Verhalten jeder Art" (Watzlawick et al. 2007, S. 51).

Voraussetzung ist hierbei, dass eine Face-to-Face-Kommunikation und dadurch ein *zweiseitiger* Kommunikationsprozess stattfindet.

Sach- und Beziehungsebene in der Kommunikation

Zwischenmenschliche Systeme sind nach Watzlawick grundsätzlich permanent offen für einen wechselseitigen Austausch (Übersendung und Rückkopplung). Dafür, dass ein Kommunikationsprozess gelingt, ist nach Watzlawick aber nicht nur eine möglichst konkrete und klare Übersendung des **(Sach-)Inhalts** einer Nachricht wichtig, sondern in ganz besonderem und noch viel höherem Maße der **Beziehungsaspekt**.

Paul Watzlawick sagt über zwischenmenschliche Kommunikation, dass, obwohl ständig und grundsätzlich überall kommuniziert wird, viele Menschen jedoch nahezu unfähig sind anhand von gezielter Kommunikation zu kommunizieren. Ein Verständnis oder Wissen über **Metakommunikation** (▶ 2.12.5) sei meist nicht vorhanden. Metakommunikation steht hierbei für Kommunikation über die Kommunikation, also die Fähigkeit von Personen, Gespräche auf eine höhere, neutrale Ebene der Betrachtung zu ziehen und zu betrachten. Ist dies – wie in den meisten Fällen – nicht möglich, können nach Watzlawick zwischenmenschliche Kommunikationsstörungen sogar entstehen, wenn auf der Sachebene beide Kommunikationspartner eigentlich inhaltlich absolut der gleichen Meinung sind. Die Beziehungsebene ist es, die die größte Gefahr von Missverständnissen, Missdeutungen oder Missinterpretationen birgt. Dieser Gefahr vorzubeugen, setzt ein gutes Distanzierungsvermögen voraus, wodurch die Beziehungsebene ausgeklammert und Metakommunikation betrieben werden kann.

Übertrag auf das pflegerische Arbeitsfeld

Damit es Pflegenden unter Berücksichtigung dieser Erkenntnisse möglich wird, eine möglichst professionelle Haltung in der Kommunikation mit Patientinnen sowie Angehörigen einzunehmen und dadurch Störungen vorzubeugen oder auf die Ebene der Metakommunikation zu wechseln, sind also beispielsweise folgende Aspekte zu berücksichtigen:

Sachinhalt:

- Sich über den eigenen Sachinhalt, der vermittelt werden soll, bewusst sein.
- Zahlen, Daten, Fakten werden möglichst klar und in Worten, die für das Gegenüber verständlich sind, wiedergegeben.
- Beim Thema (Sachinhalt) bleiben, nicht abschweifen.

Beziehungsebene:

- Den Patienten mit seinem Namen begrüßen und im weiteren Verlauf mit seinem Namen ansprechen, sich ggf. vorstellen.
- Beachtung der non- bzw. paraverbalen Signale, z. B. eine zugewandte Körperhaltung einnehmen, Mimik und Gestik anpassen, auf Nähe und Distanz sowie auf Sprechgeschwindigkeit, Tonfall und Lautstärke achten.

Auch wenn diese Aspekte „als Einstiegsübung" in vollem Umfang beachtet werden, gibt es leider noch viele weitere Fallstricke von Kommunikation, die sich im Verlauf einer Interaktion abzeichnen und verstärken können. Paul Watzlawick beschäftigte sich mit eben diesen Phänomenen der zwischenmenschlichen Kommunikation und stellte dabei Regelmäßigkeiten fest, die auftreten, wenn Menschen in Streit geraten. Diese Regelmäßigkeiten formulierte er innerhalb seiner fünf (pragmatischen) Axiomen aus.

Fünf Axiome nach Paul Watzlawick

Dadurch, dass ein Kommunikationsprozess wechselseitig verläuft und immer wiederholt werden muss, entstehen zwischen beteiligten Kommunikationspartnern bestimmte **Kommunikationsregeln,** Watzlawick nennt dies ein *regelgesteuertes System.* Werden dann irgendwann in einem Kommunikationsablauf plötzlich und unerwartet bestehende Regeln verändert oder gebrochen, wird dies häufig automatisch als bedrohlich erlebt und es folgt eine entsprechende Reaktion (Rückkopplung). Die Lösung einer solchen Störung liegt anschließend darin, den Kommunikationsprozess bzw. bestehende Kommunikationsregeln neu zu kalibrieren, um Stabilität in der Interaktion aufrechtzuerhalten.

Watzlawick et al. erklären die Pragmatik der Kommunikation anhand der 5 pragmatischen Axiome:

1. Axiom:
Man kann nicht nicht-kommunizieren.

- Kommunikation ist Verhalten, somit werden durch Verhalten ebenfalls Signale gesendet, auch wenn nicht miteinander gesprochen wird.
- Da es nicht möglich ist, sich „nicht zu verhalten", ist es nicht möglich, nicht zu kommunizieren.

Fallbeispiel

Zusätzliche Schicht?

Die Pflegedienstleiterin Gisela Ahrens geht auf die Pflegefachfrau Sabrina Rossi zu und fragt diese, ob sie nächste Woche eine zusätzliche Schicht übernehmen könnte, da sich ein Kollege krankgemeldet hat. Sabrina Rossi dreht sich um und geht, ohne ein Wort zu sagen.

Reflexionsfrage

Was kommuniziert die Pflegefachfrau Sabrina Rossi Ihrer Meinung nach mit ihrem Verhalten, obwohl sie nicht direkt (verbal) mit Frau Ahrens kommuniziert?

2. Axiom:
„Jede Kommunikation hat einen Inhalts- und einen Beziehungsaspekt, derart, dass Letzterer den ersten bestimmt und daher eine Metakommunikation ist."

- Dieses Axiom ist insbesondere für Pflege-Teams von großer Bedeutung.
- Jede Nachricht ist nach Watzlawick immer doppelförmig -sie beinhaltet ein „*Was*" und ein „*Wie*".
- Neben dem Inhaltsaspekt (der Semantik) spielt die Beziehung zwischen Sender und Empfänger eine bedeutende Rolle im Einfluss auf die Interpretation des Gesagten.
- Die Frage „Wo warst Du beim Frisör?" zielt grundsätzlich darauf ab, sich Informationen zu beschaffen, trotzdem kann diese Frage in unterschiedlicher Weise verstanden werden („Gefällt ihr meine Frisur nicht?" oder „Sie möchte ihren eigenen Friseur wechseln.").
- Wird eine Information automatisch negativ aufgefasst oder so verstanden, dass ihr ein negativer Gedanke zugrunde liegt, besteht in den meisten Fällen bereits ein (verdecktes) Problem auf der Beziehungsebene.
- Wie diese Frage gestellt wird (verbale und nonverbale Signale) entscheidet darüber, wie diese letztendlich vom Empfänger interpretiert und anschließend beantwortet wird.

Kommunikationsstörungen können sich hierbei sowohl auf der Inhalts- als auch auf der Beziehungsebene ausprägen.

Fallbeispiel

Spätdienst?

Pünktlich zur Dienstübergabe betritt Pflegefachmann Timo Reimann den Raum, grüßt seine Kollegen und Kolleginnen und fragt in die Runde: „Wer hatte gestern Spätdienst auf Station 1?"

Reflexionsfrage

Was steckt Ihrer Meinung nach dahinter, dass nach Timos Frage einige Kolleginnen nervös erscheinen und manche sich umgehend damit erklären, dass sie selbst auf jeden Fall frei hatten?

3. Axiom:
„Die Natur einer Beziehung ist durch die Interpunktion der Kommunikationsabläufe seitens der Partner bedingt."

- Zwischenmenschliche Kommunikation funktioniert grundsätzlich nach dem Prinzip von Ursache und Wirkung. Basis ist eine zwischenmenschliche Interaktion, also eine Abfolge von mindestens zwei Nachrichten (Zirkularität).
- Als Interpunktion bezeichnet Watzlawick innerhalb dieser Zirkularität das Setzen subjektiv empfundener Anfangspunkte.
- Durch Interpunktion werden innerhalb einer Interaktion Ursache und Wirkung markiert. Je mehr sich die subjektiv empfundenen Interpunktionsmuster unterscheiden, desto größer ist das Konfliktpotenzial innerhalb einer Interaktion.
- In solchen Fällen werden Konflikte und Streitigkeiten immer wieder und auf dieselbe Weise begonnen sowie weitergeführt, denn es liegt ein permanentes Missverstehen innerhalb von Rede und Gegenrede vor.
- Solche Konflikte können in Endlosschleife weitergespielt werden.

Das klassische Beispiel hierbei ist: *Die Ehefrau nörgelt, der Mann zieht sich zurück.* Wer hat angefangen bzw. ist „schuld“?

Fallbeispiel

Nörgelnder Sohn

Übertragen auf eine pflegerische Situation könnte sich das Beispiel der nörgelnden Frau und des sich zurückziehenden Mannes so verhalten. Hier nörgelt der Sohn und das Pflegeteam zieht sich zurück:
Niklas Kleinhans kümmert sich sehr fürsorglich um seinen Vater Alois Kleinhans, der vor einigen Wochen in eine stationäre Pflegeeinrichtung eingezogen ist. Grundsätzlich ist er dort auch mit der Pflege und Versorgung seines Vaters zufrieden. Was ihn aber sehr stört ist, dass immer, wenn er eine Ansprechperson bräuchte, er niemanden finden kann. Am schlimmsten sei es an den Wochenenden, denn da ist ja nicht einmal jemand im „Büro". Darüber beschwert er sich hin und wieder beim Team, aber auch bei den Leitungskräften. Es wurden bereits mehrere Gespräche geführt, in denen Niklas Kleinhans erklärt wurde, dass die meisten (und aufwändigsten) pflegerischen Tätigkeiten innerhalb der Bewohnerzimmer unter Wahrung der Intim- und Privatsphäre durchgeführt werden. Deshalb halten sich die Pflegenden einen Großteil der Zeit eben in diesen Zimmern auf, um ihrer Arbeit nachzukommen. Niklas Kleinhans kann dies aber nur schwer verstehen, schließlich muss es ja möglich sein, dass dann wenigstens eine Ansprechperson auch ohne Termin für ihn zur Verfügung steht. Dieses Verhalten ärgert das Team zunehmend, denn Niklas Kleinhans versteht es außerdem gut, Mitarbeitende für sich oder seinen Vater zu beschäftigen, wodurch andere Bewohner teilweise zu kurz kommen.
In den letzten Tagen verlegt das Team, insbesondere an den Wochenenden, zunehmend den Fokus des Arbeitsaufwands und notwendigen Tätigkeiten in die jeweiligen Bewohnerzimmer mit den Bewohnern zusammen. Im Gemeinschaftsraum oder auf dem Flur sind die Mitarbeitenden zu bestimmten Zeiten kaum noch zu sehen. Das ärgert Niklas Kleinhans wiederum sehr und er muss sich darüber zum wiederholten Mal beschweren.

Reflexionsfrage

Welche solcher oder ähnlicher Situationen kennen Sie aus ihrer beruflichen Praxis?

4. Axiom:
„Menschliche Kommunikation bedient sich digitaler und analoger Modalitäten. [...]“

- *Digitale* Kommunikation: *Was* kommunizieren wir (Syntax)?
  Digitale Kommunikationselemente sind der logische Aspekt der Kommunikation – der Sachinhalt wird vermittelt und Dingen werden Namen gegeben. Sie folgen festgelegten und allgemeingültigen Regeln, z. B. in der Auswahl von spezifischen Wörtern sowie deren Buchstabenfolge oder Symbole einer bestimmten Sprache, die abschließend ein Wort ergeben – so heißt das Wort Tasse „T-A-S-S-E“ und nicht „-A-S-S-E“ oder „E-S-S-A-T“.
- *Analoge* Kommunikationselemente: *Wie* kommunizieren wir etwas (Semantik)?
  Analoge Kommunikation spielt sich meist auf der Beziehungsebene ab und vermittelt alles, was über digitale Modalitäten hinausgeht, so auch Hinweise über den (Gefühls-)Zustand des Senders. Elemente sind hierbei beispielsweise Bilder, Sprachmelodie oder -gewohnheiten, aber auch Gesten (z. B. ein Geschenk). Anhand von analogen Merkmalen wird auch Ironie oder Sarkasmus innerhalb einer zwischenmenschlichen Kommunikation identifiziert.

Jede zwischenmenschliche Kommunikation baut auf einer Verbindung von digitalen und analogen Elementen auf. Die analoge Ebene ist von maßgeblicher Bedeutung für das Erleben der Beziehungsebenen.
Als authentisch wird eine Person erlebt, bei der analoge und digitale Elemente in der Kommunikation übereinstimmen – non- und paraverbale Signale passen zu den gesprochenen Worten. Lacht eine Person beispielsweise nur „mit ihrer Stimme“, der Gesichtsausdruck lässt allerdings erahnen, dass sie gestresst ist, wird diese Person nicht als „echt“ erlebt und ihr werden Unehrlichkeit, Ironie oder Sarkasmus zugeschrieben.
Insbesondere in Professionsbereichen wie der Pflege rückt die Bedeutung der digitalen Kommunikationsanteile in den Hintergrund. Für eine ganzheitliche und übereinstimmende Kommunikation muss diese jedoch selbstverständlich weiter genutzt werden, der Fokus der Beziehungsebene, der analogen Modalitäten, steht hier aber grundsätzlich im Vordergrund.

Fallbeispiel

Frau Dunau hat keinen Appetit?

Hildegard Dunau, 81, ist an Demenz erkrankt. Sie möchte das Mittagessen, das vor ihr steht, nicht zu sich nehmen. Minutenlang greift sie immer wieder zum Teller, dreht diesen und tastet mit ihrem Finger Inhalt des Tellers ab, mehr geschieht jedoch nicht. Die Pflegefachfrau Petra Sander setzt sich zu ihr und erklärt ihr: „Dies ist ihr Mittagessen, lassen Sie es sich schmecken!" Doch Frau Dunau zeigt weiterhin keine Regung, nach dem Besteck zu greifen und zu essen. Deshalb nimmt Petra Sander anschließend Körperkontakt mit ihr auf, gibt ihr eine Gabel in die Hand und erklärt es ihr erneut. Um dann die Funktion der Gabel und des vor Frau Dunau stehenden Objekts nicht nur verbal zu erklären, setzt sie ihre Mimik und Gestik dazu ein, Frau Dunau zum Essen anzuleiten und ihr dabei zu vermitteln, dass dies ein wohliges Gefühl auslöst. Frau Dunau isst anschließend nicht nur diese Portion im Beisein von Petra Sander auf, sondern noch einen Nachschlag.

Reflexionsfrage

Identifizieren Sie anhand dieses Beispiels sowohl die digitalen und analogen Kommunikationsanteile, die von der Pflegefachfrau genutzt werden und setzen Sie Ihre Ergebnisse anschließend mit dem 2. Axiom in Verbindung.

5. Axiom:
„Kommunikation läuft symmetrisch oder komplementär ab."

Innerhalb einer zwischenmenschlichen Interaktion nehmen die beteiligten Akteure bestimmte Rollenhaltungen ein, diese können sich symmetrisch oder komplementär gestalten. Wichtig ist, dass in jeder Konstellation beide Interaktionspartner dafür verantwortlich sind, dass die Rollenverteilungen so aufrechterhalten werden.

- *Symmetrische* Rollen in der Kommunikation = Anstreben gleichgestellter Rollen der Kommunikationspartner, z. B. bei Partnern, Freunden, Mitschülern etc. (Rivalität und Gleichheit)
- *Komplementäre* Rollen in der Kommunikation = ungleichgestellte Rollen der Kommunikationspartner, z. B. zwischen Arzt und Patient, Lehrer und Schüler, Eltern und Kind etc. (Abhängigkeit und Ungleichheit)

Reflexionsfrage

Überlegen Sie sich dieses Mal zu beiden Kommunikationsstrukturen je ein Beispiel aus Ihrer beruflichen Praxis und ob Sie dies als stimmig oder unangenehm erleben. Denn Ebenen der Rollenverteilungen sind weder grundsätzlich positiv noch grundsätzlich negativ.

Potenzielle Störungsquellen in der Kommunikation nach Watzlawick

Es besteht eine große Gefahr, den Sachinhalt einer Nachricht durch Konflikte auf der Beziehungsebene zu missdeuten. Der Sachinhalt rückt durch Probleme auf der Beziehungsebene in den Hintergrund.

Erläuterung zum Fallbeispiel

Spätdienst?

Die von Timo Reimann gestellte Frage, wer gestern auf Station 1 Spätdienst hatte, wird von einigen Kollegen deshalb eventuell insofern falsch interpretiert, dass er an der Arbeit eines Kollegen etwas auszusetzen hat, weshalb einige Personen sich umgehend damit rechtfertigten, frei gehabt zu haben. Sie wollten damit also klarmachen, „egal um was es geht, ich bin dafür nicht verantwortlich." Ein solches Verhalten lässt darauf schließen, dass innerhalb der Beziehungsebene bereits irgendwelche (verdeckten) Konfliktthemen bestehen, ansonsten hätten Timos Kollegen die Frage beispielsweise auch positiv auffassen können und sich nicht in Rechtfertigungspositionen begeben müssen. Der eigentliche Hintergrund Timos Frage war nämlich, dass es sich am gestrigen Tag morgens krankmelden musste und wissen wollte, wer für ihn eingesprungen ist, um sich bei demjenigen zu bedanken.

Übertragungsprobleme innerhalb der analogen und digitalen Kommunikation lassen sich auch gut anhand dieses **Beispiels** erklären:
Der Ehemann bringt seiner Ehefrau abends Blumen mit nach Hause. Ihre Reaktion war wie folgt: „Blumen? Für mich? Was hast du angestellt?!" Die Ehefrau konnte folglich nicht deuten, ob dieses Geschenk ein Zeichen von Zuwendung oder schlechtem Gewissen sein sollte.

Merke

Analoge und digitale Kommunikation

In analoger Kommunikation (Was kommunizieren wir?) können Negationen (Ablehnung) nicht ausreichend ausgedrückt werden. Eine Klärung kann nur über digitale Kommunikation (Wie kommunizieren wir etwas?) erfolgen.

Was können wir von Paul Watzlawick lernen?

- Die Unmöglichkeit der Nicht-Kommunikation.
- Kommunikation ist Verhalten und Verhalten ist Kommunikation.
- Kommunikation geschieht immer im Rahmen eines sozialen Systems.
- Kommunikation löst Verhalten aus oder blockiert dieses.

Die Beziehungsebene hat einen massiven Einfluss auf zwischenmenschliches Verhalten, die Sachebene rückt sehr schnell in den Hintergrund.

Exkurs zum Nachdenken anhand pragmatischer Paradoxien nach Paul Watzlawick

- Wenn eine Person sagt „ich lüge" ist diese Aussage nur dann wahr, wenn die Person tatsächlich nicht lügt, also die Wahrheit sagt.
- Wenn die Person damit aber die Wahrheit sagt, ist diese Aussage inhaltlich folglich nicht korrekt.
- Die Interpretation – zu glauben oder nicht zu glauben – beruht immer auf (gegenseitigem) **Vertrauen** oder eben Misstrauen.

Filmempfehlung „für alle die immer in der falschen Schlange stehen": Anleitung zum Unglücklichsein. (Watzlawick 2021)

(vgl. Watzlawick, Beavin & Jackson 2007; vgl. Watzlawick 2016; vgl. Matolycz Esther 2009)

1.3.3 Kommunikationsverständnis nach Friedemann Schulz von Thun

Friedemann Schulz von Thun versucht mit seinem **Ansatz der vier Seiten einer Nachricht** eine erweiterte Bewusstseinsbildung sowie Sensibilisierung in zwischenmenschlichen Kommunikationsprozessen zu erreichen. Es soll eine Bestandserweiterung für einen stimmigen Kommunikationsablauf darstellen und Kommunikationsprobleme früher und besser erkennbar und behebbar machen. Um seine gewünschten Ziele durch seine entwickelten Modelle zu erreichen, verfolgte Schulz von Thun das Vorhaben verschiedene Ansätze der zwischenmenschlichen Kommunikation zu vereinen.

Grundsätzliche Fragen, die sich jeder Kommunikator selbst stellen sollte, sind nach Schulz von Thun:

- Wie gebe ich mich nach außen?
- Wie gestalte ich den Kontakt zu meinen Mitmenschen?
- Was empfinde ich innerlich?
- Was brauche ich, um mich in einem Gespräch wohlzufühlen?

Je nachdem, wie jeder diese Fragen beantwortet, werden sich Unterschiedlichkeiten innerhalb der individuellen Kommunikationsweisen sowie im Bereich bestehender Bedürfnisse zeigen, die maßgeblichen Einfluss auf zwischenmenschliche Kommunikationsverläufe haben (► 2.9 *Exkurs: Johari-Window in der Teamarbeit*). So gestaltet sich innerhalb einer Interaktion manchmal ein gefühlter Drahtseilakt zwischen den Bedürfnissen nach **Nähe** und **Distanz** sowie nach **Dauer** und **Wechsel.**

Die Bedürfnisse nach dem Riemann-Thomann-Modell:

- Nähe (Öffnung): Streben nach Harmonie, Geborgenheit, Kontakt
- Distanz (Abgrenzung): Streben nach Unabhängigkeit, Individualität, Ruhe
- Dauer (Dauerhaftigkeit): Bedürfnis nach Ordnung, Kontrolle, Regelmäßigkeit
- Wechsel (Wandlung, Veränderung, Entwicklung): Bedürfnis nach Abwechslung, Kreativität, Spontaneität

Schulz von Thun setzte sich deshalb mit der Fragestellung auseinander, wie Informationen von einer Person so zu vermitteln sind, damit sie auch genauso vom Empfänger verstanden werden. Er fixierte hierbei **vier essentielle erlernbare Elemente,** die beim Übersenden einer Nachricht zu beachten sind:

1. **Einfachheit** (sprachliche Formulierung)
2. **Gliederung und Ordnung** (Text- oder Satzaufbau)
3. **Kürze sowie Prägnanz** (anstelle weitschweifender Ausführlichkeit)
4. **Zusätzliche Stimulanz** (anregende Stilmittel)

Kommunikationsquadrat nach Schulz von Thun

Das **Kommunikationsquadrat** nach Schulz von Thun (► Abb. 1.12), auch **Vier-Seiten-Modell** genannt, gilt als das bekannteste seiner Modelle und erweitert die Ebenen zwischenmenschlicher Kommunikation, neben der Sach- und der Beziehungsebene, noch um zwei weitere – die Selbstoffenbarungs- und die Appellebene.

- Die **Sachebene** einer Nachricht enthält auch in seinem Modell den Inhalt, worüber der Sender informiert, also z. B. Zahlen, Daten, Fakten, Tatsachen (*das offizielle Thema*).
- Die **Beziehungsebene** beinhaltet Hinweise darauf, wie der Sender zum Empfänger steht und was er so von ihm hält.

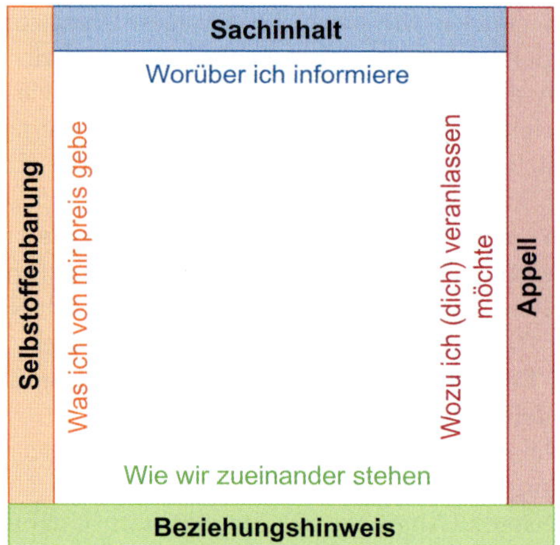

Abb. 1.12 Das Kommunikationsquadrat: vier Ebenen der Kommunikation nach Schulz von Thun [L143]

- Die **Selbstoffenbarungsebene** einer Nachricht entscheidet darüber, was der Sender über sich preisgibt, über sich selbst ausdrückt.
- Die **Appellebene** enthält Informationen darüber, wozu der Sender den Empfänger veranlassen möchte, was er von ihm will oder erreichen möchte.

Übertragen auf eine zwischenmenschliche Interaktion bedeutet dies, dass ein Sender etwas mitteilen möchte und dies auf einer der vier Ebenen formuliert. Innerhalb dieses Modells heißt das: der Sprecher spricht mit einem von vier „Schnäbeln".

Wie aber schon Watzlawick (▸ 1.3.2) aufzeigte, wird jede gesendete Nachricht anhand von non- oder paraverbalen Aspekten eingefärbt. Nun liegt es beim Empfänger, wie er all diese Signale deutet und interpretiert – mit welchem Ohr er also die Nachricht empfängt bzw. mit welchem Ohr er zuhört (▸ Abb. 1.13). Das Problematische dabei ist, dass der Empfänger die Nachricht nicht zwangsläufig auf der Ebene empfängt (Ohr), auf der sie der Sender formuliert hat (Schnabel).

Das hat zur Folge, dass Aspekte, die der Sender dem Empfänger eigentlich zukommen lassen wollte, bei diesem nicht so wie beabsichtigt ankommen können. Das kann bedeuten, dass der Empfänger zwar eine Botschaft erhält, die Inhalte jedoch anders verstanden oder sogar noch neue Elemente hineininterpretiert werden. Dieses Phänomen wird auch als **doppelte Vierheit** bezeichnet. Ein solcher Interaktionsmechanismus kann sehr schnell zu Missinterpretationen einer Nachricht und dadurch zu Missverständnissen führen, denn es muss grundsätzlich auf **Annahmen** reagiert bzw. geantwortet werden. Häufen sich solche Kommunikationsprobleme oder ziehen sie sich über einen längeren Zeitraum hinweg, steigt parallel dazu das Konfliktpotenzial.

Tatsächlich finden solche **Kommunikationsstörungen** aber nicht nur durch unbewusste oder ungezielte Prozesse statt, die weder Sender noch Empfänger bewusst und beabsichtigt einsetzen. Teilweise werden auch vermeintliche Kommunikationsstrategien gezielt eingesetzt, um beispiels-

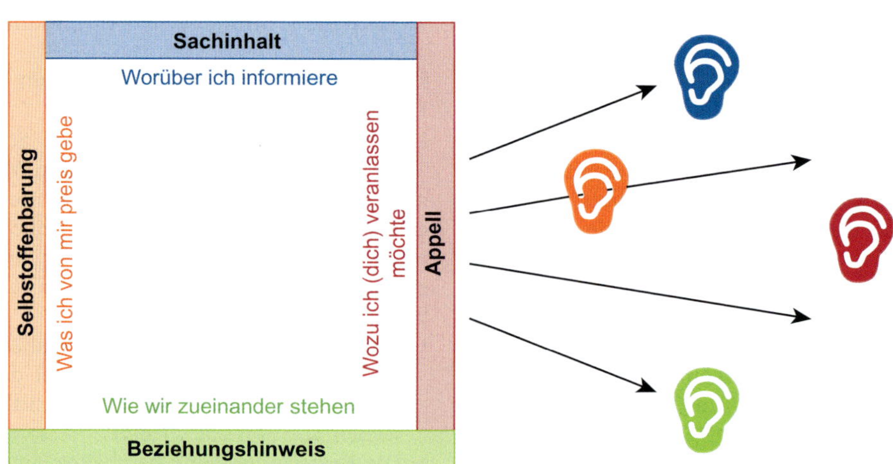

Abb. 1.13 Vier Ebenen der Kommunikation nach Schulz von Thun mit Ohren [L143]

weise bestimmte Anteile einer Nachricht nicht klar zu äußern oder zu verschleiern. Dies kann viele Hintergründe haben. Insbesondere Botschaften, die den Bereich der Selbstoffenbarung betreffen, werden teilweise ungern direkt ausgesprochen, woraufhin vermeintlich versucht wird, sie „in andere Worte zu packen". Oder eine Nachricht, die eigentlich einen direkten Appell an jemanden richtet, soll diesen etwas verschleiern, um vielleicht nicht harsch zu klingen oder da man sich aus seiner Position heraus nicht traut, diesen direkt an eine hierarchisch höher gestellte Person zu richten. Wie eine Person die Nachricht tendenziell empfängt, kann beispielsweise davon abhängen, ob sie dem Sender grundsätzlich nicht sehr zugewandt ist, ein schlechtes „Bild" von ihm hat oder ob ihr dieser sympathisch und vertraut ist.

Fallbeispiel

Noch eine Kollegin krank

Die Schichtleitung Marie Paulus betritt das Stationszimmer und informiert das anwesende Team darüber, dass sich zusätzlich auch noch die Kollegin Sascha Hinrichs für morgen krankgemeldet hat. Diese Information kann nun von den Mitarbeitenden in unterschiedlicher Weise (vier Ohren) empfangen werden:

- **Sachohr**: Sascha ist krank und kann morgen nicht zur Arbeit erscheinen.
- **Selbstoffenbarungsohr**: Ich weiß nicht mehr, wie ich die Dienste abdecken soll.
- **Beziehungsohr**: Ich bin mir sicher, dass mir einer von euch helfen wird, dieses Problem zu lösen.
- **Appellohr**: Einer von euch muss morgen einspringen.

Auf welchem Ohr die einzelnen Mitarbeitenden die Botschaft empfangen, kann von vielen unterschiedlichen Faktoren abhängen. Beispiele hierfür sind das Kommunikationsverhalten von Frau Paulus, Erfahrungen der Mitarbeitenden, deren persönlicher Allgemeinzustand, Prägungen, (generationsspezifische) Werte (► 2.5.2), Identifikationsgrad mit Team und Unternehmen bzw. Verpflichtungsgefühl, Bewertung des Stellenwerts zwischen Arbeit und Privatleben (Work-Life-Balance) etc.

Reflexionsfragen

1. Hat Sie dieses Beispiel emotional erreicht?
2. Falls ja, identifizieren Sie mit welchem „Ohr" sie die Situation empfangen haben?
3. Warum haben Sie die Situation auf dieser Ebene wahrgenommen?

Fallbeispiel

Frau Buchner hat Kopfweh

Margit Buchner, eine 76-jährige Patientin teilt der Pflegefachfrau Lisa Kurz mit, dass sie Kopfschmerzen hat.
Lisa Kurz empfängt die Nachricht auf diesen Ohren:

- **Sachohr**: Sie teilt mir ihren aktuellen Gesundheitsstatus für die Verlaufsberichte mit.
- **Selbstoffenbarungsohr**: Frau Buchner macht sich Sorgen darüber, dass dies etwas Schlimmes bedeuten könnte.
- **Beziehungsohr**: Sie möchte, dass ich helfe und ihr ein Schmerzmittel bringe.
- **Appellohr**: Rufen Sie die Ärztin, das muss untersucht werden!

Um Missinterpretationen, Missverständnissen und im Weiteren drohenden Konflikten mit Kollegen, Patienten oder Angehörigen effektiv vorzubeugen, ist es von großer Bedeutung, sich der vier Ebenen bewusst zu sein und sich beim Senden einer Nachricht möglichst konkret auf der Ebene zu bewegen, auf der die Nachricht auch gesendet werden soll oder beim Empfangen von Nachrichten persönliche Belange, die die Interpretation einer Nachricht beeinträchtigen können, zu erkennen. Nach Schulz von Thun gibt es als Hilfestellung entsprechende **Leitfragen,** die sich gestellt werden können, um eine höhere Sensibilität im Bereich der eigenen Formulierungen zu erlangen und zielgerichteter kommunizieren zu können (► Tab. 1.5). Für die Empfängerseite stellt er Kennzeichen der verschiedenen Ohren dar, anhand derer reflektiert werden kann, auf welchem Ohr man selbst tendenziell am meisten Nachrichten empfängt. Warum Personen scheinbar bestimmte Affinitäten zu bestimmten Ebenen von Nachrichten haben, wird genauer unter ► 3.6.2 *Neurolinguistisches Programmieren (NLP)* dargestellt.
Grundsätzlich gilt, dass Rückfragen immer ein wirksames Mittel darstellen, um Klarheit zu schaffen, z. B. „Habe ich richtig verstanden, dass […]", „Stimmt es, dass […]"., wenn nicht sicher ist, ob die Nachricht, die gesendet wurde, auf der gleichen Ebene angekommen ist oder andersherum.

Gedankenexperiment zur Selbstreflexion anhand des Kommunikationsquadrats nach Schulz von Thun

Wie stark die Beziehungsebene bei den Beteiligten bereits innerhalb imaginärer Beispiele arbeitet, kann anhand dieses Gedankenexperimentes mit

Tab. 1.5 Ebenen des Kommunikationsquadrats nach Schulz von Thun

Seite (Schnabel) der Nachricht	Wahrnehmung (Ohr) der Nachricht
1. **Sachebene** (rationale Ebene): Zahlen, Daten, Fakten, Klarheit Leitfrage: *Wie kann ich Inhalte/Informationen verständlich und klar mitteilen?*	**Sachohr:** Hört Fakten und beurteilt diese.
2. **Beziehungsaspekt**: „Du und wir" – Wie steht jemand zu jemandem im wechselseitigen Kontext (Mimik, Gestik, Formulierung, Tonfall, Respekt, Wertschätzung, Degradierung etc.) Leitfrage: *Wie werden meine Mitmenschen durch meine Kommunikation behandelt?*	**Beziehungsohr:** Hört Hinweise auf Beziehungsangebote und -grenzen sowie (mutmaßliche) Bewertungen der eigenen Persönlichkeit.
3. **Selbstoffenbarungsaspekt:** Auszüge der Persönlichkeit, von Werten, Bedürfnissen, Gefühlen, Eigenschaften, dem sozialen Status, Habitus, etc. (was wird wie von sich preisgegeben) Diese Ebene ermöglicht es zu erkennen, wie es einer Person wirklich geht. Leitfrage: *Was gebe ich durch meine Kommunikationsweise von mir preis?* (Echtheit/Authentizität – kann aber auch zur Selbstdarstellung verwendet werden.) Achtung: Ist eng mit Beziehungsebene verknüpft und kann leicht verwechselt werden.	**Selbstoffenbarungsohr:** Hört, was eine Nachricht über den Sender aussagt und kann Selbstdarstellung identifizieren (und ist immunisiert gegenüber evtl. auch übergriffigen Du-Botschaften.
4. **Appellaspekt:** Was möchte jemand erreichen? (Bedürfnisse, Wünsche, Empfehlungen, Ratschläge, Appelle, Erwartungen etc. und was will ich durch das Preisgeben bewirken?) Leitfrage: *Wie komme ich mit meiner Kommunikation ans Ziel*? (offene, direkte Botschaften vs. indirekte, versteckte, manipulative Appellbotschaften)	**Appellohr:** Hört Wünsche oder Erwartungen heraus, die sich hinter Worten verbergen und löst aus „es (allen) recht machen zu wollen". Es wird berechnendes oder manipulierendes Verhalten unterstellt.

dem klassischen Beispiel des **Vier-Ohren-Modells** klar werden.

Reflexionsfrage

Gedankenexperiment: „Die Ampel ist grün."
Dieser Satz wird nun exemplarisch in drei unterschiedliche Kontexte gebracht, die ggf. beim Lesenden innerlich ebenfalls drei unterschiedliche Ebenen ansprechen werden, eventuell aber auch die gleichen. Hintergrund Ihres Ergebnisses werden Unterschiedlichkeiten oder Gemeinsamkeiten mit den Akteuren in den jeweiligen Beispielssituationen auf der Beziehungsebene sein, denn der Sachinhalt wird jedes Mal derselbe sein.

- **Beispiel 1:** Sie sitzen mit Ihrem Partner zusammen im Auto. Sie fahren, Ihr Partner ist Beifahrer. Sie stehen an einer roten Ampel, die nun auf grün springt und Ihr Partner sagt Ihnen: „Die Ampel ist grün."
  Frage: Auf welcher Ebene empfangen Sie diese Nachricht – und warum?
- **Beispiel 2:** Nun sitzt Ihr Partner am Steuer und Sie sind Beifahrer. Die Ampel springt auf grün und Sie sagen zu ihrem Partner: „Die Ampel ist grün."
  Frage: Auf welcher Ebene senden Sie diese Nachricht – und warum?
- **Beispiel 3:** Dieses Mal sitzen Sie mit Ihrem besten Freund im Auto. Sie sind wieder Fahrer, stehen an der roten Ampel und diese springt jetzt auf grün. Ihr bester Freund sagt zu Ihnen: „Die Ampel ist grün."
  Frage: Auf welcher Ebene empfangen Sie diese Nachricht – und warum?

Ausschlaggebend dafür, wie Sie grundsätzlich Informationen aufnehmen, ist, welches Ihrer Ohren bei der Wahrnehmung aktiv ist. Dies ist u. a. abhängig von der allgemeinen aktuellen Verfassung, der Situation, Prägungen etc. (► 1.3.5 *Eisbergmodell nach Sigmund Freud*) aber auch von der Person (► 1.3.6 *Transaktionsanalyse* und ► 2.10.1 Dramadreieck), die sie sendet. So kann eine exakt gleiche Information in ein und derselben Situation jedoch sehr unterschiedlich auf uns wirken, wahrgenommen und interpretiert werden.

Dieses Gedankenexperiment stellt gut dar, wie die Beziehungsebene die Sachebene beeinflusst und warum sich die meisten Kommunikationsmodelle und -theorien darin einig sind, dass die Beziehungsebene primär beeinflusst, was und ob wir Anteile der Inhaltsaspekte aufnehmen und interpretieren (► Abb. 1.14). Es wird beschrieben, dass insbesondere *unsichtbare Erwartungen*, die innerhalb der Interaktion schweben, einen ausschlaggebenden Einfluss auf die Wirkung einer Äußerung haben. (vgl. von Thun 1981, 2006, 2013)

Exkurs: Ich- und Du-Botschaften

Wie erfolgreich eine zwischenmenschliche Interaktion verläuft, hängt also unter anderem maßgeblich von den **sprachlichen Fähigkeiten und Fertigkeiten** der eigenen Person ab (Formulierung einer Nachricht). Dies beinhaltet auch das Wissen darüber, welche Formulierungen tendenziell positive Wirkungen in Menschen erzielen und welche Art der Formulierung schnell Widerstand und Ablehnung in Personen hervorrufen kann. Schulz von Thun (wie auch viele andere Kommunikationswissenschaftler) warnt in diesem Bereich auch vor dem Einsatz übergriffiger **Du-Botschaften.**

Nach Thomas Gordon werden Du-Botschaften (formal dann selbstverständlich Sie-Botschaften) von anderen Personen (Empfängern) als **persönlicher Angriff** gewertet. Sie können *direkt* oder *verdeckt* auftreten und wollen Einfluss auf das Verhalten des Gegenübers nehmen.

Du-Botschaften werden insbesondere in emotional aufgeladenen und konfliktbehafteten Kommunikationssituationen eingesetzt, z. B. wenn sich eine Person von einer anderen Person durch deren Verhalten oder Äußerungen verletzt oder machtlos fühlt. In Du-Botschaften verbergen sich häufig **Anschuldigungen, Belehrungen** oder **Schuldzuweisungen,** die sich hinter vermeintlich rationalen Argumenten verstecken. Grundsätzlich soll dem Gegenüber anhand von Du-Botschaften „beigebracht" werden, was dieser zu tun oder zu lassen hat.

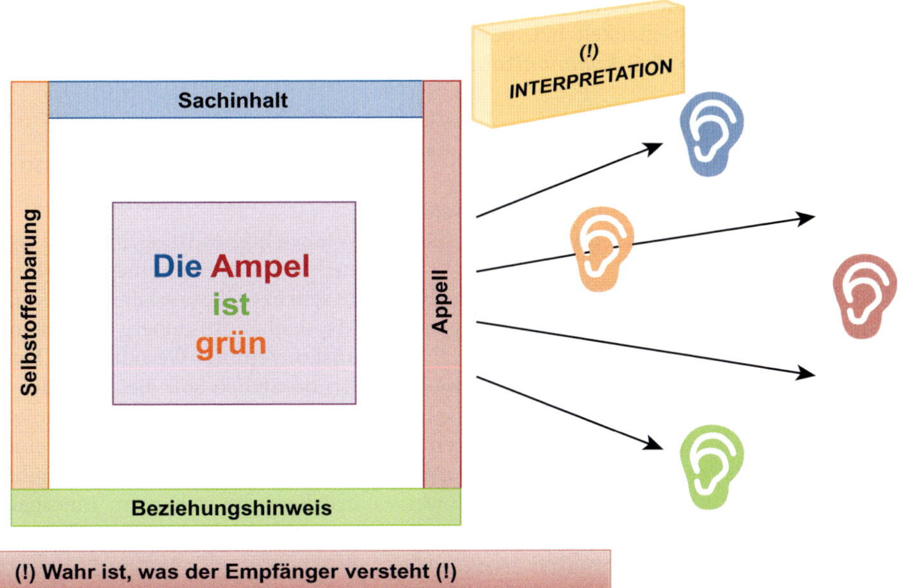

Abb. 1.14 Vier Ebenen der Kommunikation nach Schulz von Thun am Beispiel Ampel [L413]

Beispiele:
- „Ständig kommst du zu spät zur Dienstübergabe."
- „Es ist immer das Gleiche, wenn du im Dienst warst [...]"

Solche Formulierungen verdecken eine eigentliche Aussage, die meist auf der Appell-Ebene angesiedelt ist. Es folgen Abwertungen, Verurteilungen, Beleidigungen etc. Diese versteckten Botschaften können vom Gegenüber aber wahrgenommen werden und es wird unmittelbar ein Widerstand ausgelöst, woraufhin mit Du-Botschaften „zurückgeschossen" wird. Eine Endlosschleife beginnt, bis die Situation eskaliert oder zu eskalieren droht.

Du-Botschaften werden verwendet, anstatt der anderen Person die eigene Wahrnehmung oder Interpretation verständlich mitzuteilen, z. B. darüber, was wirklich in einem vorgeht und die Situation oder das Gesagte ausgelöst hat. Mit Du-Botschaften wollen Anteile auf Ebene der Selbstoffenbarung bzw. Wünschen, Bedürfnissen und Emotionen überspielt werden. Typische Satzfragmente von Du-Botschaften sind beispielsweise Verallgemeinerungen wie *„nie", „immer", „typisch"*.
- „Ich muss mich ja auch immer um alles allein kümmern, nie unterstützt du mich!"
- „Du hast ja keine Ahnung, wie es mir damit geht!"

Eine Endlosschleife beginnt und mit jeder Runde verhärtet sich die Situation sowie der Konflikt, bis es sich so weit hochgeschaukelt hat, dass dieser droht zu eskalieren (► 2.6 *Kommunikation und Konflikte*).

Beispiele für **Du-Botschaften** sind:
- *Befehle:* „Halte dich endlich an meine Anweisungen!", „Hör sofort damit auf, xy zu tun"
- *Belehrungen:* „So kannst du das nicht weiter durchziehen!", „Das kannst du überhaupt nicht beurteilen!"
- *Drohungen:* „Wenn du das weiterhin so machst, dann [...]!", „Willst du sehen, wie weit du gehen kannst!?"
- *Unterstellungen:* „Du weißt ganz genau, wie es mir damit geht, wenn du das (nicht) tust!", „Dir ist es doch sowieso egal, wie es mir damit geht!"
- *Verhöre:* „Woher willst du das wissen!?", „Wie stellst du dir eigentlich vor, dass es so noch weitergehen soll?!"
- *Vorhaltungen:* „Gerade du solltest wissen, wie sich so etwas anfühlt!", „Wie kannst du so etwas machen/sagen!"

Bei **Ich-Botschaften** drückt der Sprechende seine Position und das was dies mit ihm macht, gezielt aus. Gefühle, Bedürfnisse und Ziele werden offen und ehrlich formuliert. Die Ebene der Selbstoffenbarung wird also klar miteinbezogen und verbalisiert, damit das Gegenüber verstehen kann, warum ggf. ein bestimmter emotionaler Zustand in einer Person besteht. Hier werden keine Abwertungen, Belehrungen etc. gegenüber der anderen Person verbalisiert, sondern die eigene Wahrnehmung formuliert.

Durch eine Ich-Botschaft wird für das Gegenüber verbalisiert,

a) welches Verhalten,
b) welche Gefühle auslöst
c) und welche (Aus-)Wirkungen dies für die Person selbst hat.

Merke

Ich- oder versteckte Du-Botschaft?

Vorsicht: Nur weil in eine Information das Wort „Ich" eingebaut wird, muss dies noch keine tatsächliche Ich-Botschaft sein, sondern es kann sich eine verdeckte Du-Botschaft dahinter verstecken: „Ich fühle mich verletzt, weil du wieder [...]".

(vgl. Mruk-Badiane 2007)

Anhand dieser Kommunikationsstruktur bilden sich die Grundzüge eines weiteren Kommunikationsmodells ab, welches nachfolgend dargestellt wird, die Gewaltfreie Kommunikation nach Rosenberg.

1.3.4 Gewaltfreie Kommunikation (GFK) nach Rosenberg

Wie wichtig es ist, sich seiner eigenen und damit auch den Gefühlen und Bedürfnissen anderer klar zu sein bzw. diese erkennen zu können, betont auch Marshall B. Rosenberg in seinem **Kommunikationskonzept der Gewaltfreien Kommunikation**. Grundsätzlich soll diese Art der Kommunikation jedoch keine spezielle Kommunikationstechnik darstellen, sondern vielmehr eine innere Grundhaltung des Menschen (gegenüber anderen) ausdrücken, die sich dann innerhalb der zwischenmenschlichen Kommunikation widerspiegelt. Rosenberg geht hierbei grundsätzlich vom „Guten" im Menschen und somit von einer **positiven Grundhaltung** aus.

Die Bezeichnung „gewaltfrei" resultiert aus Rosenbergs Verständnis heraus, dass Gewalt in dem Sinne nicht primär auf physischer Ebene zwischen Menschen stattfinden kann, sondern in maßgeblicher Form auch auf psychischer Ebene – indem Worte genutzt werden, die angreifen, anklagen, verurteilen etc. Wesentliche Elemente der GFK sind nach Rosenberg u. a. *Achtsamkeit, Empathie und Respekt* (Wertschätzung), jedoch nicht nur dem anderen gegenüber, sondern in gleichberechtigtem Maße auch sich selbst. Nach Rosenberg findet zwischenmenschliche Begegnung im Idealfall immer auf Augenhöhe statt.

Grundannahmen der GFK

Die Gewaltfreie Kommunikation geht von diesen Grundannahmen aus:

- *„Jede menschliche Handlung möchte grundsätzlich ein eigenes Bedürfnis erfüllen.*
- *Jede Art von Gewalt ist ein tragischer Ausdruck unerfüllter Bedürfnisse.*
- *Gewalt entsteht durch unsere Denkweise.*
- *Durch Wettbewerb werden die Bedürfnisse des Einzelnen erfüllt, während die andere Partei darunter leidet. Durch Kooperation können die Bedürfnisse aller gedeckt werden.*
- *Menschen haben instinktiv Freude daran, anderen zu helfen, solange sie das freiwillig tun können.*
- *Kommunikation und gesunde friedliche Beziehungen funktionieren nur dann, wenn wahre Empathie gegeben ist."*

(NEVEREST Lifelong Learning 2022)

Eine solche innere Haltung ermöglicht zwischenmenschliche Kommunikation, die sowohl die eigenen als auch die Bedürfnisse des Gegenübers erkennt sowie **anerkennt**. Im übertragenen Sinn bedeutet dies innerhalb eines Kommunikationsprozesses, das Gegenüber nicht mehr „schwach" zu machen, um die eigene Person stark zu machen, sondern alle am Interaktionsprozess Beteiligten **gleichwertig** zu behandeln.

Das menschliche Verhalten wird maßgeblich durch Emotionen gesteuert, um Bedürfnisse zu befriedigen (▸ 1.3.6 *Transaktionsanalyse – Strokes*). In der GFK geht es darum, tatsächlich hinter die gesprochenen Worte oder ein Verhalten zu blicken und zu erkennen, was sowohl der Gesprächspartner als auch das Gegenüber benötigen, damit es beiden in gleichem Maße gut geht (▸ 2.14.3 *Exkurs: Validation*). Je größer unsere Kommunikations- und Reflexionsfähigkeit in diesem Bereich ist, desto geringeres Konfliktpotenzial liegt vor.

Wichtige Sätze von Mashall B. Rosenberg sind beispielsweise:

- „Wenn wir unsere Bedürfnisse nicht ernst nehmen, tun es andere auch nicht."
- „Depression ist die Belohnung fürs Bravsein."
- „Du kannst dich jederzeit entscheiden, wie du die Worte deines Gegenübers aufnimmst, die Macht liegt bei dir."
- „Wie ich entscheide eine Situation zu betrachten, beeinflusst ganz wesentlich, ob ich die Macht habe, sie zu ändern oder ich die Dinge verschlimmere"

(Marshall B. Rosenberg, aus www.neverest.at/blog/marshall-rosenberg-gewaltfreie-kommunikation/)

Wolfsprache und Giraffensprache

Rosenberg verwendet die beiden Tiere (Wolf und Giraffe) als Metapher für zwei unterschiedliche innere Anteile in uns.

Der **Wolf** steht nach Rosenberg als Rudeltier für den beschützenden und aggressiven Verteidiger in uns. Er steht für Schuld, Scham, Anklage, Depression. Lässt ein Gesprächspartner „seinen Wolf" frei und beschuldigt oder verurteilt sein Gegenüber, dann kann es sein, dass dieser sofort auch „seinen Wolf" freilässt und die Schuld an den Sender zurücksendet. Auf der anderen Seite kann es geschehen, dass diese Person ihren Wolf eben nicht frei lässt, was dann aber zur Folge hat, dass sie sich innerlich selbst abwertet und sich tatsächlich die Schuld an dieser Situation zuschreibt. Sehr hilfreich ist unser „Wolfanteil" aber dabei, persönliche Grenzen zu erkennen.

Die **Giraffe** hat Rosenberg gewählt, da diese von allen Säugetieren (auf dem Land lebend) organisch betrachtet das größte Herz und einen sehr langen Hals hat, der sinnbildlich dafür steht, „über eine Situation" hinaus schauen zu können. Die Giraffe steht des Weiteren für Mitgefühl, sich selbst als auch anderen gegenüber.

Voraussetzung der Gewaltfreien Kommunikation ist das natürliche Mitgefühl (wieder) zu aktivieren, Verantwortung für sich selbst zu übernehmen (Gefühle und Bedürfnisse). Dadurch werden Formen von beziehungsschädigender, *lebensentfremdender Kommunikation* (im Sinne von Beleidigungen, Sticheleien, Vorwürfen, Belehrungen etc.) reduziert und Verantwortung wird nicht ins Außen abgeschoben.

Merke

Wolf- und Giraffensprache

Wolfsprache (Herrschaftssprache) = alle Anteile der lebensentfremdenden Kommunikation als Quelle von Gewalt.
Giraffensprache (Sprache des Herzens) = respektvolles und empathisches in Verbindungtreten.
Unsere Art zu kommunizieren ist abhängig davon, wie unser Denken, unsere Wahrnehmung und Bewertungen und abschließend unser Handeln ausgerichtet ist.

Vier Komponenten der GFK

Zentraler Inhalt der GFK bilden vier Säulen (oder Schritte). Diese unterstützen dabei, gerade in herausfordernden Situationen das eigene Erleben einer Situation für das Gegenüber anhand einer *empathischen Verbindung* verständlich auszudrücken. Durch diese Kommunikationshaltung können unsere Gefühle und der Auslöser dafür klar von der Ursache (unerfüllte Bedürfnisse) abgetrennt und verbalisiert werden. Dafür müssen auf der jeweiligen Stufe folgende **Fragen** gestellt werden:

1. **Beobachtungen**: Klare Beschreibung der Situation ohne Verurteilung oder Interpretationen, ähnlich einer Bildbeschreibung bzgl. einer Kameraaufnahme.
   Was ist genau vorgefallen?
2. **Gefühle**: Benennung der dadurch ausgelösten Gefühle, ohne die Verantwortung dafür jemandem zuzuschieben.
   Wie fühle ich mich und was fühle ich dabei?
3. **Bedürfnisse**: Identifikation aus welchen unerfüllten Bedürfnissen oder Werten entsprechende Gefühle resultieren.
   Was genau brauche ich, damit meine Bedürfnisse (besser) erfüllt werden?
4. **Bitten**: Keine Forderungen (!)
   Worum möchte ich mein Gegenüber bitten und was möchte/kann ich selbst dafür tun? Es gibt eine *Verständnisbitte* („Kannst Du nachvollziehen, warum […]? " oder „Kannst Du verstehen, warum […]?" (Warum-Fragen) sowie eine *Handlungsbitte* („Kannst Du bitte […] tun?")

Die Anwendung dieser vier Schritte der GFK dient nicht dazu, eigene Ansprüche oder Forderungen zu kommunizieren oder das Verhalten des Gegenübers manipulieren zu wollen (Wolfsprache), sondern es soll eine Wahrnehmung beider Parteien auf Augenhöhe ermöglichen. Durch Empathie und empathisches Verhalten rückt hier niemand in den Hintergrund, sondern die Bedürfnisse und Situationen beider Kommunikationspartner werden gesehen und berücksichtigt. Es geht hierbei also nicht darum einen Kompromiss zu finden, sondern sich gegenseitig zu verstehen und zu reflektieren, um einen Konsens in entsprechenden Situationen zu finden. *Ziel ist gegenseitiges Verstehen.*

Merke

Komponenten der GFK

- **Beobachtungen**
  - Beinhalten kein Urteil, keine Vorwürfe, keine Bewertung und keine Interpretationen (!).
  - Beziehen sich auf einen genauen Zeitpunkt und Kontext (Bildaufnahme) – so klar und konkret wie möglich.
  - Wörter, die hierbei zu vermeiden sind: *ständig, jedes Mal, immer, oft,* etc.
- **(Echte) Gefühle**
  - Sind keine Gedanken(-bewertungen) (!)
  - Achtung vor Pseudogefühlen.
  - Äußerungen, wie z. B.: „Ich habe das Gefühl, dass Du […]" sind voller Interpretationen und Unterstellungen (► 1.3.3 *Kommunikationsverständnis nach Friedemann Schulz von Thun – Ich-Botschaften*).
  - „Ich fühle mich unter Druck gesetzt, weil […]" oder „Ich fühle mich von Dir nicht wahrgenommen, weil […]" sind keine Gefühlsbeschreibungen, sondern schieben dem Gegenüber bereits die Verantwortung zu.
  - Echte Gefühlsbeschreibungen sind beispielsweise „Ich bin traurig/besorgt/etc."
  - Achtung vor unterschwelligen (subliminalen) Schuldzuweisungen.
- **Bedürfnisse (eigene und die des Gegenübers)**
  - Müssen klar erkannt und artikuliert werden.
  - Müssen gegenseitig anerkannt werden.
- **Bitten**
  - Sind keine Forderungen – beziehen sich immer auf Bedürfnisse.
  - Beinhalten keine Sanktionen oder Drohungen.
  - Werden positiv formuliert, nicht was unterlassen werden soll.

(vgl. Rosenberg 2004, 2012, 2016; NEVEREST Lifelong Learning 2022)

Anwendung an einem Beispiel:

1. Beobachtung: „Du bist später nach Hause gekommen als Du sagtest, ohne Dich zu melden."

2. Gefühl: „Ich war deshalb sehr besorgt und beunruhigt und habe die ganze Zeit auf Dich oder eine Nachricht von Dir gewartet"
3. Bedürfnis: „Ich habe in solchen Situationen das Bedürfnis, Sicherheit und Klarheit darüber zu haben, dass es Dir gut geht und ich mir keine Sorgen machen muss."
4. Bitte: „Bitte gibt mir doch das nächste Mal einfach kurz Bescheid, dass alles in Ordnung ist und ich mir keine Sorgen machen muss."

1.3.5 Eisbergmodell nach Sigmund Freud

Um gewaltfrei kommunizieren zu lernen, bedarf es vielerlei Selbstreflexion sowie geschulter, sprachlicher Fähigkeiten. Je spezifischer diese vorhanden und ausgeprägt sind, desto mehr prägt sich auch das persönliche Einfühlungsvermögen und Verständnis gegenüber anderen Personen, wie z. B. Kollegen, Patienten, Bewohnern und deren Angehörigen aus.
Insbesondere Pflegende müssen sich innerhalb ihres Professionsbereichs ein Bild davon machen (können), was in ihren Bewohnern und Patienten vorgeht, wodurch bestimmte Verhaltens- und Kommunikationsmuster hervorgerufen werden und wie diesen adäquat in Gesprächen oder spezifischen Beratungssituationen begegnet werden kann.

Merke

Bewusste und unbewusste Kommunikation

Der Anteil bewusster Kommunikation (sichtbar) in zwischenmenschlichen Kommunikationsprozessen wird auf nur ca. 20 % geschätzt, die restlichen 80 % werden unbewusst transportiert, ohne ausgesprochen zu werden.

Das **Eisbergmodell** (► Abb. 1.15) stellt einen Erklärungs- und Verzahnungsansatz dafür dar, warum das Senden, aber auch das Empfangen von Nachrichten beim Menschen wortwörtlich noch viel tiefer verortet sind als die reine Informationsübersendung (Sachinhalt). Der wesentliche Anteil, der die zwischenmenschliche Kommunikation leitet, verbirgt sich im Unsichtbaren und erweitert die Perspektive auf die Beziehungsebene innerhalb zwischenmenschlicher Interaktionen erneut um viele wesentliche Aspekte. So stellt der Eisberg uns somit als Personen inkl. unseres gesamten Verhaltens- oder Persönlichkeitsrepertoires dar. Dieses Modell bezieht sich auf die Theorie der Persönlichkeit nach Sigmund Freud. Sichtbar ist nur die Spitze (Sachebene).
Inhalte der sichtbaren und unsichtbaren Ebene:
- **Sichtbar** = Infos über Tatsachen, Zahlen, Daten, Fakten, Gefühle, Wünsche, Gedanken, **die bewusst sind**
- **Unsichtbar** = **vorbewusst** bzw. **unbewusst**

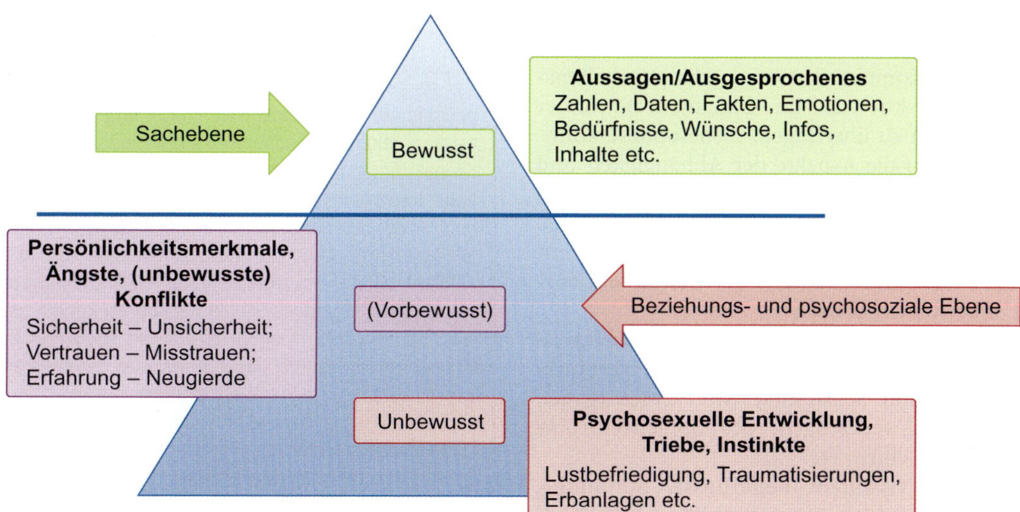

Abb. 1.15 Eisbergmodell nach der Persönlichkeitstheorie von Sigmund Freud [L143]

- *Vorbewusst*: Persönlichkeitsmerkmale sowie unterschiedliche verdrängte Anteile, wie z. B. Konflikte, Ängste, Sorgen etc.
- *Unbewusst*: Triebe und Bedürfnisse, wie z. B. Lustbefriedigung, Traumatisierungen, Instinkte und Erbanlagen (evtl. Situationen, die wir noch nicht erlebt haben und somit nur vermuten können, wie wir uns verhalten würden, es aber (noch) nicht wissen können)

Die Ebenen zwischenmenschlicher Kommunikation enden also noch lange nicht bei der Unterteilung zwischen verbalen, non- und paraverbalen und weiteren sensorischen Anteilen sowie den Sach-, Beziehungs-, Selbstoffenbarungs- und Appellaspekten, sondern werden anhand dieser darunterliegenden bewussten, aber vor allem auch unbewussten Faktoren noch weiter ergänzt. Sprache, Mimik, Gestik, Erscheinung, Modalität etc. können immer nur zu einem bestimmten Grad bewusst gesteuert bzw. eingesetzt werden. Der überwiegende Teil schwingt verborgen mit.

Eben um diese un- bzw. vorbewussten Anteile geht es in der persönlichen Auseinandersetzung und Weiterentwicklung im Sinne einer supervisorischen oder coachenden Begleitung. Um eine fundierte Grundlage mit reflektiertem Wahrnehmen und Agieren in privater wie auch beruflicher Hinsicht aufzubauen, ist es nötig, sich mit der Tiefe seiner Persönlichkeit auseinanderzusetzen und die eigenen Prägungen sowie Sozialisationsinstanzen und -mächte wahrzunehmen. Pflegende müssen sich innerhalb ihrer professionsgebundenen Entwicklung aus diesen Gründen damit auseinandersetzen, um nicht Gefahr zu laufen, daraus resultierende destruktive Kommunikations- oder Verhaltensweisen unreflektiert auf ihre Patienten, Bewohner oder Kollegen zu übertragen. Insbesondere könnte sich das auf die Aspekte der Abhängigkeit und Bindung, Nähe und Distanz sowie Klarheit und Interpretation fokussieren. Mehr dazu findet sich in ▸ Kap. 3 *Coaching und Supervision für Pflegende*.

Weitere elementare Anteile der bewussten, vor- und unbewussten Ebene:

- *Biologische Faktoren*: Alter und Entwicklungsstatus (z. B. Wortschatz und Auftreten), Funktionalität und Sensibilität von Sinnesorganen und Sprechwerkzeugen, des Sprachzentrums sowie des Gehirns etc.
- *Psychische Faktoren:* Bedürfnisse, Stimmung, sprachliche Fähigkeiten, Selbstbild und -kontrolle, Beziehungsfähigkeit, Empathievermögen etc.
- *Soziokulturelle Faktoren:* Religion und Spiritualität, mutter-, fremd- und fachsprachliche Prägungen sowie Dialektformen, allgemeine Lebensweise, gesellschaftliche Normen sowie das soziale Netzwerk etc.
- *Umgebungsfaktoren:* bestehende Störungen, Ablenkungen oder Stresssituationen, sozialer Druck etc.

(vgl. Flachenäcker 2019; vgl. Hausmann 2020)

Fallbeispiel

Herr Michelski ist aufgebracht

Nach der grundpflegerischen Versorgung treten bei Peter Michelski, 45 Jahre, einem Patienten von Pflegefachfrau Kim Kowalczyk für sie unerwartete Emotionen auf. Herr Michelski wirkt beim Anbringen seiner neuen Beinprothese plötzlich sehr aufgebracht. Er zeigt hektische Verhaltensweisen auf und schimpft vor sich hin. Nahezu erbost fährt er Kim Kowalczyk – für sie überraschend – an, dass sie ihre Arbeit nicht ordentlich verrichte und ihn nicht adäquat unterstütze. Kim Kowalczyk nimmt dieses Verhalten sehr persönlich und ist gegenüber Herrn Michelski sehr verärgert. Die Folge davon ist, dass Kim Kowalczyk ihm keine professionellen Antworten gibt und sich sehr abrupt aus der Situation zurückzieht. Sie fühlt sich extrem verletzt. Bei der Dienstübergabe thematisiert sie das „unmögliche Verhalten" des Herrn Michelski sehr überspannt und fordert sogar, ihm eine entsprechende Bedarfsmedikation für solche „Vorfälle" verordnen zu lassen, da man nie weiß, „was als nächstes noch so kommt".

Erläuterung zum Fallbeispiel

Pflegefachfrau Kim Kowalczyk versteht und durchblickt nicht, dass hinter dem Verhalten von Herrn Michelski, das sie als unverschämt und teilweise schon aggressiv beurteilt, im Grunde eigene Ohnmacht und Wut auf die neue Situation der Abhängigkeit und Hilflosigkeit stecken könnte. Hinter der Begebenheit, dass Kim Kowalczyk das Patientenverhalten zusätzlich massiv auf sich bezieht und sie sich deshalb so stark von ihm angegriffen, sogar teilweise verängstigt fühlt, steckt zudem, dass sie in ihrer Kindheit seitens des eigenen Vaters sehr oft mit vorwurfsvollen und aufgebrachten Reaktionen konfrontiert war. Herr Michelski triggert also in Kim Kowalczyk Ereignisse und Erlebnisse aus ihrer eigenen Biografie an, was ihre emotionale Betroffenheit noch verstärkt. Da sie sich mit diesen unbewussten Prägungen im Sinne des Eisbergmodells bisher noch nicht adäquat auseinandergesetzt hat, fehlt ihr die Fähigkeit dazu, das gezeigte Verhalten mit professionellem Abstand wahrnehmen, bewerten, umgehen und einschätzen zu können.

„Willst du ein guter Kommunikator sein, schau in dich selbst hinein." Um auf dieses Zitat von Schulz von Thun zurückzukommen, muss der Blick darum innerhalb zwischenmenschlicher Kommunikationen und Interaktionen sowohl unter die persönliche „Wasseroberfläche" als auch unter die des Gegenübers gerichtet werden. Um möglichen Irritationen und im Weiteren Kommunikationsstörungen vorzubeugen und Konfliktpotenziale schnellstmöglich zu entkräften, lohnt es sich, Verhaltensweisen an sich selbst zu erkennen und zu verstehen, dann gelingt das auch bei anderen Personen.

Für Pflegende sind diese Fähigkeiten Grundvoraussetzung dafür, Pflegeempfänger innerhalb von fachlichen Gesprächen professionell zu begleiten. Insbesondere in ungewohnten Situationen oder innerhalb von Informationsweitergaben, die Irritationen, Ängste, Sorgen oder Unklarheit über die allgemeine Situation nach sich ziehen, muss von professioneller Seite in der Interaktion zwischen Pflegenden und Patienten auf verborgene Anteile unterhalb der Wasseroberfläche geachtet werden, um adäquat darauf einzugehen. Pflegeempfänger dürfen in solchen Momenten nicht allein gelassen und noch weniger mit persönlicher Abstandshaltung oder mangelhaft ausgeprägtem Empathie- und Verständnisvermögen Pflegender abgewiesen werden.

Einfluss von Abwehrmechanismen auf unser Verhalten und unsere Kommunikation

In herausfordernden Situationen greifen alle Menschen auf bestimmte Verarbeitungsmechanismen, sogenannte Copingstrategien (▸ 3.5 *Coping, Resilienz, Psychohygiene*) oder **psychologische Abwehrmechanismen** zurück. Welche das sein können fasst (▸ Tab. 1.6) zusammen.
(vgl. Freud 1984; vgl. Zepf 2012; vgl. Myers 2014; vgl. Becker-Carus & Wendt 2017)

Tab. 1.6 Beispiele für psychologische Abwehrmechanismen des Ichs nach Freud (und Freud)

Mechanismus	Erklärung
Rationalisierung	Das eigene, irrationale oder triebhafte emotional ausgelöste Verhalten wird anhand logisch nachvollziehbarer und rationaler Argumente legitimiert und gerechtfertigt (Gebrauch von Ersatzbildungen als Handlungsbegründung).
Intellektualisierung	Emotionen und Gefühle werden anhand einer Überbetonung des Verstandes auf Rationalität reduziert (Umgang mit Ersatzbildungen). (vgl. Zepf 2012)
Vermeidung bzw. Vermeidungsverhalten	Wahrnehmung einer als unerträglich empfundenen oder unerwünschten Realität wird aus Selbstschutz heraus verweigert.
Verschiebung (Substitution)	Als inakzeptabel erlebte oder bewertete unerwünschte Gefühle oder Motivationen werden durch ähnliche, annehmbarere Ziele ersetzt. Sonderform Sublimierung: Das gezielte Ersetzen („veredeln") solcher z. B. als primitiv bewerteter Impulse anhand von sozial besser akzeptierten Antrieben, z. B. Wut oder Aggression wird als Ehrgeiz sublimiert.
Reaktionsbildung	Als inakzeptabel oder primitiv empfundene Emotionen oder Impulse werden unbewusst in Gegenteilige umgewandelt, z. B. extreme Freundlichkeit, um Ärger zu verbergen. (vgl. Myers 2014)
Idealisierung	Bestimmte Lebenssituationen oder Personen werden so sehr idealisiert, dass negative Faktoren stark in den Hintergrund gerückt oder ganz ausgeblendet werden.
Verdrängung	Erlebte Emotionen oder Motivationen einer Person werden beispielsweise als nicht sittlich tabuisiert oder bedrohlich bewertet und automatisch aus dem Bewusstsein verdrängt, da diese Ängste auslösen.
Projektion	Gefühle, Impulse, Denkhaltungen, Motivationen oder Wünsche, die eine Person selbst in sich verspürt, aber nicht akzeptieren kann, da diese beispielsweise als schlecht oder gefährlich empfunden werden, werden auf andere Personen im Umfeld projiziert und diesen also zugeschrieben.

Tab. 1.6 Beispiele für psychologische Abwehrmechanismen des Ichs nach Freud (und Freud) *(Forts.)*

Mechanismus	Erklärung
Introjektion	Eine Person verankert fremde, von außen auferlegte Vorstellungen, Werte oder Normen und identifiziert sich mit diesen, ohne diese überhaupt zu hinterfragen, sie werden einfach hingenommen.
Identifikation	Werte, Normen oder Verhaltensweisen werden sehr stark an ein „Idol" oder ranghöhere Person angepasst.
Regression	Personen ziehen sich in ein früheres Entwicklungsstadium mit unreifen Reaktionen und einem erniedrigten Anspruchsniveau zurück, um beispielsweise Angst zu reduzieren.
Fixierung	Es wird an speziellen Verhaltensweisen aus früheren Entwicklungsstufen festgehalten.
Verleugnung	Eine als schmerzlich erlebte Realität bzw. Tatsache will eine Person nicht wahrhaben oder wahrnehmen.

Exkurs: Instanzenmodell

Das mit dem Eisbergmodell in Verbindung stehende **Instanzenmodell** nach Freud (▸ Abb. 1.16) stellt als Persönlichkeitsmodell einen Ansatz dar, der aufzeigt, unter welch starkem Einfluss unbewusster psychischer Kräfte das menschliche Verhalten steht. Freud unterscheidet hierbei drei Instanzen, in die sich das psychische System eines Menschen gliedert:

1. **Über-Ich:** Die moralische Instanz, das Gewissen, das uns antreibt, unser Handeln anhand sozialer Normen auszurichten. Das Über-Ich ist stark damit beschäftigt, unsere Handlungen gut und richtig auszurichten. Es orientiert sich hierbei z. B. an gesellschaftlichen oder elterlichen Wertestrukturen und Moralvorstellungen sowie Geboten und Verboten etc.
2. **Ich:** Die Kontrollinstanz des Ichs hat vielerlei Funktionen und befindet sich sozusagen in der Sandwichposition zwischen der Instanz des Über-Ichs und des Es. Die Ich-Instanz versucht hierbei ständig zwischen diesen beiden Ebenen zu vermitteln bzw. diese in bestem Maße in der

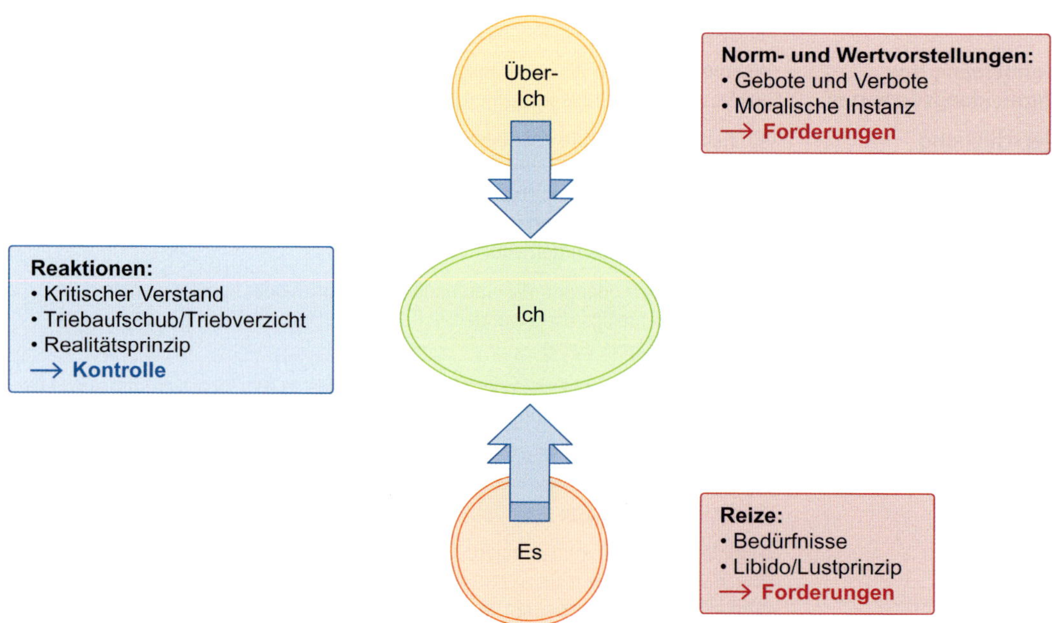

Abb. 1.16 Instanzenmodell nach Siegmund Freud [L143]

Waagschale zu halten. Sie versucht das starke Bedürfnis nach gutem und richtigem Handeln mit unseren tief verwurzelten Wünschen und Bedürfnissen irgendwie in Einklang zu bringen. Funktionen des Ichs umfassen das Wahrnehmen, Denken, Steuern sowie entsprechende Abwehrmechanismen.

3. **Es:** Die Instanz der Lust, Triebe, Wünsche und Bedürfnisse, tief verankert in unserem Unterbewusstsein. Das Es meldet sich in uns, um auftretende Mangelzustände zu beseitigen.

Letztendlich formt diese kontinuierliche Dynamik in uns unsere tatsächlichen Handlungen, Entscheidungen sowie Kommunikations- und Interaktionsmuster und -fähigkeiten. Je größer beispielsweise ein Mangelzustand in einer Person besteht, desto stärker wird das Es den Impuls aussenden, diesen zu befriedigen. Dies erschwert es unserer Vermittlungsebene des Ichs im Weiteren, eine für das Über-Ich ausschließlich richtige und gute Entscheidung zu treffen. Innerhalb von **erlebten Extremsituationen** kann ein Mensch zunehmend weniger „Über-Ich-gesteuert“ reagieren, da sehr kraftvolle Bedürfnisse, z. B. nach Schutz, Sicherheit etc. entstehen. Ursachen für eine starke Ausprägung des Es oder auch des Über-Ichs liegen häufig in mangelhafter Selbstreflexion und verhärten sich im unteren, unsichtbaren Teil des Eisbergs.

Fallbeispiel

Auswirkungen von Über-Ich und Es

Pflegefachmann Ralf Löttgen, der einer sehr starken „Über-Ich"-Prägung unterliegt und diese auch religiös für sich begründet, ist nahezu täglich mehr als eine Stunde länger im Dienst, um alle seine Aufgaben entsprechend seiner moralischen Verpflichtung fachlich korrekt und menschlich unangreifbar zu verrichten.

Die Kollegin Sabrina Hensel dagegen richtet sich in der Regel eher nach ihren Bedürfnissen des „Es" und versucht pragmatisch, die notwendigen Aufgaben schnellst möglich unangreifbar aber auch nicht übermäßig engagiert und sorgfältig zu verrichten.

Es liegt auf der Hand, dass es zwischen den beiden Kollegen zu Störungen und Konflikten kommt.

1.3.6 Transaktionsanalyse (TA)

Für eine professionelle Kommunikation zwischen Pflegenden und Patienten ist ein weiteres Kommunikationsmodell aus der **Transaktionsanalyse (TA)** von maßgeblicher Bedeutung. Für eine hochwertige Kommunikation und Interaktion mit Pflegeempfängern müssen ein paar weitere grundsätzliche Kommunikationsmuster beachtet werden, die sich unter Umständen extrem destruktiv auswirken können. Solche Fallstricke müssen ge-kannt und er-kannt werden, um diese innerhalb der Patientenkommunikation und -beratung, aber auch bei Schnittstellenkommunikation oder anderen Gesprächen bewusst wahrzunehmen bzw. zu vermeiden. Anhand der Grundsätze der Transaktionsanalyse können Beziehungsräume gezielt erschaffen und geführt sowie Konfliktpotenziale entschärft werden.

Grundausrichtung und Grundverständnis

Die Autonomie des Menschen, die im Sinne der Transaktionsanalyse beinhaltet, dass eine **Person exakt so sein kann und darf, wie sie ist**, stellt einen zentralen Wert innerhalb des von der TA vertretenen Menschenbildes dar. Dieser Wert ist umso wichtiger zu wahren, je höher sich das **Abhängigkeitspotenzial** aus einer Situation oder aus einem Kontext heraus erweist. Dies setzt voraus:

- **Bewusstheit:** Sich des eigenen Denkens, Handelns und Fühlens bewusst zu sein und andere Personen demgegenüber in deren Ähnlichkeit und Unterschiedlichkeit wahrzunehmen
- **Spontaneität:** Verantwortung dafür zu übernehmen, wie die eigenen Gefühle ausgedrückt werden und dass angemessen gehandelt wird
- **Intimität:** Echte Nähe zu anderen Menschen durch Empathie herzustellen und sich in sie hineinversetzen zu können, während Wünsche und Gefühle offen und direkt mitgeteilt werden (▸ 1.3.4 *Gewaltfreie Kommunikation (GFK)*)

Diese Haltung schließt ebenfalls die bekannten Werte des „Ok-Seins“ ein, sozusagen als Grundeinstellungen der eigenen und anderen Personen gegenüber:

- „Ich bin ok, so wie ich bin.“ vs. „Ich bin nicht ok, so wie ich bin.“
- „Du bist ok, so wie du bist.“ vs. „Du bist nicht ok, so wie du bist.“

Je nach Ausrichtung können sich hieraus vier grundlegende Haltungen zwischenmenschlicher Positionen entwickeln:

- „Ich bin o. k. – Du bist o. k. (Ich +/Du +): *kooperative Position*;
- Ich bin nicht o. k. – Du bist o. k. (Ich –/Du +): *demütige Position*;

- Ich bin o.k. – Du bist nicht o.k. (Ich +/Du –): *arrogante Position*;
- Ich bin nicht o.k. – Du bist nicht o.k. (Ich –/Du –): *aussichtslose Position.*“

(von Au 2017, S. 107)

Für Pflegende bedeutet dies, dass sie sich insbesondere in der Pflege, Behandlung und Versorgung von Pflegeempfängern ihrer eigenen Ausrichtung bewusst werden müssen, da dies ihr kommunikatives Verhalten maßgeblich beeinflusst. Gleiches gilt selbstverständlich innerhalb der Kommunikation mit Kollegen oder anderen Professionsgruppen so wie allgemein in jeder Art von Kommunikation und Interaktion.

Merke

Professionelles Berufsverständnis

Positionen der Demütigung, Arroganz oder Aussichtslosigkeit durch eigene erlebte Gefühle oder Antriebe innerhalb eines Behandlungsprozesses einzunehmen, ist keine Haltung eines professionellen Berufsverständnisses.

Reflexionsfrage

Aus welcher Position heraus beurteilt die Pflegefachfrau Kim Kowalczyk Herrn Michelski im Fallbeispiel „Herr Michelski ist aufgebracht“ in der Dienstübergabe ihren Kolleginnen gegenüber?

Ansätze und Gegenstandsbereiche der TA

Die Transaktionsanalyse hat ihren Ursprung im Fachbereich der Psychologie und wurde von Eric Berne begründet. Die Transaktionsanalyse betrachtet den Bereich zwischenmenschlicher *Kommunikation* grundsätzlich als *Transaktion*. Bis heute wurde und wird dieser Ansatz noch von zahlreichen weiteren Experten, unter anderem aufgrund starker Impulse aus Deutschland, immer weiterentwickelt und ergänzt.

Gegenstandsbereiche der TA:

- Warum denken, handeln und fühlen Menschen genauso, wie sie es eben tun?
- Wie genau kommunizieren und interagieren Menschen miteinander?
- Wie entstehen dabei sowohl in Einzelpersonen, in zwischenmenschlichen Beziehungen sowie in ganzen sozialen Systemen Probleme?
- Wie können in allen diesen Transaktionsanteilen entstehende Probleme konstruktiv gelöst und die eigene Person sowie die persönliche Kommunikationskompetenz anschließend gesund weiterentwickelt werden?

Menschliches Bedürfnis nach Strokes

Eric Berne beobachtete in seiner Arbeit eine ausgeprägte Tendenz des Menschen nach Aufmerksamkeit, die er anhand der Aussage *„folks need strokes“* (dt.: Leute brauchen Strokes) fixierte. Für die spezifische Bedeutung des Wortes *Strokes* (Berne 1964, 1972) gibt es im Deutschen keine eindeutige Übersetzungsmöglichkeit. Übertragen werden kann es z. B. auf die Wortbedeutungen von *Streicheleinheiten* oder *Aufmerksamkeit* (im Sinne von *wahrgenommen werden*). Das menschliche Bedürfnis nach diesen Strokes ist allgegenwärtig und normal, jedoch kann sich dies auch zu ungesunden Interaktions- bzw. Verhaltensmustern zwischen Menschen entwickeln, die sich innerhalb bestimmter Dynamiken fortführen und zuspitzen können. Solche Verhaltensmuster werden auch als **„menschliches Spielen“** bezeichnet. Das menschliche Bestreben nach *Strokes* muss sich jedoch nicht nur auf **positive Aufmerksamkeit** beziehen, sondern kann sich, ganz im Sinne der weiteren Wortbedeutungen von *Strokes* (z. B. *Schläge*), auch darauf beziehen, dass aktiv nach **negativer Aufmerksamkeit** gesucht wird.

Die Menschen brauchen nach Berne demnach Aufmerksamkeit bzw. Streicheleinheiten voneinander. Dieses permanente menschliche Bestreben wird auch als „Hunger nach Strokes“ bezeichnet und beeinflusst unsere Kommunikation sowie unser Verhalten mit und gegenüber anderen Personen. Eingeholt werden diese Strokes unmittelbar über zwischenmenschliche Kommunikation und Interaktion – es werden Strokes ausgetauscht. Wird dieses Bedürfnis (der Hunger) nicht adäquat erfüllt, können daraus sehr **dysfunktionale Verhaltensweisen** resultieren, die dabei helfen sollen, den Mangel endlich zu beseitigen. Auf beruflicher Ebene kann dies in pflegerischen Berufen u. a. einen massiven Einfluss auf die Qualität der Patientenversorgung und -kommunikation sowie auf die Teamarbeit haben und das Konfliktpotenzial erhöhen.

Arten von Strokes:

a) Bedingungslos positive Strokes = **Annahme**
   Innerhalb der Patientenkommunikation, z. B.: „Hallo Frau Spieß, schön Sie zu sehen!“
b) Bedingt positive Strokes = **Lob**
   Innerhalb der Kommunikation mit Kollegen: „Mir gefällt, wie fachlich Du diesen Verbandswechsel durchgeführt hast!“

c) Bedingt negative Strokes = **Kritik**
   Innerhalb der Kommunikation mit Kollegen: „Dein Umgang mit demenziell erkrankten Personen ist so nicht fachgerecht!“
d) Bedingungslos negative Strokes = **Ablehnung**
   Innerhalb von Kommunikation mit Kollegen: „Geh mir aus den Augen, so wie Du Dich anstellst, kann ich nicht mehr mit Dir zusammenarbeiten!“

Merke

„Stroke ist Stroke“ – egal, ob positiv oder negativ

Es scheint logisch zu sein, dass das Bedürfnis nach Strokes in Menschen mit positiven Strokes gestillt und durch negative Strokes enttäuscht wird, doch das ist nicht immer so. Grundsätzlich gilt: *„Stroke ist Stroke“*. Erhält der Mensch keine (oder nicht genügend) positive Strokes, werden demgegenüber sogar negative Strokes bevorzugt, denn selbst „Negative Strokes sind besser als gar keine.“ (Von Au 2017, S. 110)

Dieser Ansatz stellt auch ein **Erklärungsmuster** dafür dar, dass Menschen sich teilweise nicht aus bestimmten zwischenmenschlichen Beziehungen oder Interaktionen lösen können, die ihnen offensichtlich nicht guttun. Ein Stroke wird dann auch trotz negativer Qualität als „Streicheleinheit“ gewertet. In der pflegerischen Praxis ist dieser Erklärungsansatz in vielerlei Hinsicht von großer Bedeutung, so können offenbar typische Phänomene, die sich stetig wiederholen, aus einer anderen bzw. viel gezielteren Perspektive betrachtet werden.

Beispiel: Begebenheiten wie das scheinbar unnötigerweise permanente Betätigen der Notglocke eines Patienten (ohne kognitive Einschränkungen). Trotz ständiger Erklärungen oder Bitten des Pflegepersonals dies zu unterlassen, wird dieser Bitte seitens des Patienten nicht entsprochen, sondern das Verhalten stetig weitergeführt. In der Pflegepraxis wird dieses Benehmen dann häufig lapidar als „aufmerksamkeitsheischendes Verhalten“ bezeichnet. Anhand der TA kann die Bedeutung hinter dieser Verhaltensweise und der darauffolgenden Interaktion mit dem Pflegepersonal anders interpretiert werden. Denn auch hier geht es um den Austausch von Strokes, in dem beide Parteien einen ganz bestimmten *Kommunikationszustand* (Ich-Zustand) einnehmen.

Zwischenmenschliche Kommunikations- und Interaktionsmuster nach der TA

Innerhalb des Austauschs von Strokes und je nachdem in welcher Qualität diese ausgetauscht werden, bewegt dieser Prozess Menschen dazu sog. bestimmte **Ich-Zustände** einzunehmen und den Kommunikationsprozess anhand dieser „Aufteilung“ fortzuführen. In der Transaktionsanalyse werden menschliche Kommunikationsweisen in drei unterschiedliche und beobachtbare *Instanzen* eingeteilt, aus denen heraus mit anderen kommuniziert wird:

- Das **Eltern-Ich (EL)**
- Das **Erwachsenen-Ich (ER)**
- Das **Kind-Ich (K)**

Die Einteilung der Instanzen, aus denen heraus kommuniziert wird, stellt jedoch *keinen fixen Zustand einer Person* dar, sondern zeigt das gesamte Spektrum auf, innerhalb dessen sich eine zwischenmenschliche Interaktion gestalten kann. Hierbei kann jede Person zu jeder Zeit aus unterschiedlichen Ich-Zuständen sprechen und antworten. Einfluss darauf, aus welchem Ich-Zustand eine Person oft kommuniziert, können beispielsweise manifestierte biografische Prägungen, der aktuelle Kontext, Statusunterschiede oder -gemeinsamkeiten sowie der bestehende Ich-Zustand des Gegenübers sein. Aufgrund dieser Aspekte kann es zudem Ich-Zustände geben, die Personen grundsätzlich bevorzugen oder eher weniger gerne einnehmen.

Ich-Zustands-Modell

Ansätze des Kommunikationsmodells

1. In einer zwischenmenschlichen Kommunikationsdynamik können verschiedene Ich-Zustände beobachtbar sein. Das bedeutet, dass Menschen sich in verschiedenen Situationen unterschiedlich äußern (z.B. kindliche Verhaltensweisen bei Krankheitszuständen oder fürsorgliche Verhaltensweisen bei Pflegenden).
2. Intrapsychische (innerhalb der eigenen Psyche stattfindende) Dynamiken können nach der TA im Gegensatz zu Freud jedoch nicht beobachtet werden.
3. In Kommunikationsprozessen kann es zu Trübungen bis hin zu Abspaltungen von Ich-Zuständen kommen (Ich-Zustand ist nicht mehr erreichbar).
4. Auslöser für das Wechseln zwischen Ich-Zuständen sind vorhandene Grundbedürfnisse wie Anerkennung und Zuwendung *(Strokes)*.

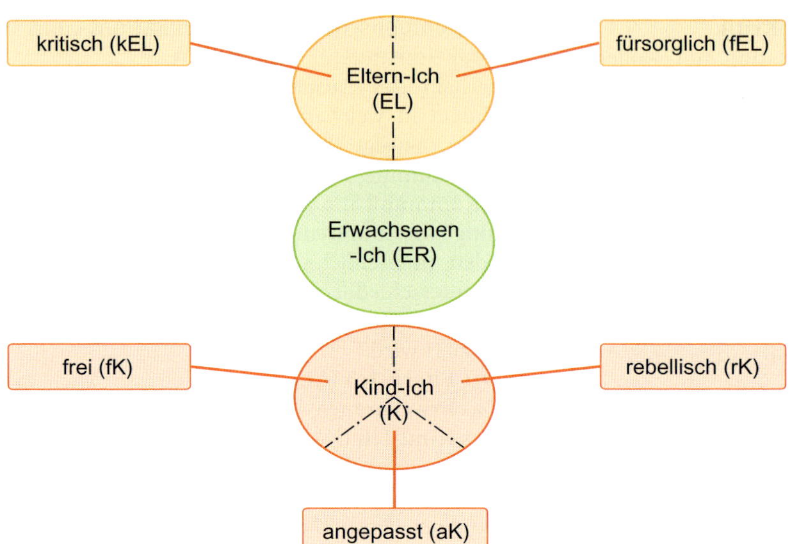

Abb. 1.17 Darstellung Ich-Zustände der Transaktionsanalyse nach Eric Berne [L143]

Kennzeichen der verschiedenen Ich-Zustände

Jeder Ich-Zustand hat verschiedene Kennzeichen (▶ Tab. 1.7):

- **Verhaltensbezogen** *(behaviorally):* Gestik, Mimik, Wortwahl, Tonfall, Sprechweise etc.
- **Sozialbezogen** *(social):* Ich-Zustand, aus dem heraus geantwortet bzw. reagiert wird, lässt Rückschlüsse auf den Ich-Zustand des Gegenübers zu *(transactionally response)*

Die **Ich-Zustände** des Eltern-Ichs (ER) sowie des Kind-Ichs (K) können **zusätzlich unterteilt** werden in (▶ Abb. 1.17):

1. **Eltern-Ich**: *Kritisches Eltern-Ich (kEL)* oder *fürsorgliches Eltern-Ich (fEL)*
2. **Kind-Ich**: *rebellisches Kind-Ich (rK), angepasstes Kind-Ich (aK)* oder *freies Kind-Ich (fk)*

Reflexionsfragen

1. Ordnen Sie den unten aufgeführten Praxisbeispielen aus der Kommunikation zwischen Pflegenden und Patienten oder Pflegenden und Angehörigen die entsprechenden Ich-Zustände zu (vgl. dazu auch ▶ Tab. 1.7):
   - „Frau Huber, ich habe Sie nun schon drei Mal an die Einnahme Ihrer Tabletten erinnert, Sie können diese nicht immer mal mittags, mal morgens einnehmen!"
   - „Ich verstehe sehr gut, dass Sie sich Sorgen um ihre Ehefrau machen."
   - „Wollen Sie denn nicht wenigstens eine Kleinigkeit essen? Das wäre so wichtig für Ihren Körper und Sie brauchen doch die Kraft."
   - „Wenn sie bei Ihrer Therapie nicht wenigstens ein bisschen selbst mitmachen, können wir Ihnen hier auch nicht helfen!"
   - „Wissen Sie was, warum nicht, fachlich spricht nichts dagegen, lassen Sie uns es so ausprobieren!"
   - „Es tut mir leid, ich kann Ihnen nicht genau sagen, wie lange es bis zur nächsten Untersuchung dauern wird."
2. Reflektieren Sie Ihr praktisches Umfeld und finden Sie für jeden Ich-Zustand zusätzlich mindestens ein weiteres Beispiel.
3. Beobachten Sie sich in kommenden Kommunikationssituationen selbst und achten Sie hierbei darauf, welchen Ich-Zustand sie häufig und fast automatisch einnehmen und welchen Ich-Zustand Sie selten oder ungern einnehmen.
4. Beobachten Sie an sich, welchen Ich-Zustand Ihres Gesprächspartners Sie grundsätzlich als angenehm empfinden und welcher beispielsweise Widerstand oder Abwehr in Ihnen hervorruft.

Drei Grundformen von Transaktionen

In der Transaktionsanalyse wird zwischenmenschliche Kommunikation als Transaktion von Infor-

Tab. 1.7 Kennzeichen der verschiedenen Ich-Zustände

Kennzeichen	Eltern-Ich (EL)	Erwachsenen-Ich (EW)	Kind-Ich (K)
Eigenschaftsausprägung	Liebevoll, aufmerksam, anweisend, warnend, bevormundend, kritisierend, zurechtweisend, erzieherisch etc.	Vernunftbasiert, neutral, offen, abwägend, strukturiert, planend, vorausschauend, analysierend, interessiert, frei von Vorurteilen etc.	Neugierig, intuitiv, spielerisch, kreativ, trotzig, rebellisch, wütend, enttäuscht, ängstlich, ohnmächtig, schrill, ausgelassen etc.
Gestik	Erhobener Zeigefinger, Schulterklopfen oder Wangentätscheln, gönnerhaftes Verhalten	Entspannt, zugewandt, aufmerksam	Ausschweifend, Gestikulieren der Superlative
Mimik	Strenger oder kritischer Blick, hochgezogene Augenbrauen	Interessiert und offen	Ausgeprägt erkennbar, z. B. weinend, lachend, grimassierend, umherschweifend oder gelangweilt
Verbale und paraverbale Anteile	Überzeugt, kritisierend, bedeutungsschwanger, lobend oder tadelnd, hochgestochen, besorgt, (über-)fürsorglich, belehrend, viele Du-Botschaften (z. B. „Was machst du da denn schon wieder? Das macht man doch nicht!")	Sachlich, ruhig, emotionsarm, interessiert, logisch, neutral, reflektiert (z. B. „Meiner Meinung nach […]", „Die vorliegenden Daten sprechen dafür, dass […]" Verwendete Fragestellungen: Detail- und Sachfragen	Hauptsache emotional, z. B. quengelnd oder nörgelnd, herausfordernd, lustig, frech, euphorisch, ebenfalls Artikulation der Superlative, gepaart mit entsprechenden Gesten, sehr bunte, übertriebene Beschreibungen, Ausschmückungen und Ausrufe
Grundsätzliches	Dieser Ich-Zustand beansprucht das Vorliegen eines integrierten Wahrheitsanspruchs und vertritt Klischees sowie Verallgemeinerungen		Wird auch als der Ich-Zustand der großen Gesten und Gefühle bezeichnet

mationen zwischen Personen mit gleichen oder unterschiedlichen Ich-Zuständen beschrieben. Dabei hat jede Transaktion eine soziale (Sachebene) und eine psychologische Ebene (Beziehungsebene). Grundsätzlich wird hierbei als eine der gelungensten Transaktionsformen die angesehen, in der die Adressierung (Stimulus) und die Antwort (Reaktion) aus dem gleichen Ich-Zustand erfolgt, wenn ebendieser auch adressiert wurde (▸ Abb. 1.18 und ▸ Abb. 1.19).

Transaktionsmuster aus den verschiedenen Grundhaltungen heraus:

- **Ich bin nicht ok und du bist nicht ok**: Eine Kommunikation ist sinnlos, die Grundeinstellung zerstörerisch, da eine Grundeinstellung der *Sinnlosigkeit* und *Verzweiflung* vorherrscht. Innerhalb von Konfliktsituationen reagieren Personen mit dieser Ausprägung meist anhand von Vermeidungsverhalten.

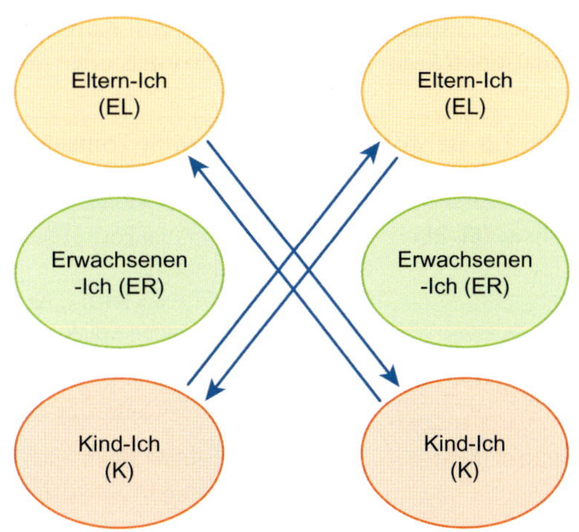

Abb. 1.18 Transaktionsanalyse nach Eric Berne: Stimulus und Reaktion aus gleichem Ich-Zustand – Version 1 [L143]

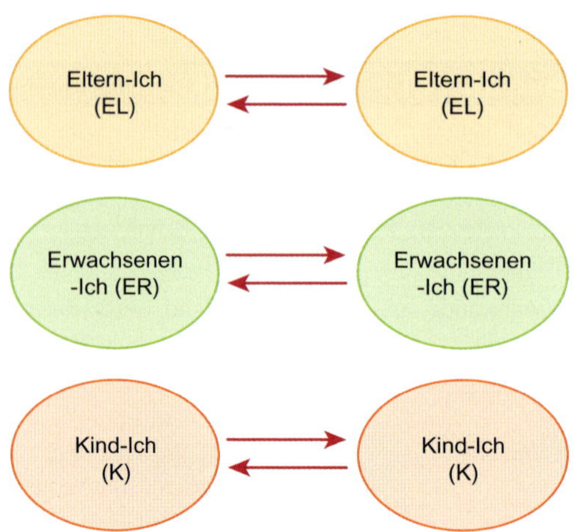

Abb. 1.19 Transaktionsanalyse nach Eric Berne: Stimulus und Reaktion aus gleichem Ich-Zustand – Version 2 [L143]

- **Ich bin ok, aber du bist nicht ok**: Die Kommunikation des Senders ist auf das Kind-Ich des Empfängers ausgerichtet, während der Sender selbst meistens aus dem Eltern-Ich kommuniziert. Das Konfliktverhalten besteht darin, sich durchsetzen zu wollen. Als Basis einer solchen Haltung wird eine sogenannte *wahnhafte Grundeinstellung* bezeichnet.
- **Ich bin nicht ok, aber du bist ok:** Der Sender kommuniziert aus dem Kind-Ich heraus und reagiert bei Konfliktsituationen meist nachgebend. Basis hierfür ist meist eine eher *depressiv ausgerichtete Grundeinstellung.*
- **Ich bin ok und du bist ok:** Hintergrund sind parallele Transaktionen. Innerhalb von Konfliktsituationen kann hier ein Kompromiss oder noch besser ein Konsens gefunden werden, Sender und Empfänger *würdigen* sich gegenseitig und erkennen beide Perspektiven an.

Wie solche Grundhaltungen identifiziert, gelöst oder gefördert werden können, wird in ► Kap. 3 *Coaching und Supervision für Pflegende* deutlich. Die in einem Menschen entwickelte Grundhaltung resultiert insbesondere aus den Aspekten der **Selbst- und Fremdwahrnehmung** und des **Selbst- und Fremdverständnisses**. Selbstbild, Selbstvertrauen und die Ausprägung des Gefühls der Selbstwirksamkeit sind Grundpfeiler, die hierbei im Rahmen von Persönlichkeitsentwicklung bereits erlernt wurden oder erlernt werden sollten.

Parallele oder Komplementär-Transaktionen

Parallele Transaktionen gelten oft als **„Idealzustand“**, da diese in den meisten Fällen eine beidseitige Befriedigung der Akteure auslösen. In dieser Transaktionsform wird eine Nachricht an einen bestimmten Ich-Zustand des Gegenübers adressiert und das Gegenüber antwortet aus diesem heraus und wendet sich bei der Antwort wiederum aus demselben Ich-Zustand an den anderen. Beide Ich-Zustände ergänzen sich und erfüllen die gegenseitigen Erwartungen, die Kommunikation verläuft in Resonanz. Ein solcher Ablauf lässt sich gut mit der Redewendung „sich auf einer Wellenlänge befinden“, beschreiben.

Sendet somit eine Person z. B. aus dem *Eltern-Ich* an das *Eltern-Ich* des Gegenübers und dieses sendet (wie erwartet) aus diesem Ich-Zustand zurück, verlaufen Kommunikationsprozesse meist harmonisch, die gegenseitigen (subliminalen) Erwartungen werden gegenseitig erfüllt (► Tab. 1.8).

Tab. 1.8 Beispiele für Komplementär-Transaktionen in der Pflege

Ich-Zustand	Interaktion
Beispiel **(EL-EL)**	Pflegefachfrau Irina Jankov: „Schau Dir mal an, wie dieser Verband gemacht wurde, so kann man das doch nicht lassen!“ Pflegefachmann Tobias Bach: „Absolut richtig, so eine unprofessionelle Versorgung, da muss man sich ja für seine eigenen Kollegen schämen!“
Beispiel **(ER-ER)**	Pflegefachfrau Beryl Imhof: „Wie spät ist es?“ Pflegefachmann Sven Otte: „Es ist zehn vor neun.“
Beispiel **(K-K)**	Pflegefachfrau Sabrina Quint: „Ich habe keine Lust mehr, wann ist endlich Feierabend!“ Pflegefachfrau Sahra Urban: „Ich auch nicht! Ich bin viel zu müde für so viel Arbeit!“
Beispiel **(EL-K)**	Pflegefachmann Vincent Thiel: „Ich habe Dir doch gesagt, dass Du die Vitalzeichenkontrolle bei Herrn Pontius durchführen sollst!“ Pflegefachmann Shean Xavier: „Meine Güte, das habe ich halt vergessen.“

Ausnahmen, in denen eine solche Transaktion negativ verläuft, gibt es selbstverständlich auch hier.

Gekreuzte oder Überkreuz-Transaktionen

Bei einer Überkreuz-Transaktion oder **gekreuzten Transaktion** durchkreuzt der Empfänger sozusagen die Erwartungen des Senders. Das bedeutet, dass der Sender aus einem bestimmten Ich-Zustand heraus eine Nachricht an einen bestimmten Ich-Zustand des Empfängers sendet, wobei die Antwort aber aus einem vom Empfänger nicht erwarteten Ich-Zustand erfolgt (▶ Abb. 1.20 und ▶ Abb. 1.21). Dies löst eine hohe Irritation beim Sender der Nachricht aus, da er sich *miss- oder unverstanden* fühlt. Eine solche Transaktion stört das Kommunikationsgeschehen teilweise so massiv, dass ein Abbruch des Kommunikationsprozesses die Folge sein kann. Gekreuzte Transaktionen sind häufig mit *starken Emotionen* verbunden und bergen dadurch *hohes Konfliktpotenzial*, bei dem die einzige Lösung ist, den Ich-Zustand zu wechseln. Innerhalb der pflegerischen Versorgung kann dies beispielsweise geschehen, wenn Pflegende aus dem (fürsorglichen) Eltern-Ich das Kind-Ich des Patienten oder Bewohners adressieren und wider Erwarten eine Antwort aus dem Eltern-Ich bekommen. Hier muss der Pflegende besonders auf sein fachliches Kommunikationsverständnis zurückgreifen, das solche Vorgänge bewusst wahrnehmen und

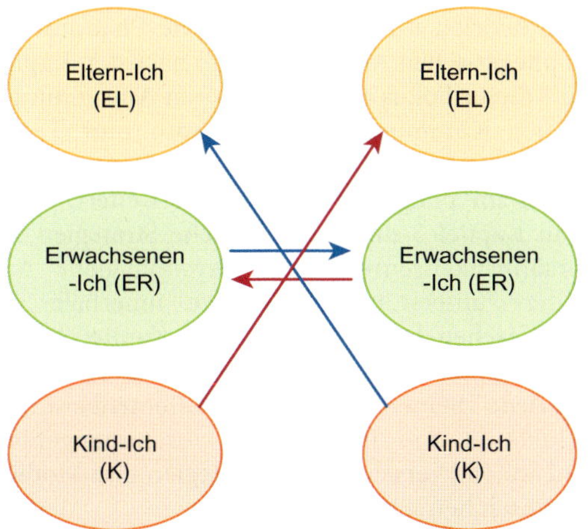

Abb. 1.20 Transaktionsanalyse nach Eric Berne: Gekreuzte Transaktionen – Version 1. Die Person 1 zielt aus dem Erwachsenen-Ich auf das Erwachsenen-Ich von Person 2. Diese antwortet nun allerdings aus dem Kind-Ich und zielt auf das Eltern-Ich von Person 1 [L143]

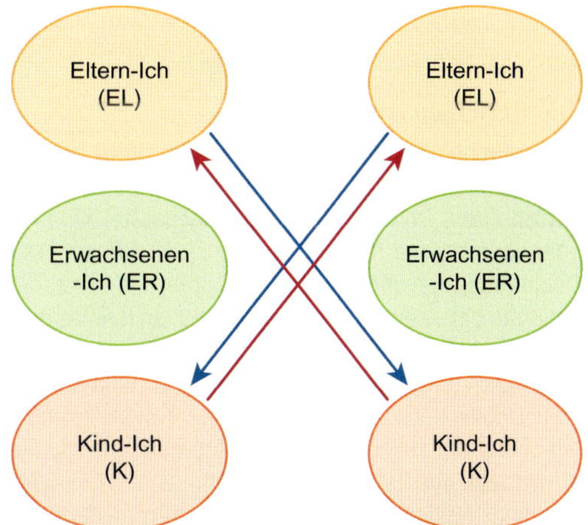

Abb. 1.21 Transaktionsanalyse nach Eric Berne: Gekreuzte Transaktionen – Version 2. Hier senden die beiden Parteien aus dem Kind-Ich (rot) an das Eltern-Ich des Gegenübers (Erwartung = blau). Das Gegenüber reagiert allerdings ebenfalls aus dem Kind-Ich und adressiert wiederum an das Eltern-Ich (rot) der anderen Person [L143]

entschärfen kann. Das Gefühl eines persönlichen Angriffs durch Bewohner, Patienten, Angehörige oder Kollegen wird umgewandelt oder dadurch nicht mehr (so stark) angetriggert. Die professionelle Haltung kann so viel leichter gewahrt werden, da man sich selbst nicht auch noch emotional in einer Situation oder Kommunikation verliert.
(vgl. Harris 1976; Berne 2003, 2022; vgl. Raebricht 2022; vgl. studyflix 2022)

Fallbeispiel

Frau Dobler trinkt zu viel

Pflegefachfrau Lizzi Vogt möchte Berta Dobler dazu bewegen, ihre angesetzte tägliche Höchsttrinkmenge nicht zu überschreiten. Doch immer wieder wird diese dabei „erwischt", wie sie heimlich unten am Automaten zusätzlich zu den ihr bereitgestellten Getränken weitere Getränke kauft. Lizzi Vogt baut eine Kommunikationsweise mit Frau Dobler auf, die schon viele Patienten vorher „zur Vernunft gebracht" hat.

Lizzi Vogt: „Frau Dobler, Sie müssen unbedingt damit aufhören, sich selbst ständig zusätzliche Getränke zu holen. Wir haben Ihnen doch alles genau so bereitgestellt, dass Sie ihre angesetzte Höchsttrinkmenge nicht überschreiten. Wenn Sie so weiter machen, werden Sie gesundheitliche Schäden davonziehen, das wollen wir verhindern."

Frau Dobler: „Mein liebes Kind, ich bin mein ganzes Leben ohne so eine Art von Kontrolle ausgekommen und das werde ich auch jetzt. Wenn ich trinken möchte, werde ich nicht erst Sie um Erlaubnis fragen."

Erläuterungen zum Fallbeispiel

Die Irritation, die diese Situation in Lizzi Vogt hervorrufen könnte, kann sein, dass sie aus ihrem **fürsorglichen** *Eltern-Ich* heraus auf das (angepasste) *Kind-Ich* oder ebenfalls auf das *fürsorgliche Eltern-Ich* von Frau Dobler abgezielt und sich davon versprochen hatte, die Patientin dazu bewegen zu können, sich an ihre Verordnungen zu halten – also ihr Verhalten zu beeinflussen. (Schließlich hatte es so vorher auch immer funktioniert.) Frau Dobler hat Lizzi Vogts Kommunikationsstrategie allerdings durch ihre autonome Art durchkreuzt. Sie antwortete ebenfalls auf der Ebene des *Eltern-Ichs*, allerdings tendenziell aus dem **kritischen** anstatt, wie von Lizzi Vogt erwartet folgsam aus einem der anderen beiden Ich-Zustände.

Lizzi Vogt fühlt sich also massiv angegriffen und der Kommunikationsprozess ist gestört, woraufhin sie, aus ihrer Irritation heraus in sehr destruktiver Weise antwortet: „Gut, dann machen Sie das mal, wir werden schon sehen, was Sie davon haben!" Anschließend verlässt sie den Raum ohne ein weiteres Wort.

Merke

Überkreuz-Transaktionen

Sie können sehr irritierend und damit sehr überfordernd wirken. Nicht nur dadurch, dass Erwartungen „durchkreuzt" werden, sondern auch dahingehend, dass vom Empfänger oder im weiteren Verlauf dann ebenfalls vom Sender unterschwellig gefordert wird, seinen Ich-Zustand zu wechseln.

Verdeckte oder Duplex-Transaktionen

Verdeckte Transaktionen bewegen sich scheinbar auf einer sehr sachlichen Ebene, sind aber prinzipiell **doppeldeutig** gemeint und führen in den meisten Fällen nicht weiter. Erlebt der Empfänger einer solchen Transaktion die Irritation, die für ihn aus ausgesprochenem und verdecktem Inhalt resultiert, sollte dies angesprochen und nachgefragt werden. Ansonsten sind Missverständnisse und Unsicherheiten garantiert. Eine hohe Gefahr dafür liegt auf der Ebene des Eltern-Ichs. Häufig zieht dies im Anschluss eine Antwort aus dem Kind-Ich des Gegenübers nach sich, die sich aber vermeintlich hinter einer Aussage aus dem Erwachsenen-Ich versteckt. Zu erkennen ist dies häufig anhand nonverbaler Signale innerhalb der Nachrichtenübersendung.

Fallbeispiel

Der Vater und die verschmutzte Kleidung

Angehöriger Manfred Traumler: „Das ist das zweite Mal innerhalb von ein paar Tagen, dass Sie meinen Vater in verschmutzter Kleidung an den Esstisch gesetzt haben!"

Pflegefachmann Kai Ibrahim: „Nein, das ist nicht richtig!"

Erläuterung zum Fallbeispiel:

Vermeintlich antwortet Kai Ibrahim auf der Erwachsenen-Ebene, da er scheinbar neutral und faktisch klar antwortet. Paraverbale (und ggf. nonverbale) Signale – hier anhand des Ausrufezeichens dargestellt – zeigen aber u. a. auf, dass dies nicht der tatsächlichen Instanz entspricht, sondern eher aus dem (trotzigen) Kind-Ich heraus reagiert oder aus dem (kritischen) Eltern-Ich zurück belehrt wird.

Welche Dynamik sich zwischen Personen oder ganzen Gruppen entwickeln kann, wenn entsprechende Transaktionsformen nicht bewusst wahrgenommen und ggf. in positive Strukturen umgewandelt werden, wird genauer in ► 2.10.1 *Das Dramadreieck* und ► 2.10.2 *Die Krux an den Konflikten – Spiele der Erwachsenen* beschrieben.

Zusammenfassung und Fazit

In diesem ersten Kapitel des vorliegenden Buches wurde der Fokus auf ein praxisnahes Grundlagen- und Anwendungsverständnis von Kommunikationstheorien und -modellen sowie Phänomenen im pflegerischen Alltag gelegt. Im nächsten Kapitel wird dieser Fokus auf den größeren Anwendungsbereich Kommunikation im Team und Teamentwicklung sowie auf die Thematik von Konflikten im pflegerischen Setting erweitert, bevor es in Kapitel 3 um grundsätzliche Strategien zur Persönlichkeitsentwicklung, Psychohygiene und weitere unterstützende Ansätze innerhalb der pflegerischen Profession geht. In Kapitel 4 wird abschließend das gesamte vermittelte Vorwissen mit dem Themenschwerpunkt Patientenberatung, -edukation und Partizipation zusammengeführt und anhand verschiedener Strategien und Modelle spezifisch betrachtet.

Merke

Kommunikationsmodelle

Basisbausteine der Kommunikationswissenschaften (► Abb. 1.22) – Fragen, die es sich lohnt zu stellen:

- **Kommunikation** oder **Reaktion**?
- **Information** oder **Interpretation**?
- **Information** oder **Emotion**?
  - Information auf der Sachebene durch allgemein bekannte und gültige Zeichen (Verschlüsselung/Entschlüsselung)
  - Emotion durch Kopplung der Information mit Erinnerungen, Erfahrungen, Werten, Gefühlen (Verschlüsselung/Entschlüsselung)
  - Einfluss bzgl. der Reaktion bzw. Information

Wiederholungsfragen

1. Welche unterschiedlichen Kommunikationsarten kennen Sie und wie hängen diese zusammen? (► 1.1.2)
2. Unterscheiden Sie die möglichen unterschiedlichen Kommunikationskanäle und ordnen Sie jeweils ein Kommunikationsmittel zu. (► 1.1.2)
3. Welche Elemente bilden nach Shannon und Weaver die Kernbestandteile eines Kommunikationsprozesses (► 1.3.1)
4. Stellen Sie anhand des folgenden Satzes die vier Ebenen des Kommunikationsquadrats nach Schulz von Thun dar und „übersetzen" Sie den Satz in die jeweilige Botschaft der einzelnen Ebenen: „Frau Müller, Sie sollten sich doch schonen und nicht schon aufstehen." (► 1.3.3)

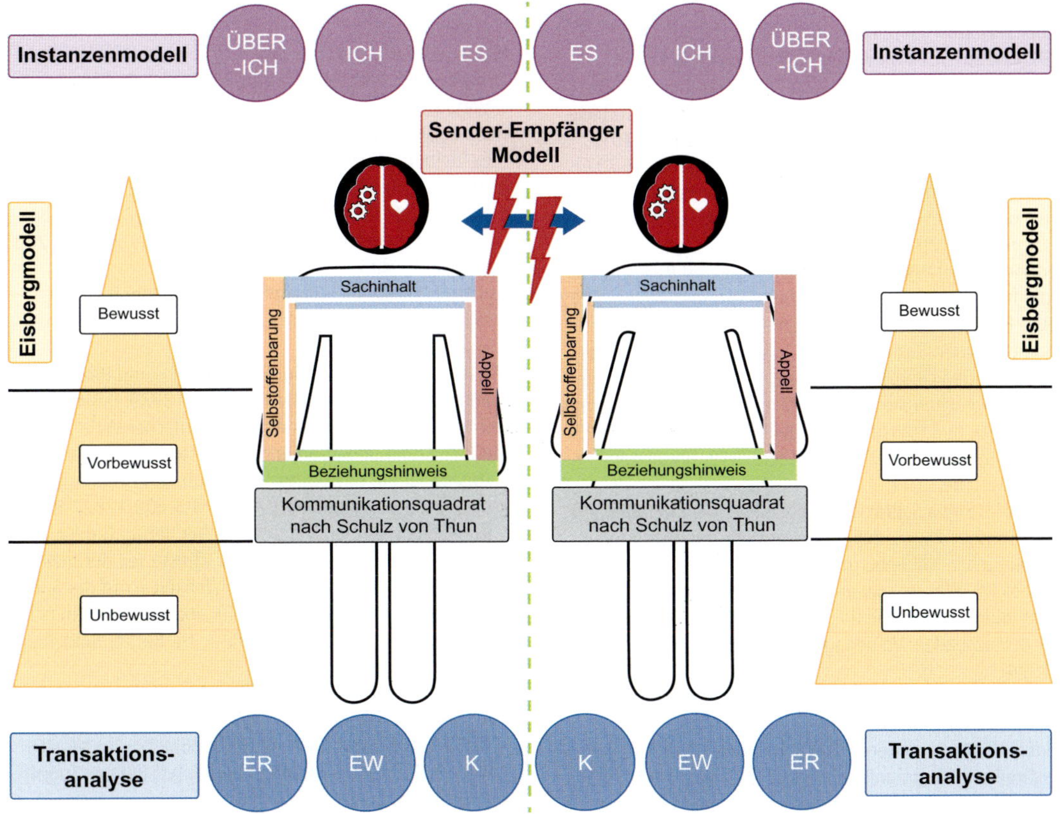

Abb. 1.22 Zusammenfassende Grafik: Exemplarische Fusion Transaktionsanalyse, Instanzen- und Eisbergmodell, Kommunikationsquadrat und Sender-Empfänger-Modell [P1327, P1328/L143]

5. Erklären Sie, warum „Ich-Botschaften" im Vergleich zu „Du-Botschaften" in einer Konfliktsituation deeskalierend wirken und zeigen Sie das anhand von zwei Beispielen auf. (► 1.3.3)
6. Von welchen Grundannahmen geht die GFK nach Rosenberg aus? (► 1.3.4)
7. Erläutern Sie an einem Beispiel das sogenannte Eisbergmodell unter Einbeziehung der beiden bedeutsamen Ebenen. (► 1.3.5)
8. Zeigen Sie anhand der vier bekannten Positionen aus dem Grundverständnis der Transaktionsanalyse die entsprechenden grundlegenden Haltungen, die dahinterstehen, auf. (► 1.3.6)
9. Von welchen drei unterschiedlichen und beobachtbaren Instanzen geht die Transaktionsanalyse aus und wie können diese in der Interaktion untereinander aussehen? (► 1.3.6)

LITERATUR

Bauer J. Warum ich fühle, was du fühlst. ISBN: 9783453615014 München: Heyne Verlag, 2006.

Becker-Carus Ch, Wendt M. Allgemeine Psychologie. Eine Einführung. 2., vollständig überarbeitete und erweiterte Neuauflage. Heidelberg: Springer-Verlag GmbH, 2017.

Benz A. HIRNFORSCHUNG: Mythos Spiegelneurone. 2022. Aus: Spektrum.de: www.spektrum.de/news/was-steckt-wirklich-hinter-den-spiegelneuronen/1991029 (letzter Zugriff: 24.1.2023).

Berking M, Rief W. Klinische Psychologie und Psychotherapie für Bachelor. Berlin Heidelberg: Springer-Verlag, 2012.

Berne E. „Spiele der Erwachsenen – Psychologie der menschlichen Beziehungen", 3. Auflage. Hamburg: Rowohlt Verlag GmbH, 2003, 2022.

Böhm E. Sprechen Sie limbisch? Ein Plädoyer für eine transkulturelle und transgenerationelle Altenpflege. ISBN-13: 9783899932911. ISBN-10: 3899932919. Hannover: Schlütersche, 2012.

Brüssel M, Stella S. Praxishandbuch Personalmanagement für Handwerksunternehmen. Der Weg zum attraktiven Arbeitgeber. Heidelberg: Springer-Verlag GmbH, 2019.

Delhees KH. Was ist soziale Kommunikation? In: Soziale Kommunikation. DOI: doi.org/10.1007/978-3-663-05986-8_1. Wiesbaden: VS Verlag für Sozialwissenschaften, 1994.

Deutsche Snoezelen Stiftung. www.snoezelen-stiftung.de/ (letzter Zugriff: 24.1.2023).

Duden. Wörterbuch Kommunikation. www.duden.de/rechtschreibung/Kommunikation (letzter Zugriff: 24.1.2023).

Eagly AH, Ashmore RD, Makhijani MG, Longo LC. What is beautiful is good, but … A meta-analytic review of research on the physical attractiveness stereotype. Psychological Bulletin. 1991; 110, 109 – 128.

Flachenäcker R. Mehr Kunden für Kleinunternehmen und Solopreneure. Klare Positionierung, gezielte Kommunikation, modernes Marketing und erfolgreicher Verkauf. Wiesbaden: Springer Gabler, 2019.

Freud A. Das Ich und die Abwehrmechanismen. ISBN-10: 3596420016. Frankfurt am Main: Fischer Taschenbuch Verlag, 1984.

Fröhlich A.: Wahrnehmungsstörungen und Wahrnehmungsförderung. 11. Auflage. Heidelberg: Universität Winter, 2005, S. 12.

Gabler Wirtschaftslexikon. Definition: Was ist "Kommunikation"? Aus: https://wirtschaftslexikon.gabler.de/definition/kommunikation-37167 (letzter Zugriff: 23.1.2023).

Gebert D. Kommunikation. In Frese, E. (Hrsg.): Handwörterbuch der Organisation. Spalten 1110-1121. Stuttgart: Poeschel, 1992.

Harris T A. Ich bin o.k. - Du bist o.k.: Wie wir uns selbst besser verstehen und unsere Einstellung zu anderen verändern können - Eine Einführung in die Transaktionsanalyse. ISBN-10: 3499169169. 55. Auflage. Reinbek bei Hamburg: Rowohlt Taschenbuch, 1976.

Hausmann C. Kommunikation in der Pflege. Grundlagen für die Praxis. 2. überarbeitete Auflage. Wien: Facultas Verlag, 2020.

Hickok G. Warum wir verstehen, was andere fühlen. Der Mythos der Spiegelneuronen. München: Carl Hanser Verlag, 2015.

Hoos-Leistner H.: Kommunikation im Gesundheitswesen. Heidelberg: Springer-Verlag, 2020.

Langlois JH, Kalakanis L, Rubenstein AJ, Larson A, Hallam M, Smoot M. Maxims or myths of beauty? A meta-analytic and theoretical review. Psychological Bulletin. 2000; 126, 390 – 423.

Löding C. Snoezelen. Altenpflege professionell. ISBN: 978-3-437-31394-3. München: Urban & Fischer/Elsevier, 2004.

Merten K. Kommunikation. Eine Begriffs- und Prozessanalyse. 1. Auflage. ISBN 10: 3531113739. ISBN 13: 9783531113739. Opladen: Westdeutscher Verlag, 1977.

Mohr N. Kommunikation und organisatorischer Wandel. Ein Ansatz für ein effizientes Kommunikationsmanagement im Veränderungsprozeß. ISBN: 978-3-409-12827-8. Wiesbaden: Betriebswirtschaftlicher Verlag Gabler, 1997.

Montag C. Was ist der evolutionär älteste Teil der menschlichen Persönlichkeit? In: Persönlichkeit – Auf der Suche nach unserer Individualität. DOI: doi-org.hske.idm.oclc.org/10.1007/978-3-662-48895-9_14. Berlin, Heidelberg Springer-Verlag, 2016.

Mruk-Badiane A. Kommunikation. Grundlagen der Kommunikation. 2007. Aus: c.wgr.de/d/fc7a690638eff847c5f636347f7a5ccbf0e2142cc04f046b87813aa32a6e68f3.pdf/45070400_kommunikation.pdf (letzter Zugriff: 24.1.2023).

Myers DG. Psychologie. 3., vollständig überarbeitete und erweiterte Auflage. Berlin Heidelberg: Springer-Verlag, 2014.

NEVEREST Lifelong Learning GmbH: Marshall Rosenberg. 2022. Aus: www.neverest.at/blog/marshall-rosenberg-gewaltfreie-kommunikation/ (letzter Zugriff: 24.1.2023).

Plaßmann AA, Schmitt G. Lern-Psychologie. Definition Kommunikation. Essen: Universität Duisburg-Essen, Campus Essen, 2007. www.lern-psychologie.de/kommunikation/kommunikation.htm (letzter Zugriff: 24.1.2023).

Plate M. Grundlagen der Kommunikation: Gespräche effektiv gestalten. 2., durchgesehene Auflage. Hrsg.: utb GmbH. ISBN: ISBN: 9783825242909. DOI: 10.36198/9783838542904. Göttingen: Vandenhoek & Ruprecht GmbH, 2014.

Raebricht S. Transaktionen - Besser kommunizieren leicht gemacht. 2022. Aus: https://transaktionsanalyse-online.de/transaktionen/. (letzter Zugriff: 24.1.2023).

Riemann F. Grundformen der Angst. Eine tiefenpsychologische Studie. 38. Auflage (1. Auflage 1975) München Basel: Ernst Reinhardt Verlag, 2007.

Rizzolatti G, Fabbri-Destro M. Mirror neurons: from discovery to autism. Experimentalbrain research. 2010; 200, S. 223–237.

Röhner J, Schütz A. Klassische Kommunikationstheorien und -modelle. In: Psychologie der Kommunikation. Basiswissen Psychologie. Lehrbuch. DOI: doi.org/10.1007/978-3-531-18891-1_2. Wiesbaden: Springer VS, 2012.

Rosenberger M B. Gewaltfreie Kommunikation. Eine Sprache des Lebens. Überarbeitete und erweiterte Neuauflage. ISBN-10:9783955715724. ISBN-13: 978-3955715724. Paderborn: Junfermann Verlag GmbH, 2016.

Rupprecht W. Einführung in die Theorie der kognitiven Kommunikation. Wie Sprache, Information, Energie, Internet, Gehirn und Geist zusammenhängen. Wiesbaden: Springer Vieweg, 2014.

Schraut V, Albrecht L, Öller Th. Snoezelen. In: Schraut V, Trögner J.: Pflege Heute. Geriatrische Pflege. 1. Auflage. ISBN-10:3437267019. ISBN-13:978-3437267017. München: Urban & Fischer Verlag/Elsevier GmbH, 2020.

Schraut V, Niederhofer G. Basale Stimulation. In: Schraut V, Trögner J.: Pflege Heute. Geriatrische Pflege. 1. Auflage. ISBN-10:3437267019. ISBN-13:978-3437267017. München: Urban & Fischer Verlag/Elsevier GmbH, 2020.

Schraut V, Trögner J. Pflege Heute. Geriatrische Pflege. 1. Auflage. ISBN-10:3437267019. ISBN-13:978-3437267017. München: Urban & Fischer Verlag/Elsevier GmbH, 2020.

Schulz von Thun F, Barghaan D. Miteinander reden: Fragen und Antworten. 13. Auflage. ISBN-10: 3499619636. Reinbek bei Hamburg: Rowohlt Taschenbuch Verlag, 2007.

Schulz von Thun F, Hars V. Miteinander reden, Band 3: Das "Innere Team" und situationsgerechte Kommunikation. 30. Auflage. ISBN-10: 3499605457. Reinbek bei Hamburg: Rowohlt Taschenbuch Verlag, 2013.

Schulz von Thun F, Hütter M. Miteinander reden 2: Stile, Werte und Persönlichkeitsentwicklung: Differentielle Psychologie der Kommunikation. 32. Auflage. ISBN-10: 3499184966. Reinbek bei Hamburg: Rowohlt Taschenbuch Verlag, 2010.

Schulz von Thun F. Miteinander reden 1: Störungen und Klärungen: Allgemeine Psychologie der Kommunikation. 48. Auflage. ISBN 10- 3499174898. Reinbek bei Hamburg: Rowohlt Taschenbuch Verlag, 2010.

Schulz von Thun Institut für Kommunikation. Das Innere Team. Aus: www.schulz-von-thun.de/die-modelle/das-innere-team (letzter Zugriff: 24.1.2023).

Schweingruber S. Die Beziehung der Sinne zur Kommunikation. Sinn-lose Kommunikation. 2017. Aus: www.nahaufnahmen.ch/2017/10/04/sinnlose_kommunikation/ (letzter Zugriff: 12.3.2023).

Six U, Gleich U, Gimmler R. Kommunikationspsychologie und Medienpsychologie. Weinheim: Beltz, 2007.

Studyflix GmbH. Transaktionsanalyse. 2022. Aus: https://studyflix.de/biologie/transaktionsanalyse-2695 (letzter Zugriff: 12.3.2023).

Thoman Ch, Schulz von Thun F, Neumann-Bashayan Chr. Klärungshilfe 1: Handbuch für Therapeuten, Gesprächshelfer und Moderatoren in schwierigen Gesprächen (Miteinander reden Praxis). 6. Auflage. ISBN-10: 3499614766. ISBN-13: 978-3499614767. Reinbek bei Hamburg: Rowohlt Taschenbuch Verlag, 2011.

Thomann Ch, Schulz von Thun F, Neumann-Bashayan Chr. Klärungshilfe 1: Handbuch für Therapeuten, Gesprächshelfer und Moderatoren in schwierigen Gesprächen. Theorien, Methoden, Beispiele. Reinbek bei Hamburg: Rowohlt Taschenbuch Verlag, 1988.

Valamis Group Oy. Kommunikationsformen. www.valamis.com/de/hub/kommunikationsformen. 2021. (letzter Zugriff: 24.1.2023).

von Au C. Eigenschaften und Kompetenzen von Führungspersönlichkeiten. Achtsamkeit, Selbstreflexion, Soft Skills und Kompetenzsysteme. (Leadership und Angewandte Psychologie. Wiesbaden: Springer Fachmedien, 2017.

von Reibnitz C. Sonntag K, Strackbein D. Patientenorientierte Beratung in der Pflege. Leitfäden und Fallbeispiele. Heidelberg: Springer-Verlag, 2017.

Wahren H-K E. Zwischenmenschliche Kommunikation und Interaktion in Unternehmen. Grundlagen, Probleme und Ansätze zur Lösung. Berlin, Boston: De Gruyter, 1987.

Watzlawick P, Beavin JH, Jackson DD. Menschliche Kommunikation: Formen, Störungen, Paradoxien. 13., unveränderte Auflage.ISBN-10: 3456857454. Bern: Hogrefe Verlag, 2016.

Zepf S. Einige Gedanken über Rationalisierung und Intellektualisierung. DOI: doi-org.hske.idm.oclc.org/10.1007/s00451-010-0058-0. Forum Psychoanal. 2012;28, 51–66.

WEITERFÜHRENDE LITERATUR

Bienstein C, Fröhlich A. Basale Stimulation® in der Pflege. Die Grundlagen. 8. Auflage. Bern: Hogrefe Verlag, 2016.

Loenhoff J. Die kommunikative Funktion der Sinne. Theoretische Studien zum Verhältnis von Kommunikation, Wahrnehmung und Bewegung. Konstanz: UVK Verlagsgesellschaft mbH; 2001.

Loenhoff J. Sinne Kommunikation und Gesellschaft- eine Theorieskizze; Österreichische Zeitschrift für Soziologie; Vol. 27 (2); 2002; S. 14- 29.

Matolycz E. Kommunikation in der Pflege. DOI: doi.org/10.1007/978-3-211-89012-7. Wien: Springer-Verlag, 2009.

Watzlawick P. 2021: Anleitung zum Unglücklichsein: Inspirationen zum Glücklich sein und für mehr Achtsamkeit. ISBN-10: 3492317766. München: Piper Verlag, 2021.

2 Erfolgreiche Teams und Teamkonflikte

Überblick

Zwischenmenschliche Kommunikation hat viele Facetten. In Kapitel 1 wird ersichtlich, wie viele Aspekte in das Konstrukt „Person" und zwischenmenschliche „Kommunikation" bzw. „Interaktion" hineinspielen und elementaren Einfluss auf die jeweiligen (Aus-)Wirkungen haben. Der Fokus lag bisher also tendenziell darauf, zu beleuchten, welche und wie viele Faktoren bereits in einen Kommunikationsvorgang mit nur zwei Akteuren einfließen und entscheidend dafür sind, wie erfolgreich sich dieser Prozess letztendlich gestalten kann oder ob er misslingt.
In diesem Kapitel wird der Fokus nun auf die Wechselbeziehung und -wirkung zwischen **Person – Kommunikation – Interaktion innerhalb von größeren sozialen Systemen** gelegt und erweitert. Je mehr Personen an einem Kommunikationsprozess beteiligt sind, desto mehr zwischenmenschliche Dynamiken entstehen. Treten hierbei dann Störungen auf, kann sich dabei folglich parallel dazu das Konfliktpotenzial und ggf. -geschehen erhöhen. Diese Hintergründe spielen für den Gesamterfolg von gut funktionierenden Teams eine entscheidende Rolle.
Welche Basics in dieser Dynamik berücksichtigt und miteinbezogen werden müssen, um als erfolgreiches Team zusammenzuarbeiten, wird innerhalb dieses Kapitels genauer betrachtet. Im Rahmen von pflegerischen Teams muss zudem noch insbesondere berücksichtigt werden, dass diese nicht „nur" teamintern, sondern im Sinne der Interdisziplinarität auch teamübergreifend gut funktionieren müssen.
Folgende Fragen sollen in diesem Kapitel beantwortet werden:

- Wann kann man von erfolgreicher Teamarbeit sprechen und welche Phasen der Teambildung und -entwicklung muss ein Team durchlaufen, um zu einem Hochleistungsteam werden zu können?
- Wie wirkt sich das sogenannte „innere Team" in der individuellen Person im Hinblick auf das Teamverhalten des äußeren Teams aus?
- Was bedeutet der Begriff „Generationendiversität" in pflegerischen Teams und welche Vorteile ergeben sich aus einem in diesem Sinne zusammengestellten Team?
- Was haben Kommunikation und Konflikte miteinander zu tun und wie lässt sich erfolgreich intervenieren und deeskalieren?
- Welche Grundbausteine der erfolgreichen Teamkommunikation lassen sich beschreiben?

2.1 Grundlagen über Gruppe und Team

Sowohl eine Gruppe als auch ein Team setzen sich aus mehreren verschiedenen **einzigartigen Individuen** zusammen. Teams unterscheiden sich hierbei von **Gruppen**.

Begrifflichkeiten Gruppe und Team

Gruppe

Grundsätzlich stellt eine **Gruppe** eine Ansammlung von Menschen (mindestens zwei bis drei Personen) dar, die in irgendeiner Art und Weise miteinander in Interaktion treten und bestimmte Verbindungspunkte aufweisen. Sie stehen dadurch miteinander in Beziehung. Solche Verbindungspunkte können vielfältig sein, z. B. *gemeinsame Normen, Werte, (Verhaltens-)Regeln, Aktivitäten, Überzeugungen, Interessen* etc. Eine solche Vereinigung verschiedener Individuen koordiniert dann daran ausgerichtet gemeinsam ihre Bemühungen. Eine Gruppe kann sich auf alle möglichen Konstellationen von Personen beziehen.

Merke

Gruppe und Teams

Diese Eigenschaften einer **Gruppe** treffen grundsätzlich ebenso auf **Teams** zu. Der Begriff Gruppe dient deshalb auch als Überbegriff von Teams, denn auch Teams setzen sich innerhalb eines bestimmten Settings aus mehreren einzigartigen Individuen zusammen. In **erfolgreichen Teams** ist das *„Wir"* jedoch wichtiger und größer als das *„Ich"*.

Team

Als Besonderheit in der **Unterscheidung zwischen Gruppe und Team** wird beschrieben, dass es innerhalb eines Teams aber im Weiteren noch darum geht, ein *gemeinsames Ziel* durch *gemeinsame Aufgabenerfüllung* zu erreichen. Im Teamsport kann dies beispielsweise ein gemeinsamer Sieg oder ein gemeinsamer Aufstieg sein, in der Teamarbeit die Erreichung eines Unternehmensziels, für das das jeweilige Team (mit-)verantwortlich ist – beispielsweise Arbeitsteams, virtuelle Teams, Projektteams, Managementteams etc. Wie erfolgreich ein Team im Weiteren zusammenarbeiten wird, hängt von der gemeinsamen Teamperformance der einzelnen Akteure ab.

Definition

Team

„Teams bestehen aus mehreren Personen, die interagieren, voneinander abhängig sind, ein gemeinsames Ziel verfolgen und ein Wir-Gefühl haben. Sie werden durch andere und durch sich selbst als Gruppe wahrgenommen." (Kauffeld 2011, S. 144)

Der wichtige Unterscheidungsfaktor zwischen Gruppen und Teams ist somit, dass Teams z. B. auf organisationaler Ebene anhand ihrer Fähigkeiten, Fertigkeiten und ihres Wissens bestimmte Aufgaben erfüllen, um beispielsweise ein Unternehmensziel zu erreichen.

Wie diese einzelnen Aufgaben letztendlich von den einzelnen Teammitgliedern bearbeitet und erfüllt sowie das gemeinsame Ziel erreicht werden kann, hängt maßgeblich von verschiedenen persönlichen Faktoren jedes Einzelnen ab, z. B. deren **individuellen Wert- und Moralvorstellungen, Einstellungen und Überzeugungen**. An diesen Eigenschaften und Persönlichkeitsstrukturen wird letztendlich das persönliche Handeln und Verhalten jedes einzelnen Teammitglieds ausgerichtet. So haben die individuellen Personen, aus denen sich das Team zusammensetzt, abschließend – neben z. B. organisationalen Voraussetzungen – einen maßgeblichen Einfluss auf den tatsächlichen Erfolg der gesamten Teamarbeit. Bereits ein *Low-Performer* (bekannt möglicherweise als Faulpelz) kann zum Beispiel die Gesamtleistung eines Teams spürbar drücken.

Merke

Team als Verbindungsstück

Teams stellen ein Verbindungsstück zwischen Organisation und Person dar und sind Basis für jede Leistungsfähigkeit einer Organisation sowie deren Zielerfüllung.

Jedes Team ist zu Beginn vorerst eine Gruppe. Bis aus einer Gruppe ein Team wird, müssen verschiedene Teamentwicklungsprozesse durchlaufen werden, die sich in verschiedene Phasen aufgliedern (► 2.4 *Phasen der Teambildung und -entwicklung*).

Diese Phasen von **Teamentwicklungsprozessen** sind kein statisches Konstrukt, sondern einem permanenten Wandel unterworfen, denn sie sind von vielen verschiedenen Faktoren abhängig.

Beispiele hierfür wären:

- Die individuellen Persönlichkeiten
- Das jeweilige Arbeitsthema oder der Unternehmensinhalt
- Die Teamkontinuität
- Der Arbeitskontext sowie das grundsätzliche Umfeld

Durch jede Veränderung innerhalb einer der genannten Faktoren werden Teamentwicklungsprozesse in irgendeiner Form minimal bis maximal beeinflusst und verändern sich. Dies kann für die Teamarbeit positive oder negative Folgen haben.

- Gut funktionierende und erfolgreiche Teams sind innerhalb solcher Veränderungsprozesse dazu in der Lage, auch in schwierigen Zeiten oder unter schwierigen Umständen gute bis sehr gute Leistungen zu erbringen, denn alle Teammitglieder fühlen sich für die Arbeitserfüllung und die Zielerreichung verantwortlich.
- Zeigen sich Probleme, sollten diese unmittelbar offen angesprochen werden, um eine Lösung finden zu können. Ansonsten verbirgt sich hier ein hohes Konfliktpotenzial, das den Erfolg eines Teams früher oder später gefährden oder zerstören könnte. **Kommunikation** ist also ebenfalls die **Basis erfolgreicher Teamarbeit.**

Es gibt grundsätzliche Voraussetzungen, die sowohl für die Bereitschaft in einem Team zu arbeiten als auch für das gute Funktionieren eines Teams bzw. der Teamarbeit gelten:

- **Soziale Aspekte:** Zusammenhalt, Dialog- und Kommunikationsfähigkeit, souveräne Grundeinstellung zur Teamarbeit, gegenseitige Wertschätzung und Akzeptanz, Offenheit für (sachliche) Kritik und Toleranzfähigkeit, Flexibilität
- **Leistungsbezogene Aspekte:** Adäquate gemeinsame Zielsetzung und effektive Zielerreichung im Team (z. B. durch Innovationen, wie (Weiter-)Entwicklung von Konzepten oder Standards, Erhöhung der Pflegequalität

Innerhalb einer positiv funktionierenden Gruppendynamik definieren Francis und Young den Begriff „Team" folgendermaßen:

Definition

Team

„Ein Team ist eine aktive Gruppe von Menschen, die sich auf gemeinsame Ziele verpflichtet haben, harmonisch zusammenarbeiten, Freude an der Arbeit haben und hervorragende Leistungen bringen. Nach dieser Definition besteht ein Team also aus Menschen, die eine enge Beziehung miteinander eingehen, um ihre Ziele zu erreichen." (Francis & Young 2002, S. 19)

2.2 Individuelle Person im Team

2.2.1 Rollenarten und Kommunikationsmuster

Teams setzen sich aus mehreren verschiedenen Akteuren mit jeweils individuellen Persönlichkeiten zusammen. So formt jede einzelne Person innerhalb eines Teams nicht „nur" den Teamerfolg, sondern hat ebenfalls maßgebliche Auswirkungen auf beispielsweise die Teammentalität, Teamdynamik und die gesamte Teamarbeit.

Innerhalb von Untersuchungen, die sich damit beschäftigen, welche Faktoren Teams erfolgreich machen, konnte identifiziert werden, dass die vorhandene **Kommunikationsfähigkeit** der einzelnen Teammitglieder einen elementaren Einfluss auf den Erfolg von Teamarbeit hat. Individuelle Kommunikationsmuster haben hierbei sogar einen wesentlich höheren Einfluss auf erfolgreiche Teams als Faktoren, wie beispielsweise der jeweilige *Intellekt* oder spezifische *Talente* der einzelnen Teammitglieder (vgl. Pentland 2012).

Gemessen an häufigen Kommunikationsmustern, die innerhalb von Teamarbeit und somit bei einzelnen Teammitgliedern beobachtet werden können, wurden verschiedene Kategorisierungsbeispiele erstellt, die aufzeigen, welche **Rollenarten und Kommunikationsmuster** häufig in Teams beobachtet werden können, z. B.:

- Der Redselige (muss ggf. in seinem Redefluss gestoppt werden)
- Der positiv Eingestellte (sollte immer angeregt werden, sich einzubringen)
- Der Alleswisser (unterbricht andere oft und lässt diese nicht ausreden, denn er weiß es besser)
- Der Dickfellige (stellt gerne provokante Fragen)
- Der Streitsüchtige (nutzt Raum gerne für Kleinkriege)
- Der Ablehnende (findet schwer Zugang zu positiven und konstruktiven Ideen)
- Der Erhabene (macht sich Gedanken über aktuell bestehende Probleme)
- Der Ausfragende (antwortet selbst eher ungern auf Fragen)

Ein weiteres Beispiel für Kommunikationsmuster von Teammitgliedern ist eine Kategorisierung nach Sessler (► Tab. 2.1):

Tab. 2.1 Mitarbeitertypen und Gesprächsmuster

Mitarbeitertyp	Gesprächsmuster und Verhalten
Der Positive	Beteiligt sich aktiv, ist interessiert und wirkt ausgleichend.
Der Besserwisser	Steht gerne im Mittelpunkt, wobei meist nur seine eigene Sichtweise zählt. Es besteht wenig Interesse an bzw. Verständnis für andere Perspektiven.
Der Vielredner	Unterbricht andere oft, redet selbst aber gerne lange und anhand von ausschweifenden Erzählungen.
Der stille Schweiger oder Schüchterne	Sagt in Besprechungen meist nichts, kommuniziert aber oft anhand von (unbewussten) nonverbalen Signalen.
Der negative Kritiker	Hat immer und an allem etwas auszusetzen.
Der Dickhäuter	Kann nur schwer für Innovationen begeistert werden, wirkt geistig eher starr und unbeweglich.
Der Zyniker	Wirft gerne bissige Bemerkungen ein und wirkt tendenziell überheblich.
Der Intrigant	Provoziert gerne und gezielt, um andere auszuspielen.
Der Streitsüchtige	Zeigt sich anhand von extrovertiertem und eher lautstarkem Verhalten in Besprechungen.

(vgl. Sessler 2020)

Merke

Regeln für erfolgreiche Teams

In erfolgreichen Teams ergänzen sich Kommunikationsmuster der einzelnen Teammitglieder untereinander sehr effektiv. Voraussetzung dafür ist, dass innerhalb des Teams ein Bewusstsein über die eigene Persönlichkeit sowie über zwischenmenschliche Kommunikation und Interaktion ausgebildet wurde und wird.

Grundlegende Regeln, die in entsprechend erfolgreichen Teams befolgt werden, sind:

- Es besteht ein Gleichgewicht zwischen *Reden* und *Zuhören.*
- Informationen werden in *kurze,* aber *prägnante Beiträge* gepackt.
- Gesprächspartner verhalten sich gegenseitig *zugewandt* und lebhaft.
- Es wird *direkter Kontakt* zu- und miteinander gesucht.
- Es besteht ein starker *informeller Austausch* und *Informationssuche* auch außerhalb von offiziellen Teamstrukturen.
- *Erkenntnisse* werden ins Team *zurückgeführt.*

Weitere klassische Rollenarten, die sich in (Pflege-) teams wiederfinden, sind beispielsweise:

- **Formale Rollen**: Pflegedienst-, Stations-, Einrichtungsleitung, Geschäftsführung etc. (Drews et al. 2016)
- **Informelle Rollen**: Bestimmte Rollenzuschreibungen, die anderen Akteuren vom jeweiligen Team beigelegt werden, z. B. „Vertraute der Chefin", „Graue Eminenz" etc. (Gareis 2005)
- **Biografische Rollen**: z. B. die Dienstälteste oder der Neue
- **Sozialbezogene Rollen**: z. B. „unser fleißiges Bienchen", „Oberschwester", „Spielverderber", „Motzer", „Sonnenschein" etc. (Timinger 2017)

2.2.2 Exkurs: „Das Innere Team" nach Schulz von Thun

Nach Friedemann **Schulz von Thun** nehmen Menschen nicht nur im Äußeren bestimmte Rollen und Rollenfunktionen innerhalb bestimmter Teamstrukturen ein, sondern vereinen zudem ein gesamtes Team mit unterschiedlichen Rollentypen oder -arten in sich selbst.

Friedemann Schulz von Thun greift durch diese Darstellung das Phänomen auf, dass Menschen beispielsweise in Entscheidungs- oder Konfliktsituationen viele unterschiedliche „innere Stimmen" in sich wahrnehmen, die das Treffen und Kommunizieren einer konkreten Entscheidung erschweren. Diese „inneren Stimmen" sind maßgeblich an individuellen Entscheidungs- und Problemlösungsprozessen beteiligt und bestimmen letztendlich über das Handeln einer Person.

Die Metapher des **„Inneren Teams"** geht als Persönlichkeitsmodell wiederum auf ein Modell aus dem Bereich der systemischen Familientherapie nach **Virginia Satir** mit der Methode „Parts Party" zurück. Hierbei werden all die verschiedenen *Ansprüche* und *Erwartungen* (Stimmen), die alltäglich in unterschiedlichen Situationen in einer Person bei solchen Prozessen „mitreden", verbildlicht dargestellt. Erst wenn all diese „Stimmen" geordnet und in eine Struktur gebracht werden, wird es möglich, eine konkrete Entscheidung zu treffen und diese im Weiteren auch adäquat und authentisch kommunizieren zu können. Friedemann Schulz von Thun bezeichnet diese innere Ausprägung als die **innere Pluralität** eines Menschen.

Herausforderung des „Inneren Teams"

Ein häufiges Phänomen dieser inneren Pluralität ist, dass sich viele der Stimmen oft nicht einig sind und deshalb bei der Entscheidungsfindung in verschiedene Richtungen drängen (z. B. in Konflikten etc.). Je nach Situation und Kontext oder der Perspektive, die eingenommen wird, wechselt die Priorisierung der persönlichen Ansprüche oder Erwartungen (► Abb. 2.1).

Das Innere Team kann auch auf das Instanzenmodell nach Freud und die Transaktionsanalyse übertragen werden (► Tab. 2.2).

Alle diese inneren Prozesse und Dynamiken entspringen meist aus dem Spagat zwischen *tief verwurzelten Werten* (► 3.4.6 *Werte, Moral und ethisches Verständnis*) und *bewussten oder unbewussten Wünschen und Bedürfnissen.* Die innere Pluralität zwischen diesen unterschiedlichen Ansprüchen kann es sehr erschweren, eine Entscheidung zu treffen, die tatsächlich als korrekt empfunden wird. Die Ansprüche (Stimmen), denen abschließend am meisten Gültigkeit zugeschrieben wird, haben im Weiteren den größten Einfluss auf das individuelle Verhalten und die Kommunikation. Sie bestimmen die Entscheidungen. Können die verschiedenen Ansprüche und Erwartungen nicht in befriedigender Art und Weise miteinander vereinbart werden, verhärten sich innere Konflikte immer weiter. Dies kann bis zur Stagnation führen.

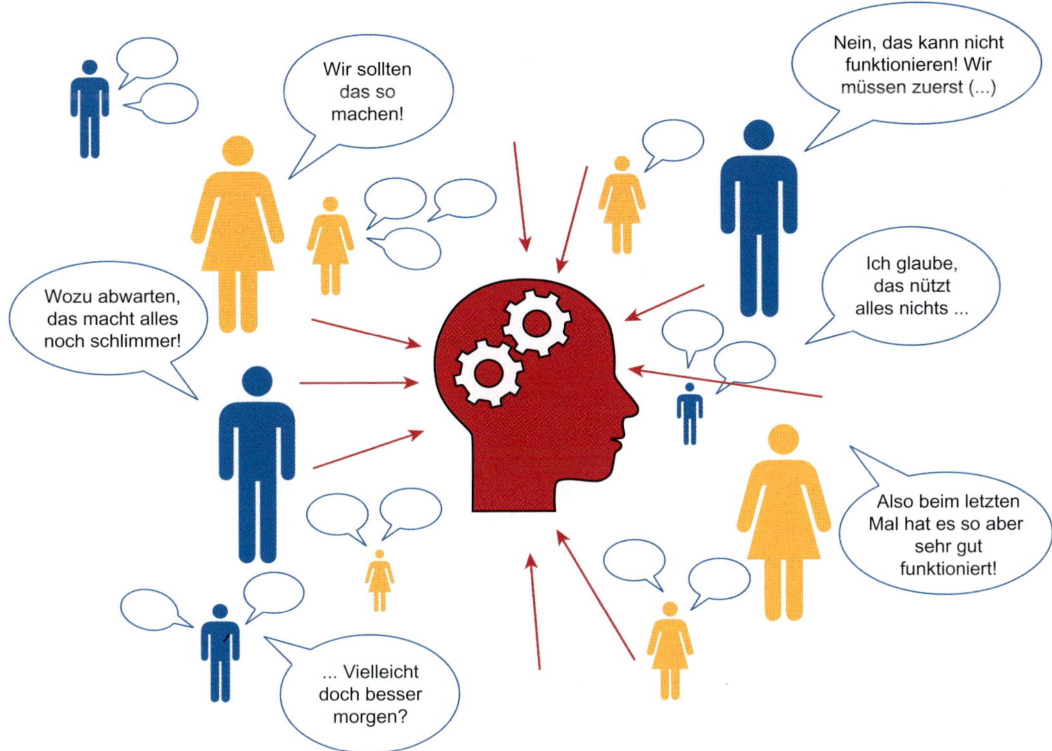

Abb. 2.1 Inneres Team nach Schulz von Thun [L143]

Tab. 2.2 Übertrag des Inneren Teams auf das Instanzenmodell nach Freud und die Transaktionsanalyse

Instanzenmodell	Transaktionsanalyse
Auf Freuds **Instanzenmodell** (▸ 1.3.5) übertragen, könnte gesagt werden, dass manche Stimmen eher aus individuellen moralischen Ansprüchen heraus resultieren *(Über-Ich)* und andere eventuell mehr aus Bedürfnissen, Wünschen oder Trieben *(Es).*	Übertragen auf die **Transaktionsanalyse** (▸ 1.3.6) zeigt sich gleichzeitig, dass verschiedene „Stimmen" aus verschiedenen Ich-Zuständen sprechen können - aus • dem *kritischen* und *fürsorglichen Eltern-Ich,* • den verschiedenen Ausprägungen unseres *Kind-Ichs,* • dem Erwachsenen-Ich heraus, das versucht neutral zwischen all den Argumenten zu wählen, diese zu überblicken und zu entscheiden.

Fallbeispiel

Das Innere Team in Aktion

Die Pflegefachfrau Mira Palasch setzt sich endlich für ihre Pause im Schwesternzimmer an den Tisch. Hungrig packt sie ihr Essen aus, als einer ihrer Patienten läutet. Sofort schaltet sich ihr Inneres Team ein. Hierbei fordern einige Stimmen (z. B. aus dem kritischen Eltern-Ich oder aus dem rebellischen Kind-Ich) dies zu ignorieren, schließlich hat sie sich ihre Pause redlich verdient. Sie muss letztendlich auch essen, trinken, eine Zigarette rauchen und einmal zur Toilette (Wünsche/Triebe/Bedürfnisse aus dem Es). Es kann nicht sein, dass sie sich keine 5 Minuten auf ihre eigenen Bedürfnisse konzentrieren kann. Umgehend werden andere Ansprüche in ihr wach (Über-Ich), die sie aber disziplinieren möchten – schließlich ist es ihr Job, sich um ihre Patienten zu kümmern, wenn sie es selbst nicht mehr tun können (z. B. aus dem fürsorglichen oder kritischen Eltern-Ich bzw. angepassten Kind-Ich).

Die nächste Instanz in ihr schaltet sich zu und versucht, im Sinne des Erwachsenen-Ichs etwas sachlicher zwischen den anderen Stimmen und Ansprüchen zu vermitteln und stellt fest, dass es eine Interessenskollision gibt - was gibt es hierbei für Möglichkeiten? Kann ich es an eine Kollegin abgeben, verschiebe ich meine Pause nochmal um 5 Minuten oder lasse ich den Patienten einfach kurz warten? Allen Stimmen muss also einen Moment Raum gegeben werden, um eine adäquate Entscheidung zu treffen (innere Ratsversammlung).

Reflexionsfrage

Finden Sie sich in Kleingruppen zusammen und legen Sie sich auf ein Fallbeispiel aus Ihrer Praxis fest (z. B. eine Konfliktsituation). Betrachten Sie diesen Kontext anhand des Modells des Inneren Teams genauer und verschriftlichen Sie, welche „inneren Stimmen" an einer Entscheidungsfindung Ihrer Meinung nach beteiligt sein könnten.

Vorteile des „Inneren Teams"

Gelingt es einer Person in einer Entscheidungs- oder Konfliktsituation die unterschiedlichen Anteile konstruktiv zusammenzuführen, entsteht nach Schulz von Thun und Satir ein hoher sogenannter *Synergieeffekt,* der klarere und klügere Entscheidungen ermöglicht als wenn sich diese Person „nur" für einen dieser Anteile entscheiden würde.

Praxistipp

Das Innere Team

Einen solchen Synergieeffekt herbeizuführen und zu nutzen, setzt jedoch eine gewisse Vorarbeit und persönliche Reife voraus. So muss bereits die Fähigkeit in einer Person vorhanden sein, ihre einzelnen Antriebe, Erwartungen und Ansprüche wahrnehmen und identifizieren zu können. Dies erfordert u. a. die Bereitschaft zur **Selbstreflexion und Selbstexploration** (► 3.4.2 *Was bedeutet Persönlichkeitsentwicklung?*). Die Person muss sich also bewusst machen, was sich unterhalb der persönlichen Wasseroberfläche verbirgt (► 1.3.5 *Eisbergmodell nach Sigmund Freud*) und zu entsprechenden inneren Konflikten führt, um

- sich primär selbst zu erforschen und besser zu verstehen,
- die eigene Perspektive kontinuierlich zu erweitern,
- Erkenntnisse zu kommunizieren,
- zu erkennen, welche Anteile der inneren Pluralität in welcher Situation eine höhere Kompetenz aufweisen und
- abschließend eine adäquate Entscheidung zu treffen und handlungsfähig zu sein.

Rollenklärung innerhalb der inneren Pluralität

Nach Schulz von Thun hat jeder einzelne Anteil der individuellen, inneren Pluralität in verschiedenen Bereichen und Situationen eine unterschiedlich hohe Expertise. Diese muss entsprechend geklärt und eingeordnet werden können. Schulz von Thun bezeichnet einen solchen inneren Klärungsprozess als eine *„innere Ratsversammlung"*, die **bewusst** und **regelmäßig** abgehalten werden sollte. Erst dadurch wird es nach Schulz von Thun möglich, dass sich die gesamte innere Pluralität der eigenen Person entfalten kann. Jeder einzelne Anteil wird dann entsprechend „angehört" und als richtig und wichtig wahrgenommen. Die Person selbst dient innerhalb dieses Klärungsprozesses als die zusammenhaltende Instanz, das übergeordnete Ich – sozusagen als „Teamleiter", dem das letzte Wort innerhalb dieses Prozesses zukommt.

Durch einen solch gezielt durchgeführten Prozess wird es möglich, die Gesamtheit des persönlichen Ideenschatzes zu generieren und den persönlichen Standpunkt bzgl. einer bestehenden Thematik zu klären. Dieses Vorgehen und das aktive und offene Auseinandersetzen mit sich selbst als Person ermöglichen es, innere Konflikte gezielt zu betrachten und zu lösen oder gar nicht erst aufkommen zu lassen.

Innerhalb von erfolgreicher Teamarbeit ist es also nicht „nur" wichtig, sich auf das „äußere" Team zu konzentrieren. Ebenfalls von maßgeblicher Bedeutung ist es, sich mit der eigenen Person sowie dem eigenen „inneren" Team auseinanderzusetzen und sich anhand von Selbstreflexion und -exploration persönlich weiterzuentwickeln.

Merke

Die „innere Ratsversammlung" hilft Konflikte konstruktiv zu lösen

Durch die Ausbildung einer solchen Fähigkeit (z. B. durch Selbstreflexion und -exploration) wird es im Weiteren auch ermöglicht, Antriebe, Erwartungen und Ansprüche von anderen Personen besser einschätzen oder erkennen zu können. Diese Fähigkeit ist in pflegerischen Berufen sowohl innerhalb der (inter-)disziplinären Teamarbeit als auch in der Kommunikation und Begleitung von Patienten und deren Angehörigen von essenzieller Bedeutung. Tritt beispielsweise eine Konfliktsituation auf, in der Pflegende nicht wissen, wie sie agieren oder sich entscheiden sollen, ist dies auch eine Möglichkeit zu erkennen, welche Anteile in ihr noch nicht klar gelöst sind und innere Widerstände darstellen.

(vgl. Schulz von Thun & Hars 2013; Jaudela-Baum, Meldau & Brasser 2022)

2.3 Besonderheit der Teamarbeit in der Pflege

2.3.1 Pflegeteam und interdisziplinäre Behandlungsteams

Ein **pflegerisches Team** setzt sich für vielfältige Aufgabenerfüllungen aus verschiedenen Akteuren zusammen, mit

- unterschiedlichen *Fähigkeiten* und *Fertigkeiten* sowie
- unterschiedlichen *Fachbereichen* und *-kenntnissen.*

Für eine erfolgreiche Teamarbeit müssen Pflegefachfrauen und -männer darüber hinaus über verschiedene soziale Kompetenzen (auch als „weiche" Faktoren bezeichnet) verfügen:

- Eine ausgebildete Kommunikationsfähigkeit und professionelles Gesprächsverhalten
- Eine geschulte Konfliktfähigkeit
- Ein generelles Kooperationsverhalten

Definition

Pflegeteam

Pflegerische Teams sind je nach Stations- oder Institutionszielsetzungen und den damit zusammenhängenden fachlichen Voraussetzungen aus heterogen qualifizierten Mitarbeitenden zusammengesetzt. Im Bereich der Pflegeteams können sowohl generalistisch 3-jährig ausgebildete Fachkräfte, als auch in Gesundheits- und Krankenpflege, Kinder- oder Altenpflege ausgebildete Personen tätig sein, wie aber auch solche, die darauf aufbauend eine Weiterbildung absolviert haben oder eine Akademisierung mitbringen. Ebenso finden sich in diesen Teams 1-jährig ausgebildete und ehrenamtlich tätige Personen zur Unterstützung in den Aufgabenbereichen.

Im spezifischen Berufsfeld der Pflege arbeiten Mitarbeitende jedoch nicht „nur" **teamintern** (innerhalb des eigenen Teams), sondern auch **teamübergreifend.**

In einem pflegerischen Team bezieht sich Teamarbeit innerhalb der Versorgungsprozesse von Pflegeempfängern

- sowohl auf die spezifische Performance des Pflegeteams selbst
- als auch auf die abteilungsübergreifende Zusammenarbeit.

Diese Konstellation erfordert einen hohen teamübergreifenden Koordinations- und Organisationsbedarf.

Eine erfolgreiche Teamarbeit geht in der Pflege deshalb über das primäre Ziel einer *erfolgreichen (internen) Teamarbeit* hinaus und weitet sich auf das umfassende Ziel einer *erfolgreichen teamübergreifenden Zusammenarbeit* im interdisziplinären Sinn aus.

Definition

Interdisziplinäre Behandlungsteams

„Das interdisziplinäre Behandlungsteam setzt sich aus Personen verschiedener Berufsgruppen mit unterschiedlichen Ausbildungen, Aufgaben und Verantwortungsbereichen zusammen, z. B. Pflegende, Mediziner, Physiotherapeuten, Ergotherapeuten, Logopäden, Stationssekretärinnen. Die Gemeinsamkeiten beziehen sich auf den Arbeitgeber und das Ziel: Behandlung, Heilung, bzw. Rehabilitation der Patienten." (Keim 2019, S. 15)

Rolle des Pflegeteams innerhalb der interdisziplinären Zusammenarbeit

Innerhalb dieser interdisziplinären Versorgungsstruktur verfolgt das Pflegeteam vielfältige Ziele, die es durch die Erfüllung multipler Aufgabenbereiche und Tätigkeiten erreichen möchte. Dieses Aufgabenspektrum umfasst die Versorgungsbereiche der *Prävention, Kuration, Rehabilitation, Palliation* sowie unterschiedliche zusätzliche *sozialpflegerische Maßnahmen* innerhalb *aller Altersklassen.*

Hierbei müssen sehr viele unterschiedliche Informationen über den individuellen Pflege- und Versorgungsbedarf

- schnell, präzise und patientenorientiert erhoben,
- eingeschätzt, kommuniziert und koordiniert
- sowie evidenzbasiert geplant, begründet, durchgeführt und evaluiert werden.

Das Pflegeteam steht in diesem interdisziplinären Versorgungsprozess meist im Mittelpunkt jeder Patientenversorgung und bildet im Weiteren das Sammelbecken und die Schaltstelle für alle Informationen und die weitere Maßnahmenkoordination und -durchführung. Die Qualität der (Team-)Kommunikation entscheidet darüber, ob beispielsweise Veränderungen von Patienten frühzeitig erkannt, Behandlungen adaptiert und sogar Leben gerettet werden können.

Kommunikationsinstrumenten, wie beispielsweise *Dienstübergaben, Fall- und Mitarbeiterbesprechungen, interdisziplinären Übergaben, Dokumentation, Fortbildungen, Supervision und Coaching* etc. kommt bezüglich der Informationsweitergabe und abschließenden Zielerreichung deshalb eine essenzielle Bedeutung zu. In der pflegerischen Profession existieren keine „Stammteams", sondern die Teammitglieder setzen sich in unterschiedlichen Schichten und Dienstzeiten immer wieder neu zusammen. Dies birgt hohe Herausforderungen für eine gezielte und lückenlose Informationsweitergabe anhand von Kommunikation und Teaminteraktion (z. B. Teamrollen und -entwicklung).

Für eine klare und professionelle Kommunikationsausrichtung sowie Stellung innerhalb des gesamten interdisziplinären Versorgungskonstrukts kommt einem professionellen Rollenverständnis sowie einem professionellen Auftreten (innere sowie äußere Haltung der Pflegefachfrauen und -männer) eine essenzielle Bedeutung zu. Dadurch wird die bestehende Fachlichkeit vermittelt, was es den einzelnen Teammitgliedern möglich macht, sich im beruflichen Alltag kompetent und gelassen mit herausfordernden Situationen auseinanderzusetzen, damit umzugehen und diese erfolgreich zu meistern.

Merke

Professionelles Rollenverständnis und Auftreten

Die Ausbildung (und Weiterbildung) dieser spezifischen Fach- und Handlungskompetenzen ist Basis für ein professionelles Kommunikations- und Pflegeverständnis, das wiederum das Fundament erfolgreicher Teamarbeit bildet.

Zusammensetzung eines **professionellen Pflegeverständnisses**:

- Persönliche Grundhaltung (Überzeugungen, Wertvorstellungen etc.)
- Wissenserwerb
- Institutionelle Faktoren (Sozialisation)

(vgl. Bauer 2018; vgl. Weimann-Sandig 2022)

2.3.2 Erfolgreiche Teamarbeit

Voraussetzungen

Damit Teamarbeit in der Pflege sowohl teamintern als auch interdisziplinär effektiv und zufriedenstellend verlaufen und der Zusammenhalt innerhalb der jeweiligen Gruppe gefördert werden kann, müssen verschiedene **personelle, soziale** und **leistungsbezogene** Bedürfnisse erfüllt werden.

Wichtige Aspekte hierbei sind beispielsweise: *Wertschätzung, Respekt, Akzeptanz und Solidarität.* Diese Faktoren werden anhand von gemeinsamen Erfahrungen, erreichten Zielen und Pflegeerfolgen ausgeprägt – das Team oder die jeweiligen Teams müssen in ihrer Zusammenarbeit **positive Auswirkungen** erleben. Dadurch wird sowohl die Motivation als auch der Zusammenhalt innerhalb des Teams gesteigert und weiterentwickelt.

Wichtige Instrumente innerhalb dieses Prozesses, die diese Faktoren kontinuierlich wertschätzen und rückmelden können, sind beispielsweise: Mitarbeitendengespräche, gemeinsame Festivitäten, Coaching und Supervision, Fortbildungen etc.

Bilden sich so gut funktionierende pflegerische Teams heraus, wird die Zusammenarbeit um wesentliche *Vorteile* bereichert:

- Arbeitserleichterung und gut organisierte Arbeitsteilung
- Effektivitätssteigerung und geringere Fehlerquoten im Gesamtprozess
- (Interdisziplinäre) Lerneffekte und Wissenserweiterung durch professionellen Informationsaustausch
- Förderung von Innovation und Kreativität sowie des Zusammengehörigkeitsgefühls

Fehlt es pflegerischen Teams jedoch entweder an entsprechenden (motivierenden) Erfahrungen oder der Wertschätzung, können sich solche Vorteile nicht oder nur schwer entwickeln sowie ausgeschöpft werden. Dies schadet der Effektivität der Teamarbeit bzw. kann diese merklich ausbremsen und es können sich Nachteile einer nicht funktionierenden Teamarbeit abzeichnen.

Nachteile bzw. Probleme, die sich durch eine nicht funktionierende Teamarbeit ergeben können, sind beispielsweise:

- Erhöhung des Zeitaufwands, z. B. durch Personen- und Meinungsvielfalt (unterschiedliche Einstellungen, Meinungen, Ansichten etc.)
- Groupthink-Phänomen („Stehenbleiben" oder „Einschlafen" von Teams bzw. deren Gruppen-

dynamik durch zu viele ähnliche Persönlichkeiten oder ein zu langes Bestehen von festen Teams)
- Minderheiten werden evtl. unterdrückt (z. B. innerhalb des Groupthink-Phänomens)

Inwiefern Vorteile der Teamarbeit ausgeschöpft und Nachteile vermieden werden können und dadurch pflegerische oder Behandlungsziele erreicht werden, hängt u. a. maßgeblich von der Effektivität der *Rollen- und Tätigkeitsklärung, Planung, Koordination und Kooperation* der einzelnen Teammitglieder sowie im größeren Rahmen von den interdisziplinär zusammenarbeitenden Teams ab. Nur durch die Erfüllung dieser Voraussetzungen ist es möglich, dass alle Teammitglieder pflegerische Maßnahmen und Pflegestandards stringent verfolgen und einheitlich durchführen.

Welche Maßnahmen fördern Teamarbeit?

Diese Maßnahmen fördern die Teamarbeit:
- Regelmäßiger und qualitativ hochwertiger Austausch: Teambesprechungen und -absprachen, Mitarbeitergespräche
  - Notwendige Voraussetzungen: ausreichender Zeitrahmen, gute Vorplanung und -bereitung, Durchführung und Nachbereitung
- Problem- oder Konfliktsituationen so früh wie möglich aktiv wahrnehmen und ansprechen, um diese aufzuklären (ggf. mit Unterstützung von Leitungskräften, Kollegen oder Supervisionen)
- Situationsgerechte Fallbesprechungen (im eigenen Team, interdisziplinär etc.)
  - Beispiel: ethische Fallbesprechungen
- Adäquate Einarbeitung und Einführung neuer Teammitglieder
- In Aufgabenteilungen im Team Fähigkeiten sowie Abneigungen berücksichtigen (so gut es möglich ist) und dies in bestimmten Zeiträumen evaluieren und ggf. anpassen

(vgl. Keim 2019)

Merke

Stärke des Teams

„Die Stärke eines Teams liegt daher in den unterschiedlichen Erfahrungen, Eigenschaften und Charakteren, aus denen heraus ergänzende Verhaltensmuster für neue Ideen und Problemlösungen entstehen können. Weder den Vorgesetzten noch den Beschäftigten allein ist es möglich, hervorragende Arbeit zu erbringen – das gelingt nur im Miteinander." (Schäfer 2021, S. 44)

Kennzeichen von gut funktionierenden Teams

Ein erfolgreiches Team zeichnet sich aus durch:
- Teamfähigkeit (Empathie, Loyalität, Reflexionsfähigkeit, Ehrlichkeit, Verlässlichkeit etc.)
- Hohes Engagement und Leistungsbereitschaft
- Gegenseitiges Vertrauen und starker innerer Zusammenhalt
- Anerkennungsfähigkeit fremder Leistungen
- Fähigkeit zum konstruktiven Umgang mit Konflikten, Fehlern und Kritik
- Fähigkeit zur Metakommunikation

Omnipotenz der Pflege –Herausforderung für Teamarbeit

Eine besondere Herausforderung, die sich für das Berufsfeld der Pflege allgemein, aber eben auch für die interdisziplinäre Zusammenarbeit abzeichnet, ist die grundsätzliche Omnipotenz (*alles können, allmächtig*), die Pflegenden innerhalb ihrer Zuständigkeitsbereiche und Tätigkeitsprofile zugeschrieben bzw. übergestülpt wird.

Basis von erfolgreichen *Teams* bzw. einer erfolgreichen *Teamarbeit* ist die gemeinsame Verfolgung einer bestimmten **Zielerreichung** anhand der Durchführung und Erfüllung **spezifischer Tätigkeitsbereiche** eines jeden Teammitglieds. Die Problematik in Pflegeberufen zeigt sich hierbei, dass es solch spezifisch definierte und explizit voneinander abgegrenzte Aufgaben- und Tätigkeitsbereiche nicht in klar geregelter Form gibt. Zu stark verschwimmen die Grenzen und konkreten Zuständigkeitsbereiche (sowohl grundsätzlich als auch je nach Qualifikationsgrad) in der pflegerischen Praxis, als dass sie adäquat abgegrenzt und definiert werden können.

Dieser Zustand hat einen enormen Einfluss auf das Rollenbild und Rollenverständnis des Pflegeberufs, denn die Folge davon ist, dass der pflegerische Zuständigkeitsbereich – und somit der Pflegeberuf selbst – **omnipotent** ausgedehnt wird und zu falschen und teilweisen *disziplinfremden Erwartungen* von Pflegeempfängern, Angehörigen, anderen Schnittstellen oder von Pflegenden selbst führt. So wird unter dem Begriff „Pflege" sogar gesamtgesellschaftlich allgemein häufig *„macht alles"* und *„ist für grundsätzlich alles zuständig"* verstanden und führt oft dazu, dass an Pflegefachfrauen und -männer der Anspruch herangetragen wird, dass diese „grundsätzlich alles" können sollten.

Merke

Rollenverständnis

Dieses verbreitete omnipotente Berufs- und Rollenverständnis steht einem professionellen Rollenverständnis sehr entgegen und erschwert die Erreichung erfolgreicher Teamarbeit. Des Weiteren hat dieser Zustand Auswirkungen auf einzelne Teamentwicklungsprozesse von Pflegeteams und erhöht das bestehende Konfliktpotenzial.

Dem kann beispielsweise gut entgegengewirkt werden durch die Anwendung **gezielt erstellter** und **regelmäßig aktualisierter Stellenbeschreibungen** für die unterschiedlichen Qualifikationsebenen.

Exkurs: Phasen von Veränderungsprozessen in Teams

Neue Zielsetzungen bedeuten immer eine (gewünschte) Veränderung herbei- und durchzuführen. Der Prozessverlauf solcher Veränderungen erfolgt meist in vier unterschiedlichen Phasen. Dieser Phasenverlauf muss sich nicht nur innerhalb einer Person abspielen, sondern kann im beruflichen Setting oft auch innerhalb gesamter Teams beobachtet werden.

Zu Beginn eines gewünschten Veränderungsprozesses steht die Einleitung der Veränderung. Diese wird als **Euphoriephase** bezeichnet. Diese Euphorie resultiert daraus, dass sich die Beteiligten auf die Veränderung und das Neue, das damit einhergeht, freuen. Gekennzeichnet ist diese Phase häufig insbesondere von Gefühlen der Hoffnung und Vorfreude, dass durch die angedachte Neuerung viele Dinge einfacher bzw. besser werden oder sogar bestehende Probleme gelöst werden können.

Nach dieser ersten Euphoriephase folgt dann jedoch oft eine sogenannte **Desillusionierungsphase**, in der genau in gegenteilige Gefühlsmuster gerutscht wird. Auslösend dafür ist beispielsweise, dass realisiert wird, dass entsprechende Neuerungen oder Veränderungen doch nicht ganz so leicht eingebracht oder umgesetzt werden können, wie anfänglich gedacht. Dies kann u.a. daran liegen, dass in dieser Desillusionierungsphase häufig Fehler identifiziert werden, die zuvor begangen, aber nicht als solche entdeckt wurden. Das kann zur Folge haben, dass an dieser Stelle oft das gesamte bisherige System hinterfragt wird. Beteiligte Personen beginnen an ihren vorhandenen Fähigkeiten zu zweifeln und fühlen sich im Weiteren auch nicht dazu fähig, die eigentlich gewünschten Veränderungen entsprechend umzusetzen. Zeitgleich haben sie aber auch das Gefühl nicht auf das „altbewährte System" zurückgreifen zu können, da dies fehlerhaft war. Dies hat zur Folge, dass innerhalb dieser Phase häufig noch mehr Fehler gemacht werden und die Motivation sowie der Antrieb für die angestrebte Veränderung zusehends sinken.

Wird diese Phase jedoch erfolgreich überstanden, wird die Desillusionierungsphase anschließend von der **Lernphase** abgelöst. Die beteiligten Personen entwickeln wieder Zuversicht dahingehend, dass die gewünschte Veränderung durchgeführt werden kann und es sich lohnt, entsprechende (neue) Fähigkeiten und Fertigkeiten zu entwickeln. Im beruflichen Setting kommt in dieser Phase der Führungskraft eine entscheidende Rolle zu.

Die abschließende Phase des Veränderungsprozesses wird als **Leistungsphase** bezeichnet und beinhaltet, dass die beteiligten Personen das neue Wissen und die neuen Fähigkeiten dann der Veränderung entsprechend anwenden. Es entsteht ein Gefühl der Sicherheit innerhalb des neuen Systems, da die Veränderung erfolgreich bewältigt wurde. Dies führt zu Motivation, Spaß und Freude daran.

2.4 Phasen der Teambildung und -entwicklung

Teambildung und Teamentwicklung verläuft grundsätzlich anhand verschiedener Phasen. Innerhalb einer neuen Zusammensetzung von verschiedenen Personen kann noch nicht von einem Team gesprochen werden. Zu viele Teambildungs- sowie Teamentwicklungsaspekte, die durchlaufen werden müssen, fehlen der neuen Gruppe hierbei noch.

Die verschiedenen **Phasen der Teambildung** werden grundsätzlich nicht nur einmal, sondern aufgrund von Veränderungen (z.B. innerhalb der Teamzusammensetzung, des Arbeitskontexts oder anderweitigen Faktoren) immer wieder durchlaufen. Dabei gilt die unten aufgeführte Auflistung nicht als starres Muster, sondern als grundsätzliche Reihenfolge, die ein sich neu zusammensetzendes und zusammenfindendes Team bestreitet. Die tatsächliche Reihenfolge sowie die Dauer, in der ein Team dann in einer Phase verbleibt, variieren individuell je nach Personen und Kontext.

Teamentwicklung beginnt ab dem Zeitpunkt, an dem verschiedene Akteure zusammentreffen und

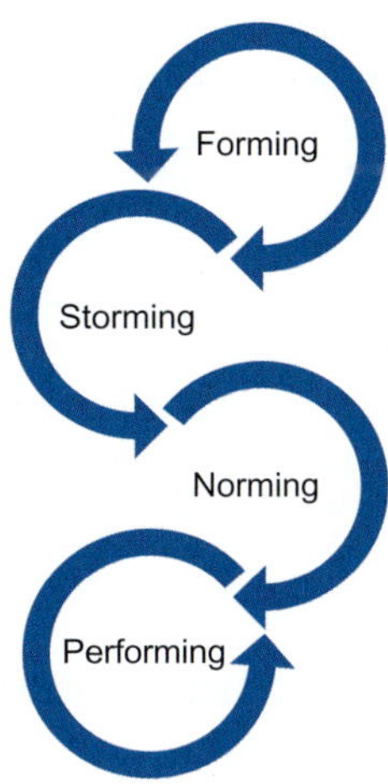

Abb. 2.2 Teamentwicklungsphasen nach Tuckman [L143]

anhand ihrer Fähigkeiten und Fertigkeiten an einer bestimmten Aufgabenerfüllung und Zielerreichung mitwirken möchten (► Abb. 2.2).

Nach Tuckman (1965) sind typische Teamentwicklungsphasen innerhalb eines Teamfindungsprozesses Forming, Storming, Norming, Performing, Adjourning.

1. Die Orientierungsphase oder Testphase: **Forming**
   Die neu zusammengestellte Gruppe (oder neu dazugekommene Kolleginnen und Kollegen) versuchen sich vorerst in ihrem neuen sozialen und organisationalen Umfeld zurechtzufinden. Es herrscht grundsätzlich ein vorsichtiger Umgang miteinander, die neuen bzw. anderen Teammitglieder versuchen sich gegenseitig einzuschätzen und eventuell bestehende oder angestrebte Verhaltensregeln werden abgetastet. Emotional ist diese Phase bei den einzelnen (neuen) Akteuren häufig von Angst oder Sorge darüber begleitet, welche Erwartungen ihnen entgegengebracht werden und wie sie diese bzw. ob sie diese erfüllen können.
   Zwischenmenschliche Kommunikation spielt sich in dieser Phase hauptsächlich „über der Wasseroberfläche" im Bereich von unverfänglichen Themen ab, deshalb eigenen sich in diesem Stadium Small-Talks (► 2.12.1) sehr gut, um „das Eis zu brechen". Neue Mitarbeitende bzw. neu zusammengestellte Teams haben in diesem Teamentwicklungsabschnitt ein hohes Bedürfnis nach Eingliederung. Ein *Wir-Gefühl* ist, wenn überhaupt nur marginal vorhanden und die einzelnen Personen versuchten ihre jeweilige Position im Team (bzw. in der Gruppe) zu finden oder einzuschätzen.
2. Die Machtkampf- oder Nahkampfphase: **Storming** (vgl. Euteneier 2015)
   Die erste Phase wurde in den meisten Fällen erfolgreich gemeistert. Die nächste Phase gewinnt nun merklich an Fahrt, denn es zeigen sich zunehmend die ersten Diskrepanzen zwischen Hoffnung und Realität. Dabei entsteht Reibung und Gefühle der Verwirrung und Unzufriedenheit können sich abzeichnen. Durch entstehende Auseinandersetzungen kann sich zunehmend Misstrauen gegenüber bestimmten Kollegen entwickeln. Es beginnt ein Konkurrenzdenken und ein Kampf um Machtpositionen und Aufmerksamkeit, bestehende Regeln oder Entscheidungen werden in Frage gestellt und wollen neu angepasst werden. In dieser Teamphase bilden sich die ersten Cliquen heraus. Die zwischenmenschliche Kommunikation der einzelnen Teammitglieder ist meist vermeintlich rational auf der Sachebene ausgerichtet, tatsächlich spielt sich jedoch ein Konfliktgeschehen auf der Beziehungsebene ab. Gekreuzte oder verdeckte Transaktionsmuster können Spannungen noch verstärken und Konflikte auslösen.
   Diese Teamphase erscheint von außen betrachtet eher negativ ausgerichtet zu sein, teamintern ist sie allerdings von hoher Bedeutung (z.B. im Bereich von Rollenklärung etc.) So ist diese Teamphase kontinuierlich von (unterschwelligen) Spannungen sowie Konflikten begleitet. Dadurch kann das Team gemeinsam lernen, adäquat miteinander zu kommunizieren und sich entsprechend gegenseitig auszutauschen. Gelingt diese Entwicklung in dieser Phase, so kann dadurch eine gemeinsame *Teamidentität* entfaltet werden. Ein weiterer positiver Aspekt dieser Phase ist, dass durch all diese freigesetzten Energien sowohl die Gruppenproduktivität als auch die -kompetenz steigen. Ein negativer Aspekt der gesamten Dynamik ist, dass sich die bestehenden Spannungen ungünstig auf Motivation und Engagement der Teammitglieder auswirken und diese sogar den Tiefpunkt erreichen können.
3. Die Orientierungs-, Entscheidungs-, Zielfindungsphase: **Normingphase**

Nachdem abschließend alle Machtkämpfe innerhalb des Teams durchlaufen wurden, haben sich gemeinsame Regeln herausgebildet, die von allen befolgt werden. Innerhalb der Normingphase wird der Umgang miteinander dann immer vertrauter und offener und es zeichnen sich erste Ansätze eines echten *Wir-Gefühls* ab. Dadurch formt sich in dieser Phase der spezifische Teamcharakter immer weiter auf einer gemeinsamen Basis aus und die Zufriedenheit der Teammitglieder wächst. Die Kommunikationsmuster verlaufen zunehmend komplementärer.
Zu Problemen kann es in der Normingphase dann kommen, wenn sich in diesem Prozess beispielsweise ein Teammitglied noch nicht aus der Machtkampfphase gelöst hat oder lösen möchte. Dies führt dazu, dass der weitere Teamentwicklungsprozess dadurch geringfügig ausgebremst und ins Stocken geraten kann. In den meisten Fällen beeinträchtigt dies das restliche Team in seiner Entwicklung nur geringfügig.

4. Die Produktions-, Produktivitäts- und Arbeitsphase: **Performingphase**
   Nach Eintreten in die Performingphase hat das Team die wohl produktivste aller Phasen erreicht. Kennzeichnend hierfür ist eine stabile Arbeitsatmosphäre und -fähigkeit. Die einzelnen Teammitglieder haben Spaß an ihren Arbeitsinhalten und ihrer Aufgabenerfüllung und es hat sich ein echtes *Wir-Gefühl* etabliert. Dieser Status ermöglicht, dass auch Auseinandersetzungen nicht in Konflikten enden, sondern in sachlich produktiver Weise geklärt werden. Innerhalb des Teams herrscht ein hoher Vertrautheitsgrad zwischen Teammitgliedern und es besteht eine hohe Kompromissbereitschaft untereinander. Dies ermöglicht ein hohes Arbeits- und Leistungsniveau. Das gemeinsame Lösen von Aufgaben wird als zentral gesehen und vermittelt dem Team nach positivem Abschluss Stolz. Führungsfunktionen innerhalb dieses Prozesses wechseln sich automatisch ab.
   (Achtung vor Anzeichen des Groupthink-Phänomens, durch die Entwicklungs- oder Leistungsprozesse eines Teams stagnieren können – vgl. ► 2.3.2 *Erfolgreiche Teamarbeit*)

Das klassische Phasenmodell der Teamentwicklung wurde im Laufe der Zeit noch um eine 5. Phase ergänzt, die eine Abschlussphase kennzeichnen und würdigen soll: die Adjourning-Phase (Abschieds- bzw. Auflösungsphase). Diese Phase ist insbesondere innerhalb von Projektarbeiten gezielt ausgestaltet, um beispielsweise den Abschluss des Projekts und die Leistungen der Teammitglieder entsprechend zu würdigen.

Merke

Team und soziales System

„Das Team muss sich als soziales System erst finden und braucht einige Zeit, um Höchstleistungen erbringen zu können." (Lummer 2018)

2.5 Generationsdiversität in pflegerischen Teams

Ein Team setzt sich aus verschiedenen individuellen Persönlichkeiten zusammen. Diese individuellen Persönlichkeiten umfassen in der Regel auch verschiedene Generationen. Hierbei ist jede der Generationen durch verschiedene historische Aspekte geprägt und je nach Dauer im Beruf entweder an praktischer Erfahrung oder ggf. an Wissen über die neuesten wissenschaftlichen Erkenntnisse und Innovationen reicher. Je mehr unterschiedliche Generationen in einem Team zusammenarbeiten, desto eher können sich diese anhand ihrer Fähigkeiten, Perspektiven, Schwächen und Erfahrungen ergänzen und gegenseitig bereichern. Gleichzeitig können zu große Unterschiedlichkeiten innerhalb der Generationen auch zu Störungen innerhalb der Teamarbeit oder sogar zu Konflikten führen.
Altersgemischte Teams scheinen eine Selbstverständlichkeit zu sein, genau deshalb wird oft weder das gesamte Zusatzpotenzial noch die Herausforderungen explizit wahrgenommen. Probleme können sich ausprägen und verhärten, Potenziale jedoch nicht entfalten.
Schäfer beschreibt hierzu: *„Ob Müsli, Obstsalat, Gummibärchen, Smoothie, Farbpalette, Werkzeugkasten, Gewürzregal oder Orchester: die Mischung macht's!"* (Schäfer 2021, S. V)

2.5.1 Was prägt eine Generation?

Menschen identifizieren sich durch ihre Identität. Diese Identität setzt sich aufgrund all ihrer gesammelten Lebenserfahrung und des Gelernten zusammen. Die einzelnen Generationen werden durch das **gemeinsame Erleben** von bestimmten Zeitgeisterfahrungen, Lebensphasen und Ereignissen geprägt. Daraus entwickelt sich dann nicht „nur" eine individuelle, sondern auch eine **generationsspezifische Identität** bzw. ein gemeinsamer Identitätsrahmen. Diese generationsspezifische Identität ist ausschlaggebend dafür, wie sich das *Denken, Handeln, Wollen, sowie Fühlen* dieser Personen einer Generation und u. a. deren Werte, Moral, Prioritäten etc. ausprägen und festigen.

Auch innerhalb der Art zu kommunizieren, also deren Kommunikationsmuster und Sprachstile, finden sich hier teilweise große Unterschiede. So können ältere Kollegen womöglich teilweise nur schwer etwas mit neueren sprachlichen Entwicklungen anfangen und verstehen möglicherweise nicht genau, was jüngere Kolleginnen oder Kollegen damit meinen, wenn sie eine Situation z. B. als *„cringe"* oder *„sus"* bezeichnen oder etwas *„obviously"* so nicht funktionieren kann. Demgegenüber ist es für jüngere Teammitglieder eventuell schwer zu verstehen, was ältere Kolleginnen und Kollegen mit Aussagen wie „abkupfern", „allenthalb" oder „Fersengeld geben" ausdrücken wollen. Insbesondere in pflegerischen Berufen ist genau eine solche unterschiedliche Generationenprägung der Mitarbeitenden von sehr hoher Bedeutung, denn die Versorgung, Behandlung und Pflege von Patienten und Bewohnern erstreckt sich je nach Fachbereich ebenfalls über alle Generationen hinweg.

Unterschiedlichkeiten zwischen verschiedenen Generationen be- und entstehen beispielsweise aufgrund andersgearteter

- Primärsozialisation (z. B. durch Elternhaus),
- Sekundärsozialisation (z. B. gesellschaftliche Prägung durch Schule, Ausbildung etc.),
- prägender Ereignisse,
- Technik (inkl. Fortschritt),
- Politik,
- Denkweisen und -haltungen sowie
- dem entsprechend vorherrschenden Zeitgeist.

(vgl. Schmidt, Möller & Windeck 2013; vgl. Badura et al. 2014; vgl. Klaffke 2014)

2.5.2 Berufstätige Generationen

Aktuell berufstätige Generationen und deren unterschiedliche Einstellungsmerkmale

In den heutigen Unternehmen sind bis zu **fünf Generationen** (► Abb. 2.3) tätig:

- **Wirtschaftswundergeneration** - WWG (Silver Worker, 1945–1955)
- **Babyboomer** (1956–1965)
- **Generation X** (1966–1985)
- **Generation Y** (Millennials, 1986–1996)
- **Generation Z** (1997–2012)
- **Bald Generation Alpha** (ab 2013)

(vgl. Badura 2014)

In den folgenden Tabellen (► Tab. 2.3, ► Tab. 2.4, ► Tab. 2.5, ► Tab. 2.6, ► Tab. 2.7) werden die unterschiedlichen Generationen anhand ihrer Einstellungen hinsichtlich verschiedener Bereiche wie dem ureigendsten Arbeitsmotto, dem Wert der Freizeit, der Motivation, der Belastbarkeit u. m. dargestellt:

Silver Worker
Babyboomer
Generation X
Generation Y
Generation Z
Generation Z – alpha
„Zuerst die Arbeit, dann das Vergnügen!"
„Leben, um zu arbeiten!"
„Arbeiten, um zu leben!"
„Leben beim Arbeiten"
Hier die Arbeit, da mein Leben
Selbstverwirklichung, Mitgestaltung, Kreativität
Work-Life-Priority
Work-Life-Balance
Work-Life-Blending
Work-Life-Separation

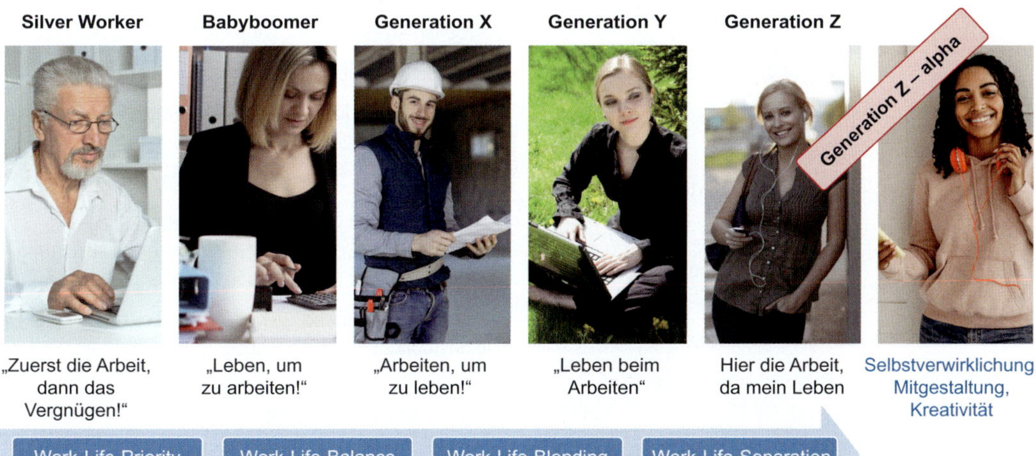

Abb. 2.3 Generationen und bestimmte Werte [L143/J787 (Fotos)]

Tab. 2.3 Wirtschaftswundergeneration - WWG (1945–1955)

Bereiche	Einstellung
Einstellung zur Arbeit	Idealistisch, skeptisch gegenüber Autoritäten, loyal zum Unternehmen
Arbeitsmotto	Zuerst die Arbeit, dann das Vergnügen
Sicherheit des Arbeitsplatzes	Keine Sorgen, da Vollzeitbeschäftigung
Wert der Freizeit	Erste Orientierungen zur Freizeit
Auszeiten vom Job	Keine
Motivation	Persönliche Anerkennung und Selbstverwirklichung
Aktuelle Lebenssituation	Kurz vor dem Ruhestand, erwachsene Kinder
Psychische/physische Belastbarkeit	Abnehmende körperliche Leistungsfähigkeit, Kompensation durch hohe Erfahrung, Routine und Leistungsbereitschaft
(vgl. Badura 2014, S. 248)	

Tab. 2.4 Babyboomer (1956–1965)

Bereiche	Einstellung
Einstellung zur Arbeit	Wettbewerb in Positionen und Karriere, Umweltbewusstsein, Emanzipation
Arbeitsmotto	Leben, um zu Arbeiten
Sicherheit des Arbeitsplatzes	Beginnende Sorgen um den Arbeitsplatz
Wert der Freizeit	Abnehmende Wertigkeit
Auszeiten vom Job	Sehr selten
Motivation	Weniger materielle Anreize, mehr Partizipation
Lebenssituation	Scharniergeneration
Psychische/physische Belastbarkeit	Körperliche Leistungsfähigkeit hoch, große Erfahrung und Routine
(vgl. Badura 2014, S. 248)	

Tab. 2.5 Generation X (1966–1985)

Bereiche	Einstellung
Einstellung zur Arbeit	Individualismus, materielle Werte, karriereorientiert, kurzfristig loyal
Arbeitsmotto	Arbeiten, um zu leben!
Sicherheit des Arbeitsplatzes	Großer Wettbewerb um Stellen, Sorge um Arbeitsplatz
Wert der Freizeit	Work-Life-Balance
Auszeiten vom Job	Gesellschaftlich etablierte Auszeiten, z. B. Elternzeit
Motivation	Materielle Anreize, Karriere
Lebenssituation	Mittlere Lebensphase, im Berufsleben etabliert, häufig späte Familienplanung
Psychische/physische Belastbarkeit	Körperliche Leistungsfähigkeit hoch, große Erfahrung und Routine, noch lernwillig
(vgl. Badura 2014, S. 248)	

Tab. 2.6 Generation Y (1986–1996)

Bereiche	Einstellung
Einstellung zur Arbeit	Individualismus, materielle Werte, karriereorientiert, kurzfristig loyal
Arbeitsmotto	Arbeiten, um zu leben!
Sicherheit des Arbeitsplatzes	Großer Wettbewerb um Stellen, Sorge um Arbeitsplatz
Wert der Freizeit	Work-Life-Balance
Auszeiten vom Job	Gesellschaftlich etablierte Auszeiten, z. B. Elternzeit
Motivation	Materielle Anreize, Karriere
Lebenssituation	Mittlere Lebensphase, im Berufsleben etabliert, häufig späte Familienplanung
Psychische/physische Belastbarkeit	Körperliche Leistungsfähigkeit hoch, große Erfahrung und Routine, noch lernwillig
(vgl. Badura 2014, S. 248)	

Tab. 2.7 Generation Z (1997–2012)

Bereiche	Einstellung
Einstellung zur Arbeit	Arbeit muss Spaß machen und fordern, wünschen sich Autonomie, Flexibilität und Transparenz, bevorzugt Teamarbeit
Arbeitsmotto	Hier die Arbeit, da mein Leben!
Sicherheit des Arbeitsplatzes	Keine Sorgen um Arbeitsplatz wegen zunehmendem Fachkräftemangel aufgrund demografischen Wandels
Wert der Freizeit	Sehr groß
Auszeiten vom Job	Privatleben kommt vor der Arbeit – Job und Leben streng getrennt
Motivation	Hohe Erwartungen an Gesellschaft und Arbeit
Lebenssituation	Aktuelle Kinder- und Jugendgeneration – aufgewachsen mit elektronischen Medien und virtuellen Welten, erste Jahrgänge der Generation Z starten in Ausbildungen
Psychische/physische Belastbarkeit	Körperliche Leistungsfähigkeit sehr hoch, unerfahren und neugierig

(vgl. Klaffke 2014, S. 57ff.)

Konfliktpotenziale zwischen und innerhalb der unterschiedlichen Teammitgliedergenerationen

Neben all den Vorteilen, die Generationsvielfalt in Teams mit sich bringt, bestehen natürlich auch Herausforderungen, die teilweise so unterschiedliche Ansichten, Antriebe, Werte, Normen und Moralvorstellungen mit sich bringen. Diese Herausforderungen bergen in unterschiedlicher Art und Weise verschiedenes Konflikt- aber dadurch auch Weiterentwicklungspotenzial. Um dafür ein Verständnis zu entwickeln, muss betrachtet werden, welche Generation wie über die anderen Generationen denkt und welche Wirkung sie wiederum auf andere hat (► Tab. 2.8).

2.5.3 Demografiefeste Teams

Um Vorteile aus Mehrgenerationenteams ausschöpfen und Herausforderungen vorbeugen zu können, wird empfohlen, entsprechende demografiefeste Teams zu entwickeln und einzuteilen. Als Orientierungspunkte hierfür dienen Aspekte wie beispielsweise Erfahrung im Umgang mit potenziellen Notfallsituationen, individuelle Kompetenzen und Aufgabenspektren sowie Lebensphasen und -alter der Teammitglieder. Man spricht auch von generationengemischten Teams.

Interventionen hierfür sind beispielsweise:

- Projekt „Azubis werben Azubis“
- Weitergehende Flexibilisierung der Dienstzeiten, um individuelle Belange berücksichtigen zu können
- Verkürzte Schichtzeiten, v. a. der Nachtdienste
- Einstieg in Modelle für geteilte Führung
- Persönlichkeits- und Teamentwicklung durch Supervision, Coaching, Fortbildungen etc.

2.6 Kommunikation und Konflikte

Wo Menschen sind, ist Kommunikation und wo Kommunikation ist, sind **Konflikte.** Je mehr Menschen miteinander interagieren, desto höher ist das Konfliktpotenzial.

Der Begriff Konflikt stammt aus dem lateinischen „*conflictus*“ bzw. „*cofligere*“ und bedeutet so viel, wie „Zusammenstoß“, „Zusammentreffen“ bzw. „zusammenprallen“.

Konflikte müssen aber nicht immer sofort eine akute Bedrohungslage signalisieren, sondern können beispielsweise auf bestehende Probleme hinweisen und damit Möglichkeiten eröffnen, diese *wahrzunehmen*, zu *lösen* und Dinge *weiterzuentwickeln.* Grundvoraussetzung dafür ist ein entsprechendes Verständnis von und ein professioneller Umgang mit Konflikten.

Merke

Konflikte

Konflikte resultieren aus Kommunikation bzw. Kommunikationsstörungen, Konfliktlösung wiederum basiert auf Kommunikationsverständnis.

Können aufkommende Konfliktsituationen nicht entsprechend bearbeitet und gelöst werden, drohen diese irgendwann zu eskalieren. Eine solche

Tab. 2.8 Wie wirken die unterschiedlichen Generationen aufeinander?

Dynamik der unterschiedlichen Generationen untereinander				
	WWG	**Babyboomer**	**Generation X**	**Generation Y**
WWG	Anerkennung und Wohlstand durch harte Arbeit	Es geht um Kompromisse, nicht darum sich durchzusetzen (Gewerkschaftstypen), harte Strukturen werden aufgeweicht	Wollen ihre Ziele teilweise kompromisslos durchsetzen, geprägt von Ehrgeiz	Hohe Spaß- und Freizeit-orientierung (Work-Life-Balance), Respekt gegenüber älteren Mitarbeitern nimmt zunehmend ab
Babyboomer	Arbeitsbedingungen der WWG wurden durch sie humaner und gerechter gestaltet	Arbeit verschafft Befriedigung, ist wichtiger Teil des Lebens	„Xler" sind heiß auf Karriere und ehrgeizig, aber unzufrieden mit ihrer Situation; sie brechen jedoch nicht aus	Wollen alles machen, aber nicht lernen („respektlose Anfänger")
Generation X	WWG steht der persönlichen Karriere im Weg, verhindert schnelle Entscheidungen, da alles erst zig-mal reflektiert werden soll; immer eine Anekdote auf Lager	Workaholics, sehen nur Wettbewerb um Positionen	Wir sind vorne! Priorität hat das Vorankommen und Karriere, dann erst kommt Familie	Arrogante „Nichtskönner" und „Waschlappen", „Heulsusen", die keine Doppelnachtdienste schaffen
Generation Y	WWG könnten Mentoren für uns sein, denn sie haben großes Wissen und einen großen Erfahrungsschatz, sie sind nett und können tolle Geschichten erzählen	Workaholics, die ständig (aus-)diskutieren müssen, wollen immer gerecht sein	Jammern ständig darüber, wie schwer sie es hatten und wie bequem es für die neuere Generation ist	Arbeit wird als schön gesehen, jedoch nicht als primärer Lebensinhalt
(in Anlehnung an Schmidt 2013)				

Eskalation zeigt deutliche Unfähigkeiten im Bereich Selbst- und Kommunikationsverständnis von Personen oder Gruppen auf.

Auslöser für allgegenwärtige soziale Konflikte bzw. Konfliktsituationen können beispielsweise unterschiedliche bzw. widersprüchliche

- Überzeugungen, Einstellungen, Interessen.
- Standpunkten und Perspektiven im Denken oder in der Wahrnehmung (polare Gegensätze),
- Wertvorstellungen etc.

zweier Parteien sein, die aufeinanderprallen.

Je nachdem, wie groß diese Unterschiedlichkeiten sind oder wie sehr die einzelnen Parteien auf die Richtigkeit ihres persönlichen Standpunkts beharren, entscheidet sich darüber, ob und wie schnell sich eine solche Konfliktsituation zuspitzt oder sich lösen lässt. Zu eskalieren drohen Konflikte dann, wenn sich Perspektiven und Standpunkte der am Konfliktgeschehen beteiligten Parteien so stark verhärtet haben, dass eine Vereinbarkeit letztendlich nicht (mehr) möglich ist. Hierbei kann es schon ausreichend sein, wenn der Standpunkt oder die Ansichten von nur einer Person so stark verhärtet sind, dass ebendiese Person keine Bereitschaft für klärende Gespräche zeigt, sondern einfach völlig abblockt.

2.6.1 Konfliktfelder und -parteien im Pflegealltag

Konflikte können zudem durch unterschiedliche externe Einflüsse begünstigt bzw. verstärkt oder auch entkräftet werden. Situationen oder Umgebungen mit vielen Stressoren wirken sich hierbei negativ auf das Entstehen oder Verhärten von Konfliktfeldern aus. Psychische Belastungen oder mentale Erschöpfung verringern das Vermögen sowie die Bereitschaft, konfliktbehaftete Situationen neutral und produktiv, z. B. als Perspektiverweiterung zu sehen. Bei aufkommenden oder bestehenden Konfliktsituationen ist es wichtig, solche Faktoren, die ein erhöhtes Stresslevel mit sich führen, entsprechend als solche zu erkennen und sich dieser bewusst zu sein. Nur dadurch wird es beispielsweise möglich, dem Gegenüber aktuelle Problemkonstellationen mitzuteilen, sich für ihn oder sie verständlich zu machen und das Konfliktgeschehen zu entkräften.

Übertragen auf das **pflegerische Arbeitsfeld** zeigt sich, dass dieses erfüllt ist mit eben solchen Faktoren, die Konfliktgeschehen in negativer Weise beeinflussen und verstärken können (► Abb. 2.4). Beispielsweise:

- Permanent gehobenes Stress-Level
- Aufgabenkollisionen
- Priorisierungsnotwendigkeiten (vielen unterschiedlichen Bedürfnissen, Anforderungen und Erwartungen gleichermaßen gerecht werden)
- Physische oder psychische Erschöpfung
- Reizüberflutung etc.
- Überforderung in Entscheidungs- und Handlungsnotwendigkeit

Pflegepersonen sind in ihrem Berufsalltag mit einer Vielzahl unterschiedlicher Erwartungshaltungen und Anforderungen konfrontiert, die sich aus *persönlichen, ethischen, rechtlichen, strukturellen und gesellschaftlichen Faktoren* zusammensetzen. Diese in professioneller Art und Weise in Einklang zu bringen, stellt eine große Herausforderung dar und bewirkt hohen Druck auf Pflegepersonen (► 3.1.1 *Psychische Belastungen und psychische Beanspruchung*).

Konfliktparteien und -konstellationen können hierbei beispielsweise sein:

- **Hierarchische Konflikte**: Pflegende und Führungskräfte (Machtspiele, Abhängigkeit, Belohnung und Bestrafung etc.)

> **Fallbeispiel**
>
> **Spätdienst statt Frühdienst**
>
> Pflegefachmann Bill Guthow fühlt sich von seiner Pflegedienstleitung benachteiligt, da er im nächsten Monat von ihr in sehr viele Spätdienste eingeteilt wurde, obwohl sie weiß, dass er Frühdienste bevorzugt. Bill Guthow traut sich aber nicht, seine Pflegedienstleitung direkt darauf anzusprechen. Zu viel Angst hat er davor, dass der nächste Dienstplan für ihn dann noch schlimmer wird. Deshalb nimmt es Bill Guthow so hin, denkt aber gleichzeitig, dass er sich, wenn dies so weitergeht, auf andere Art und Weise eine Auszeit von der Arbeit nehmen muss.

Interventionen, die sich zur Klärung dieses Konflikts anbieten, sind beispielsweise Mitarbeitendengespräche. Die Situation muss von beiden Seiten ausgesprochen, betrachtet und entsprechend damit umgegangen werden. Bleiben diese Dynamiken verdeckt und „Machtspiele“ beginnen oder

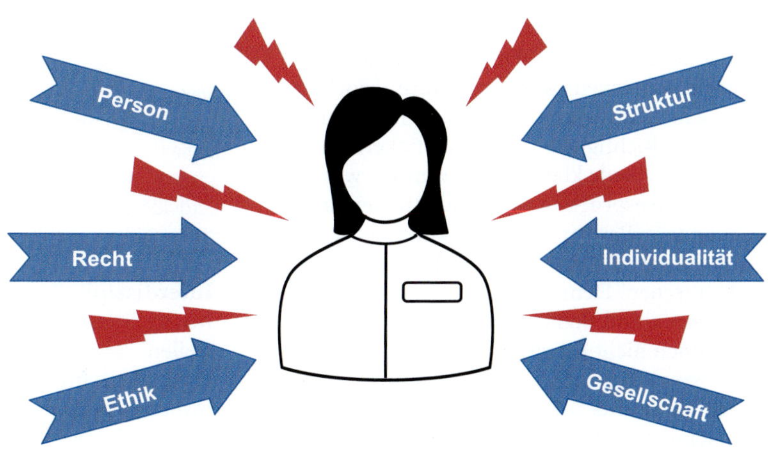

Abb. 2.4 Berufsumfeld Pflegender [L143]

werden weitergeführt, können sich solche Verhaltensweisen verfestigen und in einer Endlosschleife weitergeführt werden (vgl. ► 2.10.1 *Dramadreieck*).

- **Konflikte im Team:** Pflegende als Kollegen untereinander

Fallbeispiel

Werte – Angelina vs. Marie

Die Pflegefachfrauen Angelina Theise und Marie Jokic haben eine sehr unterschiedliche Prioritätensetzung innerhalb ihrer Arbeitsmentalität. Angelina Theis legt viel Wert darauf, dass Arbeitsinhalte schnell erledigt werden, um mehr innerhalb einer Schicht zu schaffen. Marie Jokic kann mit einer so „quantitativ" ausgerichteten Denkweise und Arbeitsausrichtung nichts anfangen. Ihr geht es vielmehr um die Qualität ihrer Arbeit. Angelina Theises Einstellung empfindet sie innerhalb eines pflegerischen Berufes deshalb völlig fehl am Platz, da es hierbei nicht um das „bloße Abarbeiten" von Maßnahmen geht. Angelina Theise dagegen belehrt Marie Jokic regelmäßig, sie müsse lernen ihre zeitlichen Ressourcen „effektiver" zu nutzen und besser einzuplanen. Die Zusammenarbeit der beiden Pflegefachfrauen stellt sich deshalb nicht nur innerhalb einer Schicht als problematisch dar, sondern auch, wenn sie in Gegenschichten arbeiten. So ist entweder in der vorherigen Schicht mal wieder „so viel von Marie nicht erledigt worden, weil sie bei den Patienten ständig nur rumtrödelt" oder „Angelina hat wieder so viele Zustandsveränderungen und Auffälligkeiten bei den Patienten übersehen, weil sie nur schnell von einem Zimmer ins nächste rennt!"

Solche Konfliktsituationen müssen gezielt betrachtet und begleitet werden. Sowohl Angelina Theise als auch Marie Jokic müssen sich mit ihren eigenen Werten (► 3.4.6 *Werte, Moral und ethisches Verständnis*) als Basis ihrer Haltung auseinandersetzen, um zu verstehen, warum sie ihre Prioritäten so unterschiedlich setzen und dass beide Ausrichtungen ihre Richtigkeit und Wichtigkeit haben. Erst wenn sich beide klar darüber werden, was sich hinter ihren Ansprüchen und Erwartungen an die jeweils andere Person verbirgt, können sie dies ihrer Gegenseite darstellen und sich im besten Fall verstehen lernen. Denn beide handeln aus wichtigen Antrieben und Bedürfnissen heraus. Ist es den beiden jedoch nicht möglich, die Konfliktsituation anhand von Reflexion und Gesprächsführung selbst zu lösen, muss diese beispielsweise anhand von Coaching oder Supervision begleitet werden, um zu verhindern, dass sich der Konflikt anhand eines verdeckten Konflikts weiter zuspitzt und zu eskalieren droht.

- **Innere Konflikte:** Pflegende innerhalb ihrer Rolle oder Person (begleitet z. B. von schlechtem Gewissen)

Fallbeispiel

Dilemma – ungewollte Intimpflege

Agathe Steinbrunn befindet sich in einem fortgeschrittenen Stadium einer Demenzerkrankung. Bei der täglichen Körperpflege – insbesondere bei der intimpflegerischen Versorgung –, die sie nicht mehr selbstständig durchführen kann, zeigt sie immer wieder starkes Abwehrverhalten. Aufgrund ihrer Inkontinenz muss die Intimpflege bei ihr jedoch mehrmals täglich durchgeführt werden. Dies ist sowohl für sie als auch für die Pflegenden eine sehr schwierige Situation. Die Pflegepersonen können wahrnehmen, dass Frau Steinbrunn hierbei große Ängste und Scham durchlebt. Sie wehrt die Hände der Pflegenden vehement ab, beginnt zu schreien und schlägt teilweise aus Verzweiflung um sich. In anderen Situationen hält sich Frau Steinbrunn dann einfach nur die Hände vor ihr Gesicht, schreit und weint. Die Notwendigkeit der intimpflegerischen Versorgung im Gegensatz zu den massiven Abwehrreaktionen seitens Frau Steinbrunns ist für Pflegende schwer vereinbar. Sie erleben in sich regelmäßig einen großen inneren Konflikt, der sie anhand von Gewissensbissen im Sinne von – „Ist es richtig, die Patientin gefühlt zur Intimpflege zu nötigen, wenn sie sich doch so sehr dagegen wehrt?" – oft bis nach Hause begleitet.

Erläuterung zum Fallbeispiel

Insbesondere innerhalb solcher Situationen, die als absolutes Dilemma für Pflegende erlebt werden, bieten sich beispielsweise ethische Fallbesprechungen, Supervisionen, Coaching sowie der grundsätzliche Austausch mit Fachexperten (z. B. anhand von Fortbildungen, Weiterbildungen etc.) an, um das Erleben sowohl von Frau Steinbrunn als auch das der Pflegenden fachlich begleiten und verarbeiten zu können. Es ist nicht die Lösung, dass beide Parteien diese Situation einfach „erdulden" müssen.

- **Interdisziplinäre Konflikte**: Pflegende und Mitarbeitende anderer Disziplinen oder Schnittstellen
  Ursächlich für solche Konfliktsituationen sind insbesondere im Gesundheitswesen nicht klar und eindeutig voneinander abgrenzbare Aufga-

ben- und Tätigkeitsbereiche sowie eine entsprechende Weisungsbefugnis zwischen unterschiedlichen Berufsgruppen und Fachdisziplinen.

Übertrag auf die Praxis:

a) So ist es für die Servicekräfte oder „die Hauswirtschaft" nicht nachvollziehbar, wie es für Pflegende oder Therapeuten ein so großes Problem darstellen kann, mal eben das Geschirr aus dem Zimmer zu räumen, die Tische abzuwischen und darauf zu achten, dass das Badezimmer ordentlich aussieht. Und wenn sie sich dann ohnehin gerade in der Küche befinden, können sie ja wohl auch mal schnell die Spülmaschine ausräumen.

b) Genauso kann es für die Reinigungsfachkräfte und „die Hauswirtschaft" ja nicht so schwer sein, darauf zu achten, dass bei Patienten oder Bewohnern, bei denen sie sich ja ohnehin gerade befinden, kurz geholfen werden kann, wenn diese beispielsweise Hilfe beim Aus- oder Anziehen ihrer Socken oder T-Shirts benötigen, bevor diese dann klingeln und „die Pflege" wieder durch die Station rennen und eine andere Person vertrösten muss.

Wichtig sind für solche Situationen Rollenklärung, Rollenhandeln, interdisziplinäre Supervisions- oder Coachingangebote, um konkrete Problemstellungen zu identifizieren und das gegenseitige Verständnis der verschiedenen Parteien untereinander zu verbessern. Erlangen die Parteien z. B. mehr Einblick in das tatsächliche Arbeitsaufkommen und die -inhalte der jeweils anderen Disziplin, wird möglich, dass nicht jede Disziplin der Überzeugung ist, ein viel höheres Arbeitsaufkommen zu haben als die anderen sondern sich u. a. gegenseitig mehr zu vestehen und wertzuschätzen.

- **Abhängigkeitskonflikte:** Pflegende und Patienten oder Bewohner sowie deren Angehörige Pflegeempfänger sind meist in irgendeiner Form von Pflegenden abhängig, um ihre Bedürfnisse stillen zu können. Dies führt dazu, dass sowohl von Pflegeempfängern als auch von deren Angehörigen entsprechende Erwartungen an Pflegende gestellt werden, die teilweise jedoch über den pflegerischen Versorgungsauftrag hinausgehen. Wird oder kann diesen Vorstellungen oder Erwartungen dann aus Sicht der Pflegeempfänger oder Angehörigen nicht in gewünschtem Maß von Pflegenden entsprochen werden, führt dies in der Pflege-Patientenbeziehung schnell zu Störungen und es bilden sich konfliktreiche Situationen heraus.
  Übertrag in die Praxis:
  So ist ein Vater beispielsweise nach dem Empfinden des Sohnes „immer schlampig angezogen und nie richtig rasiert" oder in einem anderen Fall „die Haare der Ehefrau schon seit Ewigkeiten fettig" und in einem nächsten Fall „seit Stunden niemand mehr bei der Schwester gewesen" etc. Solche Begebenheiten erfordern ein fundiertes und professionell geschultes Kommunikationsvermögen von Pflegenden, um solche Situationen fachlich zu lösen und Konflikteskalationen zu vermeiden.

2.6.2 Konfliktkonstellationen

Solch skizzierte Konfliktsituationen können sich in unterschiedlichen Konstellationen und Größenverhältnissen abspielen bzw. entwickeln:

- **Paar-Konflikt** (zwei Personen, zwei Positionen, ▶ Abb. 2.5): Finden oft auf emotionaler Ebene statt. Häufige Ursachen sind Misstrauen, Antipathie, Neid etc.
  Ein Beispiel hierzu ist das Fallbeispiel „Werte – Angelina vs. Marie" unter ▶ 2.6.1.
- **Dreiecks-Konflikt** (drei Personen): Resultiert aus Paar-Konflikten heraus – die 3. Position wird von der Person besetzt, die innerhalb des Paar-Konflikts als Unterstützer dienen soll oder aus beruflichen Gründen Stellung beziehen muss.
  Angelina Theise zieht in ihrem Konflikt mit Marie Jokic den Kollegen Thomas Pérez zu Rate. Thomas Pérez vertritt eine ähnliche Arbeitsansicht wie Angelina Theise, weshalb sie davon ausgeht, dass Thomas Pérez zu einer hohen Wahrscheinlichkeit ebenfalls ihren Standpunkt innerhalb des Konflikts vertreten wird, ihr also Recht gibt.
  Für Thomas Pérez können sich dadurch nun diese möglichen Folgen ergeben:
  a) Er steht wegen *Loyalitätsproblemen* zwischen zwei Stühlen: Thomas Pérez vertritt Angelina Theises Ansicht, schätzt aber auch Marie

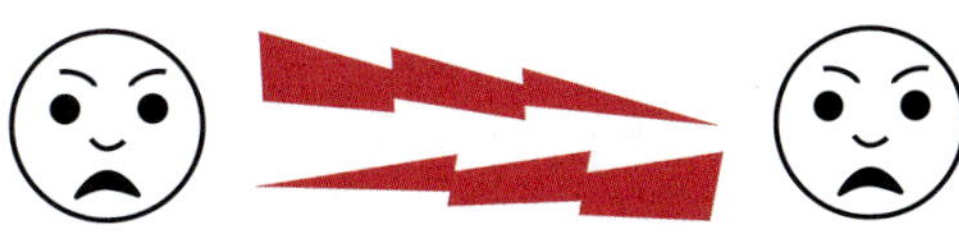

Abb. 2.5 Paar-Konflikt [L143]

Jokics aufmerksame und qualitativ hochwertige Patientenversorgung.

b) Er bezieht Position und schlägt sich auf eine Seite (*Parteinahme*): Angelina Theise hat absolut recht, denn er sieht es genauso. Außerdem ist ihm Angelina Theise sowieso sympathischer als Marie Jokic.

c) Er spielt die Konfliktparteien aus *Eigennutz* gegeneinander aus: Er nutzt das Spannungsfeld zwischen Angelina Theise und Marie Jokic aus, indem er eventuell vorgibt, eine Stellung zu beziehen, diese aber auch gerne wechselt, um sich selbst Vorteile zu verschaffen. Eigentlich ist Thomas Pérez nämlich sowieso der Überzeugung, dass sowohl Marie Jokics als auch Angelina Theises Arbeitsmoral nicht dem „Nonplusultra" entspricht, denn in pflegerischen Berufen müssen Quantität und Qualität immer miteinander einhergehen, so wie es eben (nur) er macht [...].

- **Gruppen-Konflikt** (mehrere Personen, bis hin zu ganzen Völkern, ▸ Abb. 2.6): Klassische Ursprünge sind sehr hierarchische Strukturen oder festgefahrene Teamstrukturen.
  Es werden drei Szenarien beschrieben:
  a) *Gruppenspaltung* wegen eines Paar-Konflikts, in der jede Fraktion eine der Konfliktparteien unterstützt.
  Marie Jokic und Angelina Theise haben ihre Fraktionen gebildet. Die Folgen hiervon sind die Verschlechterung des gesamten Betriebsklimas sowie der allgemeinen und individuellen Produktivität.

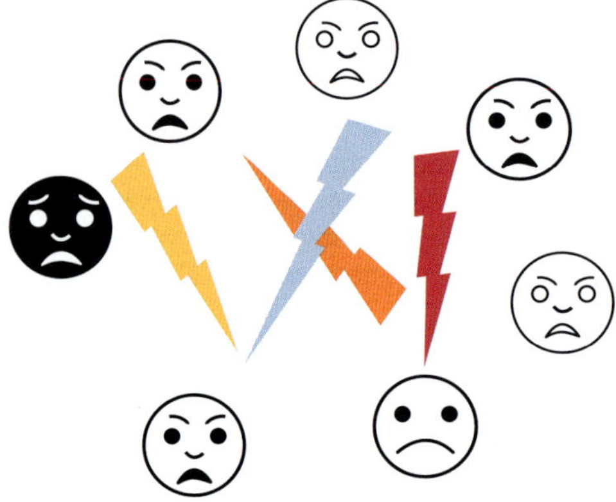

Abb. 2.6 Gruppenkonflikt [L143]

  b) *Gruppenausschluss:* Ein Teammitglied hat eine andere Meinung als das restliche Team – die Gruppe schließt diese Person abschließend aus, um z. B. zu verhindern, dass neue und innovative Ideen eingebracht werden.
  Marie Jokic oder Angelina Theise stehen allein da und werden mit ihren Ansichten und Werten aus der Gruppe ausgeschlossen. Die jeweilige Person muss sich den Gruppenvorstellungen anpassen.
  c) *Machtspiele:* Das Team ist anderer Meinung als die Führungskraft – diese fühlt sich in ihrer Autorität untergraben und reagiert mit Machtausübung, um sich durchzusetzen. Die Folge hierbei ist häufig ein zerstörtes Vertrauensverhältnis, was sich auf die Zusammenarbeit überträgt.
  Die Führungskraft bestimmt innerhalb dieses Beispiels z. B. darüber, dass sich an die Arbeitsmoral der Person gehalten wird (Marie Jokic oder Angelina Theise), die eigentlich keinen Gruppenrückhalt gefunden hat, in den Augen der Leitungskraft aber die richtige Einstellung aufweist.

Merke

Wichtig: Neutralität!

- Vorsicht: Personen, die von außen als Vermittlungsperson hinzugezogen werden, müssen als neutraler Vermittler agieren, nicht als Bündnispartner einer Konfliktpartei! Deshalb empfiehlt es sich in größeren oder herausfordernderen Konfliktgeschehnissen auf externe Unterstützung zurückzugreifen, die weder mit Gruppenmitgliedern noch im Organisationsinteresse verstrickt ist.

Weitere Begleiterscheinung nicht aufgelöster und verdeckter Konflikte

Je nach *Dauer* und *Intensitätserleben* (Stress, Druck, physische/psychische Folgeerscheinungen) eines Konfliktgeschehens, kann sich dieses

- in der Reichweite vergrößern (z. B. aus einer Kollegenstreitigkeit wird ein ganzer Abteilungskonflikt),
- eine richtige Einschätzung von Beziehungs- oder Sachebene erschweren (Überlagerung der tatsächlichen Ursache) oder
- die Folgen verschlimmern (z. B. Desinteresse, Demotivation, psychosomatische Symptome, Absentismus oder Präsentismus).

Definition

Absentismus

Dieser kann sowohl in physischer als auch psychischer Form auftreten und beschreibt das motivational bedingte Fernbleiben vom Arbeitsplatz. Als Auslöser dafür werden u. a. Konflikte mit Arbeitskollegen oder Führungskräften beschrieben.

Präsentismus

Das gegenteilige Verhalten, jedoch mit gleichem Hintergrund, wie beim Absentismus. Mitarbeitende erscheinen vermehrt am Arbeitsplatz, obwohl sie krank sind. Das Fernbleiben vom Arbeitsplatz fällt ihnen schwer.

Merke

Konflikte können auch Entwicklungschancen sein

Konflikte leben von Spannungen. Großen Einfluss auf diesen Kontext haben die grundsätzlichen Einstellungen der beteiligten Personen und die Art und Weise, wie sie sich einander gegenüber verhalten und miteinander kommunizieren. Konflikte umfassen nämlich nicht nur negative Situationen, sondern bieten ebenfalls einen großen Entwicklungs- und Lernspielraum dahingehend, das eigene Wissen zu erweitern, Standpunkte des Gegenübers zu erkennen und auf Problemsituationen konstruktiv reagieren zu lernen.

2.6.3 Typen und Reichweite von Konflikten

Im Gesundheitswesen sind viele verschiedene Berufsgruppen und Fachdisziplinen am Pflege- und Behandlungsprozess von Patienten oder Bewohnern beteiligt. Durch jeden einzelnen Mitarbeitenden sowie die unterschiedlichen Prägungen und beruflichen Spezialisierungen treffen viele unterschiedliche Perspektiven und Fokussetzungen aufeinander. Unter anderem aus diesen Gründen kann es innerhalb dieser Zusammenarbeit und der Prozesse schnell zu Unstimmigkeiten kommen. Konflikte können dann verschiedene Arten von Konfliktdynamiken auslösen.

Übergeordnete Konfliktarten

1. **Makro-Konflikt**: Konzerne, Städte, Länder
   Notwendige Kompetenzbereiche: gesellschaftliche Ebene, z. B. Wirtschaft, Religion, Regierung etc.
2. **Meso-Konflikt:** Organisationen und Unternehmen
   Notwendige Kompetenzbereiche: organisationale Abläufe, Strukturen etc.
3. **Mikro-Konflikt:** Face-to-Face (z. B. Familie, Freunde)
   Notwendige Kompetenzbereiche: psychologische Kompetenz

Eine zusätzliche Unterscheidung wird hierbei zwischen *intrapersonellen* (innerhalb einer Person) und *interpersonellen* (zwischen Personen) Konflikten getroffen.

Ebenen der Reichweite von Konflikten

1. **Friktion**: begrenzt sich auf wenige Themen
2. **Positionskampf**: Machtkampf
3. **Systemveränderungskonflikt:** betrifft das ganze System

Anhand der Identifikation der Konfliktreichweite zeichnen sich die notwendigen Interventionsebenen ab, so können auf den verschiedenen Ebenen grundsätzlich *Kommunikations-, Beziehungs-, Rollen- oder Zielkonflikte* unterschieden werden.

Als Konflikttypen werden beispielsweise die fünf folgenden Kategorien unterschieden:

- **Extrovertiert und direkt**: Probleme werden meist direkt und offen angesprochen, Konflikte werden nicht gescheut. Dieser Konflikttyp gilt als zielorientiert, konfliktfähig und ist ein Fan von Argumentation sowie Diskussion. Teilweise mangelt es diesem Konflikttyp jedoch an „richtigem Timing" für das Ansprechen von Konflikten. Scheitern Konfliktlösungen wird zudem gerne „den anderen" die Schuld dafür zugeschrieben.
- **Introvertiert und vermeidend:** Konflikte werden eher ausgesessen als angesprochen, eine direkte Problemklärung wird vermieden, aus Angst davor, dass Auseinandersetzungen sich zuspitzen könnten. Die Folge hiervon sind allerdings häufig Überreaktionen oder Eskalationen, da sich zu viel zu lange anstaut. In diesem Fall werden dann auch oft länger zurückliegende Konfliktsituationen (endlich) auf den Tisch gepackt. Dieses - ggf. explosive - Muster kann andere Personen sowohl überraschen als auch einschüchtern.
- **Detailorientiert und sachlich:** Konflikte werden vorrangig auf der Sachebene anhand von Zahlen, Daten und Fakten angesprochen. Dieser Konflikttyp erwartet diese Ebene ebenfalls von anderen Personen. Argumente, die aus der Beziehungsebene kommen oder Emotionen werden abgelehnt und als weniger relevant und somit nicht als Gegenstand des Konflikts bewertet. Auch dieses Muster kann häufig zu Eskalationen führen.
- **Intuitiv und empathisch**: Konflikte werden sozusagen eher als Teil einer Gesamtsituation

gesehen. Der Fokus liegt *„auf der Suche nach Hintergründen, Interessen und Motiven des Konflikts. Dabei spielen die Fakten eine nebensächliche Rolle. Sein Fokus richtet sich dabei häufig stärker auf die anderen als auf sich selbst. Beinahe psychoanalytisch können seine Beobachtungen und Zusammenfassungen klingen."* (Hartmann-Piraudeau 2021). Dieses Muster kann Konflikte unnötig verkomplizieren und/oder dazu führen, dass die Person selbst ihren Anteil an der Situation nicht mehr ausreichend wahrnehmen kann.
- **Analytisch und offen**: Das Credo dieses Konflikttyps lautet *Offenheit* und *Gerechtigkeit*. Dementsprechend wird offen mit Kritik und Konflikten umgegangen und dies im Umkehrschluss auch von anderen erwartet. Ziel ist immer, eine gerechte Konfliktlösung für alle beteiligten Akteure zu finden. Für emotionale Muster oder Reaktionen besteht eher kein Verständnis. Dies kann für andere Konflikttypen oder z. B. auch im interkulturellen Setting zu (weiteren) Problemen führen.

2.6.4 Konfliktebenen

Ein Konflikt kann nur adäquat bearbeitet und im besten Fall gelöst werden, wenn der Konflikt zum einen frühzeitig/rechtzeitig als solcher erkannt und zum anderen auf der richtigen Ebene eingeordnet wird.

Sachkonflikte (Situationen und Fakten)

Fallbeispiel

Mit Besteck oder mit den Fingern essen?

Pflegefachfrau Sandra Horn möchte, dass Walter Rogge, der wegen seiner Demenzerkrankung in manchen Situationen nichts mehr mit dem ausgelegten Besteck anzufangen weiß, weiterhin dem Antrieb nachkommt, mit seinen Fingern zu essen. Für Sandra Horn ist es selbstverständlich, dass diese Fähigkeiten und Fertigkeiten gefördert werden müssen. Pflegefachfrau Tanja Sahin hingegen passt das überhaupt nicht, denn Herr Rogge kleckert hierbei nicht nur sich, sondern den halben Tisch und sogar den Boden voll. Herr Rogge muss deshalb mehrmals täglich umgezogen und der Tisch sowie der Boden müssen geputzt werden. So am Esstisch zu sitzen kann für Herrn Rogge in ihrer Vorstellung nicht angenehm sein. Zudem kann er, wenn ihm die Mahlzeiten „ordentlich" angereicht (eingegeben) werden, seinen Hunger zum einen viel schneller stillen und zum anderen befindet er sich in einem sauberen und ordentlichen Umfeld. Dies ist nach Tanja Tahins Empfinden eine Voraussetzung dafür, Mahlzeiten überhaupt erst genießen zu können.

Dieses Fallbeispiel hat viele Konfliktebenen, die in der ► Tab. 2.9 aufgezeigt werden.

Beziehungskonflikte (Gefühle)

- Häufige Auslöser sind verdrängte emotionale Differenzen.
- Diese sind innerhalb des beruflichen Settings schwieriger zu lösen als innerhalb des Privaten (Tabuisierung der Einbeziehung der Gefühlsebene im beruflichen Kontext).
- Dadurch werden aufkommende oder bestehende Konflikte fälschlicherweise oft als Sachkonflikt behandelt – eine Konfliktlösung ist dann stark beeinträchtigt oder nicht möglich.

Machtkonflikte

- Dies ist ein Ringen um hierarchische Positionen (Konkurrenzdenken, Angst vor Abhängigkeit oder dem Verlust einer Machtposition).
- Meist setzt sich der Konfliktpartner mit einer höheren hierarchischen Position durch (dabei geht es nicht darum, wer fähiger ist).
- Auch ein Machtkonflikt kann fälschlicherweise als Sachkonflikt wahrgenommen werden.

2.6.5 Konfliktmuster

Konflikte können sich im Weiteren anhand unterschiedlicher Muster im Verlauf entwickeln. Unterschieden werden hierbei auch *heiße* und *kalte Konflikte*.

- **Heiße Konflikte**: offen, direkt, emotional
  Laute und leidenschaftlich aufgeladene Angriffe, Gegenangriffe und Verteidigungsstrategien (emotionale Ausbrüche, Übertreibungen und destruktive Aktionen)
  Gefahren: Sabotage, Mobbing, Abmahnungen, Kündigung, körperliche Gewalt etc.
- **Kalte Konflikte**: verdeckt, unterdrückt
  Als peinlich bewertete Emotionen wie Enttäuschung oder Frustration werden nicht ausgelebt, sondern wollen vor der Gegenseite versteckt werden. Die Folge ist *Rückzug* und Emotionen wie Ärger und Wut stauen sich innerlich an und werden anhand von *verdeckten Handlungen* verarbeitet. Ziel hierbei ist häufig das Selbstvertrauen der Gegenpartei.
  Gefahren: Somatisierung, Trauer, Burnout, Depression, Mobbing, Gefühl der Sinnlosigkeit etc.
  Haben Konflikte letztendlich eine bestimmte Stufe erreicht, ist es nicht mehr möglich, diese eigenständig zu lösen, es **muss** professionelle Hilfe hinzugezogen werden.

Tab. 2.9 Beispiele für unterschiedliche Ausprägungen von Sachkonflikten

Konfliktebene	Situation
Ziel- oder Interessenskonflikt (Wer will *was* erreichen?)	• Sandra Horn möchte die Selbstständigkeit von Herrn Rogge aufrechterhalten. • Tanja Sahin möchte Sauberkeit und Wohlbefinden für ihn.
Wegekonflikt (Wer will etwas *wie* erreichen?)	• Sandra Horn: Herr Rogge soll selbstständig essen dürfen. • Tanja Sahin: Herrn Rogge sollte das Essen angereicht bekommen.
Wertekonflikt (z. B. Loyalität vs. Wirtschaftlichkeit)	• Sandra Horn orientiert sich an den Werten der Selbstständigkeit und Selbstbestimmung eines Menschen. • Tanja Sahin orientiert sich an sittlichen Werten wie beispielsweise Sauberkeit, Ordnung, Sicherheit.
Rollenkonflikte (Unterschiedliche Erwartungen einer Person können nicht miteinander vereinbart werden)	• *Intrarollenkonflikt* (innerhalb einer Rolle selbst) Tanja Sahin versteht als Pflegefachfrau die fachlichen Hintergründe für Sandra Horns Einstellung. Sie kann aber nicht mit sich vereinbaren, dass dadurch beispielsweise auch andere Bewohner umso länger warten müssen, je mehr Zeit sie bei Herrn Rogge braucht. • *Interrollenkonflikt* (zwischen Rollen) Sandra Horn und Tanja Sahin sind privat sehr gut befreundet. Diese ständigen beruflichen Differenzen sind für sie teilweise nur schwer in ihrem Privatleben abzugrenzen.
Verteilungskonflikt (Un-)Zufriedenheit mit der Aufteilung der eigenen Tätigkeitsbereiche im Vergleich mit Kollegen)	• Als gerontopsychiatrische Fachkraft sieht Sandra Horn es als ihren fachlichen Zuständigkeitsbereich, die Maßnahmengestaltung in der Pflege und Versorgung von Herrn Rogge festzulegen. • Tanja Sahin sieht das nicht so, denn die Pflege und Versorgung von Herrn Rogge ist ebenfalls ihr Arbeitsinhalt und zudem muss sie sich ja schließlich ebenfalls um die Folgen (Mehraufwand) kümmern.
Wahrnehmungskonflikte (Unterschiedlichkeiten in Überzeugungen und Einstellungen)	• Sandra Horn nimmt anhand des Gesichtsausdrucks von Herrn Rogge eine hohe Konzentration und anschließende Freude wahr, wenn er mit den Fingern isst. • Tanja Sahin deutet diese non-verbalen Signale dagegen als Überforderung und Unsicherheit.

Einflussgrößen auf die Gefahr der Konflikteskalation sind u. a.:

- Konfliktursachen
- Komplexität und Dauer des Konflikts
- Sympathie und Antipathie
- Soziale und kommunikative Kompetenzen der Konfliktparteien

Konfliktarten innerhalb dieser Konfliktbereiche:

- Offene oder verdeckte Konflikte
- Konstruktive oder destruktive Konflikte
- Organisationale Konflikte
- Macht- und Herrschaftskonflikte
- Hierarchie- und Rangkonflikte

2.7 Konflikteskalation nach Glasl

Friedrich Glasl veranschaulicht die Dynamik eines Konfliktgeschehens anhand von verschiedenen Eskalationsstufen, die sich in *drei Phasen* unterteilen Die einzelnen Stufen reichen vom Beginn einer Konfliktsituation (z. B. wer muss immer das Stationszimmer aufräumen) bis hin zur absoluten Eskalation (z. B. Kampf, Kündigung, Bereichswechsel etc.).

Kurz umrissen kann sich ein **Konfliktgeschehen** folgendermaßen entwickeln:

Ein Konfliktverlauf beginnt grundsätzlich damit, dass eine Person sich von ihrem Gegenüber schlecht behandelt oder angegriffen fühlt. Daraufhin möchte sich diese Person wehren und greift das Gegenüber ebenfalls an. Beide Parteien versuchen, die jeweils andere in ihrer Position zu entmächtigen und sich gegenseitig Schaden zuzufügen. Die Kommunikation zwischen den beiden Parteien ist gestört und ein Verständnis füreinander oder ein neutrales Gespräch nicht mehr möglich. Bisher unbeteiligte Personen werden in den Konflikt miteinbezogen und es werden Verbündete gesucht, die die Richtigkeit der jeweiligen Position untermauern können. Die Konfliktsituation heizt sich zunehmend auf. Der Konflikt kommt in seine „heiße“ Phase. Ab dieser Stufe verschärft sich das Verhalten auf beiden Seiten zunehmend. Die Konfliktsituation beeinflusst die gesamte Umgebung und ist allgegenwärtig spürbar, bis die beteiligten Parteien kaum noch vernünftig denken oder handeln können. Von beiden Parteien wird nur noch wahrgenommen, was ihre Meinung und Überzeugung gegenüber der anderen Person oder Gruppe bestätigt, denn beide fühlen sich absolut im Recht. Der Konflikt droht zu eskalieren.

Verhaltensweisen, die einen bestehenden Konflikt immer weiter verschärfen:

- **Abwertende oder degradierende Äußerungen:** „Du bremst mit deinem Verhalten alle aus!“
- **Abwertende oder degradierende nonverbale Signale:** Augen verdrehen, Kopfschütteln, jemanden belächeln
- **Verallgemeinerungen:** „*Immer* das gleiche mit dir“, „*Nie* erledigst du deine Arbeit anständig“, „*alle* Betten waren nass“, „*nichts* davon wurde erledigt“
- **Eigene Vorteile ausspielen** (z. B. Machtpositionen, persönliche Verbindungen etc.)

Konfliktphasen

1. In der ersten Phase eines Konflikts (**Win-Win-Phase**) entscheidet sich, ob die Konfliktparteien genug Kompetenzen besitzen bzw. ausgebildet haben, die bestehende Konfliktsituation adäquat wahrzunehmen und selbstständig zu lösen oder ob die Situation eskaliert.
2. In der zweiten Phase (**Win-Lose-Phase**) ist eine selbstständige Lösung des Konflikts durch die Konfliktparteien selbst grundsätzlich kaum mehr möglich. Meist muss in dieser Phase eine neutrale Unterstützung von außen hinzugezogen werden, um den Konflikt zu lösen.
3. In der dritten Phase (**Lose-Lose-Phase**) hat sich die Konfliktsituation so extrem zugespitzt, dass dringend professionelle und neutrale Hilfe von außen notwendig ist, um damit umzugehen. Die Situation zwischen den Parteien hat sich bis zu dieser Stufe so stark emotional aufgeheizt, dass jedes einzelne Wort oder Verhalten zu einer weiteren Eskalation führt.

Konflikteskalation

Die Konflikteskalation (► Abb. 2.7) läuft nach Glasl in neun Stufen ab.

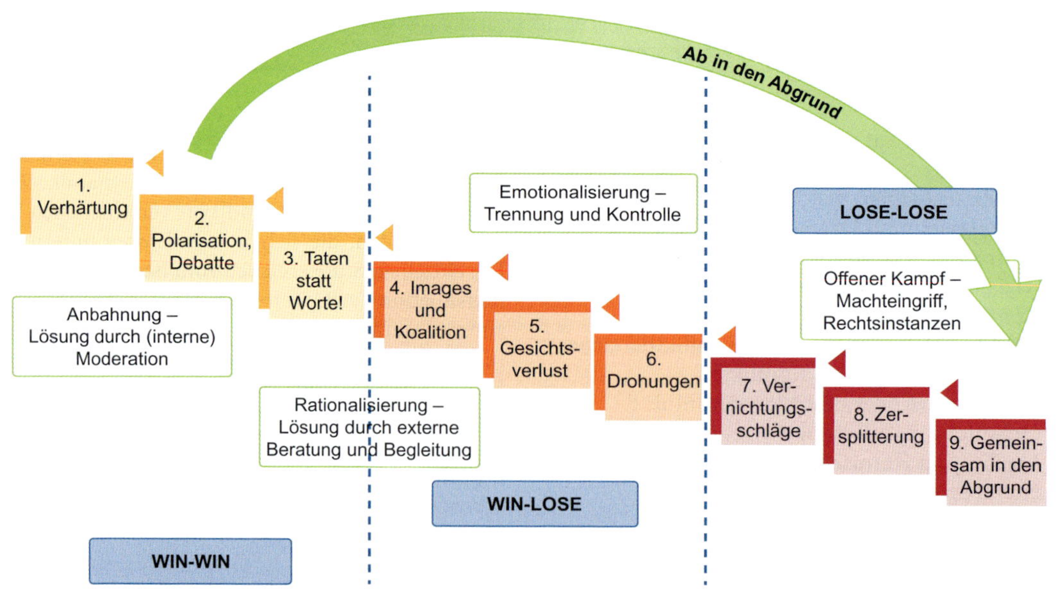

Abb. 2.7 Konflikteskalation nach Glasl (eigene Darstellung, vgl. Kreyenberg 2005; Glasl 1990; Klein 2002) [L143]

Einzelne Stufen der Konflikteskalation nach Glasl

Der Weg von der Win-Win-Phase zur Lose-Lose-Phase umfasst je Phase in drei Stufen.

Win-Win-Phase: Beide Parteien können (noch) gewinnen, eine Versöhnung ist (noch) möglich.

1. **Verhärtung:** Eine grundsätzliche Meinungsverschiedenheit liegt vor. Parteien prallen mit unterschiedlichen Standpunkten, Meinungen oder Überzeugungen (immer mehr) aufeinander. Spannungen und Sticheleien nehmen zu. Eine Lösung durch Gespräche ist auf dieser Stufe grundsätzlich möglich. Beharren beide Parteien aber weiterhin auf ihrem eigenen Standpunkt, verhärtet sich die Situation und das Konfliktpotenzial steigt.
2. **Polarisation und Debatte:** Streitereien nehmen weiter zu und die Fronten verhärten sich. Es entwickelt sich ein absolutes Schwarz-Weiß-Denken und Fühlen darüber, was richtig und falsch ist. Um die eigene Position zu stärken und die andere Partei zu entmachten, nehmen verbale Gewalt sowie gegenseitige Abwertungen immer weiter zu. Die Gegenpartei MUSS von der Richtigkeit der eigenen Meinung überzeugt werden. Jede Partei möchte die Überlegene sein. Dahinterliegende Bedürfnisse, Wertvorstellungen oder Antriebe werden gegenseitig kaum bis nicht mehr wahrgenommen.
3. **Taten statt Worte:** Ab dieser Stufe wird verbale Kommunikation als sinnlos empfunden. Nonverbale Signale dominieren, um sämtlichen Emotionen Ausdruck zu verleihen. Es werden Strategien für demonstrative und trotzige Aktionen zurechtgelegt und aufgefahren. Dies steigert in der Folge zusätzlich die Gefahr von Fehlinterpretationen und weiteren Missverständnissen. Das gegenseitige Misstrauen steigt, die Fähigkeit zu Empathie und Wertschätzung gegenüber einander geht immer mehr verloren.

Win-Lose-Phase: Eine Konfliktpartei verliert - es besteht ein Machtgefälle, in dem sich nicht mehr auf Augenhöhe begegnet werden kann.

4. **Images und Koalition:** Es werden Verbündete und Anhänger für den eigenen Standpunkt gesucht, um die Richtigkeit der eigenen und das Fehlverhalten der anderen Partei zu bestätigen und sichtbarer zu machen. Hierbei werden Klischees, stereotype Aussagen oder auch Gerüchte genutzt, um sich ins „rechte Licht" zu rücken. Es wird sich gegenseitig in schlechte Rollen geschoben, bekämpft und überall Indizien für die Richtigkeit des eigenen Standpunktes gesucht (z. B. „Hab ich's nicht gesagt, dass […]!", „Ich wusste es von Anfang an!", „Es war klar, dass es irgendwann einmal rauskommt, ich habe nur drauf gewartet!"). Achtung vor *selbsterfüllenden Prophezeiungen*
5. **Gesichtsverlust:** Die Auseinandersetzungen spitzen sich immer noch weiter zu. Die Bestätigung, Recht zu haben, reicht durch einen Bündnispartner ab dieser Stufe nicht mehr aus. Die persönliche Selbstbeherrschung der Beteiligten nimmt rapide ab und das Verlangen danach, die andere Partei denunzieren zu müssen, steigt. Um dieses Ziel zu erreichen, wird beispielsweise auf massive Vorwürfe, Demaskierungsversuche, Verrat, öffentliche Angriffe, Isolation, Ausstoß und Verbannung zurückgegriffen.
6. **Drohungen:** Die bisher verwendeten Strategien reichen nicht mehr aus. Es muss auf wirksamere Methoden zurückgegriffen werden. In dieser Stufe zeichnen sie sich beispielsweise durch gegenseitige Drohungen, Erpressungen, Forderungen, das Setzen von Ultimaten oder dem Androhen von Bestrafungen und Sanktionen aus. Alle Beteiligten sind einem massiven Stresslevel ausgesetzt.

Lose-Lose-Phase: Beide Konfliktparteien haben verloren und eine Versöhnung ist nicht mehr möglich.

7. **Begrenzte Vernichtungsschläge:** Ab hier geht es nur noch darum, sich gegenseitig offensichtlich zu schaden. Für Menschlichkeit ist kein Platz mehr. Es folgen gezielte Vernichtungsschläge, jede Art von Grenze wird massiv überschritten. Um die Gegenpartei zu denunzieren, werden in diesem Zustand selbst kleinere eigene Verluste in Kauf und sogar als Gewinne wahrgenommen.
8. **Zersplitterung:** Die gegenseitigen Vernichtungsschläge erweitern sich darauf, das gesamte umliegende System der Gegenparteien zu zerstören. Dieses wird zunehmend so massiv unter Druck gesetzt oder manipuliert, dass es irgendwann zersplittern muss und dann die Beteiligten auf die eigene Seite ziehen zu können. Es folgt ein Wechselspiel zwischen Paralyse und Ausgrenzung.
9. **Gemeinsam in den Abgrund:** Die totale Konfrontation ist erreicht. Auf dieser Stufe gibt es kein Zurück mehr, es folgen Vernichtung und Selbstvernichtung – es herrscht Krieg. Beide

Parteien sind abschließend am Boden und haben verloren.

Eine **Konfliktbearbeitung oder -lösung** ist nach Glasl auf den verschiedenen Stufen (nur noch) anhand folgender Interventionen möglich:

- Stufe 1–3 (Verhärtung–Taten statt Worte): *Moderation*
- Stufe 3–5 (Taten statt Worte–Gesichtsverlust): *Prozessbegleitung*
- Stufe 4–6 (Images und Koalition–Drohungen): *Sozio-therapeutische Prozessbegleitung*
- Stufe 5–7 (Gesichtsverlust–Vernichtungsschläge): *Vermittlung, Mediation*
- Stufe 6–8 (Drohungen–Zersplitterung): *Schiedsverfahren, Gerichtsverfahren*
- Stufe 7–9 (Vernichtungsschläge–Gemeinsam in den Abgrund): *Machteingriff*

2.8 Möglichkeiten der Konfliktintervention und -prävention

2.8.1 Präventive und kurative Konfliktinterventionen

Präventive Konfliktinterventionen

Präventive Konfliktinterventionen beschreiben, wie es die Bezeichnung bereits vermuten lässt, Maßnahmen, die verhindern sollen, dass es überhaupt zu einem tatsächlichen Konfliktgeschehen kommt. Der Ausbruch von Konflikten soll also bestmöglich vermieden werden. Im organisationalen Setting bedeutet dies beispielsweise, dass

- Mitarbeitende regelmäßig direkt befragt werden, wie und ob sie Störungen oder Unstimmigkeiten wahrnehmen und welche Lösungsansätze sie sich dafür vorstellen können,
- Mitarbeitende und Führungskräfte anhand regelmäßiger Fortbildungen, Supervisionen oder Coachings innerhalb der Themen von Kommunikation, Stress- und Konfliktmanagement etc. sensibilisiert werden oder
- bestimmte Aspekte bereits von vorneherein beispielsweise rechtlich oder vertraglich geregelt und festgelegt wurden, bzgl. denen sich Differenzen ergeben könnten.

Kurative Konfliktinterventionen

Kurative Konfliktinterventionen sind notwendig, wenn bereits ein Konflikt (auf einer bestimmten Stufe) besteht und dieser gelöst, geschlichtet, kontrolliert oder im besten Fall beendet werden soll. Dabei kann entweder *deeskalierend* (reduzierend), aber auch, so paradox es klingen mag, *eskalierend* (steigernd) vorgegangen werden:

- **Deeskalierende Interventionen:** Es wird ein Bewusstsein über die Konfliktsituation für beteiligte Parteien geschaffen. Die Mitarbeiter werden für das Thema sensibilisiert. Aspekte und Mechanismen, die zu einer Konflikteskalation führen können, werden aufgezeigt und dafür genutzt, eine möglicherweise drohende Eskalation zu entschärfen und die Gefahr zu reduzieren. Das bedeutet beispielsweise, dass Spannungen zwischen den Konfliktparteien gelöst werden oder lösbar gemacht werden, indem
  - den beteiligten Parteien der Konflikt (beobachtbare Eskalationsmechanismen) aufgezeigt wird sowie
  - verzerrte Perzeptionen (Wahrnehmungen) aufgelöst und ihnen dadurch eine Reflexion des Konfliktgeschehens ermöglicht wird.
- **Eskalierende Interventionen**: Eskalierende Maßnahmen werden dafür genutzt, bestimmte Formen eines bestehenden Konfliktgeschehens *„aufzutauen“*. Ein *kalter Konflikt* muss vorerst angeheizt werden, um eine Bearbeitungs- oder Lösungsmöglichkeit zu arrangieren. Dies kann funktionieren, indem
  - den Konfliktparteien zu erwartende Konfliktfolgen aufgezeigt werden. Danach müssen die Beteiligten entscheiden können, ob sie die Verantwortung dafür tatsächlich übernehmen möchten oder
  - Störungen und Konflikthintergründe so weit verstärkt werden, bis sie auf die Parteien unerträglich wirken und eine Bearbeitung der Beziehungsproblematik möglich wird.

2.8.2 Voraussetzungen für Konfliktlösungen

Das Basisinstrument, um Konfliktsituationen zu lösen, ist **Kommunikation**. Innerhalb der Kommunikation sind folgende Voraussetzungen beider Parteien notwendig:

- Persönliche Reife und bestimmter Grad an Selbstreflexion
- Gesprächsbereitschaft (aus eigenem Interesse heraus, nicht aus „Zwang“)
- Ruhige und störungsfreie Räumlichkeit und ausreichendes Zeitfenster – maximal aber 90 Minuten (ungestört)

- Möglichkeit eines Folgetermins, wenn der angesetzte Gesprächszeitraum nicht ausreicht
- Aufmerksames Zuhören und sich gegenseitig aussprechen lassen; die ausgebildete Fähigkeit, sich selbst in die Position des anderen hineinversetzen zu können
- Keine Anklagen oder Vorwürfe: Gegenstand des Gesprächs ist nicht die „Schuld" bei einer der Parteien zu suchen, sondern eine gemeinsame Lösung zu finden (Ich-Botschaften, Gewaltfreie Kommunikation, Erwachsenen-Ebene, Metakommunikation)
- Moderation des Gesprächs durch neutrale Person, die darauf achtet, dass Gesprächsregeln eingehalten, Konfliktparteien bei Bedarf beruhigt und Ergebnisse zusammengefasst werden.

(vgl. Glasl 2004, 2020; vgl. Kreyenberg 2005; vgl. Jacobi-Wanke & Polzin 2019; vgl. haufe.de; vgl. greator.com; vgl. Pietko 2020; vgl. Hesse/Schrader 2022)

2.9 Exkurs: Johari-Window in der Teamarbeit

Selbstwahrnehmung und Fremdwirkung in Teams

Das Johari-Window nach Joseph Luft und Harry Ingham ist eine simple, aber sehr nützliche Methode, sowohl die persönliche **Selbstwahrnehmung** als auch **Fremdwahrnehmung** (bzw. **individuelle Fremdwirkung**) zu verbessern und weiterzuentwickeln. Durch die Betrachtung dieses Modells können ebenfalls Ursachen und Hintergründe für eventuell auftretende Konflikte innerhalb von Teams erklärt sowie entschärft werden.

Grundsätzlich stellt das Modell des Johari-Windows anhand eines schemenhaften Fensters vier Bereiche *individueller Persönlichkeitsmerkmale* von Personen dar. Sozusagen als eine Art Gegenüberstellung. Hierbei beschäftigten sich Joseph Luft und Harry Ingham mit den Fragestellungen, welche Unterschiedlichkeiten innerhalb von Fremd- und Selbsteinschätzung bzw. -wahrnehmung zwischen Personen auftreten können und wie sich diese im weiteren Verlauf entwickeln. Sie untersuchten daran folgende Fragen:

- Wie beschreibt sich eine Person selbst?
- Wie wird diese Person von anderen Personen beschrieben?
- Wie wirkt sich dies auf Gruppendynamiken aus?

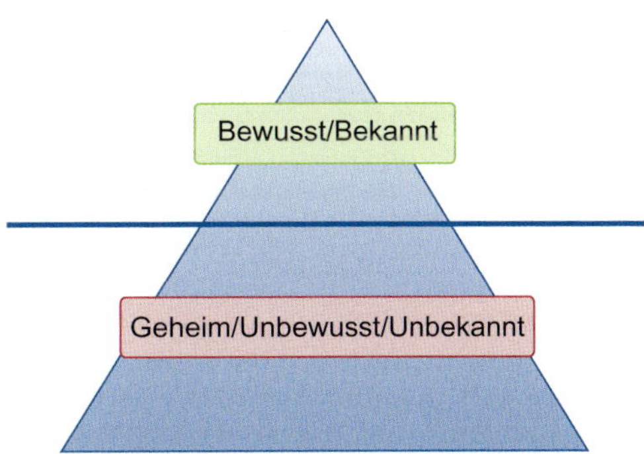

Abb. 2.8 Exemplarische Fusion des Eisbergmodells und des Johari-Windows [P1327, P1328/L143]

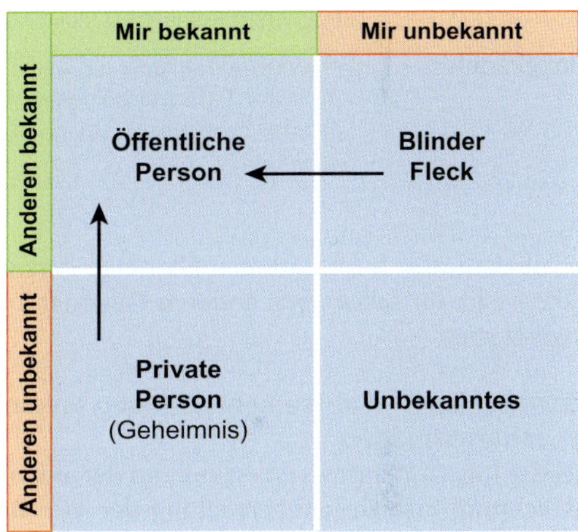

Abb. 2.9 Johari-Window nach Luft und Ingham [L143]

Die **übergeordneten Kategorien** des Johari-Windows unterteilen sich in:

a) Bewusste bzw. bekannte Strukturen
b) Unbewusste bzw. unbekannte Strukturen

Verbildlicht (► Abb. 2.8) kann dies ebenfalls ähnlich dem Eisbergmodell (► 1.3.5) dargestellt werden.

Das gesamte Modell des Johari-Windows (► Abb. 2.9) gliedert sich dann mit diesem Hintergrund in insgesamt vier Bereiche (also die vier Abschnitte eines Fensters, ► Tab. 2.10):

- **Öffentliche Person:** Informationen, die eine Person über sich preisgibt
- **Private Person** (mein Geheimnis): Informationen, die eine Person, wenn dann nur bestimmten Personen preisgibt
- **Blinder Fleck:** Wirkung einer Person auf andere Personen, die ihr aber selbst nicht klar ist

Tab. 2.10 Bereiche des Johari-Windows

Öffentliche Person, private Person, blinder Fleck, Unbekanntes	
Öffentliche Person	Bereich der freien Aktivität, des gemeinsamen Wissens und Ebene der Transparenz. Alle Anteile, die der Person selbst über sich bekannt und die sie auch bewusst für alle anderen wahrnehmbar sein lässt (z. B. Name, Beruf, Aussehen, öffentliche Sachverhalte, Tatsachen, Gefühle, Verhalten und Motive)
Private Person	Bereich der Zurückhaltung oder privater Geheimnisse. Alle Verhaltensweisen, Gefühle, Wünsche, Motive, die der Person selbst bekannt sind und nur bestimmten anderen Personen – oder auch niemand anderem – zugänglich gemacht werden und dadurch gezielt verborgen bleiben (z. B. das Lieblingsessen, Hobbys, Familienstand, Gewohnheiten am Feierabend, persönliche Rituale etc.)
Blinder Fleck	Bereich der Selbstwahrnehmung, die der eigenen Person verborgen bleibt. Anteile, die für andere sichtbar und somit über die Person bewusst, ihr selbst jedoch verborgen und dadurch nicht bewusst sind (z. B. Wirkung der eigenen Stimme oder Körperhaltung auf andere, Verhalten in bestimmten Gefühlszuständen, Wirkung des Verhaltens nach außen). *Ebene des Feedbacks.*
Unbekanntes	Vorgänge und Anteile, die weder der Person selbst noch anderen bekannt sind. Dieser Bereich wird in der Tiefenpsychologie als **Unbewusstes** bezeichnet und in der Regel im beruflichen Alltag kaum beachtet. *Feedback und Reflexion können aber in diesem Bereich eine hohe Wirkung aufweisen!*

- **Unbekanntes:** Informationen über eine Person, die weder ihr selbst noch anderen Personen bewusst sind.

Persönlichkeits- und Teamentwicklung anhand des Johari-Windows

Ziel des Johari-Windows ist es, anhand der aktiven Betrachtung und Gegenüberstellung der vier Bereiche *Selbsterfahrung* und *Persönlichkeitsentwicklung* zu ermöglichen. Diese Faktoren sind auch im Bereich von Konfliktfähigkeit sehr wichtig. Durch einen solch gezielten Abgleich von Selbst- und Fremdwahrnehmung bzw. -wirkung kann nicht nur im Sinne der Selbstexploration und Selbstreflexion die eigene Perspektive erweitert und neue Erkenntnisse (über sich selbst) gesammelt werden, sondern ebenfalls Erkenntnisse innerhalb von Gruppendynamiken transparent dargestellt werden. Spezifisch bedeutet dies u. a.:

- Vergrößerung des Bereichs der „Öffentlichen Person“
- Verkleinerung (des Aufwands der Geheimhaltung) der „Privaten Person“
- Verkleinerung des „Blinden Flecks“ durch Rückmeldung und Feedback
- Unterstützung der persönlichen Entwicklung durch andere

Basis einer vertrauensvollen Zusammenarbeit (privat und beruflich) ist eine adäquate Anpassung der vier Quadranten. So kann der Bereich der **„Öffentlichen Person“** beispielsweise durch persönliche Erzählungen, kleine Aufmerksamkeiten und nonverbalen Anteilen wie Blickkontakt oder einen Handschlag vergrößert werden. Dadurch wird zunehmend Einblick in die für andere unbekannte „Private Person“ eröffnet – private Anteile werden öffentlich bekannt.

Personen, bei denen der Quadrant der **„Privaten Person“** zu groß ist, wirken demgegenüber auf andere oft unnahbar oder arrogant, da diese nicht viel von sich preisgeben. Sie scheinen teilweise auch schwer einschätzbar zu sein, was die Teamdynamik im Sinne von Vertrauen und Misstrauen negativ beeinflussen und Konfliktpotenzial bergen kann.

Der persönliche **„Blinde Fleck“** mit allen Anteilen, die der Person selbst nicht bewusst sind, kann beispielsweise durch regelmäßiges Feedback (► 2.12.7 *Feedback ist Beschreibung*) verkleinert werden. Das bedeutet, der Person wird immer mehr über sich selbst und die eigene Wirkung nach außen bewusst. Dies trägt u. a. maßgeblich zur eigenen Persönlichkeitsentwicklung bei und kann dann in anderen Bereichen („Öffentliche oder Private Person“) gezielt integriert werden.

Der Bereich des vollständig **„Unbekannten"** kann u. a. durch Erfahrungen, Erlebnisse oder auch durch Psychoanalyse verkleinert werden. (Luft & Ingham 1993; Baller & Schaller 2017).

Merke

Johari-Window kann Verständnis fördern

Je nach Verhältnis und Ausprägung der vier Bereiche können innerhalb der Teamarbeit (selbstverständlich auch grundsätzlich im Privatleben) Auslöser für Verhaltensweisen von Personen besser oder schlechter vom Gegenüber – sowie sich selbst – verstanden werden. Dies ist entscheidend für die Ausprägung bestimmter **Kommunikationsstrukturen** und im weiteren Sinne ebenfalls für Konfliktpotenzial bzw. Konfliktprävention, welches sich durch Unverständnis erhöhen und durch Verständnis lösen kann.

Vorsicht

Gefahren der „Öffentlichen Person"

Der Bereich der „Öffentlichen Person" sollte im beruflichen Setting nicht beliebig ausgedehnt werden, denn dies kann unter Umständen auch negativ ausgenutzt werden. Die „Öffentliche Person" sollte nur so weit ausgedehnt werden, dass eine Vertrauensbasis hergestellt werden kann, jedoch Berufliches und Privates nicht grenzenlos ineinander verschwimmen.

Insbesondere im beruflichen Setting ist es sehr gewinnbringend, das Johari-Window einzusetzen und kann beispielsweise sehr gut für Feedbackgespräche genutzt (▸ 2.12.7 *Feedback ist Beschreibung*) werden.

Fallbeispiel

Klatsch und Tratsch ist unprofessionell

Erik Gäbel spricht auf der Arbeit nicht viel über sein Privatleben. Zu viel Klatsch und Tratsch empfindet er als unangebracht und unprofessionell. Er hat grundsätzlich gute Arbeitsbeziehungen zu seinen Kolleginnen und Kollegen, viele von ihnen verstehen ihn diesbezüglich aber nicht und empfinden ihn als unnahbar und kalt im Umgang mit anderen. Umso überraschter sind alle Teammitglieder, als Erik seinen kleinen Sohn auf eine Weihnachtsfeier mitbringt und diese sehen, dass Erik ein sehr liebevoller und warmherziger Vater ist.

Reflexionsfragen

1. Warum hatten Erik Gäbels Kollegen diese „Vorurteile" bzw. falschen Einschätzungen seiner Persönlichkeit gegenüber?
2. Welche Bereiche des Johari-Windows haben sich durch die Weihnachtsfeier mit Erik Gäbels Sohn Ihrer Meinung nach wie verändert?

Fallbeispiel

Überfordert?

Julien Malicki gilt innerhalb seines Kollegenkreises als sehr professionelles und souveränes Teammitglied mit einer schnellen Auffassungsgabe und hoher Handlungskompetenz. Umso überraschter ist seine Kollegin Esra Tičić als Julien Malicki sie während des Frühdienstes plötzlich aufsucht und sie bittet einen Patienten zu übernehmen, bei dem er – nicht fachlich, sondern persönlich – überfordert ist, diesen zu betreuen. Auch Julien Malicki kann sich all dies nicht erklären, denn so etwas ist ihm selbst noch nie passiert.

Reflexionsfragen

1. Welche Bereiche des Johari-Windows scheinen sich Ihrer Meinung nach durch diese Erfahrung bei Julien Malicki gerade neu zu sortieren?
2. Wie würden Sie Julien Malicki anhand dieses Modells erklären, dass die bestehende Situation sehr wichtig für ihn im Hinblick auf seine Persönlichkeitsentwicklung ist?

Reflexionsfragen

Übertragen Sie Ihre Kenntnisse über die verschiedenen Teamphasen aus Kapitel ▸ 2.4, setzen Sie diese mit den Inhalten des Johari-Windows in Bezug und bearbeiten Sie in Gruppenarbeiten folgende Fragen:

1. Wie könnte sich der Bereich der „Privaten und Öffentlichen Person" innerhalb der verschiedenen Teamphasen entwickeln?
2. Wie wirkt sich der Bereich des „Blinden Flecks" am einflussreichsten auf die anderen Teammitglieder aus?
3. Wie könnte sich eine Rückmeldung zum „Blinden Fleck" ebenfalls innerhalb der verschiedenen Teamphasen auf die Person selbst auswirken?

2.10 Hintergründe konfliktträchtiger Kommunikationsmuster

2.10.1 Dramadreieck

Wie sich konfliktträchtige Interaktionen entwickeln und ggf. bis zur Eskalation befeuert werden können, kann sehr gut anhand des Modells des **Dramadreiecks** nach Karpman dargestellt werden (► Abb. 2.10). Das Modell des Dramadreiecks hat seinen Ursprung in der Transaktionsanalyse (► 1.3.6) und beschreibt bzw. verbildlicht typische menschliche Verhaltens- und Kommunikationsweisen, in denen sich Personen unbewusst in einer Endlosschleife an ungesunden Interaktionsmustern verlieren können. Solche Dynamiken des Dramadreiecks sind jedem selbst bekannt und spielen sich grundsätzlich zwischen mindestens zwei Parteien ab. Je konfliktträchtiger sich eine Situation oder ein Kontext gestaltet, desto anschaulicher können diese beobachtet werden.
Als Erklärung dafür, dass Menschen allgemein „gerne" in solche Dynamiken einsteigen und „mitspielen", dient auch hierbei das Grundbedürfnis nach dem Austausch von gegenseitiger Aufmerksamkeit im Sinne von Strokes (► 1.3.6). Wichtig ist sich hierbei erneut ins Gedächtnis zu rufen, dass Menschen nicht nur nach Strokes positiven Ursprungs suchen, sondern dass der „Hunger nach Strokes" Personen dazu bewegt auch negative Aufmerksamkeit zu suchen bzw. sich gegenseitig zu geben.
Je tiefer alle Parteien in das Konstrukt des Dramadreiecks einsteigen, desto höher ist nach diesem Modell die Garantie für Strokes.

Positionen und Rollenfunktionen

Grundsätzlich besteht das Modell des Dramadreiecks aus drei verschiedenen Positionen, die von den beteiligten Parteien, innerhalb zwischenmenschlicher Kommunikationsverläufen bezogen werden können.

- **„Opfer"** (Lernender – Abhängigkeitsposition)
- **„Retter"** (Lehrender/Befähiger)
- **„Verfolger"** (Täter)

Die Rolle des Verfolgers dient innerhalb dieser Dynamik als sogenanntes *Switch-Element.*

> **Merke**
>
> **Positionen: Opfer – Retter – Verfolger**
>
> Diese Positionen stellen grundsätzlich ganz normale Rollenfunktionen innerhalb von zwischenmenschlichen Interaktionsprozessen dar und müssen noch keinen Einstieg in nicht konstruktive Interaktionsprozesse aufzeigen.

Verlauf gesunder zwischenmenschlicher Interaktionen

Die **Opfer-Position** verbildlicht beispielsweise die Ausgangsposition eines Lernenden oder Ratsuchenden, der

- im Moment nicht über einen bestimmten Wissensvorrat verfügt oder
- nicht dazu befähigt ist, eine Handlung selbstständig durchzuführen (können oder dürfen) oder
- in einer Lage ist, eine bestehende Problemsituation selbstständig zu bearbeiten oder zu lösen.

> **Fallbeispiel**
>
> **Fehlende Praxis**
>
> Danica Novak, Auszubildende zur Pflegefachfrau, hat noch nie eine intramuskuläre Injektion (i. m.) in der Pflegepraxis verabreicht. Das theoretische Hintergrundwissen hat sie im Unterricht vermittelt bekommen und dieses auch an einem Dummy geübt. An einer realen Person hat sie dies jedoch noch nie durchgeführt. Ihr fehlt es an praktischem Wissen und an Erfahrung. Danica Novak nimmt in der folgenden Interaktion mit ihrem Praxisanleiter Johann Tamm vorerst die „Opfer-Position" ein. Sie muss befähigt werden, dies selbstständig durchführen zu können.

Die **Retter-Position** wird von der Person im Interaktionsprozess eingenommen, die beispielsweise

- bereits über einen entsprechenden Wissensvorrat verfügt oder
- die notwendigen Fähigkeiten und Fertigkeiten erlernt und ausgebildet hat oder
- in der Lage ist, eine bestehende Problemsituation selbstständig zu bearbeiten oder zu lösen.

Übertragen auf das Fallbeispiel zeigt sich, dass hier Praxisanleiter Johann Tamm die „Retter-Position" zukommt. Er hat das Wissen und die Fähigkeiten, Danica Novak im Umgang mit und in der Durchführung von i. m. Injektionen zum selbstständigen Handeln zu befähigen.
Innerhalb eines gesunden zwischenmenschlichen Interaktionsprozesses werden diese beiden Rollenpositionen dann positiv genutzt und beide Akteure oder Parteien erfüllen hierbei ihre Grundaufgaben:

- Das Opfer möchte sich und lässt sich vom Retter zur Selbstständigkeit befähigen.
- Der Retter befähigt es dazu (► 4.2 Lernen und Lerntheorien).

Innerhalb dieser Dynamik wurden gezielte Strokes ausgetauscht, die Situation danach wieder aufgelöst – das Opfer kann selbst aktiv werden und steigt damit aus der Opferrolle aus. Der Retter wiederum zieht sich aus seiner Rolle zurück und im weiteren Verlauf ist wieder eine Begegnung auf Augenhöhe möglich.

Fallbeispiel

Gesundes Interaktionsmuster

Danica Novak hat durch ihren Praxisanleiter Johann Tamm gelernt i.m. Injektionen fachlich korrekt durchzuführen. Die Positionen lösen sich innerhalb dieser Interaktion auf. Danica Novak braucht keine Retter-Position mehr.

Verlauf ungesunder zwischenmenschlicher Interaktionen

Es kann jedoch auch geschehen, dass sich einer der beiden Akteure (oder sogar beide) mit einer bestehenden Rollenfunktion sehr stark identifiziert und das Gegenüber in der bestehenden Dynamik halten möchte. Der Interaktionsprozess zielt nicht auf einen abschließenden Rollenrückzug ab, sondern Ziel ist eher eine Art Fixierung des bestehenden Rollenkonstrukts. Ein Rollenrückzug findet demnach nicht statt oder wird sogar aktiv verhindert:

- Das Opfer möchte Opfer bleiben, der Retter soll Retter bleiben.
- Der Retter möchte Retter bleiben, das Opfer soll Opfer bleiben.

Decken sich diese Bedürfnisse beider Parteien und keiner möchte sich aus seiner bestehenden Position lösen, kann dies zwar nicht als gesunde zwischenmenschliche Interaktion bezeichnet werden, allerdings gestaltet sich eine solche Dynamik zwischen

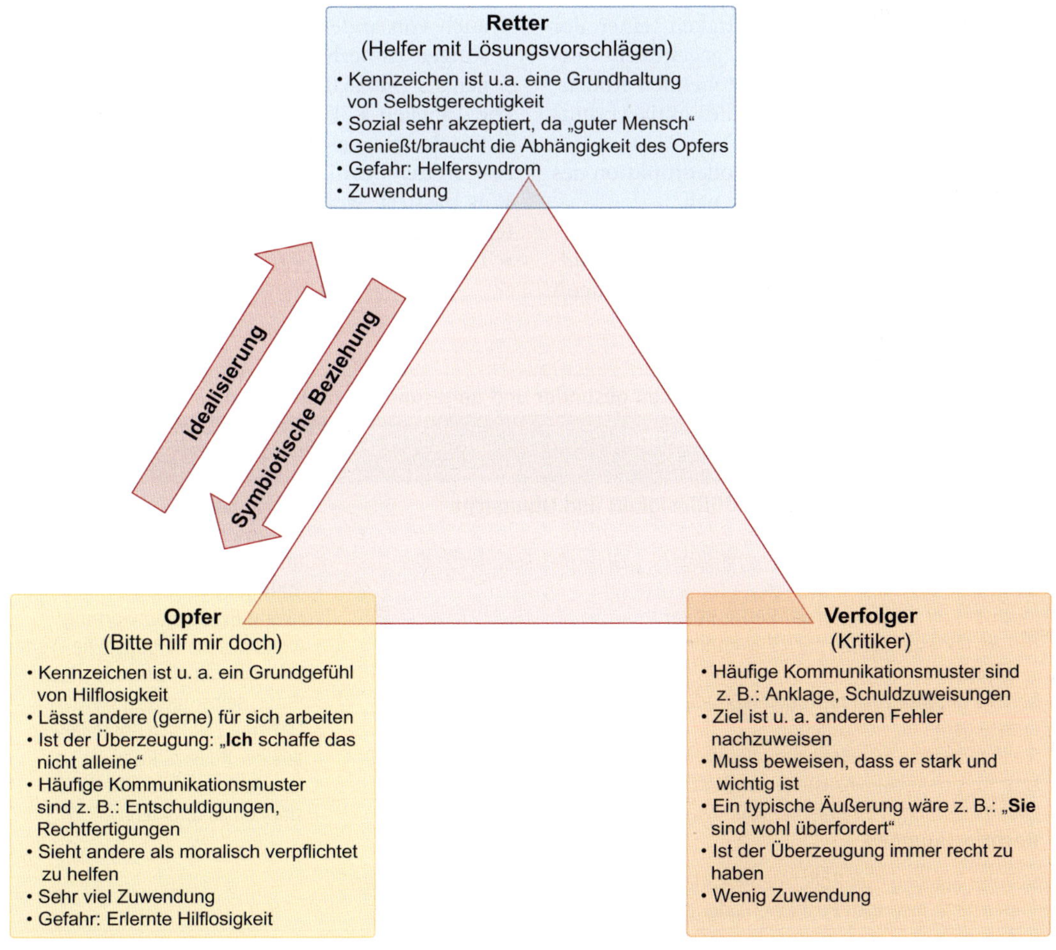

Abb. 2.10 Dramadreieck [L143]

den Parteien nahezu symbiotisch. Beide Parteien können sich durch diese Konstellation **ungesunder Rollenidentifikation** bestimmte Bedürfnisse erfüllen.

Problematisch gestaltet sich aber auch diese Interaktionsdynamik spätestens dann, wenn eine der beiden Parteien sich doch irgendwann aus einer bestehenden Rollenfunktion lösen möchte und die andere Partei dies daraufhin aktiv verhindern möchte. In einem solchen Fall kommt dann die dritte Position, die Position des **Verfolgers,** mit ins Spiel (► Abb. 2.10).

Die **Verfolger-Position** wird als sogenanntes *Switch-Element* innerhalb einer ungesunden *Opfer-Retter-Interaktion* beschrieben und sozusagen als das mögliche Eintrittstor ins Drama gesehen. Hintergründe für das Wechseln in die Verfolger-Position sind beispielsweise

- eine hohe emotionale Bedürftigkeit, einer der beiden Akteure dem anderen gegenüber, weshalb er sich nicht aus der bestehenden Rollenverteilung löst, sondern ebendies aktiv verhindern will oder
- einer der beiden Akteure die Rollenfunktion des anderen ein- bzw. übernehmen will.

Kennzeichen der Verfolger-Rolle:

- Sie resultiert aus dem Grundzustand von *Schuldzuweisungen, Anklage* und *Kritik heraus,* denn der Verfolger „hat immer recht“.
- Sie beinhaltet den Antrieb (sich) permanent beweisen zu müssen, wie stark, wichtig und unentbehrlich der Verfolger für sein Gegenüber ist.
- Der Verfolger folgt dem Drang sich über andere zu stellen und es als sein gutes Recht zu sehen, andere Personen zu degradieren oder herabzuwürdigen.
- Der Verfolger vertritt die Überzeugung, dass er der Inhaber der mächtigeren oder mächtigsten Position ist, wodurch er dazu berechtigt ist, anderen permanent Fehler nachzuweisen.
- Der Verfolger ordnet sich ungern unter und verspürt häufig Emotionen von Ärger und Wut, neigt zu oft aggressiveren Verhaltensmustern.
- Sie birgt die Gefahr der **Rollenidentifikation** mit der Verfolger-Rolle und wächst oft mit hierarchisch übergeordneter Position, wird aber auch von anderen unterdrückten Rollenzuweisungen (innerhalb des Dramadreiecks) sozusagen als *„radikaler Freischlag“* genutzt.

Die Tabellen ► Tab. 2.11 und ► Tab. 2.12 stellen Beispiele von gesunden und ungesunden Opfer- bzw. Retter-Positionen dar.

Was passiert, wenn es in den Rollen zu Konflikten kommt, stellen die Tabellen ► Tab. 2.13 und ► Tab. 2.14 dar.

Tab. 2.11 Beispiele im Abgleich zwischen gesunder und ungesunder Opfer-Haltung

Ungesunde Ausrichtung der Opfer-Position	Gesunde Ausrichtung der Opfer-Position
• Grundzustand bzw. Grundgefühle: **Hilflosigkeit und Ohnmacht** • (Verdeckte) Überzeugungen: *„Hilf mir doch, ich schaffe das nicht allein!“, „Ohne dich schaffe ich das nicht!“, „Ich brauche dich!“* etc. • Idealisiert oft Personen in der Retter-Rolle • Hat ein hohes Bedürfnis nach Zuwendung; neigt dazu, in (Selbst-)Mitleid zu versinken • Möchte grundsätzlich nicht befähigt oder selbst tätig werden, sondern lässt andere gerne für sich arbeiten • Sieht andere als moralisch dazu verpflichtet, anderen helfen zu müssen, anstatt für sich selbst einzustehen und aktiv zu werden • Grundäußerungen im Kommunikationsverhalten: **Entschuldigungen** und **Rechtfertigungen**	• Nimmt gezielt ein Defizit wahr und möchte dies beseitigen (möchte befähigt werden) • Steht für sich selbst ein und übernimmt Eigenverantwortung • Nutzt das weitergegebene Wissen oder die Fähigkeiten des Retters dafür, selbst tätig zu werden • Hat zum Ziel, sich abschließend aus der Rolle zu lösen • Ist auch dazu fähig, Retter-Positionen zu übernehmen
Eine hohe Gefahr dieser Rollenidentifikation besteht beispielsweise für Personen in hierarchisch niedrigen Positionen oder anderen Abhängigkeitsverhältnissen.	

Tab. 2.12 Beispiele Abgleich zwischen gesunder und ungesunder Retter-Haltung

Ungesunde Ausrichtung der Retter-Position	Gesunde Ausrichtung der Retter-Position
• Grundzustand bzw. Grundgefühl der **Selbstgerechtigkeit** • Verdeckte Überzeugungen sind, z. B.: *„Du brauchst mich!", „Ohne mich kannst/schaffst du das nicht!"* etc. • Sozial sehr akzeptierte Rolle, da sie moralisch einen „guten hilfsbereiten Menschen" darstellt; aber Achtung, diese Rolle ist egoistischer ausgeprägt als es erscheinen mag • Schenkt gerne Zuwendung und Aufmerksamkeit, ist der Helfer mit Lösungsmöglichkeiten • Gefahr des Helfersyndroms, da teilweise die Abhängigkeit des Opfers als positiv empfunden wird • Handelt oft ungefragt und ungebeten, da sie Personen in der Opfer-Rolle gerne selbstständiges Handeln aberkennen • Braucht die kontinuierliche Bestätigung und Dankbarkeit als Rückmeldung des Opfers, sowie das **Gefühl der Überlegenheit** und des **Gebraucht-seins und Gebraucht-werdens** • Möchte nicht wirklich, dass das Opfer selbst tätig wird und diese Rolle verlässt, denn dann würde für ihn die *mächtigere Position* wegbrechen	• Ist darauf ausgerichtet, sein Wissen weiterzugeben und andere dabei zur Selbstständigkeit zu befähigen • Steht innerhalb des Prozesses konstruktiv und unterstützend zur Seite • Zwingt sich nicht generell in Situationen auf, sondern greift gezielt und nur bei Bedarf ein • Handlungsausrichtung basiert nicht auf dem Bedürfnis nach permanenter Bestätigung und Dankbarkeit
Eine hohe Gefahr der Rollenidentifikation mit Retter-Positionen findet sich beispielsweise in hierarchisch festgelegten oder vermeintlich persönlich eingeschätzten höheren Positionen und Rollenfunktionen.	

Tab. 2.13 Eine der Parteien möchte das Gegenüber in seiner Rollenfunktion festhalten *(Opfer soll Opfer bleiben oder Retter soll Retter bleiben)*

Szenario	Was passiert hier?
Szenario 1: Danica Novak hat weiterhin zu viel Angst davor selbst eine i. m. Injektion durchzuführen. Sie fühlt sich zu unsicher und dazu selbst nicht in der Lage eine solche Verantwortung zu übernehmen. Johann Tamm soll dies, zumindest bis sie sich in der Durchführung sicher fühlt, weiter übernehmen da er es *viel besser* kann. Dies kommt ja auch den Patienten selbst zugute.	Johann Tamm soll weiter in der Rollenfunktion des Retters bleiben.
Szenario 2: Johann Tamm findet in jeder Anleitungssituation etwas, das Danica Novak noch nicht richtig macht. Bis das alles zu 100 % passt, übernimmt er die Injektionen lieber weiter selbst. Danica Novak soll vorerst noch weiter dabei zusehen, denn er hat *festgestellt, sie ist noch nicht so weit.*	Danica Novak soll weiter in der Rollenfunktion des Opfers bleiben.
Der Wechsel in die Verfolger-Rolle(n) beginnt, ein Konflikt bahnt sich an.	

Gefahren einer Überidentifizierung mit der Retter- oder Opfer-Position in Pflegeberufen

In pflegerischen Berufen kommt der Unterscheidung in Opfer- und Retter-Position durch den hohen **Abhängigkeits- und Bindungsgrad zwischen Patienten und Bewohnern** (oder sogar deren Angehörigen) und den Pflegenden selbst, eine hohe Bedeutung zu. Es gilt einen schmalen Grat zu wahren, zwischen

- *Nähe und Distanz* sowie
- *Unter- oder Überforderung* im Sinne von aktivierender Pflege.

Tab. 2.14 Die Gegenseite will ausbrechen, indem der jeweilige Akteur versucht, sein Gegenüber in eine andere Rolle zu drängen – *er wird zum Verfolger.*

Szenario	Was passiert hier?
Zu Szenario 1: Johann Tamm wird Danica Novak deutlich zu verstehen geben, dass sie dies nun selbstständig können muss. Er gibt ihr z. B. folgende Rückmeldungen noch keiner seiner Auszubildenden hat jemals so viel Anleitungszeit gebraucht und dass sie sich, wenn sie jetzt schon überfordert ist, ernsthaft überlegen müsse, ob dieser Job überhaupt das Richtige für sie ist. Ein pflegerischer Beruf sei schließlich kein Wunschkonzert. Hätte er sich in seiner Ausbildung so angestellt, wäre er schon längst „geflogen"! Die heutige Jugend ist einfach zu nichts mehr zu gebrauchen.	Johann Tamm möchte nicht von Danica Novak in der Retter-Position festgehalten werden, er möchte sich befreien und hat in die Verfolger-Rolle gewechselt.
Zu Szenario 2: Danica Novak gibt Johann Tamm zu verstehen, dass sie sehr wohl weiß, was sie tut. Sogar besser als Johann Tamm selbst, denn einige Methoden, die Johann Tamm grundsätzlich in seine behandlungspflegerischen Tätigkeiten einbindet, sind überhaupt nicht mehr auf dem „neuesten Stand". Von fundierten, evidenzbasierten, theoretischen Grundlagen hat er eh keine Ahnung mehr. Das hat sie schon öfter beobachtet. Johann Tamm würde es guttun, sich endlich selbst einmal wieder weiterzubilden, bevor er Danica Novak versucht etwas beizubringen, so festgefahren wie Johann Tamm in alten Strukturen ist.	Danica Novak möchte nicht von Johann Tamm in der Opfer-Position festgehalten werden und empfindet es als Unverschämtheit, von Johann Tamm so *kleingehalten* zu werden. Sie braucht keine Beaufsichtigung, sie braucht Anleitung! Danica Novak möchte sich befreien und hat in die Verfolger-Rolle gewechselt.
Die Situation heizt sich zunehmend auf. Beide Parteien werden sich nun darauf konzentrieren, nicht vom anderen in der für sie unangenehmen Interaktions-Position festgehalten oder hineingedrängt zu werden. Es folgt ein ständiger Wechsel zwischen der Verfolger- Rolle. Eine solche Interaktionsdynamik wird als Einstieg in ein Endlosdrama beschrieben. Insbesondere Attacken aus der Verfolger-Rolle führen häufig zu starken emotionalen Reaktionen – eben genau zu solchen, aus denen heraus sie beim Gegenüber dann rückwirkend ebenfalls entstehen. Beide Parteien fühlen sich vom Gegenüber (emotional) bedroht und versuchen immer und immer wieder sich zu **verteidigen.** Beide möchten als *Gewinner* aus der Situation herausgehen. Grundsätzlich geht es also um **Machtpositionen**. Je nachdem, wie sich dieser permanente „Schlagabtausch" innerhalb des Dramadreiecks nun weiter ausgestaltet, kann sich der Prozess übertragen auf die Eskalationsstufen nach Glasl beispielsweise immer weiter verhärten und dramatisieren.	

Gelingt ein professioneller Umgang innerhalb dieses Anspruchsverhältnisses an Pflegende nicht, so birgt dies für beide Seiten Risiken.

Erlernte Hilflosigkeit und Helfersyndrom innerhalb des Dramadreiecks

Wie im vorigen Verlauf bereits angesprochen, gibt es eine sich vermeintlich gut ergänzende Rollenverteilung innerhalb des Dramadreiecks. Die fälschlicherweise empfundene symbiotische, aber eigentlich äußerst ungesunde Dynamik zeichnet sich innerhalb der **Überidentifikation** in und zwischen der **Opfer- und Retter-Rollenfunktion** ab, welche sich beide nicht aus diesen Positionen lösen möchten.

Die zugrundeliegenden Bedürfnisse der beiden Rollenfunktionen scheinen sich vermeintlich sehr gut zu ergänzen, tatsächlich ist es aber so, dass eine solche ungesunde Interaktionskonstellation die Gefahr dafür birgt, dass

- das Opfer in das Überzeugungsmuster der *erlernten oder gelernten Hilflosigkeit* verfällt und dort verharrt und
- der Retter in das zwanghafte System des *Helfersyndroms* abrutscht.

Im ungünstigsten Fall fährt sich die Interaktion zwischen den beiden Personen oder Parteien dann innerhalb dieser Konstellation fest und verstärkt sich zunehmend gegenseitig.

Definition

Erlernte Hilflosigkeit

Ein erlernter psychischer Zustand, der sich entwickelt, wenn „[...] *Bedingungen, unter denen der Betroffene nicht in der Lage ist, durch sein Verhalten ein unangenehmes oder bedrohliches Ereignis zu vermeiden bzw. ein erwünschtes Ereignis herbeizuführen oder aufrechtzuerhalten. Eine solche Situation wird in der Regel als unangenehm empfunden und kann im Extremfall Panikzustände auslösen. Solche unkontrollierbaren Situationen führen laut der Theorie der gelernten Hilflosigkeit nach Seligman (2010) zu der Erwartung, dass sich externe Geschehnisse nicht durch individuelle Verhaltensweisen beeinflussen lassen.*" (Frey 2016; vgl. Seligmann 2010; Grabitz 1997).

Helfersyndrom

Beschreibt nach Wolfgang Schmidbauer eine Art Kompensationsmechanismus von Personen, der genutzt wird, um die eigene Hilfsbedürftigkeit zu verstecken. Durch die Wahl der Helfer-Rolle und daraus resultierendem permanenten Helfen, wird das Gefühl gewonnen, von allen gebraucht zu werden. Dadurch kann die eigene Abhängigkeit kaschiert und das Selbstwertgefühl aufrechterhalten werden. Personen mit Helfersyndrom zeigen insbesondere das Verhalten, sich mehr um andere zu kümmern als um sich selbst und versuchen Bedürfnisse anderer Personen mehr zu erfüllen als sich um ihre eigenen zu kümmern. Ein solches Verhalten ist gesellschaftlich sehr akzeptiert und nach Wolfgang Schmidbauer insbesondere in sozialen bzw. helfenden Berufen vorzufinden.

Als Hintergründe für die Ausprägung dieses Syndroms werden beispielsweise früher entwickelte und manifestierte Gefühle der eigenen Wertlosigkeit, des Alleinseins und der Verzweiflung genannt (► 3.4.1 *Anforderungen an Personen in helfendem Berufsfeld*).

Reflexionsfragen

1. Übertragen Sie die Dynamik des Dramadreiecks auf eine von Ihnen in der Pflegepraxis erlebte Situation mit ungesundem Interaktionsmuster innerhalb des Pflege- oder Behandlungsprozesses eines Pflegebedürftigen und reflektieren und untersuchen Sie hierbei:
   - Welche Positionen wurden von welchem Interaktionspartner bezogen?
   - Wie äußerte sich diese Rollenbesetzung?
   - Wann nehmen Sie wahr, dass ein ungesundes Interaktionsmuster zwischen den Parteien startete? (Eintritt ins Dramadreieck oder in eine gegenseitige Abhängigkeitsspirale zwischen Opfer- und Retter-Position)
   - Wurde ein Switch in die Verfolger-Rolle von einer Partei unternommen? Wenn ja, wer wechselte als erstes und zu welcher Reaktion führte das beim Gegenüber?
   - Wie hätte ein gesundes und somit professionelles Interaktionsmuster innerhalb dieses Kontexts für die Opfer- und Retter-Position Ihrer Meinung nach ausgesehen?
2. Beobachten Sie die nächsten Tage aufmerksam, welche Rollen Sie innerhalb welcher Konstellation und Situation einnehmen und wie sich dies auf Sie auswirkt. Gestalten sich daraus gesunde oder ungesunde Interaktionsmuster mit ihrer Umgebung und neigen Sie (ebenfalls) dazu, in die Verfolger-Rolle zu switchen?
3. Reflektieren Sie innerhalb ihres beruflichen Settings im Umgang mit Patienten oder Bewohnern, ob sich Retter- und Opfer-Konstellationen immer von beiden Seiten gut lösen lassen oder wobei es hier zu Problemstellungen kommt.

Umgang mit Interaktionsmustern in helfenden Berufen

Die Positionsverteilungen oder -besetzungen innerhalb des Dramadreiecks gehen mit zugrundeliegenden Ich-Zuständen (vorrangig Eltern-Ich und Kind-Ich) der Personen im jeweiligen Kommunikationsverhalten einher (► 1.3.6 *Transaktionsanalyse*). Dabei sind weder die Ich-Zustände noch die Rollenbesetzungen immer gleich, sondern werden jeweils vom Kontext und von beteiligten Personen beeinflusst. Es gibt allerdings Positionen, die

- von Personen tendenziell häufiger und schneller bezogen werden
- Personen bei ihrem Gegenüber tendenziell öfter auslösen.

Hintergrund und Ziel eines solchen Prozesses ist es unter anderem, dass durch ein solches Wechselspiel von allen Beteiligten das Grundbedürfnis nach Strokes im Sinne von Zuwendung oder Aufmerksamkeit gestillt werden kann – im Positiven wie auch im Negativen.

Insbesondere in helfenden Berufen muss sehr sensibel und professionell auf diese Dynamik geachtet werden, denn Pflegenden kommt hierbei eine hohe **Verantwortung** zu:

- Gesunde Interaktionsmuster innerhalb der Pflege-Patienten-Beziehung aufrecht erhalten

- Achtsam sowie professionell mit allen Anzeichen einer Abweichung umgehen
- Nicht selbst in destruktives Rollenverhalten verfallen

Praxistipp

Helfersyndrom vermieden

Präventive Maßnahmen zur Verhinderung der Ausprägung eines Helfersyndroms innerhalb einer helfenden Berufsgruppe sind beispielsweise:

- (Erlernen von) Selbstpflege
- Eigene Bedürfnisse wahrnehmen sowie erkennen zu lernen und sich diese gezielt erfüllen zu können
- Sich eigener Ansprüche klarzuwerden und diese gezielt darzustellen
- Eigene Fähigkeiten sowie Grenzen gezielt wahrzunehmen und aktiv zu bearbeiten
- Eigene Schwächen und Probleme genauso wohlwollend und verzeihend sehen, wie die von anderen

(vgl. Berne 1983, 2006; vgl. Karpman 2016; vgl. Steffen 2019; Taglieber & Raebricht)

2.10.2 Die Krux an den Konflikten

Sekundärer Gewinn nicht aus Konflikten auszusteigen

In konfliktbehafteten zwischenmenschlichen Interaktionen kann immer wieder beobachtet werden, dass eine gezielte Konfliktlösung oder ein Ausstieg aus konfliktträchtigen Situationen nicht immer das primäre Ziel von Menschen darstellt. Hintergrund dafür kann nach der Transaktionsanalyse das hohe Bedürfnis nach Aufmerksamkeit und Zuwendung (Strokes) darstellen. Auf dieser Basis hat Eric Berne eine Vielzahl an konfliktträchtigen zwischenmenschlichen Interaktionsmustern identifiziert, die sich immer wieder in verschiedenen Situationen wiederholen. Hierbei geht es bei den Akteuren meist darum:

- Verinnerliche Strategien aus der Kindheit, um Zuwendung zu erhalten
- Als unangenehm erlebte Situationen oder Bereiche zu vermeiden, die ebendiese festgefahrenen Verhaltensweisen gefährden könnten
- Angst davor, aus der eigenen Komfortzone gedrängt zu werden (z. B. Verantwortungsübernahme, Zulassen von Nähe, sich Konflikten oder Tatsachen zu stellen etc.)

Berne hat typische konfliktträchtige Verhaltens- und Interaktionsmuster als „Spiele" benannt, die sogenannten „Spiele der Erwachsenen".

Exkurs: „Spiele der Erwachsenen" nach Eric Berne

Ein Großteil aller sozialer Aktivitäten besteht nach Eric Berne darin, bestimmte Spiele (miteinander) zu spielen. Berne beschreibt anhand einer Vielzahl von *Spielmechanismen*, dass diese zwar vermeintlich in unterschiedlichen Situationen und Interaktionen gespielt werden, jedoch grundsätzlich immer anhand des gleichen Musters ablaufen. Sowohl die *Spiel-Einladung* als auch der *Einstieg ins Spiel* findet unbewusst statt.

Vermeintliche Ziele solcher Spiele sind beispielsweise zu beweisen:

- Wer Recht hat.
- Wer Schuld hat.
- Wer Auslöser für etwas war (wer angefangen hat) etc.

Durch diese Ausrichtung werden gleichzeitig automatisch die Rollen im Konstrukt des **Dramadreiecks** besetzt.

Beispiele für offene und verdeckte Transaktionen

- **„Wenn du nicht wärst" (WEDUNIW)**

Innerhalb dieser Interaktionsform schreibt eine Person einer anderen Person die Schuld dafür zu, etwas nicht tun zu können.

Fallbeispiel

Schuld hast Du

„Weil Du jetzt die Weiterbildung zur Stationsleitung angefangen hast, kann ich dies nicht tun"!

Erläuterung zum Fallbeispiel:

Die Schuld wird also auf das Gegenüber übertragen. Der eigentliche Hintergrund, warum die Person dies aber nicht selbst tut, sind eigene Antriebe und Gefühle in ihr selbst. Diese können beispielsweise Versagensangst, Angst vor zu viel Verantwortung, Selbstzweifel etc. sein. Diese tatsächlichen Ursachen möchte sich die Person selbst nicht eingestehen, weshalb sie diese Situation in den Vordergrund stellt.

Nach Eric Berne verbirgt sich hinter einem solchen Kontext als verdeckte Aussage ein „Wehe ich muss!" hinter einem „Wenn du nicht wärst, dann könnte ich […]!".

- **„Warum auch nicht […], ja aber" (Das Ja-aber-Spiel WANJA)**
  Dieses Spiel wird von Personen „gespielt", die nach außen „so tun", als würden sie einen Rat

suchen, um eine Problemsituation zu lösen, diese allerdings gar nicht wirklich lösen möchten. Anzeichen hierfür sind beispielsweise, dass alle Lösungsvorschläge, die dieser Person unterbreitet werden, leider in dieser speziellen Situation nichts bringen oder die Person bereits alle diese Vorschläge ausprobiert und nichts davon geholfen hat. Indizien für einen solchen Interaktionskontext können sehr häufige „Ja, aber […]" Sätze sein. Solche Interaktionsmuster können sich in sozialen Berufen häufig zwischen Patienten und Experten abzeichnen.
- **„Du-wirst-schon-sehen-was-dabei-herauskommt"**
  Eine Person möchte eine Aufgabe nicht erledigen oder sieht hinter der Bearbeitung keinen Sinn. Aufgrund z. B. hierarchischer Strukturen muss sie dies aber trotzdem tun. Anschließend wird von dieser Person auf jedes Problem geachtet oder sogar selbst für Fehler in der Zielerreichung gesorgt. Typische Aussagen sind dann z. B.: „Ich habe ja gleich gesagt, dass es so nicht funktionieren kann", „Hätten Sie/Hättest Du mal auf mich gehört" etc. Hintergrund dieser Aussagen ist die Botschaft „Ich habe nur getan, was Sie wollten; selbst schuld, dass es jetzt schief gegangen ist."
- **Hinkebein/Holzbein**
- Auch innerhalb dieses Interaktionsmusters findet sich eine Person wieder, die eine bestimmte Aufgabe erledigen soll. Um dies nicht tun zu müssen, wird von ihr ein gutes Argument gefunden, warum sie die entsprechende Aufgabe leider nicht übernehmen kann. Typische Begründungen hierfür sind ein Wechselspiel an Äußerungen, wie z. B.: „Dafür bin ich zu alt/klein/groß etc." und „Nein, sind Sie/bist Du nicht." […].

Weitere Spiele

Eric Berne beschreibt weitere Spiele für garantierte Frustsicherheit und „mit ohne" Lösung, beispielsweise:
- Makel: 98 % sind keine 100 %.
- Ich-bin-halt-blöd-Spiel: Ich will diese Aufgabe nicht bekommen.
- „Kick me"/„Tritt mich": Wunsch = negative Zuwendung (Strokes) nicht Lob.
- „Jetzt hab ich Dich endlich, Du Schweinehund" (JEHIDES): Fehler werden wahrgenommen, aber verschwiegen, um jemandem Schaden zuzufügen.
- Ist es nicht schrecklich: eine Gruppe sucht ein gemeinsames Opfer, das systematisch demotiviert werden soll.
- Gerichtssaal: Jemand wird, z. B. innerhalb eines Teams von den Mitgliedern wegen Bedrohungsgefühls bloßgestellt.
- „Schätzchen": als Spiel der „eleganten Abwertung".
- etc.

Lesetipp: Eric Berne: Spiele der Erwachsenen. Psychologie der menschlichen Beziehungen.

Vermeiden der Spiele

Wie kann aus solchen Konfliktdynamiken ausgestiegen oder gar nicht erst eingestiegen werden? Ein Ausstieg aus solchen konflikthaften Interaktionsmustern kann schwierig sein. Die vorrangige Voraussetzung dafür ist, solche konfliktträchtigen Situationen bzw. die *Einladung* und den *Einstieg* in solche erkennen zu können. Erst dieses Bewusstsein schafft eine Möglichkeit der persönlichen Handlungsfähigkeit. Ein Ausstieg aus solchen Prozessen ist grundsätzlich immer möglich. Wichtig ist dabei, dass hier die (unbewusst) verfolgten Erwartungen der anderen Person durchbrochen werden.

Lösungsansätze sind beispielsweise:
- **Lösungsorientierte Fragen** stellen und die andere Person antworten lassen, nicht rechtfertigen (und diese ggf. auch mitschreiben lassen).
- (Schriftliche) **Vereinbarungen** treffen, Dinge also klar und beispielsweise vertraglich festlegen.
- **Positive Rückmeldungen** und Feedback geben, um die Person zu befähigen selbst Lösungen zu finden.
- **Supervision, Coaching, Mediation** im Team- und Einzelsetting durchführen (Bedürfnisse klären, Regeln und Transparenz schaffen).
- **Neutralität** wahren (Erwachsenen-Ich), nicht in Richterrollen abrutschen.

Wie innerhalb solcher Prozesse mit Lösungsansätzen umgegangen wird, entscheidet darüber, ob sich die Personen wirklich aus solchen Spielen nur scheinbar oder tatsächlich lösen wollen. Innerhalb solcher zwischenmenschlicher Interaktionsmuster bedarf es einer sehr achtsamen Kommunikationsfähigkeit (Metakommunikation vgl. Watzlawick) und einem entsprechenden Einsatz von Fragetechniken. Absolut zu vermeiden sind in allen konfliktträchtigen Situationen oder Interaktionen alle Formen von Fangfragen.
(vgl. Berne 2002)

2.11 Beispiele für Umgangsstrategien mit Konfliktsituationen

2.11.1 Vermeidungsstrategie

Eine ungünstige Umgangsstrategie mit Konfliktsituationen, die immer wieder, insbesondere in der beruflichen Praxis, beobachtet werden kann, ist die **Vermeidungsstrategie.** Diese Strategie spielt sich oft unbewusst ab, kann aber häufig spätestens anhand von auftretenden Folgen erkannt werden. Typische Verhaltensweisen innerhalb dieser Strategie sind: offene und direkte Auseinandersetzungen mit dem Konfliktthema oder der Konfliktsituation werden insbesondere von Parteien vermieden, die sich der anderen Partei gegenüber, beispielsweise hierarchisch unterlegen fühlen. Dadurch fällt häufig gar nicht auf, dass ein Konflikt vorliegt oder verschleiert wird. Die Folge davon ist, dass keine Möglichkeit besteht, den Konflikt zu bearbeiten oder zu lösen.

Folgen und Anzeichen der Vermeidungsstrategie sind beispielsweise:

- Permanente Beschwerden oder Frustablassen „hintenrum"
- Unfreiwilliges Nachgeben
- Gefühl der Niederlage, Verlust von Souveränität
- Kündigung

2.11.2 Pokerstrategie

Diese Strategie wird häufig von Personen in hierarchisch höhergestellten Positionen, also Machtpositionen, eingesetzt. Die zugrundeliegende Überzeugung dieser Strategie bzw. der Strategieanwender ist hierbei, dass es in jedem Konflikt einen Sieger und einen Verlierer geben muss. Durch taktisches Vorgehen wird dann das Ziel verfolgt, selbst der Sieger zu sein und den Anderen zum Verlierer zu machen. Tatsächliche Konfliktursachen werden nicht analysiert, sondern ausgeblendet. Ziel ist grundsätzlich hierarchische Strukturen hervorzuheben und zu festigen. Typische Anwendungsmuster hierbei sind unter anderem die Gegenpartei herabzustufen, Konflikte zu schüren oder (für persönliche Vorteile) auszunutzen. Die logische Folge dieser Strategie ist, dass ein gestörtes Arbeitsklima sowie -verhältnis entsteht, aufrechterhalten und sich zunehmend verfestigt.

(vgl. Kuster et al. 2011)

2.11.3 Mitarbeitergespräche

Mitarbeitergespräche stellen im professionellen Setting grundsätzliche Gesprächsformen zwischen Mitarbeitenden und Leitungskräften dar. Es gibt verschiedene Formen bzw. Ausrichtungen von Mitarbeitergesprächen, die dafür genutzt werden können, einem konkreten Konfliktgeschehen sowohl präventiv als auch kurativ zu begegnen. Mitarbeitergespräche sollen hierbei gezielte Gespräche darstellen, die über eine routinemäßige Alltagskommunikation mit den Mitarbeitenden hinausgehen.

Merkmale spezifischer Mitarbeitergespräche:

- Finden geplant, regelmäßig und anlassbezogen statt (inkl. Terminsetzung und Thema)
- Beziehen sich immer auf einen spezifischen Sachverhalt sowie einer dazugehörigen Zielsetzung (deutlicher Unterschied gegenüber generellen Unterhaltungen zur Kontaktpflege)
- Finden meist unter *„Vier-Augen"* statt
- Führen die entsprechenden Leitungskräfte (es können aber auch weitere Personen miteingeladen werden, wie z. B. ein übergeordneter Vorgesetzter, ein Mitarbeitender einer bestimmten Abteilung oder ein Mitglied des Betriebsrates etc.)

Mitarbeitergespräche verfolgen sechs grundlegende **Regeln:**

- Haben positive Effekte für beide Seiten (Gewinn für beide, keine Verlierer)
- Basiert auf beidseitiger Wertschätzung
- Durchführen anhand von Grundsätzen wie Offenheit, Ehrlichkeit, Kompetenz, Echtheit etc.
- Finden innerhalb eines festgelegten Zeitfensters ohne Zeitdruck und Störungen statt
- Formulieren von (echten) Ich-Botschaften
- Einsatz des Konzepts der Metakommunikation (► 2.12.5 *Geschenk Metakommunikation*)

Solche Mitarbeitergespräche können in konfliktbehafteten Situationen beispielsweise sein:

- **Motivationsgespräch.** Erhebung von bestehenden Problemen oder Demotivationsfaktoren sowie Identifikation persönlicher Stärken und Fördermöglichkeiten
- **Konfliktgespräche.** Lösung einer konfliktträchtigen Situation oder eines bestehenden Konflikts (► Abb. 2.11)

1.
Konfrontation: Konflikt ansprechen
2.
Nennung der eigenen Ziele
3.
Feststellung der Ziele des anderen
4.
Suche nach Gemeinsamkeiten
5.
Lösungsmöglichkeiten erarbeiten
6.
Vereinbarung

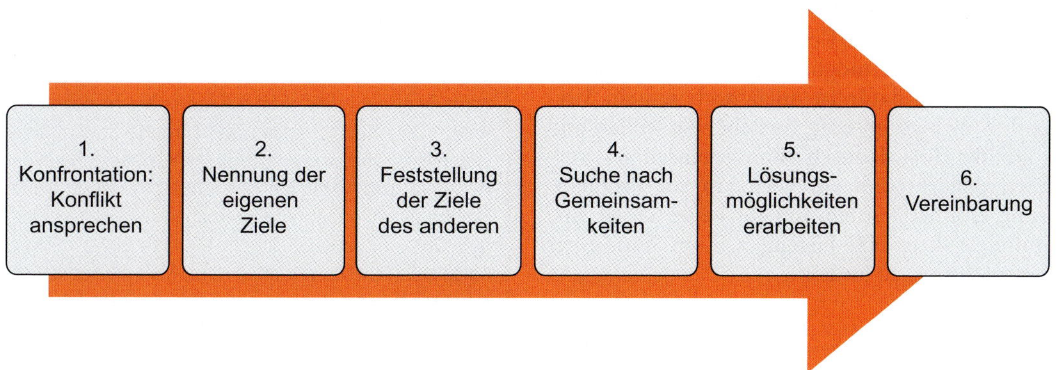

Abb. 2.11 Aufbau und Ablauf eines Konfliktgesprächs [L143]

2.11.4 Beispiele für spezifische Konfliktlösungsmodelle

Konfliktlösung nach dem Gordon-Modell

Orientierungsrahmen des **Gordon-Modells** ist, wie bei vielen etablierten Gesprächskonzepten, die klientenzentrierte Gesprächsführung nach Rogers (► 3.6.1). Seine Ursprünge fand das Gordon-Modell mit seinem Entwickler Thomas Gordon innerhalb der Arbeit mit schwer erziehbaren Kindern sowie Jugendlichen. Grundsatz für Gordon war hierbei *„Ich bin wichtig – du bist wichtig – wir sind wichtig"*. Das Gordon-Modell lässt sich jedoch auf jegliche Form von Beziehungen im privaten und beruflichen Setting übertragen und dort anwenden. **Basis** dieses Konfliktlösungsmodells ist vorab die Grundsatzfrage zu klären, **wer** innerhalb einer konfliktbehafteten Interaktion **das eigentliche Problem besitzt.** Je nach Konstellation braucht ein Konflikt in seiner Bearbeitung spezielle Gesprächswerkzeuge.

a) Die unterschiedlichen Konstellationen werden innerhalb des sogenannten **Verhaltensfensters** (► Abb. 2.12) nach Gordon, mit unterschiedlicher Abstufung eingeteilt: Eine andere Person hat das Problem (das nichts mit der eigenen Person zu tun hat).
b) Ich selbst habe das Problem.
c) Wir beide haben ein gemeinsames Problem (Konflikt).
d) Es besteht gar kein Problem.

- Im Falle von *a)* und *d)* besteht für die eigene Person am wenigsten bzw. keine Eigenbeteiligung innerhalb einer konfliktbehafteten Situation. Diese Konstellation ist sozusagen die neutralste Position für eine Person, deshalb werden diese beiden Bereiche in den Abschnitt **„Bereich der Annahme"** (► Abb. 2.12) eingegliedert.
- Bei *b)* und *c)* hingegen ist die eigene Person in einem bedeutenden Maß in ein Konfliktgeschehen einbezogen. Die Person selbst ist direkt betroffen. Deshalb werden diese Bereiche innerhalb des Verhaltensfensters dem Abschnitt **„Bereich der Ablehnung"** zugeschrieben. Dieser Bereich kann sich bei direkter Beteiligung der anderen Person noch weiter zwischen den beiden Akteuren verstärken.

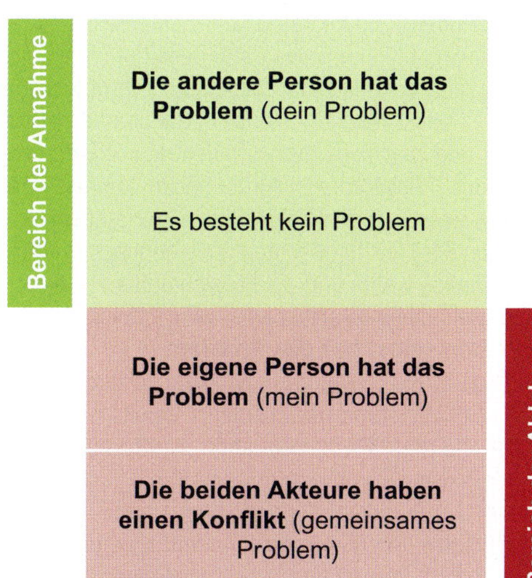

Abb. 2.12 Verhaltensfenster nach Gordon [L143]

Ziel des Kommunikationsmodells nach Thomas Gordon ist es, einen Konfliktlösungsprozess von beiden Seiten aus möglichst positiv zu gestalten. Voraussetzung dafür ist auch nach seinem Verständnis, sich gegenseitig verstehen zu wollen und zu können. Erst dadurch kann gegenseitiges Vertrauen gestärkt und ein Weg hin zur Problemlösung eröffnet werden, um für beide Seiten eine zumindest akzeptable Lösung, z. B. im Sinne eines Kompromisses, zu finden.

Merke

Verständnis

Thomas Gordon geht es darum zu verstehen und verstanden zu werden.

Fallbeispiele

Wer ist Problembesitzer?

Eine andere Person hat das Problem

Die Pflegedienstleiterin Alma Berg nimmt eine konfliktbesetzte Situation zwischen zwei ihrer Mitarbeitenden wahr. Sie hat beobachtet, dass die Pflegehilfskraft Pablo Kuniac vor sich hin schimpft und nörgelt, als seine Kollegin, Pflegefachfrau Melinda Sowa, nach ihrer Dokumentationsarbeit das Stationszimmer verlässt. Frau Berg hat als Akteurin selbst in dieser Situation kein Problem, sondern Pablo Kuniac ist hierbei der Problembesitzer. Inwiefern sich diese konfliktbehaftete Situation nun weiterentwickelt, liegt an den Kommunikations- und Konfliktlösungsfähigkeiten der beteiligten Akteure. Hintergrund für Pablo Kuniacs Verhalten nämlich ist, dass er Melinda Sowa dafür beneidet, innerhalb ihrer Funktion auch sitzende Tätigkeiten verrichten zu können. Er selbst würde sich auch gerne ab und zu aus physisch und psychisch herausfordernden Situationen im direkten Pflegeprozess zurückziehen können. Ein Gespräch zwischen den beiden kann nur stattfinden, wenn Frau Berg (als Beobachterin) die beobachtete Äußerung Pablos wahr- und als Problemäußerung ernstnimmt. Melinda Sowa selbst weiß nichts davon.

Die Person selbst hat das Problem

Die Pflegefachfrau Melinda Sowa war in ihrer Funktion als Schichtleitung im Spätdienst bereits mehrfach mit der gleichen Problemsituation konfrontiert. Insbesondere wenn ihre Kollegin Selina Kania in dem vorhergehenden Frühdienst Schichtleitung hatte, wurden Melinda Sowa von dieser zwar Änderungen innerhalb von ärztlichen Verordnungen weitergegeben, genaue schriftliche Vermerke oder Informationen fehlten aber immer wieder. Nicht selten führte dies abschließend dazu, dass Melinda Sowa erneut das ärztliche Gespräch suchen musste, um sich nochmals detailliert darüber zu erkundigen und dies abschließend selbst zu dokumentieren. Dies hat zu Folge, dass Melinda Sowa immer wieder schlechte und aufgebrachte Rückmeldungen der Ärztinnen und Ärzte abfangen muss, obwohl sie die lückenhaften Informationsweitergaben nicht verschuldet hat. Diese Situationen ärgern Melinda Sowa deshalb umso mehr. Dieses Verhalten ist für Melinda Sowa nicht akzeptabel – sie hat ein Problem mit dieser Situation und ist selbst die Problembesitzerin.

Beide Parteien haben ein Problem

Melinda Sowa konfrontiert Selina Kania mit der Situation, Selina Kania fühlt sich von Melinda Sowa absolut ungerecht und respektlos behandelt. Nun haben beide das Problem.

Problemlösungsprozess anhand der „Jeder-gewinnt-Methode" nach Gordon

Die „Jeder-gewinnt-Methode" nach Gordon zielt in bestehenden Konfliktsituationen darauf ab, ohne Machtkampf durch einen gezielten Prozess eine Lösung zu finden, in der alle Akteure oder Parteien gewinnen:

1. **Problemerkennung und Definition:**
   - Wahrnehmen und Erkennen des Problems sowie dessen Hintergründe (meist unerfüllte Bedürfnisse mit daraus resultierenden Gefühlen)
   - Äußerung von unbefriedigten Bedürfnissen und erlebten Gefühlen, *ohne Schuldzuweisungen oder Bewertungen* (Ich-Botschaften)
   - Wechselseitige Unterstützung bei der Problemidentifikation und -analyse durch *aktives Zuhören*
   - Parteien versetzen sich in die jeweilige Lage des anderen (Grundsatz: verstehen und verstanden werden)
2. **Lösungsentwicklung und -findung:**
   - Nach dieser Klärungsphase kann der Prozess einer Lösungsfindung eröffnet werden
   - Gemeinsames Sammeln von Lösungsvorschlägen und -ideen ohne Bewertungen oder Kritik, an z. B. Moderationswänden oder Flipchart
3. **Bewertung der Lösungsvorschläge:**
   - Betrachten von Vor- und Nachteilen, die daraus resultieren

- Aussortieren und Priorisieren der Lösungsideen
- Abschätzen von (unerwünschten) Nebeneffekten

4. Entscheidungsfindung:
- Einigung über eine Lösung, die für beide Parteien zumindest akzeptabel ist
- Findet sich keine Einigung, weitere Sammlung von Lösungsideen oder Überprüfung der Problemdefinition (Rückkehr zu Schritt 2)

5. Entscheidungsdurchführung:
- (Schriftliche) Fixierung der ausgewählten Lösung oder Lösungsideen – dadurch wird die Entscheidung und das Aktivwerden für alle verpflichtend gemacht
- Detaillierte Einigung der Konfliktparteien über das Erreichen der Lösung (explizite Aufgabenverteilung und Aufgabenzuteilung)
- Terminvereinbarung zur Evaluation

6. Neubewertung und Evaluation:
- Überprüfung, ob die zuvor unerfüllten Bedürfnisse nach dem ausgewählten Lösungsprozess nun tatsächlich (besser) befriedigt werden
- Falls nicht, Verwerfen der Lösung mit dem Einverständnis aller und Suche nach neuer Lösung (Beginn bei Schritt 1)

Fünf Säulen des Gordon-Modells

Für einen positiven und von beiden Parteien als gut empfundenen Prozess der Problemidentifikation, -besprechung und Lösungsgenerierung sieht Gordon folgende Kommunikationsstrategien und -werkzeuge in den verschiedenen Bereichen des **Verhaltensfensters** (Klärung des Problembesitzes) als essenziell (► Tab. 2.15).

Damit dieser Prozess zwischen Problemidentifikation und Lösungsfindung gut miteinander gestaltet werden kann, sind noch weitere Voraussetzungen notwendig. Absolut unerlässlich hierbei ist, dass die Bereitschaft dazu besteht, selbst **Verantwortung** für die aktuelle Situation und das eigene Empfinden darüber zu **übernehmen**. Der Problembesitzer muss dazu in der Lage sein, also über notwendige kommunikative Fähigkeiten und Fertigkeiten verfügen, um für sich sprechen zu können und aktiv etwas gegen die aktuelle Konflikt- oder Problemsituation unternehmen zu wollen.

Notwendige Kommunikationsstrategien und -fähigkeiten des Problembesitzers und ggf. des unterstützenden Akteurs sind:

- **Aktives Zuhören.** Nachfragen, ermutigen, Ressourcen des Gegenübers stärken, Unterstützung zur selbstständigen Problemidentifikation (auslösendes Verhalten und daraus resultierende Gefühle verstehen):
  - Gegenseitige Unterstützung bei der Hilfe zur Selbsthilfe – es geht nicht darum, die Retter-Position zu beziehen.
  - „Warum"- Fragen drängen in Rechtfertigungspositionen und sollten deshalb vermieden werden.
  - Entschlüsselung verschlüsselter Botschaften, die verbal nicht konkret ausgedrückt werden können.
  - Voraussetzung ist das tatsächliche Interesse und die Aufmerksamkeit beider Parteien aneinander.
- **Ich-Botschaften.** Gefühle, die durch ein Verhalten des Gegenübers ausgelöst werden, werden sachlich und neutral, ohne emotionale

Tab. 2.15 Kommunikationsstrategien und -werkzeuge innerhalb des Verhaltensfensters

Verhaltensfenster	Kommunikationsstrategie bzw. -werkzeug
a) Das Gegenüber ist Problembesitzer, dieses Problem hat nichts mit der eigenen Person zu tun.	*Empathisches Zuhören*
b) Ich selbst bin Problembesitzer.	Die eigenen Gefühle beschreiben, ohne das Gegenüber anzugreifen und dessen Bedürfnisse zu untergraben. Eröffnung warum, mit welchem Verhalten es einem nicht gut geht (*wirksame Konfrontation*)
c) Wir haben einen Konflikt (beide Parteien haben ein Problem).	Einstieg in den **Problemlösungsprozess**
d) Keiner hat ein Problem.	Gegenseitige Erzählungen, normaler Austausch zwischen verschiedenen Akteuren anhand von *klaren Botschaften* (Beziehungsstärkung und Förderung des gegenseitigen Vertrauens)

Einfärbungen und ohne Schuldzuweisungen, Verurteilungen oder Bewertungen reflektiert vom Problembesitzer beschrieben:
  - Schilderung des Verhaltens
  - Daraus resultierende Gefühle greifbar benennen
  - Beschreibung der Auswirkungen des Verhaltens

Achtung: Äußerungen wie „Ich fühle mich verletzt, weil du [...]" sind keine Ich-Botschaften, sondern verschleierte Du-Botschaften voller Schuldzuweisungen, Bewertungen etc. (► 1.3.4)

- **Umschalten.** Nachdem der Problembesitzer anhand von Ich-Botschaften sein Erleben geschildert hat, wird auf aktives Zuhören umgeschaltet, um das Erleben des Gegenübers kennen zu lernen.

Zudem wird u. a. zu dem Einbeziehen der folgenden **Aspekte** geraten:

- **Situationsbezogene** und **zeitnahe Klärung.** Werden Probleme zu lange nicht angesprochen oder außerhalb eines spezifischen Kontexts plötzlich losgetreten, besteht immer die Gefahr, dass sich zum einen über eine zu lange Zeit negative Emotionen anstauen und zum anderen der konkrete Situationsbezug nicht verstanden werden kann oder nicht mehr greift. Dies kann den gesamten Problemlösungsprozess sehr negativ beeinflussen.
- **Keine verallgemeinernden** oder **ungeprüften Interpretationen.** Es sollte darauf verzichtet werden, bestehende Konfliktsituationen auf bereits erlebte, ggf. ähnliche Konfliktsituationen zu übertragen. Dies birgt die Gefahr der Pauschalisierung, die sich anhand von Äußerungen zeigt wie Polarisieren durch „immer" (z. B. „Das war schon öfter so und wir haben das immer so gelöst") oder nie (z. B. „Das habe ich schon zigmal versucht und so hat es nie funktioniert!" etc.

Innerhalb eines Kommunikations- und Interaktionsprozesses gibt es neben spezifischen förderlichen Kommunikationsstrategien auch Kommunikationsformen, die sich sehr negativ auf die gesamte Interaktion auswirken können. Solche Kommunikationsformen lösen sehr schnell eine innere Abwehr in Personen hervor. Beispiele für solche **Kommunikationssperren** sind nach Thomas Gordon unter anderem:

- Befehlen, bestimmen, drohen
- Predigen, Ratschläge erteilen, moralisieren
- Durch Fakten entmächtigen, urteilen, Vorwürfe machen, kritisieren
- Verhören, schmeicheln, diagnostizieren
- Sarkasmus, jemanden oder etwas lächerlich machen
- Rückzug und Abwehr

(vgl. Gordon 2012, 2014; vgl. Landsiedel NLP Training 2023; vgl. Buchloh 2016)

Harvard-Konzept

Auch das **Harvard-Konzept** (auch Harvard-Methode, Harvard-Ansatz, Harvard-Prinzip oder Harvard-Modell) zielt darauf ab, Konfliktsituationen möglichst positiv für alle Beteiligten lösen zu können. Es soll eine Win-Win-Situation für alle entstehen. Die Harvard-Methode wurde ursprünglich von Prof. Roger Fisher und William Ury als wirkungsvolle Technik für Verhandlungsführung etabliert und soll auch in Konfliktsituationen dabei unterstützen, dass eine friedliche und konstruktive Konfliktlösung durch einen fairen Interessensausgleich ermöglicht wird.

Primärgegenstand der Harvard-Methode ist die explizite **Trennung der Sachebene** (das sachliche Interesse) **von der Beziehungsebene**. Erst dadurch kann eine neutralere Betrachtung und Bearbeitung der Konfliktsituation ermöglicht werden. Welch massiven Einfluss die Beziehungsebene auf alle zwischenmenschlichen Kommunikations- und Interaktionsprozesse hat, wurde bereits in ► Kap. 1 anhand verschiedener Kommunikationsmodelle und -theorien dargestellt und wird auch innerhalb dieser Methode als Handlungsmaxime berücksichtigt und beschrieben.

Nur durch eine Trennung dieser beiden Ebenen wird es den Konfliktparteien möglich, sich bestmöglich aus eventuell bestehenden Verstrickungen auf der Beziehungsebene zu lösen und das sachliche Interesse hinter dem bestehenden Konflikt zu erkennen. Erst dadurch wird es gelingen, innerhalb des Konfliktlösungsprozesses als Partner zusammenzuarbeiten, anstatt als Gegner zu agieren. Dies wirkt sich ebenfalls auf die konkrete Problemidentifikation und die daraus resultierenden Lösungsideen und deren Wirksamkeit aus.

Die vier Handlungsmaximen des Harvard-Konzepts

1. **Trennung** von **Sachebene** (Problem) und **Beziehungsebene** (Mensch): Werte, Gefühle, Einstellungen etc. gegenüber tatsächlichem Problemgegenstand sowie Lösungsmöglichkeiten
2. **Klärung** der dahinterliegenden **Beweggründe** (z. B. warum tut jemand etwas oder warum

nicht?), nicht die grundsätzlichen Positionen sind wichtig, sondern die jeweiligen *konkreten Interessen*: es geht um Bedürfnisse (eigene und andere), nicht um Strategien (z. B. Verteidigung und Erzwingung), Identifikation von Gemeinsamkeiten und Widersprüchen

3. **Entwicklung** von attraktiven **Lösungen** und Entscheidungsalternativen, die gewinnbringend für beide Parteien sind: Orientierungsrahmen ist das tatsächliche Interesse der beteiligten Akteure, keine „Entweder-oder"-Haltung, sondern eine „Sowohl-als-auch"- Ausrichtung
4. **Festlegung** auf objektive **Beurteilungskriterien** zur Lösungsfindung und -verfolgung (schriftliche Fixierung von Soll-Zustand, Verantwortlichkeitsbereichen, Deadlines)

(vgl. Eremit & Weber 2015, vgl. Hesse/Schrader 2023)

2.11.5 Verbesserung der persönlichen Konfliktfähigkeit

Neben der Professionalisierung des persönlichen Konfliktverständnisses sowie der positiven Kommunikationsstrategien in der Bearbeitung und Lösung von Konflikten bedarf es im Weiteren der **Verbesserung der persönlichen Konfliktfähigkeit**, um entsprechende Situationen gut begleiten und lösen zu können. Voraussetzung dafür, die persönliche Konfliktfähigkeit weiterzuentwickeln und dadurch verbessern zu können, ist das persönliche Wollen. Es muss ein persönliches Interesse und eine Offenheit dafür bestehen, sich sowohl mit dieser Thematik als auch mit sich selbst zu befassen. So setzt die Verbesserung von Konfliktfähigkeit parallel Persönlichkeitsentwicklung voraus. Dies beinhaltet unter anderem Kenntnisse über Grundlagen der Kommunikation, Wahrnehmung und Interpretation sowie eine geschulte und sensible Selbst- und Fremdbeobachtung sowie Selbstreflexion.

Übertragen auf die Kommunikationsmodelle, z. B. die fünf Axiome nach Paul Watzlawick, die Kommunikation nach Friedemann Schulz von Thun, die Transaktionsanalyse oder auch die Gewaltfreie Kommunikation nach Marshall B. Rosenberg (▸ 1.3) bedeutet dies:

- Zwischen Sach- und Beziehungsebene unterscheiden können
- Sich über die vier Ebenen einer Nachricht (sowohl beim Senden als auch beim Empfangen) und der sich daraus ergebenden Interpretationsspielräume bewusst sein bzw. werden
- Anhand des Eisbergmodells verborgene Ursachen und Hintergründe für Aktionen und Reaktionen bei Personen verstehen
- Vorherrschende Ich-Zustände erkennen und gezielt komplementäre oder Überkreuz-Transaktionen ausführen sowie beenden
- Sich konkret über eigene Bedürfnisse, Wünsche und Gefühle und die der anderen Person(en) klar werden und artikulieren können
- U. v. m.

Was geschieht, wenn dies nicht der Fall ist, kann nicht nur sehr gut anhand des Eskalationsmodells nach Friedrich Glasl (▸ 2.7), sondern auch anhand des Dramadreiecks nach Karpman (▸ 2.10.1) und der „Spiele der Erwachsenen" nach Eric Berne (▸ 2.10.2), in denen sich ein jeder wiederfinden kann, aufgezeigt werden.

Praxistipp

Immer wieder Selbstreflexion

Abschließend ist jeder Einzelne aufgerufen auch immer wieder Selbstreflexion zu betreiben und somit an seiner persönlichen Konfliktfähigkeit zu arbeiten. Mit den Worten von T. Roosevelt ausgedrückt: **„Man kann nur dreimal von viermal Recht haben".**

2.12 Grundbausteine einer Teamkommunikation

2.12.1 Small Talk zum Beziehungsaufbau

Ein guter **Small Talk** eignet sich insbesondere für das Kennenlernen neuer Teammitglieder, z. B. innerhalb der ersten Orientierungsphase innerhalb der Teambildung (▸ 2.4, Forming). Small Talk zu führen, soll hierbei nicht primär dazu genutzt werden, unangenehme Situationen, wie beispielsweise unangenehmes Schweigen zu überbrücken, Gespräche zu erzwingen oder über „das Knie zu brechen". Es soll eine eher unverfängliche Möglichkeit für die Kontaktaufnahme und Beziehungsgestaltung mit (neuen) Kollegen darstellen. Auch in der Kommunikation mit und Begleitung von Patienten, Angehörigen, Führungskräften oder anderen Schnittstellen, ist diese Methode eine wunderbare Möglichkeit, die Zeit für kurze Gesprächsintervalle gewinnbringend und lebendig zu gestalten. Small

Talk stellt somit vorrangig also keine Taktik dar, sich über oberflächliche und „unnütze" Themen zu unterhalten, um damit die Zeit zu überbrücken, sondern viel mehr darum, **Gesprächssituationen** zu **ergreifen** und **positiv** zu **gestalten**.

Durch Small Talk wird dem Gegenüber innerhalb kurzer Zeit eine grundsätzliche Offenheit sowie **aufrichtiges Interesse** an der Person selbst vermittelt. Aus Sicht von Eric Bernes Theorie werden *Strokes* im Sinne von (positiven) Aufmerksamkeiten ausgetauscht (► 1.3.6). Da Small Talk grundsätzlich eine unverfängliche Gesprächssituation widerspiegelt, können sich alle Personen bei Bedarf auch mühelos wieder aus dem Gespräch zurückziehen. Small Talk stellt deshalb sozusagen einen Türöffner für weitere Gespräche dar und soll beidseitige Sympathie und Vertrauen erzeugen. Durch Small Talk wird der Aufbau sozialer und geschäftlicher Beziehungen erleichtert und gefördert.

Berührungsängste im Einsatz von Small Talk können im beruflichen Setting beispielsweise Überzeugungen oder Ängste sein, dass eine Person aufgrund eines „zu lockeren" Gesprächsverhaltens als inkompetent oder oberflächlich bewertet werden könnte. Dabei bietet Small Talk insbesondere in solchen Situationen wie kurze Kontaktaufnahmen zwischen Tür und Angel die beste Möglichkeit, sich ohne Angst vor Grenzüberschreitung, gegenseitig kennenzulernen.

Small Talk eignet sich insbesondere:

- Zum Erstkontakt mit Personen, denen im beruflichen Setting wieder begegnet wird, sozusagen als erste Annäherung
- Vor herausfordernden Gesprächen oder Situationen zur Entschärfung von Angst oder Nervosität
- Als Deeskalationsmittel bei Konflikten
- Für schüchterne und eher introvertierte Personen, z. B. Kollegen, Mitarbeitende, Patienten, Angehörige etc.

2.12.2 Fragen stellen für Klarheit und Struktur

Fragen gelten innerhalb von gezielter Gesprächsführung als **der Königsweg**. Fragestellungen helfen Gespräche zu strukturieren und zu führen, Informationen zu beziehen, nachzufragen, sich rückzuversichern, andere Personen in Überforderungssituationen zu zentrieren etc.

Es werden folgende **Fragetypen** unterschieden:

- *Offene Fragen*, z. B. W-Fragen: lassen Spielraum für Antworten, Erzählungen und Ausweichmöglichkeiten (z. B. Situationsrekonstruktionen)
- *Geschlossene Fragen:* Grenzen die Antwortmöglichkeit (grundsätzlich) auf „Ja" und „Nein" oder auf bestimmte vorgegebene Antwortalternativen ein, regt Gesprächspartner zu einer eindeutigen Stellungnahme an. (z. B. Erstversorgung innerhalb akuter Notfälle)
- *Deskriptive Fragen:* erfolgen aus einer neutralen Haltung und aus dem Interesse heraus, Informationen klar darzulegen und ein fundiertes Verständnis über systematische Informationszusammenhänge zu erlangen.
- *Reflexive Fragen*: zielen darauf ab, einen Perspektivenwechsel zu erzielen und Veränderungen auszulösen. Anhand reflexiver Fragen sollen beispielsweise Alternativen und Möglichkeiten durchdacht werden. Achtung: Bei zu häufigem Einsatz kann ein Gespräch wie ein Verhör oder eine Prüfungssituation wirken!
- *Gerichtete Fragen:* sind an eine bestimmte Person adressiert und helfen insbesondere im Gruppensetting dabei, das Gespräch in Struktur zu halten oder zurückzuführen und stellen sicher, dass wirklich jeder zu Wort kommt. (z. B. Team- oder Fallbesprechungen oder Supervisionen als Moderator)
- *Ungerichtete Fragen*: Jeder kann antworten, hierbei werden Hinweise auf die Gruppendynamik beobachtet (z. B. Rollenklärung und -wahrnehmung)

Exkurs: Achtung vor Fangfragen (Watzlawick)

Wie in allen Bereichen gibt es auch in der Anwendung von Fragestellungen Besonderheiten, die berücksichtigt werden sollten. Wie sensibel mit dieser Thematik umgegangen werden sollte, zeigt der schmale Grat zwischen einer neutralen Frage und einer (unbewussten) Fangfrage. Es geht um die Formulierung.

Beim Einsatz von Ja-/Nein-Fragen muss auf besondere Unterschiedlichkeiten innerhalb der Formulierung geachtet werden. Die jeweilige Art der Fragestellung wird beim Gegenüber etwas anderes auslösen und dessen Reaktion stark beeinflussen. Es kommt u. a. sehr darauf an, wie viel Entscheidungsspielraum dem Gegenüber gelassen wird. Ungünstig formulierte Ja-/Nein-Fragestellungen können der anderen Person das Gefühl vermitteln, bloßgestellt zu werden, andere Formulierungen ermöglichen diesen hingegen freier zu antworten, dies kann allerdings eine Antwort auch verfälschen. Wie groß der Unterschied bereits in der Verwendung von Ja-/Nein-Fragen sein kann, soll folgendes Fallbeispiel aufzeigen:

Fallbeispiel

Dienstschluss

Die Pflegedienstleitung hat mehrfach Beschwerden darüber erhalten, dass einer ihrer Mitarbeitenden öfter vor offiziellem Dienstschluss in den Feierabend geht.

Option 1:

- Die Pflegedienstleitung fragt ihren Mitarbeiter: *„Gehst du häufiger vor dem offiziellen Arbeitsende außer Dienst?"*
  Der Mitarbeitende hat innerhalb dieser Fragestellung die Möglichkeit mit *„Ja"* oder *„Nein"* zu antworten. Ihm steht hierbei also grundsätzlich die Option frei, die Wahrheit zu sagen oder zu lügen.

Option 2:

Die Pflegedienstleitung fragt ihren Mitarbeitenden:

- „Hast du damit aufgehört, vor deinem offiziellen Dienstschluss die Arbeit zu verlassen?"
  Der Mitarbeitende hat auch innerhalb dieser Fragestellung die Option mit *„Ja"* oder *„Nein"* zu antworten, was aber eine andere Auswirkung hat, denn in beiden Fällen würde er automatisch zugeben, dass er seinen Arbeitsplatz schon (mindestens einmal) vor Dienstschluss verlassen hat.

Erläuterung zum Fallbeispiel

Die Wahl der Fragestellung beeinflusst maßgeblich die Informationen, die hier übermittelt werden und damit ebenfalls die Reaktion des Gegenübers. So impliziert die gewählte Fragestellung aus *Option 2*, dass für die Pflegedienstleitung bereits feststeht, dass der Mitarbeitende ein entsprechendes Verhalten an den Tag gelegt hat. Wäre dies nun eine falsche Vermutung, wird sich diese Fragestellung sehr negativ auf den Mitarbeitenden und im Weiteren auch auf deren Interaktionsdynamik auswirken.

2.12.3 Einfluss von Haltung und Einstellung

Das Arbeiten in pflegerischen Berufen bedarf eines **spezifischen Menschen- und Pflegeverständnisses.** Pflegende müssen ab Beginn ihrer Ausbildung lernen eine entsprechende professionelle und fachlich kompetente Haltung gegenüber pflegebedürftigen Personen und deren Angehörigen zu entwickeln. Dies beinhaltet ebenfalls die Ausrichtung des persönlichen Sprachverhaltens, das die Wirkung der Kommunikation und Kommunikationsmuster mit bedenkt. Die individuelle Haltung und Einstellung einer Person hat auf das Sprachverhalten einen maßgeblichen Einfluss. Faktoren, aus denen die persönliche Haltung und Einstellung resultiert, sind beispielsweise verinnerlichte **Wert- und Moralvorstellungen,** individuelle **Grundüberzeugungen** und **Denkweisen** etc. Diese werden beispielsweise durch die Primär- und Sekundärsozialisation eines Menschen geprägt.

Insbesondere in der Arbeit mit pflege- oder hilfsbedürftigen Menschen gibt es einige negative Kommunikationshaltungen oder -einstellungen, die degradierend auf und respektlos gegenüber diesen Personen wirken. Dies bildet sich innerhalb der Informationsweitergabe über oder im alltäglichen Gespräch mit Patienten, Bewohnern, Angehörigen etc. ab. Verfestigen sich hierbei negative und destruktive Kommunikationsmuster, kann sich schnell eine entsprechende „Teammentalität" mit dementsprechendem Sprachverhalten entwickeln und manifestieren.

Um eine solche Entwicklung oder Entgleisung der Kommunikationsausrichtung zu verhindern, muss sowohl die persönliche Kommunikation als auch die Kommunikation im Team eine **respektvolle Ausdrucksweise** und **positive Einstellung** zum eigenen Berufsfeld **als Basis** vorhanden sein, denn dies wirft ebenfalls ein Bild nach außen (► 4.3 *Gesprächsführung als Pflegehandlung*).

Die **innere Haltung** setzt sich zusammen aus:

- *Persönlichen Überzeugungen und Einstellungen*
- *Prägungen und Gefühlsmustern*

Im Austausch mit Kollegen sowohl im Einzel- als auch im Teamsetting sollten bestimmte Aussagen grundsätzlich vermieden werden. Ein Beispiel hierfür ist ein häufiger Satz in Dienstübergaben: „Bei Herrn Fink war nichts Besonderes." Im spezifischen Berufsfeld der Pflege ist es eher unwahrscheinlich, dass bei einem pflegebedürftigen oder erkrankten Menschen „nichts Besonderes" vorliegt, da sich diese Person dann nicht in einem Krankenhaus oder in einer Pflegeeinrichtung befinden würde.

Sensibel und **reflektiert** mit dem eigenen **Sprachverhalten und Kommunikationsmustern** umzugehen beinhaltet ebenfalls Verbalisierungen innerhalb von Situations- oder Patientenbeschreibungen, die unterschwellig vermitteln, dass ein Unterschied zwischen einem „*guten*" oder „*schlechten*" Patienten oder Bewohner besteht. Ein Beispiel hierfür wäre, dass sich Pflegende darüber beschweren, dass ein Patient „ständig klingelt". Eine professionelle Pflegeausrichtung zielt darauf ab, sich von solchen gefühlsbetonten und emotionalisierten Äußerungen zu entfernen und die Ursachen und Gründe hinter einem solchen Verhalten zu eruieren und zu verstehen. Zudem ist es von persönlichem Stresserleben und Druck durch den Praxisalltag abzukoppeln und getrennt voneinander zu bearbeiten.

Hintergründe dafür, dass ein Patient häufig die Notglocke betätigt, können beispielsweise Unsicherheit, Langeweile, Einsamkeit oder die Unfähigkeit sich anderweitig zu äußern etc. sein. Eine adäquate Lösung dieser Situation oder auf diese gezielt zu reagieren, ist demnach erst möglich, wenn die Hintergründe identifiziert sind. Erst durch ein solches Vorgehen kann im Folgenden auch das Stresserleben der Pflegenden reduziert und die Gefahr verringert werden, dass ein Patient anhand seines Verhaltens herabgewürdigt oder abgewertet wird. Darüber sollte sich jede Pflegeperson bewusst sein und sich dahingehend immer wieder anhand ihrer persönlichen und professionellen Haltung reflektieren und ausrichten.

Für eine professionelle und geschulte Haltung und Ausrichtung Pflegender gelten grundsätzlich die Fundamente der non-direktiven bzw. **klientenzentrierten Gesprächsführung** nach Carl Rogers (► 3.6.1). Diese Grundsätze beinhalten, dass einem Gesprächspartner immer anhand von **Wertschätzung** und **Akzeptanz**, **positiver Zuwendung** (Empathie) und **Kongruenz** gegenübergetreten werden muss. Diese Faktoren sind notwendig, um als Pflegefachfrau bzw. -mann adäquat auf individuelle Situationen sowie Gefühle von Pflegeempfängern oder auch Angehörigen und Kollegen eingehen und sich in deren Erleben einfühlen zu können.

Auch innerhalb von sehr emotionsbesetzten oder konfliktbehafteten Situationen und Gesprächen ist eine reflektierte und geschulte Grundhaltung maßgeblich für den weiteren Verlauf von sehr hoher Bedeutung.

Merke

Destruktive Kommunikationsstrukturen

Manifestieren sich destruktive Kommunikationsstrukturen im beruflichen Alltag oder Besprechungsinstrumenten, wie z. B. der Dienstübergabe oder innerhalb spezifischer Fallbesprechungen, kann dies ein Anzeichen dafür sein, dass zu wenig Maßnahmen im Bereich der **Psychohygiene** (► 3.5) vorliegen. Dies kann auch Hinweis auf ein *Burn-out-Syndrom* oder ein *Cool-out*-Phänomen in Pflegeberufen sein.

2.12.4 Moderation innerhalb von Kommunikation

Moderation soll, ganz im Sinne seiner Wortbedeutung, z. B. dabei helfen, einen Interaktionsprozess zu „lenken" oder auch zu „mäßigen". Moderation eignet sich insbesondere im Gruppensetting dazu, einzelne Redebeiträge zu steuern, unterschiedliche Mitarbeitendentypen zu inspirieren, sich zu beteiligen oder etwas auszubremsen und zu einem förderlichen Ergebnis zu gelangen. Die verschiedenen Arten des Lenkens sind:

- **Starten und Steuern.** Anweisungen geben, die in eine bestimmte Richtung führen, also ein Ziel haben. Erwartungen, Wünsche oder Bitten werden klar ausgedrückt.
- **Unterbrechen und Abbremsen.** Durch gezielte Unterbrechungen können eher nicht zielführende Kommunikationsprozesse auf eine *Metaebene* gehoben und Einfluss auf den Richtungsverlauf erzielt werden. Dies kann beispielsweise durch Zusammenfassungen des bisher Besprochenen geschehen. Keimen anhand bestimmter Themen hitzige Diskussionen o. Ä. auf, können diese, bevor die Dynamik zu eskalieren droht, beispielsweise anhand von Breakout-Sessions in kleineren Gruppen (oder im Einzelsetting) in Ruhe überdacht und im Nachgang zusammengetragen werden.

Diese Methoden werden grundsätzlich von Moderatoren innerhalb der Leitung von Gruppen oder von Teamarbeit eingesetzt, sie sind jedoch gleichermaßen bei Bedarf auch in jeder generellen zwischenmenschlichen Kommunikation und/oder Interaktion einsetzbar, wenn sich ggf. solche destruktiven Kommunikationsmuster abzeichnen.

2.12.5 Geschenk Metakommunikation

Metakommunikation ist die Kommunikation über Kommunikation. Nach Schulz von Thun bedeutet dies: *„Auseinandersetzung über die Art, wie wir miteinander umgehen, und über die Art, wie wir die gesendeten Nachrichten gemeint und die empfangenen Nachrichten entschlüsselt und darauf reagiert haben"* (Baller & Schaller 2017, S. 95; zitiert nach Schulz von Thun 1981).

Metakommunikation ermöglicht es, den wichtigen Schritt zu meistern, sich aus dem subjektiven Erleben der Beziehungsebene zu lösen und sich zudem „über" den vorrangigen Sachinhalt zu erheben. Dadurch kann Abstand von bestimmten Verstrickungen zwischenmenschlicher Kommunikationsdynamiken genommen werden und der Umgang zwischen den Kommunikationspartnern miteinander rückt in den Fokus.

Durch einen solchen Perspektivenwechsel wird es durch Metakommunikation möglich, vorliegende Störfaktoren zu identifizieren und anschließend aktiv bearbeiten und lösen zu können. Durch diesen Prozess kann es gelingen, sich auch in konfliktbehafteten Situationen dann (wieder) gegenseitig auf Augenhöhe zu begegnen, zu verstehen und (von der Beziehungsebene) zurück auf die Sachebene zu wechseln (▸ 1.3.1 und ▸ 1.3.3). Metakommunikation findet grundsätzlich auf einer neutralen und offenen Ebene statt.

Möglichkeiten der Metakommunikation:

- *Zusammenfassungen* als Überblick: im Sinne von „Bilanz ziehen", z. B. bei Abschluss von Gesprächen oder Themenabschnitten
- *Reflexion* als widerspiegelnd-analysierende Betrachtung, z. B. wenn ein Gesprächspartner plötzlich Gefühle oder Beobachtungen zur Diskussion stellt
- *Paraphrasieren* als sinngemäßes Wiedergeben des Gesagten von Seiten des Empfängers: Verständnisfragen werden geklärt oder unstrukturierte Informationen nochmals geordnet wiedergegeben
- *WWSZ-Techniken:* Warten – auf mehr Informationen; Wiederholen – zur Fortsetzung des Gesprächs; Spiegeln – rückmelden des Wahrgenommenen oder Verstandenen; Zusammenfassen – Wechsel des Rederechts

2.12.6 Achtung vor Interpretationen und Assoziationen!

Innerhalb von zwischenmenschlicher Kommunikation werden kontinuierlich Informationen ausgetauscht. Ein automatischer Prozess, der bei Menschen hierbei passiert, ist, dass erworbenen Informationen instinktiv entsprechende Bedeutungen des menschlichen Bedeutungssystems zugeschrieben werden, um diese einordnen zu können (▸ 1.1.2). Informationen entsprechende Bedeutungen zuschreiben bedeutet hierbei, diese mit Assoziationen zu verknüpfen und zu interpretieren. Unreflektiert und unüberprüft eingeordnete Informationen können hierbei mitunter die größte Gefahr für Kommunikationsstörungen und Missverständnisse bergen.

Eine zielführende Strategie dafür, dass persönliche Interpretationen und Assoziationen anschließend vom Zuhörer nochmal mit dem Gesprächspartner überprüft werden können und somit bestätigt oder widerlegt werden können, sind beispielsweise **Grundsätze des aktiven Zuhörens:**

- Zuhören und nicht selbst sprechen (verbale und nonverbale Bestätigungen)
- Verstehen, nicht bewerten oder korrigieren (Zusammenfassen, Paraphrasieren etc.)
- Gefühle verstehen (Wünsche und Gefühle heraushören und verbalisieren, sich in das Gegenüber hineinversetzen etc.)

Aktives Zuhören wandelt **Interpretationen** in **Informationen** frei von Bewertungen, Rat- oder Lösungsvorschlägen oder Belehrungen etc. um und ermöglicht es, sich intensiv in andere einfühlen zu können. Dadurch kann der Gesprächspartner sowohl auf der Sachebene verstanden als auch in seiner Gefühlswelt wahrgenommen werden.

2.12.7 Feedback ist Beschreibung

Feedback zu geben oder zu erhalten ist der Schlüssel dazu, sich über die eigene Wirkung auf andere bewusst zu werden. Es geht um die gegenseitige und wechselseitige Rückmeldung von Eindrücken (*Feedback-Geben* und *Feedback-Nehmen*).

Gutes Feedback richtet sich hierbei auf Verhaltensweisen des Gegenübers. Hierbei wird beispielsweise widergespiegelt, welche Verhaltensweisen in der gemeinsamen Zusammenarbeit hilfreich sind oder eventuell störend wirken.

Wichtig ist hierbei, dass Feedback nicht wertend, sondern rein beschreibend anhand von Ich-Botschaften (▸ 1.3.3 *Kommunikationsverständnis nach*

Friedemann Schulz von Thun – Exkurs: Ich- und Du-Botschaften) gegeben wird. Feedback ist unter anderem die beste Möglichkeit, den eigenen „Blinden Fleck" zu verkleinern (▶ 2.9) und sich selbst besser kennenzulernen und weiterzuentwickeln.

Merke

Feedback ist keine Bewertung und keine Belehrung

Innerhalb von Feedback ist jegliche Art von Bewertungen, Interpretationen oder (moralischen) Belehrungen zu vermeiden! Für ein professionelles Feedback ist die Kongruenz aller Signale Grundvoraussetzung.

Ziele von Feedback:

- Informieren, wie das Verhalten des Gegenübers erlebt wurde und welche Bedeutung dieses im positiven, aber auch negativen Sinn hat
- Informieren über eigene Bedürfnisse und Gefühle (Worauf kann Rücksicht genommen werden?)
- Informieren über hilfreiche Verhaltensänderungen im Sinne der Zusammenarbeit

Produktiver Nutzen von Feedback:

- Veränderung bestimmter Verhaltensweisen ermöglichen
- Stolz vermitteln und ermutigen
- Fehler identifizieren
- Lernprozesse fördern
- Selbstwahrnehmung und Selbsteinschätzung bereichern
- Motivation steigern
- Handlungsqualitäten erhöhen
- Auswahlmöglichkeiten gezielter einschätzen

Praxistipp

Feedback

Feedback geben: Grundsätzlich ist zu beachten, dass Feedback nur gegeben werden soll, wenn das Gegenüber dies möchte. Informationen über das Verhalten sind dann zeitnah und konkret rückzumelden. Falls auf Interpretationen (Wahrnehmungen oder Vermutungen) zurückgegriffen werden muss, müssen diese explizit als solche gekennzeichnet rückgemeldet werden. Dasselbe gilt bei der Beschreibung eigener erlebter Emotionen. Grundsätzlich ist Feedback immer innerhalb eines geschützten Raumes zu geben, gelobt kann eine Person jedoch auch in größeren oder großen Kreisen werden.

Feedback nehmen: Feedback sollte anhand der Grundsätze des *aktiven Zuhörens* aufgenommen werden. Feedback anzunehmen, beinhaltet nicht zu rechtfertigen oder zu argumentieren, sondern auf das Rückgemeldete hin zu *reflektieren* und *Weiterentwicklungspotenziale* zu identifizieren.

Übrigens: Auch Widerstand ist Feedback.

2.12.8 Stimmige Kommunikationsausrichtung

Für eine kompetente und professionelle Kommunikationsfähigkeit ist die **Übereinstimmung aller versendeten Signale** notwendig. Dies betrifft alle verbalen, nonverbalen und paraverbalen Kommunikationsmerkmale (▶ Kap. 1). Es geht um *Echtheit*, um Authentizität.

Die Leitfrage dafür, sich dahingehend immer wieder selbst zu überprüfen und zu reflektieren lautet: „*Wie kann ich kommunizieren angesichts dessen, wie die Situation konstruiert ist und was sie mir in meiner Rolle abverlangt, sowie angesichts dessen, was sich in mir regt und wofür ich stehe?*" (Baller & Schaller 2017, S. 87)

Auch die Lasswell-Formel (▶ 1.2 und ▶ Abb. 1.8) bietet einen hilfreichen Rahmen, die einzelnen Segmente überprüfen und strukturieren zu können.

Das **Situationsmodell nach Schulz von Thun:**

a) *Worum geht es:* Übereinstimmung des Sachinhalts (Thema) mit dem aktuellen Kontext (Anlass) und der jeweiligen Zielsetzung, z. B. Rahmenthema – fehlen noch Informationen?

b) *Wer ist anwesend:* Übereinstimmung der Zusammensetzung der Akteure mit dem entsprechenden Kontext, Sachinhalt, und Ziel, z. B. Rollenidentifikation und -klärung sowie Aufgabenorientierung und -klärung

c) *Vorgeschichte:* Transparenz als Voraussetzung für ein einheitliches Situationsverständnis

d) *Was sind die Ziele des Treffens:* Zielklärung der anwesenden Professionsbereiche für eine einheitliche Zieldefinition (Haupt- und Nebenziele)

(vgl. Schulz von Thun 1981; vgl. Lauterbach 2011; vgl. Joskus 2011; vgl. Rogall-Adam, Josuks & Schleinitz 2011; vgl. Mantz 2015; vgl. Chon 2016; vgl. Günster-Schöning 2016; vgl. Baller & Schaller 2018; vgl. Hausmann 2020)

Merke

Das Gesamtpaket muss stimmen

Stimmige Kommunikation umfasst ein situativ angemessenes Handeln aus persönlicher Authentizität heraus mit dem Ziel, dass beide oder alle am Kommunikationsprozess beteiligten Akteure das Gefühl haben, ein gutes Gespräch geführt zu haben.

2.12.9 Kultursensible Kommunikation

In der Zusammenarbeit von **Teams mit unterschiedlichen kulturellen und sprachlichen Hintergründen** gilt es zu beachten, dass nicht nur sprachliche Hürden anhand von Unterschiedlichkeiten z. B. im Bereich von Sprache, Wortbedeutungen oder Phrasen sondern gleichermaßen innerhalb des (Kommunikations-)Verhaltens bestehen können. Wichtig ist hierbei zu verstehen und zu beachten, dass ebensolche non- oder paraverbalen Signale teilweise viel unmittelbarer beim Gegenüber ankommen als gesprochene Worte. Im Gegensatz zur verbalen Signalsendung geschieht insbesondere nonverbale Kommunikation oft sehr unbewusst. Ein Händedruck beispielsweise gilt nicht in allen Kulturen als Zeichen einer freundlichen Begrüßung – und nach COVID-19 eventuell auch nicht mehr bei allen, denen diese Form der Begrüßung eigentlich vertraut ist.

All diese Aspekte erfordern eine besondere Achtsamkeit sowie den Rahmen einer kultursensiblen Kommunikation. Notwendig ist dies nicht nur in der Zusammenarbeit mit Kollegen und Kolleginnen aus unterschiedlichen Kulturen, sondern im pflegerischen Kontext auch in der Pflege und Versorgung von Pflegebedürftigen sowie deren Angehörigen.

„Kommunikationselemente, die innerhalb einer Kultur eine eindeutige Bedeutung besitzen, können bei der Interaktion mit Angehörigen einer anderen Kultur für Unverständnis oder Missverständnisse sorgen.“ (Braunschweiger & Köder 2022, S. 105)

Voraussetzungen für eine kultursensible Ausrichtung der Kommunikation sind beispielsweise:

- Offenheit und Interesse an anderen kulturellen Hintergründen und Kontexten
- Bereitschaft, sich über die jeweiligen Sitten und Gebräuche zu informieren und diese zu achten
- Empathie, Selbstreflexionsvermögen und Toleranz

Leitlinien für eine kultursensible Kommunikation mit anderen Personen:

- Deutlich artikuliertes und vom Tempo her angemessenes Sprechen
- Verwenden von kurzen und einfachen Sätze
- Nutzen von Leitbegriffen für bestimmte Bezeichnungen oder Gegenstände (d. h. nicht mit zu vielen Synonymen arbeiten)
- Einsatz eines Wörterbuchs
- Austausch über Sitten und Gebräuche nonverbaler Kommunikationsanteile innerhalb der jeweiligen Kulturen

2.12.10 Selbstreflexion über Kommunikationsmuster

Grundsätze für eine gelungene und gute Teamkommunikation sind beispielsweise:

- Eine angemessene Kommunikation ist immer authentisch und somit stimmig, also situationsgerecht und emotional angepasst (verbal, nonverbal, paraverbal).
- Eine gute Kommunikation hat niemals einen manipulativen Charakter.

Auch, wenn diese Kriterien in der Teamkommunikation erfüllt sind, kann es jedoch zu Missverständnissen kommen. Ursächlich hierfür ist eine Diskrepanz in dem Bereich, was (vom Sender) gemeint war, wie es gesagt und wie es letztendlich (vom Empfänger) verstanden wurde. Um Missverständnissen oder Kommunikationsstörungen durch solche Diskrepanzen im Team, aber auch in sämtlichen anderen Bereichen vorzubeugen, kann anhand verschiedener Reflexionsfragen die Wirkung der eigenen Kommunikation überprüft und ggf. angepasst werden.

(vgl. Mentzel, Grotzfeld & Haub 2022)

Checkliste

Aktives Zuhören:

- Höre ich in Gesprächen anderen aufmerksam zu oder liegt mein Fokus woanders und ich schaue z. B. häufig auf die Uhr, auf das Handy, aus dem Fenster etc.
- Habe ich Interesse am anderen (und frage auch nach) oder höre ich z. B. aus Höflichkeit zu?
- Unterbreche ich mein Gegenüber oft oder lasse ich es aussprechen?

Checkliste

Überreden

- Argumentiere ich sachlich oder beziehe ich meine Argumente auf Personen?
- Gehe ich auf Argumente meines Gegenübers ein und lasse mir diese erklären oder ist mein Ziel meine Argumente durchzusetzen?
- Lasse ich mein Gegenüber aussprechen oder durchkreuze ich dessen Argumentation?
- Verwende ich häufig Killerphrasen mit dem Ziel die Diskussion abzuwürgen?

Checkliste

Glaubwürdigkeit

- Kommuniziere ich offen und ehrlich (verbale und nonverbale Signale decken sich) oder nutze ich verdeckte Kommunikationsmuster, um z. B. zu beeinflussen?
- Nutze ich meine vorhandenen Kompetenzen in der Gesprächsführung?
- Gebe ich mich in Gesprächen echt oder kommuniziere ich aus Rollenmustern heraus?

Beispiele von Diskrepanzen zwischen Absicht und Wirkung

„Kommunikation ist Wirkung, nicht Absicht." (Baller & Schaller 2022)

Absicht von Kommunikation ist, wie wir wirken wollen und unsere Kommunikation entsprechend anpassen. Dabei muss die eigentliche Absicht aber nicht die gewünschte **Wirkung** erzielen, sondern kann beim Gegenüber anders ankommen bzw. interpretiert werden (► Tab. 2.16).

Tab. 2.16 Kommunikation und Wirkung auf unser Gegenüber

Ich bin der Meinung, ich kommuniziere	Das kann auch so wirken
• Vorsichtig • Präzise • Besonnen • Hinterfragend • Formal	• Misstrauisch • Reserviert • Kalt • Unentschlossen • Steif
• Fordernd • Entschlossen • Willensstark • Zielgerichtet • Sachorientiert • Selbstbewusst	• Aggressiv • Beherrschend • Intolerant • Antreibend • Anmaßend • Arrogant
• Begeisternd • Offen • Überzeugend • Redegewandt	• Hektisch • Indiskret • Übertreibend • Extravagant
• Vertrauensvoll • Ermutigend • Mitfühlend	• Naiv • Bedrängend • Heuchlerisch

(Baller & Schaller 2022, S. 137)

2.13 Leitfaden für gezielte Informationsweitergabe

Bisher ging es um Grundbausteine erfolgreicher Kommunikation, die den Fokus auf den Einfluss verschiedener Faktoren auf die Beziehungsebene von Kommunikationsprozessen gelegt haben. Dieser Abschnitt gibt nun einen Überblick wichtiger Aspekte, die dabei unterstützen, Informationen möglichst konkret, objektiv und klar auf der inhaltlichen **Sachebene** zu vermitteln. Dies ist Voraussetzung dafür, dass eine lückenlose Informationsweitergabe im pflegerischen Praxisalltag möglichst gut gelingen kann.

Instrumente, die für eine Informationsweitergabe in der Pflegepraxis dienen, sind beispielsweise Dienstübergaben, Fallbesprechungen und andere Besprechungsformate, wie z. B. die Visite etc. Das Zeitkontingent in solchen Besprechungsformaten ist hierbei immer zeitlich begrenzt und innerhalb dieses Zeitfensters sollen die wichtigsten Informationen zwischen verschiedenen Schichten oder Disziplinen effektiv und effizient weitergegeben werden. Die Akteure, die daran teilnehmen, können also je nach Setting und Übergabeuhrzeit variieren. Eine zielgerichtete Kommunikation steht hierbei im Vordergrund und das kommunikative Gesamtverständnis sowie die kommunikativen Fähigkeiten der Pflegenden entscheiden darüber, wie viel *nützliches* oder *unnützes* Wissen an entsprechende Akteure weitergegeben wird. Häufige Probleme, die sich innerhalb dieser Formate entwickeln können, sind z. B.: es wird sich an bestimmten Themen „aufgehangen" und „im Kreis gedreht".

2.13.1 Grundsatz „Nur die wirklich wichtigen Informationen"

Die Informationsweitergabe innerhalb von pflegerischen Dienstübergaben orientiert sich grundsätzlich meist an der Prämisse „Nur die wirklich wichtigen Informationen". Aber ist das so einfach möglich?

Wie subjektiv diese Art von Einschätzung bzw. Priorisierung ist, wird im weiteren Verlauf meist schnell deutlich. Ein Kollege fordert beispielsweise, es soll schneller zum Punkt gekommen werden, ein anderer beschwert sich darüber, bestimmte Informationen nicht erhalten zu haben, die (für ihn) eben doch wichtig gewesen wären. Die Aussage „Nur die wichtigen Informationen" basiert demnach auf einem sehr subjektiven Verständnis und kann auch in einer Art **Informationsflut** oder **Informationsarmut** enden. Diese Problemsituation kann dann als Hinweis darauf verstanden werden, dass ein **allgemein mangelhaftes Verständnis** darüber besteht, was „**wirklich wichtig**" ist oder dass ebendies nicht allgemeinverständlich definiert ist. Ursächlich hierfür ist, dass eine fixe und allgemeingültige Definition darüber nicht erstellt werden kann, denn die Priorisierung von Informationen ist immer von der Situation und von der Person abhängig.

Kennzeichen und Beurteilung „wirklich" wichtiger Informationen

Wie Informationen in ihrer Wichtigkeit bewertet werden, hängt maßgeblich davon ab, **wer** Informationen **wie** bewertet. Auch die Wieder- und Weitergabe entsprechender Informationen kann wiederum sehr *subjektiv eingefärbt* und voller *persönlicher Interpretationen* sein.

Informationen werden als Teilmenge eines bestimmten Wissensvorrats bezeichnet und zielen darauf ab, dem Informationsempfänger entsprechendes Wissen weiterzugeben. Eine Dienstübergabe beispielsweise besteht aus vielerlei verschiedenen Informationen – *medizinischer, pflegerischer, sozial-pflegerischer* Natur etc. Deshalb empfiehlt sich hier eine gewisse **Informationsstruktur,** die einen professionellen Informationsaustausch und gleichermaßen hohen Informationsgehalt innerhalb des Austauschs gewährleistet.

Selektion von Informationen

- **Unwichtige Informationen** sind sinnlos und nutzlos. Häufig Belange, über die sinnloser Weise zu lange gesprochen wird, beispielsweise *Interpretationen* mit geringem Informationswert, aber vielen *Ausschmückungen* und *Umschreibungen*. Der Inhalt ist meist nicht sehr nachvollziehbar und unkorrekt, die Sachebene steht nicht im Vordergrund, sondern **persönliches Erleben.**
- **Wichtige Informationen** haben einen *aktuellen Wissenswert* und benennen *klare Sachverhalte*. Sie orientierten sich strikt an **tatsächlichen Begebenheiten** (Tatsachen, Fakten), sind sehr korrekt und haben eine wesentliche Bedeutung mit großer Tragweite. Die Folgen aus diesen Informationen sind meist von elementarer Bedeutung, da sie Veränderungen nach sich ziehen.

Welche Informationen abschließend tatsächlich wichtig oder unwichtig sind, kann aber trotzdem nicht starr definiert werden. Wie bedeutsam eine Information in der Pflege und Versorgung von Pflegebedürftigen tatsächlich ist, hängt maßgeblich von der jeweiligen **Pflegesituation** und dem individuellen **Pflegeverständnis** der Pflegenden ab.

Um ein solches Verständnis und professionelles Gespür für die Bewertung und fachliche Interpretation von Informationen zu entwickeln, müssen bereits Auszubildende und Studierende in Pflegeberufen darauf sensibilisiert werden. **Nur Wissen (über eine Sache) ermöglicht Wissen (über eine andere Sache)**.

Strukturierungsbeispiel von Informationsebenen und -gehalt

Für einen ersten Strukturbaustein gliedern Blank und Zittlau Informationen innerhalb des Besprechungsformats von Dienstübergaben in der Pflege zunächst in zwei Felder:

- **Eher medizinische Informationen** (Vitalparameter, Untersuchungen, Diagnosen, Operationsverfahren, Screeningergebnisse, Verbandwechsel etc.)
- **Eher pflegerische Informationen** (Pflegebedarf, psychischer Status, Mobilitätsgrad, Kostform, Kontinenz, allgemeine Versorgungsschwerpunkte etc.)

Diese Vorabunterteilung kann auch dabei hilfreich sein, das allgemeine Vorgehen innerhalb der Dienstübergabe besser zu strukturieren, denn häufig verläuft dieses nicht nach einem bestimmten Schema anhand von Priorisierungsgraden der Informationen, sondern richtet sich entweder anhand der Zimmerreihenfolge oder der Reihenfolge der Patienten- bzw. Bewohnerliste innerhalb des Dokumentationsprogramms aus.

Merke

Pflegerische Informationen sind wichtig!

Vorsicht: In der Pflegepraxis ist oft aus verschiedenen Gründen zu beobachten, dass pflegerische Informationen als weniger wichtig bewertet und weniger strukturiert weitergegeben werden als medizinische (medizinische Dringlichkeit). Dies kann in solchen Fällen beispielsweise dazu führen, dass Defizite innerhalb der pflegerischen Informationserhebung und -weitergabe (z. B. lückenhafte Pflegedokumentation) auftreten.

Praxisbeispiel

„Bei Frau Geier sonst alles wie immer"

Die Pflegefachfrau Marina Mischke erläutert in der Übergabe ihrer Kollegin Dorothee Binz sehr detailliert die Änderung des Medikamentenplans der Patientin Irma Geier. Außerdem gibt sie auch verlässlich die ärztliche Anweisung zur täglichen Überprüfung der Vitalwerte sowie deren aktuellen Status weiter. Weniger Bedeutung misst Marina Mischke den pflegerischen Informationen des generellen Pflegestatus und des psychosozialen Befindens von Frau Geier bei und handelt diese Informationen lapidar im folgenden Halbsatz „(...) ansonsten ist alles wie immer mit Frau Geier." Dass Frau Geier jedoch aufgrund ihrer körperlichen Verfassung und eines zu geringen Bewegungspotenzials eine „Hautirritation" am Steiß entwickelt hatte, die sich leider in ein paar Tagen zu einem Dekubitus verschlimmern sollte, fand keine Erwähnung bei der Übergabe.

Checkliste

Informationsquellen

Informationsquellen für die Sicherung pflegerelevanter Informationen sind:

1. Persönliche *Erinnerungen* der Pflegenden
2. *Handschriftliche* Pflegedokumentation
3. *Digitale* Pflegedokumentation
4. *Team- und Fallbesprechungen*
5. *Expertenberatungen* (Coaching, Supervision, Mediation)

Förderliche **Gesprächstechniken** innerhalb von **Informationsweitergabe und -empfang** sind:

- *Verbalisieren*
- *Paraphrasieren*
- *Offene Fragen*

Bei als **unspezifisch** empfundenen Informationen können durch diese Gesprächstechniken **spezifischere** Informationen eingeholt werden sowie als inkongruent wahrgenommene Äußerungen oder grundsätzliche Verständnisinhalte überprüft und allgemein reflektiert werden.

Zeitdruck wirkt sich verständlicherweise sehr negativ auf allgemeine Kommunikationsmuster innerhalb von pflegerischen Übergaben bzw. Informationsweitergaben aus. So können emotionale Faktoren, wie z. B. Gereiztheit, massiven Einfluss darauf haben, wie die Übergabe verlaufen wird. Sind solch emotionale Belastungen gleichzeitig bei mehreren Personen innerhalb der Dienstübergabe vorherrschend, verändert sich das Übergabeklima teilweise sehr stark dahingehend, dass weniger pflegerelevante Informationen übergeben werden, sondern vielmehr Problemsituationen und festgestellte Fehler im Mittelpunkt der Informationsweitergabe stehen. Es wird daher empfohlen, dass Pflegende vor der Dienstübergabe sich kurz Zeit nehmen, um innerliche Anspannungen zu lösen und sich wieder fokussieren zu können. Dies kann nicht nur auf die darauffolgende Informationsqualität erheblichen Einfluss haben, sondern ebenfalls die Sichtweise und Wahrnehmung der Nachfolgeschicht positiv beeinflussen.

2.13.2 Herausforderungen in der Informationsweitergabe

Externe Herausforderungen in der Aufrechterhaltung hochwertiger Informationsweitergabe

Problematische Störquellen, die eine adäquate Übergabe und Informationsweitergabe im pflegerischen Kontext stark beeinträchtigen, sind:

- Telefon
- Anfragen von Patienten und Angehörigen
- Betätigungen der Notglocke
- Akute Notfälle
- Unterbrechungen durch Patiententransportdienste oder durch andere Berufsgruppen etc.
- Persönlicher (physischer und psychischer) Status und die daraus resultierende Konzentrationsfähigkeit des Teams (Müdigkeit, Stress, Druck etc.)

Da bei bestimmten Belangen sofort gehandelt werden muss, rückt die Wichtigkeit der Dienstübergabe und somit der Informationsweitergabe dann oft in den Hintergrund.

Interne Herausforderungen mit Einfluss die Qualität der Informationsweitergabe

Insbesondere in der pflegerischen Profession werden eigene **Bedürfnisse von Pflegenden** oft zurückgestellt. Der Fokus liegt im gesamten Dienst darauf, Bedürfnisse von anderen Personen (Patienten, Angehörigen, Kollegen, Ärzte etc.) zu erfüllen. Um die eigenen Bedürfnisse kümmern sich die Pflegenden häufig erst, wenn es dringend nötig ist. Solche Bedürfnisse sind nicht nur in jedem Einzelnen vorhanden, sondern auch innerhalb eines gesamten Teams.

Teambeeinflussende Bedürfnisse wachsen mit der Anzahl der Beteiligten und sind beispielsweise das Bedürfnis nach:

- Übersicht, Struktur, Klarheit
- Transparenz und Abgrenzung
- Persönliche Bedeutsamkeit durch positive Rückmeldungen und Empathie
- Zugehörigkeit anhand von Solidarität und Loyalität
- Selbstwirksamkeit und Zusammenhalt

Sind solche Teambedürfnisse grundsätzlich gut erfüllt, zeigt sich dies innerhalb des Teamklimas beispielsweise anhand von Freude und Motivation und kann sich zudem in der Qualität der Informationsweitergabe widerspiegeln. Sind zu viele Bedürfnisse nicht oder eher mangelhaft erfüllt, kann dies zur Folge haben, dass dieser Zustand für den Einzelnen oder das gesamte Team in Ärger, Angst, Stresserleben oder Traurigkeit umschlägt. Beide Zustände der Gruppenemotion wirken sich stark auf die zwischenmenschliche (und fachliche) Kommunikation innerhalb des Teams sowie mit anderen Fachdisziplinen oder Angehörigen aus und beeinflussen dann die Qualität der Informationsweitergabe oder den entsprechenden Umgang mit erhaltenen Informationen.

Solche emotionalen Bedürfnisse des Einzelnen oder des gesamten Teams sollten dann möglichst klar und transparent, jedoch aber in professionellem Maße an Dritte kommuniziert werden. Unterstützend dabei können folgende Leitfragen dienen:

- Welche Bedürfnisse sind innerhalb des aktuellen Kontexts wichtig?
- Sind diese dem Gegenüber klar?
- Welchen Bedürfnissen kann jetzt Raum gegeben werden?
- Welche Erwartungen der beteiligten Personen stimmen damit überein?
- Warum kann das Bedürfnis (gerade oder generell) nicht befriedigt werden?

Eine solche **Bedürfnisklärung** ist notwendig, um das Teamklima und alle kommunikativen Prozesse, wie beispielsweise Patientengespräche, Dienstübergaben etc. positiv bzw. zumindest stabil zu halten. Dies ist ausschlaggebend für die tatsächliche sowie nach außen erlebte Leistungsqualität des Teams, die bemessen wird an:

- Der jeweiligen Haltung der einzelnen Akteure
- Der Transparenz und Klarheit von Informationen
- Dem Umgang mit Konflikten
- Der jeweiligen Fehlerkultur

(vgl. Meißner 2004; vgl. Heering, 2012; vgl. Blank & Zittlau 2017)

Merke

Respekt, Fairness, Gleichberechtigung

In allen kommunikativen Prozessen muss Respekt gegenüber der eigenen beruflichen Rolle sowie gegenüber allen anderen Teammitgliedern oder Beteiligten herrschen. Fairness und Gleichberechtigung müssen als Grundsatz verinnerlicht sein und die Bedeutsamkeit der unterschiedlichen Perspektiven verstanden werden. Persönliche Angriffe sind grundsätzlich zu vermeiden und Fehler müssen als Lernmöglichkeit betrachtet werden.

2.14 Zusammenfassung Kommunikationsfähigkeiten

2.14.1 Allgemeine Basiskompetenzen

Das Verfügen über eine entsprechende professionelle kommunikative Kompetenz beinhaltet die Fähigkeit Informationen entsprechend zu

a) *verstehen*,
b) *auszuwerten* sowie
c) *eigenständig* kommunikative Abläufe *gestalten* zu können.

Die Basis hierfür bildet das Wissen über sowie das Verstehen und Erlernen

- grundlegender Kommunikationsfähigkeiten anhand verschiedener Kommunikationsmodelle und -theorien (► Tab. 2.17, ► Kap. 1)
- eine entsprechende Selbstreflexions- und -entwicklungsfähigkeit (► Kap. 3)
- sowie die Fähigkeit professionelle Gespräche führen zu können (► Kap. 4).

2.14.2 Spezifische Ansätze für ein professionelles Sprachverhalten in der Pflegepraxis

Blank und Zittlau beschrieben „acht Schlüssel" nach Mantz, die grundsätzlich für ein *gutes Gespräch* notwendig sind:

1. **Sachlich bleiben:** Abbau von Druck und Stress vor Gesprächen oder Informationsweitergaben (vgl. Shannon-Weaver-Grundsätze ► 1.3.1)
   - Vermeiden von Wörtern wie „schnell", „kurz", „müssen" etc.

Tab. 2.17 Zusammenführung: Anwendung von Kommunikationsmodellen und -theorien in der pflegerischen Praxis

Kommunikationsmodell	Nutzen
Shannon-Weaver-Modell (► 1.3.1) Die objektive Sachebene	• Verwendung als spezifische Formulierungshilfe und -überprüfung des Sachinhalts einer weiterzugebenden oder weitergegebenen Information, z. B. innerhalb von Dienstübergaben • Wahrnehmung und Eingrenzung von möglichen Störungsquellen innerhalb des Kommunikationskanals und auf der Sachebene Zu beachten: Beziehungsebene, individuelle Eindrücke und Emotionen werden im Shannon-Weaver-Modell nicht berücksichtigt. Pflegerische Informationen können niemals rein anhand des objektiven Charakters betrachtet, jedoch aber gut strukturiert werden. Deshalb dient dieses Modell sehr gut als Orientierungsrahmen für die *Klärung, Formulierung* und Überlieferung des *Sachinhalts.*
Zwischenmenschliche Kommunikation nach Watzlawick (► 1.3.2) Zwischen Sachinhalt und Beziehungsebene	• Grundsätzliche Beachtung und Entwirrung der *Sach- und Beziehungsebene* – Konflikte können sogar entstehen, wenn beide Akteure auf der Sachebene eigentlich genau der gleichen Meinung sind! • Beachtung des Einflusses analoger und digitaler Kommunikationselemente • Einbinden von *Metakommunikation*
Kommunikationsquadrat nach Schulz von Thun (► 1.3.3) Beachtung der doppelten Vierheit	• Eine Botschaft enthält immer *vier (verschlüsselte) Nachrichten* • Es kann sowohl auf vier Ebenen gesendet als auch empfangen werden, diese müssen nicht übereinstimmen • Achtung vor *Fehlinterpretationen* (Missdeuten der Ebene) • Einholen von Feedback des Senders zur Überprüfung • Eindeutige Informationen ohne verdeckte Interpretationen klären Insbesondere in pflegerischen Dienstübergaben besteht die Gefahr, dass weitergegebene Informationen auf der Sachebene vom Empfänger als *Appell* wahrgenommen werden und umgehend eine innere Abwehr des Empfängers auslösen („Jetzt muss ich das auch noch machen.").
Gewaltfreie Kommunikation nach Rosenberg (► 1.3.4)	• Sich über eigene Bedürfnisse und Werte klar werden und diese ohne Schuldzuweisung oder Verantwortungsabgabe an das Gegenüber mitteilen • Kommunikation auf Augenhöhe
Transaktionsanalyse, Dramadreieck, Erwachsenen-Spiele (► 1.3.6, ► 2.10)	• Unterscheidungsvermögen zwischen den Stroke-Qualitäten • Beachtung der eigenen Ich-Zustände sowie derer des Gegenübers • Die eigenen Muster kennen, die der anderen erkennen • Fokus darauf legen, auf der Ebene des Erwachsenen- Ichs zu bleiben • Durchschauen von Spielen – bewusster Ausstieg, raus aus dem Dramadreieck
Eisbergmodell (► 1.3.5)	• Reflexion: in konfliktbehafteten Situationen oder bei Trigger-Situationen klären, was „unter der Wasseroberfläche liegt" – auch eventuell beim Gegenüber • So herausfordernde Situationen entschärfen und Konflikten vorbeugen
Grundsätzliche hilfreiche Kommunikationselemente (► 2.12)	• Sprechende Person wird nicht unterbrochen • Bei Fragen die persönliche Motivation hinter der Fragestellung miteinbeziehen • Abgrenzung zwischen persönlichen Interpretationen und denen von anderen Personen • Beachten der eigenen verbalen, non- und paraverbalen Kommunikationssignale • Fokus auf Kürze, aber Prägnanz legen • Auf Gliederung und Ordnung achten

Fallbeispiel

Die Tochter macht Stress!?

Irina Krol ist sehr gestresst. Dies teilt sie ihren Kollegen in der Dienstübergabe auch mit. Die Tochter eines Patienten kommt alle 5 Minuten zu ihr, stellt Fragen und „macht Stress." Kann sie Irina Krol selbst nicht finden betätigt sie zudem andauernd die Notglocke. Irina ist sich sicher, dieses Verhalten kann so nicht weitergehen und muss schnellstmöglich unterbunden werden.

a) Subjektive Bewertung und Darstellung der Situation: „Die Tochter von Herrn Betz „klingelt" andauernd und macht Stress - die treibt mich noch in den Wahnsinn! Als hätte ich hier sonst nichts zu tun, als alle 10 Minuten dort ins Zimmer zu rennen!"
b) Objektive Wahrnehmung und sachliche Darstellung der Situation: „Die Tochter von Herrn Betz scheint sehr aufgewühlt zu sein. Sie braucht deshalb viele Informationen und Beratung von uns. Das ist aktuell sehr zeitaufwändig."

(vgl. Blank & Zittlau 2017, S. 69)

2. **Eindeutige Informationen weitergeben:** Tatsächliche Sicherheit vermitteln, die entsprechend geplant und erfüllbar ist.
   - Vermeidung von unspezifischen Wörtern wie „später", „gleich", „mal"

   Aussagen aus der Pflegepraxis können hier beispielsweise sein:
   - „Ich komme *gleich* wieder."
     Besser: „Ich kläre dies ab, bitte warten Sie hier".
   - „Das schaue ich mir *nachher* mal an".
     Besser: „Ich führe jetzt noch ein Telefonat und komme anschließend wieder zu Ihnen."
3. **Vermeiden von Ironie, Sarkasmus, Zynismus und Doppeldeutigkeiten:** Achtung vor der sog. „pathologischen" und emotionalisierten Sprache der Pflege

   Pathologische Sprachmuster sind beispielsweise:
   - „Wenn das so weitergeht, kann ich mich da selbst gleich dazu legen."
   - „Das geht so nicht mehr weiter, meine Nerven liegen blank!"
   - „Wie viele Arme soll ich mir noch ausreißen?!"

   Um ein solches Sprachverhalten zu einem gesundheitsorientierten Denken umformen zu können, muss dieses reflektiert betrachtet und entsprechend ausformuliert werden – was steckt hinter dieser Aussage? Zum Beispiel:
   - „Ich kann das Arbeitspensum gerade nicht allein abdecken. Ich brauche deine Hilfe."
4. **Menschlichkeit in der Pflegesprache:** Achtung vor Objektifizierung und Entmenschlichung

   Arbeitsinhalte des Pflegeberufs werden nur noch auf Handlungen, Zimmernummern oder Diagnosen heruntergebrochen:
   - So ist Frau Daum in Zimmer 8 nicht „die Niere in der Acht ..."
   - Pflegefachmann Jan Thelen geht nicht „auf die Glocke", sondern zu dem Patienten Herrn Joster.
   - Es werden keine „Toilettengänge", sondern Patienten oder Bewohner auf die Toilette begleitet.
5. **Vermeiden von „Sprachbildern der Gewalt" :** Durch den Inhalt gewaltvoller Aspekte, kann dies hohe Irritation und – je nach Biografie oder Alter – Schlimmeres in Pflegebedürftigen oder Angehörigen auslösen (z. B. Assoziation mit Krieg, Gewalt etc.). Siehe dazu auch „pathologische" oder „emotionalisierte" Sprache in der Pflege unter Punkt 3.

   Menschen sollten innerhalb des Sprachgebrauchs nicht „fertig gemacht", „transportiert" oder „gelagert" bzw. „Lagerungsrunden" durchgeführt werden. Erst wenn aktiv auf solche Äußerungen geachtet wird, wird ersichtlich, wie stark allgemeine Äußerungen oder Redewendungen gewaltvollen Sprachmustern unterliegen, z. B.
   - „Wir kämpfen in der Pflege an vorderster Front."
   - „Der Patient ist völlig abgeschossen."
   - „Wir treffen uns am Stützpunkt und machen einen Schlachtplan."
   - „Ich muss das Gespräch jetzt leider abwürgen."
   - „Auf Kommando bereit stehen" etc.

Merke

Demenz und „Sprachbilder der Gewalt"

Insbesondere in der Pflege und Versorgung von Menschen mit Demenz muss den „Sprachbildern der Gewalt" besondere Aufmerksamkeit geschenkt und vermieden werden!

6. **Interpretationsspielräume durch klare Aussagen dezimieren und Zeit sparen:** Vermeiden unklarer Aussagen, insbesondere in Situationen mit emotionaler Belastung
   Unklare Aussagen, z.B. ohne konkrete Orte, Zeiten, Personen etc. ziehen meist einen erhöhten Zeitbedarf nach sich und können die Informations- und Versorgungsqualität verringern. Durch konkrete Aussagen darüber, an wen sich ein Patient oder ein Angehöriger bei einer Frage beispielsweise wenden kann, um notwendige Informationen zu beziehen oder „was" genau ein Kollege („wer") bis „wann" tun soll, wird verhindert, dass sich Gespräche oder Handlungen immer wieder im Kreis drehen oder nicht abgeschlossen werden können. Beispiele hierfür sind:
   - „Das kriegen wir diese Woche noch hin."
     Besser: „Ich plane mir am Mittwochnachmittag Zeit dafür ein."
   - „Das ist nicht mein Zuständigkeitsbereich, da müssen sie jemand anderen Fragen."
     Besser: „Bitte wenden Sie sich hierbei an die Pflegedirektorin."
   - „Schau dir mal bitte Frau Dorn an, ich finde sie ist irgendwie komisch."
     Besser: „Schau Dir bitte Frau Dorn in der nächsten halben Stunde an, sie macht mir heute einen desorientierten Eindruck und eine fachliche Einschätzung Deinerseits ist mir in dieser Situation wichtig."
7. **Lösungsorientierung statt Problemorientierung:** Weg von Problemen, hin zu Kompetenzen
   Hinter problemorientierten Aussagen verbergen sich meist persönliche Gefühle der Unsicherheit oder Hilflosigkeit. Dies kann sich im Sprachverhalten insbesondere in Situationen und Kontexten mit hoher Belastung verstärken. Hinweise für eine Problemorientierung sind beispielsweise sogenannte „Un-Worte" oder Negativ-Sätze mit „kein" und „nicht".
   - „Ich habe keine Ahnung, das ist nicht mein Fachgebiet."
     Lösungsorientierte Perspektive: „Darüber muss ich mich selbst erst informieren, dann kann ich es ihnen erklären." oder „Ich schicke meine Kollegin als Expertin in diesem Fachbereich zu Ihnen, diese kann Ihnen bei ihren Fragen Auskunft geben."
   - „Frau Dahl ist heute wieder unmöglich. Egal was man tut oder ihr anbietet, sie ist mit allem unzufrieden!"
     Lösungsorientierte Perspektive: „Frau Dahl macht heute einen hilflosen und traurigen Eindruck. Sie belastet etwas und braucht viel Beistand."
8. **Sprachschätze nutzen:** Für eine lebendige und erlebnisreiche Sprache
   Sprachschätze bestehen beispielsweise aus stärkenden Bildern oder heilsamen Worten. Sie erreichen Personen positiv auf emotionaler Basis und können dadurch innere Prozesse in Gang bringen und Denkweisen positiv beeinflussen. Es werden angenehme Gefühle ausgelöst. Das Fundament eines solchen Sprachverhaltens ist u.a. Kompetenz, Warmherzigkeit, Kongruenz, Empathie. Beispiele hierfür sind Ausdrücke wie:
   - Kuschlig, sanft, mild, behutsam
   - Verwöhnen, genießen, verträumt
   - Ermutigen, begeistern etc.
   - Balsam für die Seele

(vgl. Blank & Zittlau 2017, S. 69-71; vgl. bibliomed-pflege.de)

2.14.3 Exkurs: Validation

In Bezug auf die Gestaltung einer Grundausrichtung innerhalb zwischenmenschlicher Interaktionen und Kommunikation ist ein weiteres Konzept erwähnenswert. Dieses beschreibt Kommunikation und Interaktion mit an Demenz erkrankten Menschen, beinhaltet aber wesentliche Basisbausteine bzgl. der Entwicklung eines zwischenmenschlichen Verständnisses von Menschen mit, aber auch ohne Demenz.

Für eine wertschätzende und verstehende Grundhaltung anderer Personen wie auch sich selbst gegenüber können wesentliche Grundpfeiler der Validation, insbesondere der **Integrativen Validation (IVA) nach Nicole Richard** sehr wertvoll sein. Das umfassende **Ursprungskonzept** der Validation geht auf **Naomi Feil** zurück, die sich ausgiebig mit einer adäquaten Kommunikation und Begegnung mit alten und hochaltrigen Menschen in verschiedenen Stadien der Demenzerkrankung beschäftigt. Nicole Richard entwickelte dieses Konzept weiter beziehungsweise konzentrierte sich innerhalb der Basics der Validation auf partiell andere Grundüberzeugungen – deshalb **„Integrative" Validation.**

Die Integrative Validation nach Richard® legt den Fokus u.a. auf innere *Antriebe* und *Gefühle* von Menschen mit Demenz, die wahrgenommen, ausgelebt bzw. erfüllt werden wollen und müssen, um Zufriedenheit und Selbstwert aufrechtzuerhalten. Ist dies nicht oder zu wenig der Fall, führt dies bei Betroffenen zu den so bezeichneten „herausfordernden Verhaltensweisen", die insbesondere Menschen mit Demenz häufig zugeschrieben werden. Um diese zu lösen und zu ermöglichen, dass solche seltener auftreten, müssen Pflegende lernen, die beschriebenen spezifischen Antriebe und Bedürfnisse hinter den Verhaltensweisen erkennen, also wahrzunehmen und adäquat in pflegerische Handlungen miteinzubeziehen bzw. ansprechen zu können.

Solche Antriebe und Bedürfnisse liegen aber selbstverständlich nicht nur Handlungen und Verhaltensweisen von demenziell erkrankten Personen zugrunde, sondern denen eines jeden Menschen. Dies macht diese Methodik so wertvoll in der generellen zwischenmenschlichen Kommunikation und Interaktion in jedem Bereich. Unausgesprochene – also dahinterliegende – Gefühle und Antriebe bei sich selbst und seinem Gegenüber wahrnehmen und einordnen zu können, macht es Personen möglich, diese schneller und besser in Bereichen zu verstehen, die nicht „nur" auf der reinen Sachebene liegen, sondern sich auf anderen Ebenen abspielen. Dies ist auch insbesondere für **konfliktträchtige Situationen** sehr wertvoll, denn solche können dadurch weniger schnell aufkeimen oder falls doch schneller bewusst eingeordnet und ggf. gelöst werden. Der Schlüssel dazu ist Verständnis für das Gegenüber (oder sich selbst) und die dadurch mögliche Veränderung der Wahrnehmung einer Situation (▸ Tab. 2.18).

Werden entsprechende Antriebe oder Gefühle hinter (herausfordernden) Verhaltensweisen von Personen erkannt, können diese adäquat eingeordnet und das daraus resultierende Verhalten verstanden werden. Dies ermöglicht eine komplett andere Kommunikationsgrundlage innerhalb von zwischenmenschlicher Interaktion. Anstatt der Person ablehnend oder in degradierenden Kommunikationsmustern zu begegnen, ist es möglich, viel reflektierter auf die hintergründigen Auslöser einzugehen bzw. diese miteinzubeziehen.

(vgl. Richard 2004; vgl. Richard & Richard 2016; vgl. Schraut 2020)

Tab. 2.18 Antriebe und Gefühle, die hinter Verhaltensweisen, Worten oder Handlungen von Personen (und sich selbst) liegen können, sind beispielsweise:

Antriebe	Gefühle
• Fürsorge	• Sorge, Angst
• Sicherheit	• Scham
• Pflichtbewusstsein	• Traurigkeit
• Pünktlichkeit	• Hilflosigkeit
• Fleiß	• Freude
• Strenge	• Misstrauen
• Treue	• Verzweiflung
• Humor	• Wut, Verärgerung
• Großzügigkeit	• Enttäuschung
• Genauigkeit	• Liebe
• Ordnungssinn	• (Un-)Geduld
• Charme	• Ohnmacht
• Ehrgeiz	• Aufregung, Unruhe
• Lust, Begierde	• Zufriedenheit
• Harmoniebestreben etc.	• Sehnsucht etc.

Fallbeispiel

„Tracheostoma versorgen? Das vermeide ich lieber."

Pflegefachfrau Gina Largo ist sich sehr unsicher innerhalb der professionellen Tracheostomaversorgung eines neuen Patienten. Das letzte Mal, seit sie ein derartiges Tracheostoma versorgt hat, ist für sie bereits eine Weile her und sie empfindet ihre Professionalität in diesem Fall als nicht mehr ausreichend, um dies durchzuführen. Innerlich schämt sie sich für ihre Unsicherheit und traut sich deshalb nicht, dies anzusprechen. Stattdessen möchte sie die Versorgungssituation vermeiden. Sie überlegt sich immer neue Ausreden, diesen Patienten nicht versorgen zu müssen und hofft damit, die Aufenthaltsdauer des Patienten zu überbrücken. Doch nach einigen Tagen zeichnet sich immer mehr Unverständnis aus ihrem Team ihr gegenüber ab. Die Situation verschärft sich und Konflikte drohen zu eskalieren. Gina Largo zeigt sich aufgrund von immer mehr Druck von außen und der steigenden Angst der Situation nicht mehr „entfliehen" zu können zunehmend wütend und sie versucht, Gegendruck auf ihre Teammitglieder aufzubauen.

Erläuterung zum Fallbeispiel

Dieses Beispiel zeigt, wie sich schwierige Situationen zuspitzen können, wenn Gefühle oder Antriebe, die die eigentliche Ursache für das Verhalten sind, von anderen Personen, aber auch sich selbst nicht ver-

standen werden (wollen) und sich alle stattdessen an vordergründigen Handlungen orientieren. Besteht die Fähigkeit, diese Aspekte zu erkennen, haben Personen den wesentlichen Vorteil, zugrundeliegende Gefühle und/oder Antriebe wertschätzend ansprechen zu können und nicht in etwaige ungesunde und hochgradig konfliktträchtige Verhaltens- oder Kommunikationskreisläufe mit anderen Personen einsteigen zu müssen. Ähnliche Ansätze einer solch wertschätzenden Haltung und Kommunikation können innerhalb dieser Methodik z.B. auch in der Gewaltfreien Kommunikation nach Rosenberg (► 1.3.4 Gewaltfreie Kommunikation (GFK) nach Rosenberg) erkannt werden.
Innerhalb eines Grundverständnisses von Validation bzw. Integrativer Validation eröffnet sich die Möglichkeit eben auf diese teil- oder unbewussten Anteile einzugehen und Sachbestände auf eine viel gesündere und wertvollere Art und Weise anzugehen und lösen zu können, anstatt „Ähnliches mit Ähnlichem zu bekämpfen".

Reflexionsfragen

1. Versetzen Sie sich in die Rolle eines Teammitglieds von Gina Largo aus dem Fallbeispiel. Welche Antriebe bzw. Gefühle können Sie hinter den Verhaltensweisen und Handlungen von Gina Largo erkennen und wie könnten Sie adäquater mit dieser Wahrnehmung und diesem anderen Verständnisrahmen mit ihr und der Situation umgehen? Entwerfen Sie hierzu mindestens zwei Strategien auf Basis von zwei unterschiedlichen Antrieben und/oder Gefühlen.
2. Versetzen Sie sich erneut in die Rolle eines Teammitglieds von Gina Largo und nehmen Sie aktiv wahr, welche Gefühle (oder Antriebe) innerhalb dieser exemplarischen Situation in Ihnen aufkommen und reflektieren Sie ihre eigene Reaktion, die Sie innerhalb dieser Situation für möglich halten. Setzen Sie nun Ihre vermutete Reaktion mit Ihren dahinterliegenden Antrieben und/oder Gefühlen miteinander in Verbindung und denken Sie darüber nach, wie Ihre diesbezüglichen Erkenntnisse Ihr Kommunikationsmuster mit Gina Largo positiv beeinflussen können (vgl. hierzu auch beispielsweise die ► 1.3.4 *Gewaltfreie Kommunikation (GFK)* nach Rosenberg).

Basis der Grundausrichtung der Integrativen Validation ist außerdem das Konzept des paradoxalen Effekts der IVA. Der paradoxale Effekt bezeichnet die Überzeugung Richards, dass eine validierende Grundhaltung bzw. Kommunikationsausrichtung einer Person gegenüber einer anderen eine scheinbar widersprüchliche Wirkung erzielt. So könnte man meinen, dass Emotionen, die von einer Person empfunden und eigentlich unterdrückt werden wollen (z. B. Angst, Wut, Traurigkeit etc.), die dann jedoch von anderen Personen angesprochen werden, sich dadurch noch verstärken und ein solches Vorgehen alles noch „verschlimmert". Tatsächlich stimmt das so aber nicht, denn wenn solche Gefühle immer wieder oder zu lange unterdrückt und nicht wahrgenommen werden, wird irgendwann „das Fass überlaufen" und die Person „explodieren". Hier kommt der paradoxale Effekt der Validation nach Richard ins Spiel, der darauf basiert, dass Gefühle erst kleiner bzw. gelöst werden können, wenn diese anerkannt und ausgesprochen werden, z. B. auch durch ein verstehendes Gegenüber. Nicht anerkannte und nicht ausgesprochene Gefühle im Gegensatz dazu wachsen immer weiter an, bis sie sich dann auf andere Art und Weise „entladen".
Rückmeldungen wie beispielsweise „Nun stell Dich doch nicht so an, andere sind ja wohl viel schlimmer dran", „Kopf hoch, das wird schon wieder" oder „Jetzt beruhigen Sie sich doch, das ist doch alles halb so wild" etc. negieren die Erlebniswelt der „betroffenen" Person. In der Folge trägt dies maßgeblich dazu bei, dass zugrunde liegende Gefühle (z. B. Traurigkeit oder Unsicherheit) noch verstärkt oder durch weitere Gefühle (z. B. Wut) ergänzt werden.

Merke

Anerkennung ist der erste Schritt

Gefühle und Antriebe müssen Anerkennung finden, um bearbeitet oder konstruktiv gelöst werden zu können und negative Verhaltens- und Kommunikationsmuster (herausfordernde Verhaltensweisen in Bezug auf Menschen mit Demenz) zu verringern oder zu verhindern.

Erläuterung zum Fallbeispiel

Ideen zur Interpretation – „Tracheostoma versorgen? Das vermeide ich lieber."

Im Fallbeispiel kann aufgrund der Verhaltensweise von Ginas Largo erkannt werden, dass sie eine sehr pflichtbewusste und zuverlässige Person ist, die deshalb sehr hohe Ansprüche an ihr professionelles Handeln hat. Da sie sich in der Tracheostomaversorgung, für ihre Ansprüche zu wenig professionell fühlt, hat sie Angst, etwas in der Versorgung falsch zu machen. Da ihr Anspruch an sich selbst und ihre Professionalität so hoch ist und sie diesen nicht erfüllen kann, kommt zusätzlich dazu, dass sie sich deshalb schämt. Die Scham ist hierbei so groß, dass sie dies nicht selbstständig ansprechen kann. Sie fühlt sich ohnmächtig und hilflos dabei mit der Gesamtsituation umzugehen. Dass ihre Teammitglieder sie dann zunehmend unter Druck setzen, macht sie immer wütender.
Die Situation verhärtet sich. Bis Gina Largos Kollege Jannis Walau auf sie zukommt, denn er hat wahrgenommen, dass sie sich aktuell sehr hilflos fühlt und vor irgendetwas Angst hat. Er erkennt diese Gefühle in Gina Largo an, denn er versteht, dass diese einen Hintergrund haben. *Er „erklärt" Gina Largos Gefühle innerhalb der Situation für „gültig"*. Das nimmt sie wahr. Ihre Wut flacht daraufhin ihm gegenüber stark ab und es ist „Platz" über weitere Gründe sprechen zu können.

Kritischer Blick

Welche Vor- und Nachteile bringt die Kenntnis der vielfältigen Modelle zu Kommunikation und Teamentwicklung mit sich?

Pro

- Steigerung der Analysefähigkeit von Kommunikationsmustern, Rollen und Teamverhalten
- Stärkung der Früherkennung von Konfliktpotenzial sowie der Konfliktlösungsfähigkeit in verschiedenen Ebenen
- Verbesserung der Selbstreflexion im Hinblick auf eigenes Verhalten (im Team)
- Erhöhung der Wahrnehmungsfähigkeit von Bedürfnissen und Transaktionen bei miteinander agierenden Personen

Contra

Die Nachteile der Kenntnis vielfältiger Modelle wurden bereits im „Kritischen Blick" in Kapitel 1 *Einführung in die zwischenmenschliche Kommunikation* im Hinblick auf Kommunikationstheorien und -modelle dargestellt. Der Vollständigkeit halber werden sie hier nochmals kurz erwähnt:

- Mögliche Überanalyse bzw. Überpsychologisierung, da jedes Verhalten in Teams auf der Basis zugrunde liegender Modelle analysiert wird
- Einschränkung der Freiheit das Vorhandene für sich und ohne dahinterliegende Theorien wahrzunehmen und damit umzugehen
- Beeinträchtigung „normaler" Kommunikation in Teams
- Verallgemeinerung und damit einhergehender Individualitätsverlust
- Gefahr, dass entsprechende Modelle oder Schemata tendenziell externalisiert angewandt werden und die Eigenreflexion dabei auf der Strecke bleibt

Wiederholungsfragen

1. Reflektieren Sie eine Situation, die Sie selbst erst kürzlich erlebt haben. Welche Rollentypen Ihres eigenen Inneren Teams konnten Sie hierbei wahrnehmen? Mit welchen Forderungen und Ansprüchen sind diese an Sie herangetreten? Ist es Ihnen vielleicht sogar möglich, Ihre dann getroffene Entscheidung den Instanzen der Transaktionsanalyse zuzuordnen? (Zur Wiederholung: ► 2.2.2 *Exkurs: „Das Innere Team" nach Schulz von Thun*).
2. Reflektieren Sie das Team, in dem Sie sich gerade befinden oder das Sie kürzlich erlebt haben: In welcher Teamphase befindet es sich und woran machen Sie das fest? Was kennzeichnet diese Phase? (► 2.4)
3. Können Sie diesem Team verschiedene Generationen zuordnen? Was prägt diese jeweiligen Generationen im Hinblick auf die Einstellung zur Arbeit, die Motivation und den Wert der Freizeit? Beschreiben Sie mindestens drei verschiedene Generationentypen. (► 2.5)
4. Erläutern Sie die einzelnen Stufen der Konflikteskalation nach Glasl anhand eines selbst gewählten oder erlebten Konflikts. (► 2.7)
5. Beleuchten Sie in Partnerarbeit mit einem Gegenüber Ihres Vertrauens die vier Abschnitte des Johari-Windows für sich selbst und Ihr Gegenüber. Was könnten sich darauf hin für Chancen, aber auch Risiken entwickeln? (► 2.9).
6. Betrachten Sie erneut die beiden Tabellen ► Tab. 2.13 und ► Tab. 2.14 im Abschnitt ► 2.10.1. Geben Sie einen Lösungsvorschlag anhand der Gewaltfreien Kommunikation nach Rosenberg (► 1.3.4), wie Danica Novak sich „gewaltfrei" aus dem Dramadreieck mit Johann Tamm lösen kann bzw. Johann Tamm sich aus der Situation lösen kann.

LITERATUR

Badura B, Ducki A, Schröder H, Klose J, Meyer M. Fehlzeiten-Report 2014, erfolgreiche Unternehmen von morgen – gesunde Zukunft heute gestalten. Zahlen, Daten, Analysen aus allen Branchen der Wirtschaft. Berlin, Heidelberg: Springer-Verlag, 2014.

Baller G, Schaller B. Kommunikation im Krankenhaus. Erfolgreich kommunizieren mit Patienten, Arztkollegen und Klinikpersonal. ISBN 978-3-642-55325-7. DOI: doi.org/10.1007/978-3-642-55326-4. Berlin, Heidelberg: Springer-Verlag, 2017.

Bauer P. Multiprofessionalität. In Graßhoff G, Renker A, & Schröer W (Hrsg.). Soziale Arbeit. Eine elementare Einführung (S. 727–739). Berlin, Heidelberg: Springer Fachmedien, 2018.

Berne E. Die Transaktions-Analyse in der Psychotherapie. Eine systematische Individual- und Sozial-Psychiatrie. 2. Auflage. ISBN-10: 3873874237. Paderborn: Junfermann Verlag GmbH, 2006.

Berne E. Spiele der Erwachsenen: Psychologie der menschlichen Beziehungen. ISBN-10: 3499613506. 21. Auflage, Neuausgabe. Reinbek bei Hamburg: Rowohlt Taschenbuch Verlag, 2002.

Berne E. Was sagen Sie, nachdem Sie » Guten Tag « gesagt haben? Psychologie des menschlichen Verhaltens. ISBN-10: 3596421926. 25. Auflage. Frankfurt am Main: Fischer Taschenbuch Verlag GmbH, 1983.

bibliomed-pflege.de. Entschleunigen Sie Ihre Sprache! 2023. Aus: www.bibliomed-pflege.de/sp/artikel/23946-entschleunigen-sie-ihre-sprache (letzter Zugriff: 11.2.2023).

Blank A, Zittlau N. Dienstübergabe Pflege. Einführung und Umsetzung im Team. ISBN: 978-3-662-54622-2. Berlin, Heidelberg: Springer-Verlag, 2017.

Braunschweiger C, Köder C. Praxisanleitung Pflege. Lehrbuch für die Weiterbildung. 1. Auflage. München: Elsevier GmbH, 2022.

Buchloh A. Verstehen und verstanden werden – Das Gordon-Modell im Berufsleben. 2016. Aus: synyx.de/blog/verstehen-und-verstanden-werden-das-gordon-modell-im-berufsleben/ (letzter Zugriff: 11.2.2023).

Chon R C. Von der Psychoanalyse zur Themenzentrierten Interaktion. 15. Auflage. Stuttgart: Klett Cotta, 2016.

Eremit B, Weber K. Harvard-Methode. In: Individuelle Persönlichkeitsentwicklung: Growing by Transformation. DOI: doi-org.hske.idm.oclc.org/10.1007/978-3-658-09453-9_12. Wiesbaden: Springer Gabler, 2016.

Francis D, Young D. Mehr Erfolg im Team. 5. Auflage 1996; Nachdruck 2002. Hamburg: Windmühle, 2002.

Frey D. Psychologie der Werte. Von Achtsamkeit bis Zivilcourage – Basiswissen aus Psychologie und Philosophie. Berlin, Heidelberg: Springer-Verlag, 2016.

Glasl F. Konfliktmanagement. Ein Handbuch für Führungskräfte, Beraterinnen und Berater. 8. aktualisierte und ergänzte Auflage. Stuttgart: Haupt Verlag Freies Geistesleben, 2004.

Glasl F: Konfliktmanagement: Ein Handbuch für Führung, Beratung und Mediation. 12. Auflage. ISBN: ISBN-10: 3772528120. ISBN-13: 978-3772528125. Stuttgart: Haupt Verlag Freies Geistesleben 2020

Gordon T. Die Neue Familienkonferenz: Kinder erziehen ohne zu strafen. ISBN: 9783453602335. München: Heyne Verlag, 2014

Gordon T. Familienkonferenz: Die Lösung von Konflikten zwischen Eltern und Kind. ISBN-10: 3453602323. ISBN-13: 978-3453602328. München: Heyne Verlag, 2012.

Greator.com. Die 9 Eskalationsstufen und wie sich Konflikte lösen lassen! 2023. Aus: https://greator.com/eskalationsstufen/ (letzter Zugriff: 11.2.2023).

Günster-Schöning U. Lässt sich Haltung lernen? Eine Auseinandersetzung mit den Kompetenzen pädagogischer Fachkräfte. 2016. Aus: docplayer.org/24721379-Laesst-sich-haltung-lernen-eine-auseinandersetzung-mit-den-personellen-kompetenzen-paedagogischer-fachkraefte.html (letzter Zugriff: 11.2.2023).

Haufe.de. Konfliktmanagement. Aus: www.haufe.de/thema/konfliktmanagement/ (letzter Zugriff: 11.2.2023).

Hausmann C. Kommunikation in der Pflege. Grundlagen für die Praxis. 2. überarbeitete Auflage. Wien: Facultas Verlag, 2020.

Heering C. Das Pflegevisiten-Buch. 3. ergänzte Auflage. Bern: Verlag Hans Huber, 2012.

Hesse/Schrader. Die Konfliktparteien. Wer gegen wen? 2022. Aus: www.berufsstrategie.de/bewerbung-karriere-soft-skills/konflikte-konfliktparteien-konfliktarten.php (letzter Zugriff: 11.2.2023).

Hesse/Schrader. Harvard Methode / Harvard Konzept. Methode des sachbezogenen Verhandelns. 2023. Aus: www.berufsstrategie.de/bewerbung-karriere-soft-skills/konfliktloesung-harvard-konzept-methode.php (letzter Zugriff: 11.2.2023).

Hoos-Leistner H.: Kommunikation im Gesundheitswesen. 3. Auflage. Berlin, Heidelberg: Springer-Verlag, 2020.

Jacobi-Wanke H, Polzin C (Hrsg.). Betreuen und Pflegen, Grundlagen für die Praxis. 1 Auflage. Berlin: Cornelsen Verlag, 2019.

Jaudela-Baum S, Meldau S. Brasser M. Leadership und People Management. Führung und Kollaboration in Zeiten der Digitalisierung und Transformation. Berlin, Heidelberg: Springer Gabler, 2022.

Josuks H. Gute Dienstübergaben gestalten. CNE.fortbildung 1: S. 2–6. 2011.

Karpman S B, Günther U. Ein Leben ohne Spiele. Die neue Transaktionsanalyse der Vertrautheit, der Offenheit und der Zufriedenheit. Das definitive Buch über das Drama-Dreieck und das Mitgefühls-Dreieck von seinem Begründer und Autor. ISBN: 978-3-937471-03-7. ISBN-13: 978-3937471037. Process Training and Consulting. 2016.

Kauffeld S, Schulte EM. Teams und ihre Entwicklung. In: Arbeits-, Organisations- und Personalpsychologie. Springer-Lehrbuch. DOI: doi.org/10.1007/978-3-642-16999-1_8. Berlin, Heidelberg: Springer-Verlag, 2011.

Keim V. Klinikleitfaden Pflege. 9. Auflage. München: Urban &Fischer, Elsevier Verlag, 2019.

Klaffke M. Generationen-Management, Konzepte, Instrumente, Good-Practice-Ansätze. Wiesbaden: Springer Gabler, 2014.

Kreyenberg J. Handbuch Konflikt-Management. Konfliktdiagnose, -definition und -analyse; Konfliktebenen, Konflikt- und Führungsstile. Interventions- und Lösungsstrategien, Beherrschung der Folgen. 2. Auflage. Berlin: Cornelsen Verlag, 2005.

Kuster J, Huber E, Lippmann R, Schmid A, Schneider E, Witschi U, Wüst R. Handbuch Projektmanagement. 3., erweiterte Auflage. ISBN-10: 9783642212420. ISBN-13: 978-3642212420. Berlin, Heidelberg: Springer-Verlag, 2011.

Landsiedel NLP Training. Gordon-Training oder Gordon-Modell. 2023. Aus: www.landsiedel-seminare.de/coaching-welt/wissen/coaching-methoden/gordon-training.html (letzter Zugriff: 11.2.2023).

Lauterbach A. … da ist nichts, außer dass das zweite Programm nicht geht. Dienstübergabe in der Pflege. 2. Auflage. ISBN-10: 383704355X. ISBN-13: 978-3837043556. Norderstedt: Books on Demand, 2008.

Luft J, Ingham H. Einführung in die Gruppendynamik. Frankfurt am Main: Fischer Taschenbuch Verlag GmbH, 1993.

Mantz S. Die Bedeutung von Sprachkompetenz in der Pflegepraxis. Keine Zeit – Wenn Druck und Stress das Denken, Sprechen und Handeln Pflegender mehr und mehr dominieren. Pflegezeitschrift. 69: 265–267. Stuttgart: W. Kohlhammer GmbH, 2015.

Meißner A. Sind Pflegende mit der Übergabe zufrieden? Pflegeforschung 10/04. 2004.

Mentzel W. Grotzfeld S, Haub C. Mitarbeitergespräche erfolgreich führen: Einzelgespräche, Meetings, Zielvereinbarungen und Mitarbeiterbeurteilungen, 13. akutal. und erw. Auflage. Freiburg: Haufe Verlag, 2022.

NN (2015) I Care Pflege. 1. Auflage. Thieme, Stuttgart

Pentland A. Kommunikation ist der Schlüssel. Harvard Business manager. 2012.

Pietko S. Kalte und heiße Konflikte. 2020. Aus: https://www.sylvia-pietzko.de/kalter-konflikt-heisser-konflikt-in-unternehmen/ (letzter Zugriff: 11.2.2023).

Piraudeau A. Raus aus der Konfiktspirale. Unsere Konflikte – Und wie wir sie lösen. ISBN 978-3-658-35013-0. DOI: doi.org/10.1007/978-3-658-35014-7. Wiesbaden: Springer Fachmedien GmbH, 2021.

Rhein R, Kauffeld S. Teamdiagnose. Gruppendynamik 35, 109–112 (2004). DOI: doi.org/10.1007/s11612-004-0010-0. 2001.

Richard N, Richard M. Integrative Validation nach Richard®. Menschen mit Demenz wertschätzend begegnen. 2. Auflage. Bollendorf: Eigenverlag Institut für Integrative Validation GbR, 2016.

Richard N. Kommunikation und Körpersprache mit Menschen mit Demenz – die integrative Validation (IVA). Unterricht Pflege 2004; (5): 13-16.

Rognall-Adam R, Joskus H, Adam G, Schleinitz G. Professionelle Kommunikation in Pflege und Management. Ein praxisnaher Leitfaden. 3., überarbeitete Auflage. Hannover: Schültersche Verlagsgesellschaft, 2018.

Schäfer J. Altersgemischte Teams in der Pflege. Miteinander arbeiten - voneinander lernen. Springer. DOI: doi.org/10.1007/978-3-662-62062-5. Berlin, Heidelberg: Springer-Verlag, 2021.

Schmidbauer W. Das Helfersyndrom. Hilfe für Helfer.; 4. Auflage. Hamburg: Rowohlt Taschenbuch, 2007.

Schmidt Ch, Möller J, Windeck P. Arbeitsplatz Krankenhaus: Vier Generationen unter einem Dach, Deutsches Ärzteblatt. 2013.Aus: www.aerzteblatt.de/pdf.asp?id=138278 (letzter Zugriff: 11.2.2023).

Schulz von Thun F, Hars V. Miteinander reden, Band 3: Das "Innere Team" und situationsgerechte Kommunikation. 30. Auflage. ISBN-10: 3499605457. Reinbek bei Hamburg: Rowohlt Taschenbuch Verlag, 2013.

Schulz von Thun F. Miteinander reden 1. Störungen und Klärungen. Allgemeine Psychologie der Kommunikation. Reinbek bei Hamburg: Rowohlt Taschenbuch Verlag, 1981.

Schulz von Thun Institut für Kommunikation. Das Innere Team. Aus: www.schulz-von-thun.de/die-modelle/das-innere-team (letzter Zugriff: 24.1.2023).

Seßler H. 9 Mitarbeiter-Typen in Besprechungen. 2020. Aus: www.intem.de/fachartikel/9-mitarbeiter-typen-in-besprechungen/ (letzter Zugriff: 11.2.2023).

Steffen A. Weniger Opfer, weniger Retter, weniger Täter. In: Impulse zur eigenen Veränderung. Heidelberg, Berlin: Springer-Verlag, 2019.

Taglieber B, Raebricht S. Das Drama-Dreieck der Transaktionsanalyse. Aus: https://transaktionsanalyse-online.de/drama-dreieck/ (letzter Zugriff: 11.2.2023).

Taglieber B, Raebricht S. Spiele der Erwachsenen. Transaktionsanalyse von Eric Berne. https://transaktionsanalyse-online.de/spiele-der-erwachsenen/

Tuckman B W. Developmental sequences in small groups. Psychological Bulletin, 63, 348-399. 1965.

Weimann-Sandig N. Multiprofessionelle Teamarbeit in Sozialen Dienstleistungsberufen. Interdisziplinäre Debatten zum Konzept der Multiprofessionalität - Chancen, Risiken, Herausforderungen. Berlin, Heidelberg: Springer-Verlag, 2022.

WEITERFÜHRENDE LITERATUR

Berne E. Spiele der Erwachsenen. Psychologie der menschlichen Beziehungen. Reinbek bei Hamburg: Rowohlt Taschenbuch Verlag, 2012.

Feil N. Validation. Ein Weg zum Verständnis verwirrter alter Menschen. 6. Auflage München: Ernst Reinhardt, 2010.

Richard N, Richard M. Integrative Validation nach Richard ®. Menschen mit Demenz wertschätzend begegnen. 2. Auflage Bollendorf: Eigenverlag Institut für Integrative Validation GbR, 2016.

3 Coaching und Supervision für Pflegende

Überblick

Pflegepersonen haben in vielerlei Hinsicht einen hoch anspruchsvollen Arbeitsalltag, in dem auch die persönlichen und individuellen Persönlichkeitsanteile einen maßgeblichen Einfluss auf das jeweilige Kommunikations- und Interaktionsverhalten – und somit auf die Professionalität von Pflegenden – haben. Wie wichtig sich das Thema individueller Persönlichkeitsausprägungen oder -strukturen durch Erlebnisse, Erfahrungen, Prägungen etc. im Bereich von zwischenmenschlicher Kommunikation und Interaktion gestaltet, beleuchten Kapitel 1 und 2 bereits auf vielen verschiedenen Ebenen. Mit diesem Hintergrund wird in diesem 3. Kapitel der Fokus u. a. auf entsprechende Themenbereiche gelegt, die insbesondere im pflegerischen Professionsbereich einen erheblichen Einfluss auf die Pflegepersonen haben und wie sie hierbei eine fachliche und professionelle Unterstützung erhalten können.

Inhalte dieses Kapitels sind:

a) Aufgabenbereich des spezifischen Arbeitsumfelds und die daraus hervorgehenden psychischen Anforderungen an Pflegende
b) (Aus-)Wirkung der Faktoren aus a) auf die Pflegeperson selbst, das pflegerische Team sowie die Organisation
c) Notwendigkeit der Wahrnehmung von und des Umgangs mit äußeren und inneren Anforderungen und Belastungsanteilen
d) Möglichkeiten einer fachlichen und professionellen Begleitung und Unterstützung für eine Weiterentwicklung der Persönlichkeit, Professionalität und (psychischen) Gesundheit für Pflegepersonen

Dieses Kapitel gibt einen vertieften Einblick in folgende **Fragen**:

- Warum sind Supervision und Coaching insbesondere in pflegerischen Berufen von großer Bedeutung für die Mitarbeitenden?
- Was verbirgt sich genau hinter den Begrifflichkeiten Supervision und Coaching und wie laufen derartige Prozesse ab?
- Welchen Einfluss haben Supervision und Coaching für Pflegende in den Bereichen Resilienz und Psychohygiene?
- Wie kann Coaching und Supervision Pflegenden dabei helfen, ihre professionelle Rolle weiterzuentwickeln und/oder zu stärken?
- Wie entsteht Stress in Personen und welche Faktoren spielen eine Rolle dabei, wie er sich individuell auswirkt?
- Für welche psychischen Erkrankungen sind Pflegende besonders gefährdet und warum?
- Welche Bedeutung hat Persönlichkeitsentwicklung und wie lassen sich vor diesem Hintergrund Verhaltensänderungen herbeiführen?
- Welche Instrumente und Methoden finden in Supervision und Coaching in welcher Art und Weise Anwendung?

Die Begrifflichkeiten Coaching und Supervision stehen grundsätzlich für zwei spezifische Formen personenorientierter Beratung. Da sich diese in manchen Bereichen überschneiden bzw. Ähnlichkeiten aufweisen, kommt es vor, dass die beiden Bezeichnungen teilweise inflationär oder sogar synonym verwendet werden. Ein übergeordneter Faktor für die teils mangelhafte Abgrenzung oder Abgrenzbarkeit der beiden Beratungsformen ist der Aspekt, dass sich sowohl Supervision als auch Coaching u. a. auf zwei elementare Bereiche konzentrieren:

e) Kompetenzerweiterung durch **Persönlichkeitsentwicklung** (personell, sozial, methodisch sowie fachlich)
f) Ver- und Bearbeitung von psychischen Belastungen innerhalb beruflicher Alltagssituationen **(Psychohygiene, Resilienz etc.)**

Supervision und Coaching stellen also nicht „nur" eine generelle Beratung in Form von Gesprächsführung dar, sondern beinhalten, dass sich zum einen mit sich selbst und zum anderen mit spezifischen Situationen auseinandergesetzt werden kann, wobei ein neutraler und fachlicher Blick dabei hilft,

Neues zu lernen und das neu Gelernte auch in der Praxis umzusetzen. Beide Anteile setzen demnach voraus, sich mit *neuem Wissen, neuen Perspektiven* und *Betrachtungsweisen* auseinanderzusetzen.
Bei allen Deckungsgleichheiten, die sich im Verlauf daraus ergeben können, existieren aber ebenfalls einige spezifische Abgrenzungsbereiche zwischen Supervision und Coaching, die im Folgenden dargestellt werden. Vorab gibt es jedoch einen Einblick, warum Coaching und Supervision insbesondere für Berufsgruppen wie Pflegeberufe in vielerlei Hinsicht sinnvoll und sehr wichtig sein können.

3.1 Coaching und Supervision für Pflegende – warum?

Besonderer Tätigkeitsbereich von Pflegenden

Pflegende bewegen sich innerhalb ihrer beruflichen Tätigkeit in einem sehr **komplexen Arbeitsspektrum** und sind innerhalb dessen mit einer Vielzahl von **Herausforderungen** konfrontiert, die sie permanent bewältigen müssen.
Beispiele hierfür sind:

- Wachsende Komplexität der generellen täglichen beruflichen Anforderungen
- Großer Bedarf multi- und interdisziplinärer Zusammenarbeit
- Hohe Gesprächs- und Beratungskomplexität (Umgang und Kommunikation mit den Patienten selbst, anderen Fachdisziplinen, Angehörigen, externen Dienstleistern, Kollegen und Kolleginnen, anderen (gesetzlichen) Vertreten etc.)
- Steigende Vernetzungsnotwendigkeit
- Ausrichtung auf eine individuelle und patientenorientierte Pflege (Werte, Normen, Biografie, Vorlieben, Abneigungen, soziale Faktoren etc.)
- Verknüpfung von Person und Team (Förderung von Fertigkeiten, Fähigkeiten, Haltungen und Einstellungen des Einzelnen und der Teammentalität)
- Umgang mit schwerwiegenden Situationen (ggf. mit Traumatisierungspotenzial)
- Nachrangige Behandlung des persönlichen Erlebens und Empfindens
- Ausbildung und Entwicklung von Selbstsicherheit und Selbstachtung etc.

Neben dieser ausgeprägten Komplexität sind Pflegende im Weiteren innerhalb ihres Arbeitsfeldes täglich hohen **physischen** wie auch **psychischen Be- oder Überlastungen** und **Anforderungen** ausgesetzt. Beispiele hierfür sind ein dauerhaft hohes *Stresslevel*, die Anforderung viele Aufgaben gleichzeitig erledigen und Begebenheiten wahrnehmen zu müssen, der Umgang mit herausfordernden Pflegebedürftigen in der *direkten Pflegetätigkeit* (z. B. sexualisierte Übergriffigkeiten oder Gewaltaktionen) oder belastende Pflege- und *Entscheidungssituationen* in Bezug auf Sterben und Tod, schwere Erkrankungen, lebensverlängernde Maßnahmen, freiheitsentziehende Maßnahmen etc.
Innerhalb von Pflegeberufen muss hierbei aber speziell noch erwähnt werden, dass für Pflegepersonen in ihrer beruflichen Rolle noch erschwerend hinzukommt, dass sie sich innerhalb dieser komplexen Belastung und Anforderungen nicht „nur" mit ihrem eigenen Erleben auseinandersetzen müssen, sondern mindestens in gleichem Maße, wenn nicht sogar primär mit dem ihrer Patienten, Angehörigen, Kollegen etc. konfrontiert sind. Was sich zusätzlich wieder auf das eigene Erleben auswirkt und andersherum. Eine hoch anspruchsvolle Aufgabe, die sich daraus für Pflegende ergibt und teilweise viel zu wenig Beachtung erfährt, ist es, **all diese vorhandenen Perspektiven, Erlebenswelten und Einflussfaktoren adäquat und professionell zusammenzuführen.**
All diese Anforderungen und Belastungen können für Pflegepersonen immer wieder starke *Dilemma-Situationen* (▸ 3.4.6 *Werte, Moral und ethisches Verständnis*) darstellen oder mit sich bringen, die eine immer weiter anwachsende psychische Belastung für sie verursachen. Und trotz all dieser Faktoren wird von Pflegenden oder ihrem Rollenbild verlangt, stets eine professionelle Haltung zu wahren, um ihrem professionellen Rollenbild gerecht zu werden.
Ein **erwartetes professionelles Rollenbild** zu verkörpern, bedeutet für Pflegende beispielsweise:

- Menschen generell wertschätzen
- Professionelle kommunikative Fähigkeiten und Fertigkeiten auf einem entsprechend fachlichen, aber gleichzeitig auch empathischen Niveau vereinen
- Kompetenz der „Überparteilichkeit" beherrschen (Pflegende müssen über den einzelnen Parteien stehen)
- Hohes persönliches Berufsinteresse, Engagement und ein kompetentes sowie professionelles Rollenverständnis zeigen
- Professioneller Umgang mit Nähe und Distanz meistern (kritische Distanz in Verbindung mit Empathie)

- Spannungen und Widersprüche unterschiedlicher Ansichten (in sich selbst) aushalten, diese adaptieren und neue Perspektiven eröffnen können

Aufgrund dieser Zusammensetzung des pflegerischen Leistungsspektrums und beruflicher (interner und externer) Rollenerwartungen neigen Pflegepersonen häufig dazu, ihre eigenen Bedürfnisse weniger wahrzunehmen oder hintenanzustellen und den Fokus auf die Bedürfnisse ihrer Patienten und Bewohner zu richten.

Fallbeispiel

Eigene Bedürfnisse?

Pflegefachfrau Pia Kujol ist bereits seit 5 Stunden im Dienst. Aufgrund des massiven Arbeitsaufkommens ist an eine Pause nicht zu denken. Selbst kurze „Zwischenstopps", um ein paar Schlucke zu trinken, werden sofort durch das permanente Klingeln der Rufanlage, aufkommende Notfallsituationen etc. unterbrochen. Auch ihre Blase drückt bereits seit mehreren Stunden. Dies, wie auch andere Bedürfnisse, nimmt sie aber teilweise nicht einmal mehr gezielt wahr. Pia Kujols erste Mahlzeit wird sie heute erst in weiteren 2 Stunden zu sich nehmen können. Diese „Pause" legt sie allerdings nur ein, da sie bereits körperliche Signale bemerkt, die ihr ein Weiterarbeiten ansonsten nur schwer möglich machen. Die Toilettenpause schiebt Pia Kujol allerdings trotzdem so lange auf, bis sie Feierabend hat, da ständig eine andere Situation oder Begebenheit ihre volle Aufmerksamkeit und Präsenz erfordert.

In diesem Fallbeispiel wird deutlich, dass Pflegende im Berufsalltag ihre eigenen Bedürfnisse wiederholt zurückstellen, um den Anforderungen und damit den Pflegeempfängern aber auch dem Management gerecht zu werden. Kurzfristig kann das gelingen, mittel- und langfristig werden sich Pflegende aber nur dann gut um die ihnen anvertrauten Menschen kümmern können, wenn sie sich auch gut um sich selbst kümmern können. Die eigenen Bedürfnisse wichtig zu nehmen und sich im Bedarfsfall auch abgrenzen zu können, um für die eigene Leistungsfähigkeit und das eigene Wohlbefinden zu sorgen, ist Bestandteil eines professionellen Rollenverständnisses, das z. B. in einer Supervision gestärkt werden kann.

All diese Aspekte unterstreichen die große Bedeutung, den Pflegenden regelmäßig einen entsprechend abgesteckten Raum – örtlich, wie zeitlich – für entlastende Gespräche zur Verfügung zu stellen. Hier geht es darum, sich

- aktiv mit entsprechenden Gegebenheiten zu beschäftigen,
- den Fokus auf das persönliche Erleben und die eigenen Bedürfnisse richten zu können und zu dürfen
- und adäquate Umgangsstrategien erlernen zu können.

Dies ist in dieser Profession sowohl für die individuelle **Persönlichkeits- und Kompetenzentwicklung** als auch für das Aufrechterhalten der persönlichen psychischen Gesundheit **(Psychohygiene)** elementar und kann Pflegepersonen dazu befähigen, durch eine professionelle Begleitung im Weiteren dazu zu lernen:

- Sich selbst besser zu verstehen
- Kompetent mit solch herausfordernden Situationen umzugehen
- Fachliche Entscheidungen zu treffen und diese entsprechend kommunizieren zu können (den eigenen Standpunkt klären und vertreten können)
- Patienten, Bewohner und Angehörige adäquat begleiten und beraten zu können

Die Notwendigkeit einer fortlaufenden persönlichen sowie fachlichen Weiterentwicklung innerhalb von Pflegeberufen wurde ebenfalls innerhalb des Gesetzes zur Reform der Pflegeberufe (Pflegeberufereformgesetz PflBRefG) vom 24.07.2017 und dahingehend innerhalb des neuen Gesetzes über die Pflegeberufe (Pflegeberufegesetz – PflBG) unter *§ 5 Ausbildungsziel* fixiert:

„*(1) Die Ausbildung zur Pflegefachfrau oder zum Pflegefachmann vermittelt die für die selbstständige, umfassende und prozessorientierte Pflege von Menschen aller Altersstufen in akut und dauerhaft stationären sowie ambulanten Pflegesituationen erforderlichen fachlichen und personalen Kompetenzen einschließlich der zugrunde liegenden methodischen, sozialen, interkulturellen und kommunikativen Kompetenzen und der zugrunde liegenden Lernkompetenzen sowie der Fähigkeit zum Wissenstransfer und zur Selbstreflexion. Lebenslanges Lernen wird dabei als ein Prozess der eigenen beruflichen Biographie verstanden und die fortlaufende persönliche und fachliche Weiterentwicklung als notwendig anerkannt.*" (PflBG § 5, Abs. 1)

Generelle entlastende Gespräche sowie spezifische Beratungsformen wie Supervision und Coaching sollen hierbei, ganz im Sinne der Psychohygiene,

unterstützende Entlastungsangebote für Pflegende darstellen, die innerhalb der eigenen Profession, aber auch professionsübergreifend angeboten werden können. Sind keine oder zu wenig solcher Entlastungsangebote für Mitarbeitende verfügbar, besteht eine hohe Gefahr, dass die persönliche Psychohygiene ab einem bestimmten Zeitpunkt nicht mehr (eigenständig) stabilisiert werden kann. Potenziert sich ein solcher Zustand über einen zu langen Zeitraum, kann dies im weiteren Verlauf massive Einschränkungen im Bereich der Professionalität oder Produktivität nach sich ziehen.

„Der Handlungsbedarf, auf die psychische Gesundheit von Beschäftigten in sozialen und helfenden Arbeitsfeldern einzuwirken, wird nicht zuletzt durch die Ergebnisse der jährlichen Gesundheitsreporte der Gesetzlichen Krankenversicherungen (GKV) verdeutlicht. Diese weisen auf eine deutliche Steigerung psychischer Störungen hin.“ (Misch, 2014)

Coaching und Supervision unterstützen Pflegende dabei:

- Eigene Persönlichkeit und den Charakter zu reflektieren und weiterzuentwickeln
- Neue Perspektiven einnehmen und eigene Meinungen überdenken zu können
- Eigene Kompetenzbereiche weiterzuentwickeln
- Belastende Pflege- und Entscheidungssituationen zu be- und verarbeiten
- Rollenklärung und Rollenhandeln durchführen zu können
- Eigene psychische Gesundheit aufrechtzuerhalten

Supervision und Coaching bietet sich dahingehend sehr gut für Pflegeberufe an, da diese beiden Beratungsformen insbesondere für solche Sektoren und berufliche Situationen mit einer entsprechend hohen

- Komplexität,
- dynamischen Veränderung und
- Differenziertheit

zwei wirksame, „[…] *wissenschaftlich fundierte, praxisorientierte und ethisch gebundene Konzepte für personen- und organisationsbezogene Beratung* […]“ darstellen (DGSv - Deutsche Gesellschaft für Supervision und Coaching e. V. 2022).

Zusammenführung von Person, Situation und Interaktion

Spezifische Beratungsangebote sind für Pflegende, im Sinne ihrer beruflichen Weiterentwicklung sowie der professionellen Erfüllung ihres Gesamtauftrags als Pflegende, von wesentlicher Bedeutung, denn ihnen kommt in ihrer professionellen Rollenerfüllung eine hohe **Verantwortung** gegenüber den Pflegeempfängern zu.

Hierbei geht es nicht „nur“ um eine qualitativ hochwertige Pflege und Versorgung, sondern zudem um eine fachliche und kompetente Begleitung innerhalb notwendiger Therapieprozesse. Pflege ist Arbeit mit und an kranken oder hilfsbedürftigen Menschen. Dies umfasst auch die unmittelbare Notwendigkeit von *Beziehungsaufbau, Gesprächsführung und Beratung.* Um erkrankte oder hilfsbedürftige Personen (oder deren Angehörige) innerhalb eines Pflege- und Versorgungsprozesses in entsprechend professioneller Weise begleiten, beraten und unterstützen zu können (Patientenedukation), wie es in Pflegeberufen Voraussetzung ist, bedarf es einer hohen **kommunikativen Kompetenz** von Pflegenden.

Die kommunikative Kompetenz einer Pflegeperson hängt wiederum immer vom Ausbildungsgrad ihrer jeweiligen *Fach-, Methoden-, Sozial- und Persönlichkeitskompetenz* ab. Um diese Fundamente in entsprechender Weise auszubilden, müssen Pflegende über eine generelle *Lern- und Reflexionsbereitschaft* verfügen, die eine kontinuierliche Sicherung und Weiterentwicklung bestehender Kompetenzbereiche möglich macht. Dies umfasst die Erforschung folgender zwischenmenschlicher und interaktiver Bereiche:

- Theoretischer Rahmen (Kontext)
- **Eigene Persönlichkeit**
- Eigene Persönlichkeit **in wechselseitiger Beziehung in zwischenmenschlichem Kontext**
- **Gegenseitige Auswirkungen** dieser wechselseitigen Beziehung

Für die Erforschung und Weiterentwicklung dieser Prozesse stellen Supervision und Coaching zwei sehr gewinnbringende Beratungsinstrumente dar. So muss eine Person sich selbst wahrnehmen und verstehen können, um andere wahrnehmen und verstehen zu können. Erst eine solche Basisausrichtung ermöglicht es ggf. nach Bedarf das persönliche Verhalten oder die jeweilige Kommunikationsausrichtung verändern zu können. Zudem ist es insbesondere in pflegerischen Berufsfeldern sehr wichtig, sich selbst wahrnehmen und reflektieren zu können, auch beispielsweise, wenn einschneidende Erfahrungen innerhalb des Berufsalltags gemacht werden.

Die wechselseitige Beziehung im zwischenmenschlichen Sinn erstreckt sich ebenfalls in den teilweise konfliktträchtigen Bereich der Teamarbeit bzw. in das Spannungsfeld: **Einzelperson** (Teammitglied) **Teamarbeit, Teamfähigkeit,** denn Pflege ist Teamarbeit. Teamarbeit bedeutet, dass verschiedene Personen mit unterschiedlichen Persönlichkeitsausprägungen innerhalb des beruflichen Pflegeverständnisses zusammenarbeiten müssen (► 2.2 *Die individuelle Person im Team*). Zusätzliche psychische und physische Be- oder Überlastungen und Anforderungen sind beispielsweise ein hohes Arbeitsaufkommen, permanenter Zeitdruck, ggf. demotivierende Arbeitsinhalte, Umgang mit und Aushalten von herausfordernden Pflegesituationen etc.

Das zugrundeliegende Ziel innerhalb dieses Konstrukts ist es, eine kontinuierliche Weiterentwicklung und Professionalisierung durch das Zusammenführen all dieser Aspekte innerhalb des beruflichen Kontexts sicherzustellen.

Anhand von Coaching und Supervision werden:

- Ausrichtung und Prägung der eigenen Person, Erfahrungen, Situationen und Prozesse reflektiert (individuelle Denk-, Verhaltens- und Handlungsmuster)
- Persönliche Wahrnehmungs-, Kommunikations- und Interpretationskompetenzen erweitert und sensibilisiert
- Organisationale Strukturen und Prozesse näher betrachtet (Verständniserweiterung über unterschiedliche Perspektiven und Haltungen)
- Komplexe Zusammenhänge systematisch erfasst und evaluiert
- Innerpsychische Prozesse sowie deren Aus- und Wechselwirkung mit der Umwelt analysiert
- Konflikte sowie Konfliktdynamiken professionell analysiert, aufgearbeitet und geklärt
- Bildungs- und Qualifikationsprozesse weiterentwickelt und weiter ausgebildet
- Persönliche, professionelle und soziale Kompetenzbereiche, insbesondere die Problemlösefähigkeit in kritischen Kontexten, erhöht und weiterentwickelt
- Selbstbewusstsein durch Rollen- und Handlungssicherheit anhand der Erweiterung des Kompetenzspektrums gefördert
- Persönliche Resilienz aufrechterhalten und weiterentwickelt

Merke

Entlastende Gesprächsangebote

Diese Angebote für Pflegende sind notwendig, da sie:

- Sehr häufig die eigenen erlebten Gefühle zurückstellen oder unterdrücken
- Täglich mit (schwer)kranken oder hilfs- bzw. pflegebedürftigen Menschen konfrontiert sind
- Gleichzeitig als professionelle Fach- und Vertrauenspersonen gesehen werden (Spannungsfeld zwischen professioneller Distanz und professioneller Nähe)
- Regelmäßig mit Leid, existenziell bedrohlichen und akuten Situationen konfrontiert sind (vgl. Primär- und Sekundärtraumatisierung)
- Den Fokus in ihrer Arbeit darauf legen, andere (Patienten, Angehörige, Bewohner, Kollegen etc.) innerhalb von Wut, Hilflosigkeit, Verzweiflung, Trauer, Ärger etc. zu stabilisieren und zu stützen
- Pflegeempfänger und Angehörige innerhalb von Sterbeprozessen oder bei plötzlichen Todesereignissen begleiten
- Nur sehr wenige entlastende Momente für sich haben (häufig auch nicht den erforderlichen ausreichenden privaten Freizeitausgleich)
- Trotz aller Be- und Überlastungen noch den hohen Anspruch an sich selbst haben, kontinuierlich „gute Pflege" zu leisten
- Ansonsten ein hohes Risiko für „Burn-out" oder „Cool-out" haben (► 3.3.4, ► 3.3.6)

3.2 Begriffserklärung und -abgrenzung

3.2.1 Supervision

Definition

Supervision (allgemein)

Von lat. „*super*" = über und „*vision*" = beobachten, sehen; mittellateinisch „*supervisio*" = Aufsicht; lat. „*supervidere*" = überblicken

Supervision ist eine Form von professioneller Beratung, in der Themen oder ein Kontext, oft auch im Rahmen von Problemstellungen und Konflikten, sozusagen „von oben" neutral betrachtet und sich so ein Überblick verschafft wird.

Ziel hierbei ist es, sich durch diese **Änderung der Perspektive** aus z. B. direkten Verstrickungen und blinden Flecken zu lösen und einen weiteren und größeren Blick zu gewinnen – also andere Perspektiven ein- und andere Aspekte wahrnehmen zu können. Eine allgemeingültige, übergreifende Definition von Supervision existiert nicht. Die **Ausrichtung auf berufliches Handeln** gilt allerdings als Kernelement, durch das sich Supervision von anderen Beratungsformen abgrenzen lässt.

Das Beratungsinstrument der Supervision wird in verschiedenen Berufen und Professionen u. a. zur *Qualitätssicherung und -verbesserung* angeboten. Auch im sozialen Bereich und insbesondere im komplexen Feld des Gesundheitswesens werden Supervisionen zur *Personal- und Organisationsentwicklung* eingesetzt. Supervision grenzt sich hierbei allerdings von anderen Konzepten, wie beispielsweise Fortbildungen oder Organisationsberatungen ab.

Supervision kann in seiner Ausrichtung grundsätzlich unterteilt werden in:

- „Administrative Supervision“ im Sinne der Personalführung und -entwicklung, z. B. Arbeitskontrolle und -begleitung durch eine fachlich vorgesetzte Person
- „Clinical Supervision“ als eine berufsbegleitende Supervision, z. B. bei strukturellen Veränderungsprozessen durch eine Supervisorin oder einen Supervisor
- „Educational Supervision“ also die Ausbildungs-Supervision wird teilweise auch noch als Supervisionstyp erwähnt. Sie bezieht sich hierbei im Rahmen eines übergreifenden Ausbildungssystems darauf, bestimmte Professionsmethoden zu erlernen.

Für das spezifische Feld von Pflegeberufen wird **„Clinical Supervision“** als relevant beschrieben (Schwarz 2009).

Definition

Supervision (spezifisch)

„Supervision leistet einen Beitrag zur Qualifizierung beruflicher Arbeit in Bezug auf Führungsaufgaben, Konzeptentwicklung, Kundenorientierung und bei Veränderungen der Arbeitsstruktur etc. In der Organisationsentwicklung werden durch Supervision Veränderungsprozesse begleitet, die Organisationsstrukturen, Arbeitsabläufe und die Organisationskultur betreffen. In der Personalentwicklung unterstützt Supervision Maßnahmen zur Förderung und Entwicklung der Beschäftigten." (Hiebl in Schraut & Trögner 2020, S. 273)

Grundbausteine eines Supervisionsprozesses

Ein **Supervisionsprozess** findet zwischen einem Supervisor und mindestens einem Supervisanden statt. Innerhalb eines Supervisionsprozesses gilt der Supervisand grundsätzlich als dafür verantwortlich, seine Themen und Anliegen in den Ablauf einzubringen, woraufhin der Supervisor die Verantwortung dafür trägt, ebendiese Themen samt Fragen, weiterer Probleme etc. zu bearbeiten und weiter zu steuern.

Als fünf **basale Charakteristika** für Supervision im beruflichen Kontext gelten:

1. **Inhaltliche Ausrichtung**: Der Fokus liegt auf der Auseinandersetzung mit und Verbesserung von beruflichen Tätigkeiten. Zu beachten sind hierbei stets die individuellen Personal- und Kontextmuster.
2. Drei potenzielle **Beratungsaufgaben**:
   a) Kognitiv orientierte Fachberatung
   b) Psychotherapie-*ähnliche* Beratung
   c) Organisationsberatung
3. Variabler **kontextueller Rahmen** mit jeweils unterschiedlichen **formalen Rollenkonstellationen** im Bereich von:
   - Anzahl der Supervisanden
   - Stärke der Institutionalisierung (wie stark soll der Prozess an ein organisatorisches System angebunden sein)
4. Realisation innerhalb **konkreter supervisorischer Beziehungen**
5. Durch den Kontext geprägte Beziehungen und Themen müssen vom Supervisor entsprechend eines **konzeptionellen Ansatzes** geführt werden

Supervision sollte immer auf einem humanistischen Menschenbild und Vorverständnis (► 3.6.1 *Gesprächsführung nach Rogers*) basieren und grundsätzlich drei konkrete Ebenen umfassen:

1. Die eigene **(Privat-)Person**
2. Die **professionelle Person** (berufliche Rolle und Auftrag)
3. Die **Organisation** (Pflegeempfänger, Arbeitsabläufe -inhalte, Kontext und Rahmenbedingungen, (inter-)disziplinäre Zusammenarbeit und Abgrenzung sowie gesellschaftliche Bezüge

Die Ebene der eigenen individuellen (Privat-) Person wird als elementare Grundlage innerhalb der Weiterentwicklung jeglicher weiterer Ebenen gesehen. So färbt jede Art von Ausrichtung und Haltung der Pflegeperson selbst ihre Ausrichtung und Haltung innerhalb ihres professionellen Rollenverständnisses ein (*Kommunikation*, *Interakti-*

on sowie *Aufgabenerfüllung,* ▸ 3.4 *Persönlichkeitsentwicklung*).
Innerhalb der drei Ebenen (Privatperson, professionelle Person, Organisation) kann bei Pflegenden in verschiedenen Situationen bereits *intrapersonell* ein hohes Konfliktpotenzial bestehen. Insbesondere in Situationen, in denen die berufliche Rollenerfüllung eventuell persönlichen Überzeugungen oder Werten etc. konträr gegenübersteht, bedarf es einer neutralen Betrachtung und Bearbeitung dieser Kontexte (▸ 2.2.2 *Exkurs „Das Innere Team" nach Schulz von Thun*).
Supervision wird hierbei, neben klassischen Besprechungsformaten, wie beispielsweise Fallbesprechungen oder kollegiale Beratung, als zielgerichtetes Instrument genutzt, um die **Psychohygiene** der Mitarbeitenden zu fördern und zu erhalten.
Formen von Supervision:

- Teamsupervisionen (ohne Leitung)
- Leitungssupervisionen (ohne das restliche Team)
- Einzelsupervisionen
- Gruppensupervisionen (inter- bzw. disziplinär)

Exkurs: Kollegiale Beratung

Kollegiale Beratung wird im beruflichen Alltag dazu eingesetzt, sich gegenseitig zu unterstützen. Innerhalb des Gesprächs treffen sich zwischen fünf und zehn Teilnehmende als gleichrangige und gleichberechtigte Personen und führen sozusagen eine ergebnisorientierte Beratung durch. Die kollegiale Beratung findet **ohne externe supervidierende oder coachende Steuerung oder Führung** statt. Stattdessen können alle Teilnehmenden innerhalb dieses Prozesses verschiedene Rollen (Moderator, Berater, Protokollant, Fallerzähler etc.) annehmen oder zwischen unterschiedlichen Rollen wechseln.
Inhalte von kollegialer Beratung können beispielsweise sein:

- Problemstellungen oder Schwierigkeiten im beruflichen Kontext
- Praxisfragen
- Brainstorming, Reflexion und Lösungssuche

Abgrenzung Supervision und kollegiale Beratung

Im Rahmen von **kollegialer Beratung** geht es darum, eine bestimmte Fragestellung innerhalb eines bestimmten Themenbereichs gezielt und strukturiert im Team zu bearbeiten, sich auszutauschen und gemeinsam Lösungsideen zu entwickeln. Eine spezifische Reflexion von fachlichem Handeln in besonderen Pflegesituationen oder ein konkretes Auseinandersetzen mit Bewältigungsstrategien (z. B. im Sinne einer Burn-out-Prophylaxe etc.) finden innerhalb von kollegialen Besprechungen – anders als in Supervisionen – aber eher weniger statt.

Inhalte und Ablauf des Supervisionsprozesses

Die grundsätzlichen Inhalte eines Supervisionsprozesses ergeben sich jeweils aus entsprechenden Besonderheiten der professionellen Praxis – dem beruflichen Kontext. Dabei wird insbesondere im pflegerischen Berufsfeld das **interaktive Geschehen** zwischen Fachperson(en) und (einer) anderen Person(en) wie z. B. Bewohner oder Patient innerhalb eines institutionellen Rahmens genauer betrachtet. Daran ausgerichtet wird versucht, einen Handlungsprozess zu verbessern. Voraussetzung für ein Gelingen dieses Bestrebens ist, dass der Supervisand eine *Reflexionsfähigkeit und -willigkeit* besitzt und ausgeprägt hat, um sich auch in andere Perspektiven, z. B. in die seiner Patienten, hineinzuversetzen und dadurch reflektieren zu können.
Berücksichtigt wird innerhalb dieses Prozesses das jeweilige **personale Muster** des Supervisanden. Dies beinhaltet zum Großteil die eigene *Biografie* bzw. eine mögliche *biografische Betroffenheit* gegenüber dem Pflegebedürftigen oder dem Kontext. So ist es beispielsweise möglich, dass in einer Pflegeperson durch einzelne Pflegebedürftigen bestimmte alte und positiv oder negativ besetzte Erfahrungsmuster angetriggert werden, bestimmte Verhaltensweisen oder -strategien aufbrechen, die einen entsprechenden Einfluss auf die professionelle Interaktion haben. Solche Situationen oder Personen, Erfahrungsmuster und Verhaltensweisen müssen aktiv reflektiert werden, um solche Aspekte erkennen und bewusst wahrnehmen zu können. So kann das professionelle Handeln im Verlauf weiterentwickelt werden.
Auch der **organisationale Aspekt** wird in diesen Ablauf miteinbezogen. So ist jede berufliche Interaktion in eine Organisation eingebunden und steht damit in einem *institutionalisierten Rahmen.* Die jeweilige Organisation bildet somit immer den direkten Kontext für professionelles Handeln. Pflegende müssen beispielsweise in ihrer beruflichen Rollenfunktion mit anderen Disziplinen und Schnittstellen zusammenarbeiten, um einen ganzheitlichen und professionellen Versorgungsauftrag entsprechend zu erfüllen. Diese Tatsache spiegelt sich auch sehr gut in folgender Aussage wieder:

„Politische, gesellschaftliche und ökonomische Ereignisse schlagen sich als ungeplante Einflüsse in der jeweiligen Organisation nieder.“ (Schwarz 2009, S. 148)

Merke

Supervision in geschütztem Rahmen

Supervision sollte immer in einem geschützten Rahmen und frei von Bewertung und Kontrolle stattfinden. Themenbereiche, wie beispielsweise Tod und Trauer, Scham oder Humor, das Umstrukturieren von Institutionen, Umgang mit Kritik oder Krisen aller Art müssen insbesondere bei sensiblen Inhalten immer möglichst angstfrei besprochen und betrachtet werden können. Tendenziell stehen in Supervisionsprozessen organisatorische Phänomene (z. B. Konflikte) im Vordergrund, aber auch alle anderen Themenbereiche und Fallbesprechungen finden in der Teamsupervision Platz.

Themenbereiche

Themenbereiche von Supervisionen können beispielsweise sein:

- **Fallarbeit**: Konflikte, Arbeitsorganisation, persönliche Betroffenheit, Stärkung der Ressourcen, Handlungsspielräume, Rollenklärung zwischen Privat- und professioneller Person etc. (Psychodynamik professioneller Beziehungen und institutionelle Rahmenbedingung)
- **Personal- und Persönlichkeitsentwicklung**: Rollenverständnis und Rollengestaltung, Selbstthematisierung, Reflexion, Ethik und persönliche Haltung, Professionalität und Individualität, Kommunikation und Interaktion, Laufbahnplanung, Stellung in Team und Organisation (Psychodynamik des Supervisionssystems anhand der institutionellen Rahmenbedingungen)
- **Psychohygiene und Prävention**: Belastungen und Burn-out, Erfahrungsaustausch, Lösungsentwicklung, Feedback, Umgang mit Macht und Ohnmacht sowie mit Krankheit, Tod und Sterben, Nähe und Distanz, Konfliktgeschehen
- **Institutionsanalyse und Organisationsentwicklung**: Dynamik zwischen Team bzw. Institution in Verbindung mit den jeweiligen Aufgaben der Teamarbeit anhand von Rahmenbedingungen, Grenzen (Arbeitsbedingungen sind durch eine übergeordnete Organisation festgelegt und können nicht beeinflusst werden)

Struktur eines Supervisionsprozesses

Ein **Supervisionsprozess** wird anhand von **vier Phasen** beschrieben: Initialphase, Aktionsphase, Integrationsphase und Neuorientierungsphase. Diese Phasen müssen nicht linear ablaufen.

Initialphase (Kennenlernphase)

- Gegenseitiges Kennenlernen und Vertraut-Werden
- Klärung des Themas oder Problems sowie der Rahmenbedingungen (zeitlicher Rahmen, Häufigkeit, Rollenverteilung etc.)
- Zusammentragen von Informationen und Daten (Sach-, Emotions- und Organisationsebene)
- Arbeitsklima, Arbeitsfähigkeit und Zielrichtung zeichnen sich ab – erste Hypothesen- bzw. Konzeptbildung

Aktionsphase (Themen-/Problembearbeitung)

- Veränderungspotenziale innerhalb eines Sachverhalts, einer Person, der Organisation oder persönlichen Musters durch interaktive Problemdiskussion erkennen (Veränderungen im Wahrnehmen, Denken, Fühlen)
- Herstellen eines neuen Konsenses über die bisherigen Perspektiven

Integrationsphase (Ausarbeitung des Konsenses)

- Erstellen eines konsensgegründeten Konzepts (z. B. spezifische Einbindung von nicht-medikamentösen Therapieansätzen in der Pflege und Betreuung von Menschen mit Demenz)
- Integration des Erarbeiteten durch das Team (neue Wahrnehmungen und Erkenntnisse)
- Ableiten von Handlungskonsequenzen

Neuorientierungsphase (Phase der Kreation)

- Transfer des neuen Konzepts (samt neuer Erkenntnisse und neuer Wissensinhalte) in die berufliche Praxis
- Idealerweise unter Kooperation von allen Beteiligten
- Überprüfung der Praxisübertragbarkeit

Anschließend beginnt im Idealfall ein zweiter Zyklus (► Abb. 3.1) anhand dieser vier Phasen um einen adäquaten Theorie-Praxis-Zyklus zu gewährleisten.

Beratungsaufgaben und -möglichkeiten von Supervision

In pflegerischen Berufen ist professionelles Handeln immer durch eine **„Mensch-Mensch-Interaktion“** geprägt. Es geht um eine *Balance* innerhalb der Beziehung zwischen *beruflichem Handeln* und

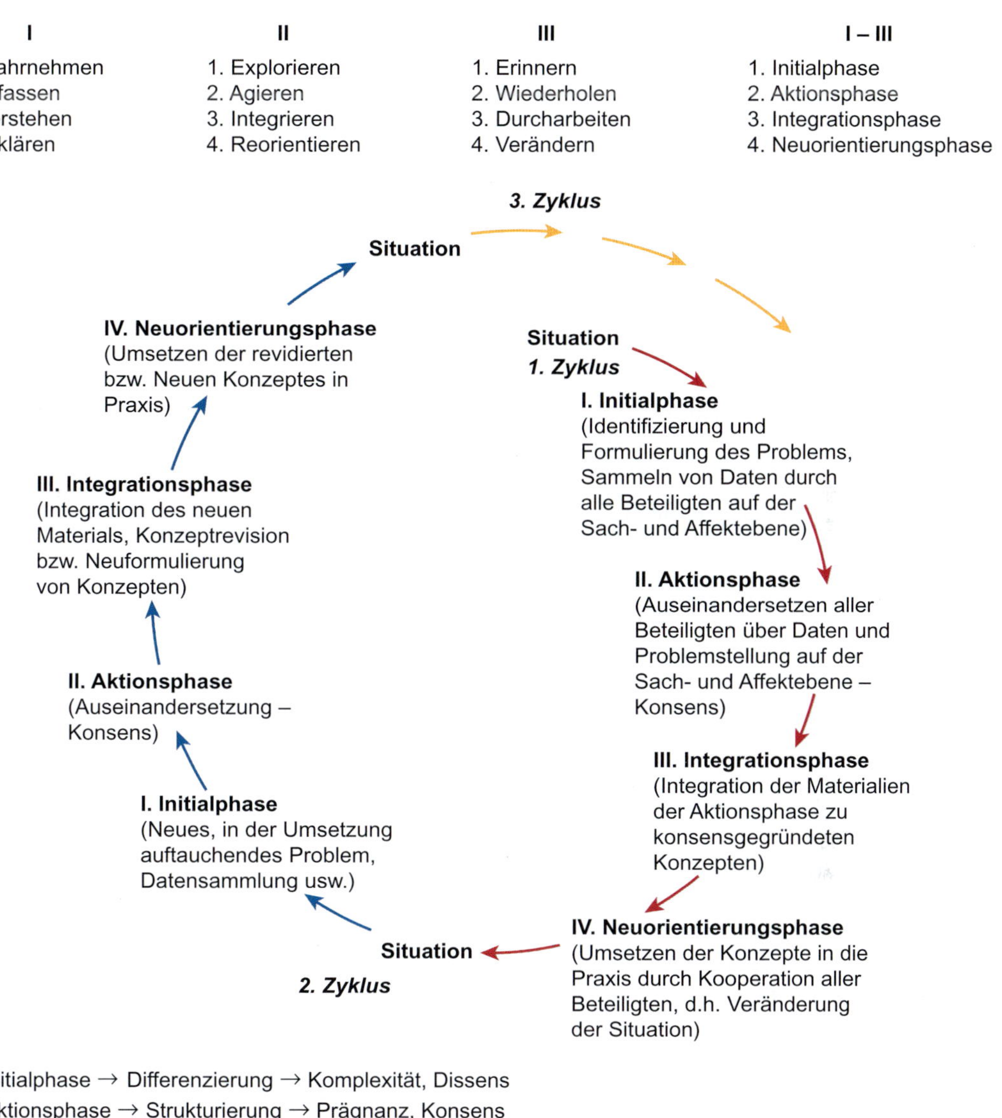

Abb. 3.1 Theorie-Praxis-Zyklus (vgl. Petzold 2007) [E1183/L143]

der *Interaktion* mit Pflegeempfängern. Diese sind immer von spezifischen und individuellen Interpretations- und im Weiteren Handlungsmustern geprägt. Solche Muster, insbesondere unbewusste, haben einen enormen Einfluss auf die professionelle Aufgabenerfüllung sowie den letztendlichen Arbeitserfolg (▸ 1.3.5 *Eisbergmodell nach Sigmund Freud*). Durch Supervision wird ein Raum für bewusstes Wahrnehmen, Reflektieren und positives Verändern ebendieser Deutungs- und Handlungsmuster bereitgestellt und zudem die Erfüllung des professionellen Handlungsauftrags verbessert.

Innerhalb einer Supervisionsausrichtung (▸ Abb. 3.2) wird dahingehend zwischen **Verände-**

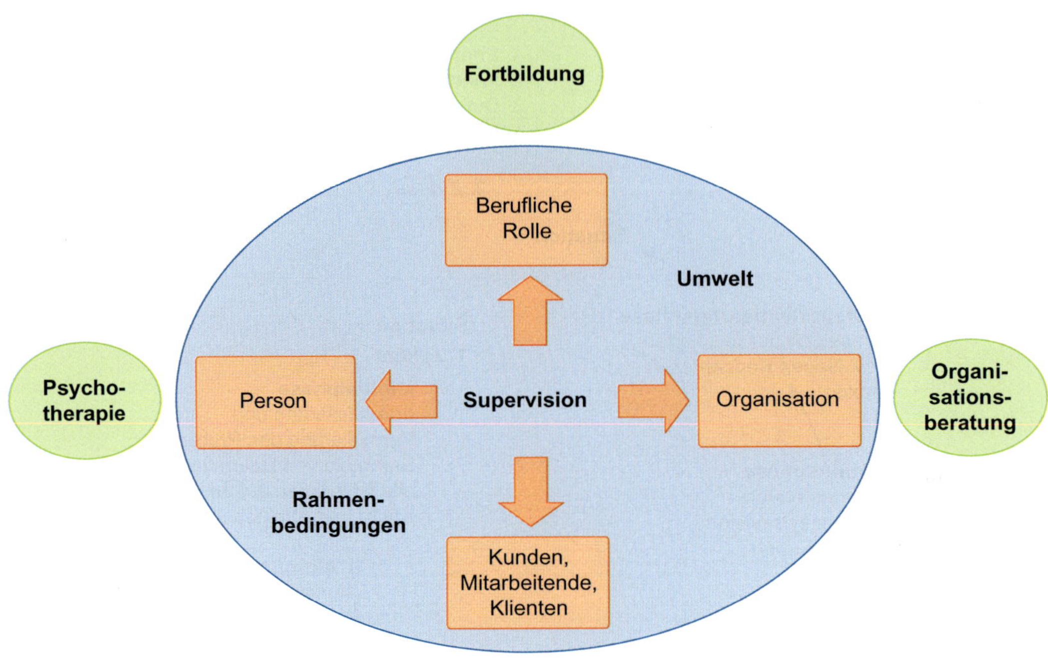

Abb. 3.2 Die vier Perspektiven von Supervision (aus: Schraut &Trögner 2020, in Anlehnung an Wiegand 1987) [L143]

rung von Handlungs- und Deutungsmustern des Supervisanden gegenüber
a) *seinen Klienten* und
b) *dem Kontext* unterschieden.

Veränderungen von Handlungs- und Deutungsmustern gegenüber Pflegeempfängern können anhand von *kognitiv orientierter Fachberatung* (z. B. im Bereich fachspezifischer Diagnosen) und *psychotherapieähnlicher Beratung* (z. B. zur Erweiterung persönlicher Potenziale oder Reduzierung von personalen Anteilen innerhalb der professionellen Rollenausrichtung des Supervisanden) erzielt werden:

- Verbesserung der Wahrnehmung von formalen und innerorganisatorischen Aufgaben
- Produktivere Nutzbarkeit von Handlungsspielräumen oder Abläufen (z. B. durch Selbstmanagement)
- Unterstützung bei der Entwicklung von Strategien für die Weiterentwicklung von Organisationen oder Organisationsprozessen (Organisationsberatung)

Diese Faktoren können dann im Weiteren einen entscheidenden Einfluss auf das individuelle Erleben des komplexen und hoch anspruchsvollen Arbeitsalltags von Pflegepersonen haben (► 3.3.1 *Psychische Belastungen und psychische Beanspruchung*). Dabei muss jedoch stets miteinbezogen werden, dass sich der Veränderungsrahmen einzelner Supervisanden oder ganzer Teams immer (nur) in Abhängigkeit von bestimmten organisationalen oder strukturellen Variablen verändert. Besteht beispielsweise hoher struktureller Druck, z. B. durch Personalmangel oder anstehende Kündigungen etc., gilt eine Veränderungsbereitschaft eines Teams als größer.

Kontextueller Rahmen von Supervisionsprozessen

Sowohl Einzel- als auch Teamsupervisionen können grundsätzlich innerhalb folgender **institutionalisierter Formen** stattfinden:

- Durch den **Vorgesetzten** im Rahmen einer formalen Organisation
- Durch eine **Lehrkraft** im Rahmen einer Aus- oder Fortbildungsorganisation
- Durch einen **organisationsinternen Supervisor** für Organisationsmitglieder (z. B. Stabstelle)
- Durch einen **freien Supervisor**

Supervision und Beziehungsarbeit

Als Fundament jeder Supervision gilt **Beziehungsarbeit**. Innerhalb jedes Supervisionsprozesses geht es darum, mit dem oder den Supervisanden eine *vertrauensvolle Beziehung* herzustellen und einzugehen. Wichtig ist hierbei aber zudem ein entsprechendes professionelles Abgrenzungsvermögen des Supervisors innerhalb dieses Beziehungskonstrukts, um nicht selbst in die Rolle eines Betroffenen zu rutschen. Sehr ähnlich der professionellen Rollenerfüllung von Pflegenden zwischen Nähe und Distanz geht es auch innerhalb dieser Situation um eine professionelle **Nähe-Distanz-Regulation**, auch wenn schwerwiegendere Themen supervidiert werden. Der Supervisor muss sich anhand von Empathie in andere Personen (oder Systeme) hineinversetzen können, um zu verstehen, was das eigentliche Thema ist. Gleichzeitig muss ihm aber auch der professionelle Wechsel in die Distanz möglich sein, um Kontextsituationen von außen betrachten und supervidieren zu können. Der Supervisor dient hierbei sozusagen als *„Modell für eine gelingende Beziehungsgestaltung.“* (Schwarz 2009, S. 150)

Die jeweilige Beziehungsarbeit hängt zudem immer auch davon ab, ob die Supervision beispielsweise von einem organisationsinternen oder -externen Supervisor durchgeführt wird. Tendenziell wird davon ausgegangen, dass in Supervisionsprozessen mit einem externen Supervisor – wenn zu diesem Vertrauen aufgebaut werden konnte – eine größtmögliche Offenheit des oder der Supervisanden ermöglicht wird.

Besonderheiten innerhalb eines Supervisionsprozesses

Je mehr Personen an einem Pflege- oder Behandlungsprozess eines Pflegebedürftigen beteiligt sind (und je unterschiedlicher die Professionsausrichtungen) desto mehr kann parallel dazu das Potenzial für **interpersonelle Konflikte** ansteigen und eine konkrete Entscheidungsfindung, die für alle am Versorgungsprozess beteiligten Fachdisziplinen als erstrebenswert bewertet wird, sehr erschweren. Supervision hilft Pflegenden auch innerhalb solcher Konstellationen durch einen neutralen und „von oben auf die Situation gerichteten Blick“ all diese Konfliktanteile innerhalb konkreter Fallbezüge und -beispiele aufzugreifen und zu bearbeiten. Dies ist im Weiteren wesentlich für die Förderung der eigenen Rollensicherheit und Rollenklärung innerhalb solch schwieriger Entscheidungssituationen (► 3.4.6 *Werte, Moral und ethisches Verständnis*). Notwendig für einen solchen Klärungs- und Weiterentwicklungsprozess ist beispielsweise die Schulung und Weiterentwicklung

- der individuellen Wahrnehmungs- und Interpretationsfähigkeit,
- der Kommunikations- und Reflexionsfähigkeit,
- des organisationalen Gesamtverständnisses,
- der Identifikation und adäquaten Kommunikation von Problembeständen und -situationen sowie Konflikten

Durch spezifische Beratungsformen, wie Supervision oder Coaching werden Pflegefachfrauen und -männer fachlich dabei unterstützt, Unsicherheiten oder Konflikte im Rollen- und Verantwortungskreuzes zwischen all den Ansprüchen und Ausrichtungen der eigenen, der beruflichen Person und der Organisation/Patient zu lösen. (Schraut & Trögner, 2021)

Merke

Einzelsupervisionen

Grundsätzlich gilt: Je herausfordernder oder komplexer ein Thema für Pflegende ist, desto eher bieten sich für die Bearbeitung Einzelsupervisionen an.

Themenbereiche, die sich besonders für Einzelsupervisionen eignen, sind beispielsweise:

- Burn-out-Prophylaxe (z. B. durch emotionale Entlastung)
- (Weiter-)Entwicklung persönlicher Coping-Strategien
- Klärung und Lösung beruflicher Fallstricke
- Steigerung des professionellen Umgangs mit herausfordernden Pflegesituationen
- (Weiter-)Entwicklung des professionellen Berufs- und Rollenverständnisses

Für Pflegende haben Supervisionen einen entscheidenden Nutzen. So steigern regelmäßige Beratungsangebote durch z. B. Supervision das persönliche und berufliche Selbstverständnis. Das führt dann dazu, dass die Kooperation und Kommunikation mit anderen Disziplinen, den Pflegeempfängern und deren Angehörigen gestärkt und zudem die professionellen Kompetenzbereiche im Umgang mit herausfordernden Situationen oder Pflegebedürftigen gestärkt werden. Dies ist insbesondere im sensiblen und komplexen Berufsfeld der Pflege von hoher Bedeutung (► 3.1. *Besonderer*

Tätigkeitsbereich von Pflegenden). Ganz im Sinne der Psychohygiene ermöglichen regelmäßige Supervisionen somit ebenfalls die **Förderung und Aufrechterhaltung psychischer Gesundheit der Mitarbeitenden** anhand der *Überwindung (und ggf. Vermeidung) arbeitsbedingter psychischer Belastungen.*

Innerhalb der Aufgabenerfüllung führt dies zu einer Sicherung der Pflegequalität und der Arbeitszufriedenheit. Positive Effekte zeigen sich auch innerhalb der kritischen und konstruktiven Auseinandersetzung der Pflegefachfrauen und -männer innerhalb des Behandlungsprozesses. Durch die kontinuierliche Schulung und Weiterentwicklung im Bereich Persönlichkeit und professioneller Kompetenzen wächst parallel hierzu die Bereitschaft innerhalb von Entscheidungsprozessen Verantwortung zu übernehmen.

Methoden

Methoden von Supervisionen können sein:

- Psychoanalyse und -psychodrama (► 3.6.4)
- Themenzentrierte Interaktion (TZI, ► 3.6.5)
- Gruppendynamik und verhaltenstherapeutische Ansätze
- Ansätze aus der systemischen Beratung (► 3.6.6)
- Personalentwicklung, Organisationsberatung, Managementkonzepte

Weitere Interventions- und Methodenbeispiele von Supervision sind in ► Tab. 3.1 zusammengestellt.

Grenzen der Supervision treten auf, wenn

- persönlichkeitsbedingte psychische Problemstellungen bestehen (und sich ggf. auf das ganze Team auswirken),
- gravierende fachliche Defizite bestehen,
- keine Kooperation, Reflexions- oder Lernbereitschaft im Team vorhanden ist,
- kein Interesse daran besteht, vorhandene Strukturen zu verändern oder zu verbessern.

Gründe dafür, dass Supervisionsangebote abgelehnt werden, können beispielsweise schlechte Erfahrungen oder die Angst davor sein, dass das persönliche Verhalten thematisiert wird. Hilfreich ist in solchen Fällen ein Kennenlernen mit dem Supervisor vorab und eine erneute Er- bzw. Aufklärung, mit welchem Ziel eine Supervision durchgeführt und angeboten wird, um abschließend zu entscheiden, ob teilgenommen werden möchte.
(vgl. Rappe-Giesecke 2003; vgl. Schreyögg 2004; vgl. Petzold 2007; vgl. Schwarz 2009; vgl. Blank & Zittlau 2017; vgl. Kröckel 2018; vgl. Hiebl in Schraut & Trögner 2020)

Tab. 3.1 Interventions- und Methodenbeispiele von Supervision

Verbale Interventionen	Kreative oder erlebnis- und körperorientierte Methoden
• Themen aktiv bestätigen und akzeptieren • Grenzen wahrnehmen und stärken • Mit gezielten Fragestellungen arbeiten • Bekräftigen, beschreiben, fokussieren, positiv konnotieren • Unterscheidungen treffen, Ziele formulieren und überprüfen • Reframen (umdeuten) und Feedback geben • Vorschläge oder Empfehlungen aussprechen • Werte und Meinungen erfragen, benennen und zusammenfassen • Hypothesen entwickeln und überprüfen • Wechselseitig Beziehungen (Zirkularität) verdeutlichen • Metaphern benutzen (Bilder, Geschichten) (vgl. Belardi 1998; vgl. Fatzer 1990)	• Teambilder malen, mit Figuren arbeiten • Mit Materialien gestalten • Rollenspiele, szenische Darstellungen ausdenken • Psychodrama und Aufstellungsarbeit durchführen • Entspannungsübungen anbieten • Visualisieren (z. B. Mind-Map, Fotos, Bilder etc.) (vgl. Schreyögg 1991; vgl. Richter 1997; vgl. Fallner 1993)
(in Anlehnung an Schwarz 2007, 2009)	

3.2.2 Coaching

Definition

Coaching

Es wird als Sammelbegriff für vielerlei unterschiedliche Beratungsmethoden verwendet und zielt darauf ab, Personen individuelle Hilfestellung zur Selbsthilfe zu geben. Innerhalb dieses Prozesses ist es u. a. die oberste Priorität den zu Coachenden (Coachee) z. B. anhand bestimmter Fragestellungen dazu zu befähigen, Lösungen oder Lösungsstrategien für bestehende Problemsituationen zu entwickeln oder allgemein bestimmte Fähigkeiten und Fertigkeiten weiterzuentwickeln.

Beim Coaching geht es um Folgendes:

- Wachstum und Entwicklung
- Selbstoptimierung und Selbstverwirklichung
- Organisationsentwicklung und -begleitung
- Vielfältige und individuelle Lernprozesse
- Erkennen und bewusstwerden über persönliche Fähigkeiten und Fertigkeiten (bewusstes Einsetzen von Potenzialen)
- Ausbildung und Verfeinerung der Reflexionsfähigkeit
- Aufbrechen von Stereotypen sowie Bewertungsschemata von Fremdheit oder Andersheit
- Umgang mit Differenzen
- Konfliktgeschehen innerhalb sozialer Beziehungskonstrukte
- Viele verschiedene Kommunikationstheorien und -modelle
- etc.

Durchgeführt werden können entsprechende Coachings sowohl im Einzel- als auch im Teamsetting.

Coaching heißt Entwicklung

Coaching stellt ein sehr wirksames Beratungsinstrument für die **persönliche Weiterentwicklung** sowie für die **(Weiter-)Entwicklung starker, sehr gut funktionierender und erfolgreicher Teams** dar. Innerhalb von Teamcoachings wird der Fokus speziell auf die Dimensionen der Zusammenarbeit und effektiver Kommunikation gerichtet. Einzelcoachings können hingegen sogar einen doppelt positiven Effekt aufweisen, da sich ein Weiterentwicklungsprozess einer Einzelperson automatisch parallel dazu auch gewinnbringend auf die Zusammenarbeit mit anderen Personen – also auf die Teamarbeit auswirkt. Maximiert werden kann diese wechselseitige erfolgreiche Wirkung dann noch zusätzlich, wenn Teamcoachings begleitend zu Einzelcoachings eingesetzt werden.

Grundsätzliches Ziel beruflichen Coachings ist es u. a. die einzelnen Mitarbeitenden sowie Führungspersonen dazu zu befähigen, **selbst** und **eigenverantwortlich** sowie **fachlich bestmöglich zu agieren** und Herausforderungen des beruflichen Alltags produktiv zu meistern. Coaching erweitert zudem die **Kompetenz** im professionellen Umgang mit sich häufig verändernden beruflichen Anforderungen, wie es sich insbesondere in pflegerischen Berufen abzeichnet (▸ 3.1 *Besonderer Tätigkeitsbereich*).

„*Coaching als personengebundene Dienstleistung nutzt die Ressourcen der Beratenen für berufliche Problemlösungen sowie für individuelle Lernprozesse und Entwicklungen und hilft den Beratenen, entsprechende Handlungsoptionen in der Praxis erfolgreich umzusetzen.*" (Szczyrba et al. 2017, S. 2)

Grundsätzlicher **Bezugs- und Orientierungsrahmen** für Coaching ist zum einen der Gesprächsansatz nach Carl Rogers (▸ 3.6.1) sowie zum anderen die von Eric Berne konzipierte – und in vielerlei Hinsicht weiterentwickelte – Transaktionsanalyse (▸ 1.3.6):

1. Problemanalyse
2. Suchen nach Ansatzpunkten für Veränderungen
3. Systematische Beeinflussung der Ansatzpunkte

Heinrich Hagehülsmann postuliert in diesem Bezug: „*Es geht in der transaktionsanalytischen Arbeit nicht nur um die Analyse problematischer Alltags-"spiele" zwischen Personen und das Aufdecken problematischer „Skripts" (internalisierter Rollenvorschriften), sondern auch um die Entwicklung tragfähiger Beziehungen und einen Zugewinn der Einzelnen an Bewusstheit, Lebendigkeit und Flexibilität. Die autonome Person ist Leitbild transaktionsanalytischen Handelns und – im Sinne der humanistischen Psychologie – Ziel der angestrebten Selbstverwirklichung.*" (Szczyrba et al. 2017, S. 7)

Ein spezifisches Einsatzfeld von Coaching ist die Führungskräfte- und Personalentwicklung. Auch an dieser Stelle soll erneut erwähnt werden, dass eine spezifische Abgrenzung zwischen Supervision und Coaching tendenziell schwierig ist, denn sie lassen sich nicht ganz voneinander abgrenzen. Oft werden diese deshalb auch synonym verwendet.

Innerhalb von beruflichem Coaching geht es grundsätzlich um eine *strategieorientierte und zielgerichtete Personalentwicklung*. Dies umfasst

- das **Reflektieren** und **Weiterentwickeln** der eigenen **Persönlichkeit**
- sowie die Erweiterung des persönlichen und professionellen **Handlungsspektrums**.

Coaching richtet sich hierbei z. B. auf *anlassbezogene Frage- und Problemstellungen* und unterstützt bei der Bearbeitung und Klärung anhand eines lösungsorientierten und reflexiven Vorgehens. Innerhalb dieses Prozesses wird Coaching jedoch nicht als gezieltes Lehrwerkzeug eingesetzt, sondern dazu, Menschen beim Lernen zu unterstützen und sie zu befähigen, selbstständig Lösungsideen für ihre persönliche Situation zu entwickeln, Veränderungspotenziale zu erkennen und -prozesse zu gestalten. Im Coaching wird deshalb nicht mit Anweisungen, sondern mit (Rück-)Fragen gearbeitet.

Anwendungsgebiete und Einsatzbereiche

Zusammenfassend zeigt sich, dass generelle Anwendungsgebiete und Einsatzbereiche für Coaching (► Tab. 3.2, ► Tab. 3.3) vielfältig sind und beispielsweise folgende Faktoren umfassen:

- Persönliche Beratungsaspekte (Karriereplanung, Work-Life-Balance etc.)
- Spezifische Bereiche der Persönlichkeitsentwicklung (Problembewältigung, Kompetenzverbesserung etc.)
- Individuelle und klientenzentrierte Begleitung und Beratung zur Bewusstwerdung, Freisetzung und Optimierung von vorhandenen Potenzialen und Kompetenzen
- Hilfe zur Selbsthilfe (Selbstwirksamkeit, Selbstsicherheit etc.)
- Überwindung und Aufbrechen von alten Denkmustern durch neue Erkenntnisse, Perspektiven und Ideen
- Bearbeitung und Überwindung von Krisen oder schwierigen bzw. herausfordernden Situationen
- Leistungssteigerung und Steigerung von rollenspezifischen Fähigkeiten für den beruflichen Erfolg
- Professionelles Feedback (Verkleinerung des blinden Flecks)
- Persönlichkeits- und individuelle Entwicklungsprozesse
- Professionelle Begleitung auf Zeit

Auch Coaching hat in bestimmten Fällen selbstverständlich seine **Grenzen**. Dies können z. B. schwerwiegendere Suchtprobleme oder andere physische und psychische Erkrankungen einer Person sein. Wird ein solcher Status festgestellt wird der Coachee an dieser Stelle wird vom jeweiligen Coach an einen Spezialisten verwiesen.

Tab. 3.2 Einsatzbereiche von Coaching im beruflichen Setting

Bereich	Settings bzw. Inhalt
Führungskräfte-Coachings	• Grundsätzlich als Einzel- oder Gruppencoaching möglich (je nach hierarchischem Status sinnvoll oder nicht sinnvoll) • *Gruppencoachings* beinhalten den Vorteil eines gemeinsamen, mehrperspektivischen Austauschs über ein bestimmtes Thema • *Einzelcoachings* eigenen sich mehr für persönliche Themen (z. B. Problemstellungen und Schwächen) • Je nach Thema und Setting ist ein einmaliger Einzeltermin oder mehrere Folgetermine sinnvoll Mögliches Thema eines Führungskräftecoachings: Erweiterung und Steigerung der persönlichen Führungskompetenz
Mitarbeitenden-Coachings	• Oft in Gruppensettings, aber auch, je nach Thema als Einzelcoaching sinnvoll • Grundsätzlich sollte die Gruppengröße eine bestimmte Höchstanzahl nicht überschreiten. Je nach Thema und Zeitraum gilt hierbei ein Richtwert von ca. 10 Personen Mögliches Thema eines Mitarbeitenden-Coachings: Umgang mit Stresserleben und Belastungen im Berufsalltag
Generelle Teilnahme an einem Coaching	• Sollte Interessierten generell zugänglich gemacht werden • Sowohl im Gruppen- als auch Einzelsetting Ein vorgegebenes Rahmenthema kann bestehen, es sollte sich innerhalb des Coachings dann aber an Themen orientiert werden, die den Mitarbeitenden wichtig sind.

Tab. 3.3 Beispiele für Coaching-Anteile innerhalb von verschiedenen Themenbereichen

Thema	Coaching-Anteile
Wunsch nach Leistungssteigerung	• Kompetenzerweiterung • Stärkung der Selbstsicherheit und vorhandener Potenziale • Konstruktives Verstehen von und Lernen aus persönlichen Fehlern • Umgang mit Feedback • Verbesserung der Konfliktfähigkeit • Erreichung beruflicher (und privater) Ziele • Zeit- und Selbstmanagement (▸ 3.6.3)
Umgang mit Krisen und Problemen	• Stress und dessen Folgen (z. B. Burn-out-Syndrom) • Sinnkrisen oder anderen Krisen • Streit und Konflikte • Umgang mit emotionalen Belastungen, z. B. mit Ängsten

Organisationsinterner oder -externen Coach?

Ob bei einem Coaching interne oder externe Coaches zu Einsatz kommen, hängt von verschiedenen Faktoren ab und die Vor- bzw. Nachteile (▸ Tab. 3.4, ▸ Tab. 3.5) müssen gegeneinander abgewogen werden.

Reflexionsfragen

1. Finden Sie sich in Kleingruppen zusammen und diskutieren Sie die unterschiedlichen Vor- und Nachteile eines organisationsinternen bzw. -externen Coaches.
2. Beziehen Sie hierbei ihre eventuell bereits gemachten persönlichen Erfahrungen mit ein und erweitern Sie die Aufstellung noch um zusätzliche Aspekte.
3. Diskutieren Sie abschließend im Plenum über Ihre Ergebnisse.

Sowohl für organisationsinterne Coaches als auch für externe Coaches gilt, dass explizite fachliche sowie persönliche Voraussetzungen erfüllt sein müssen und er eine absolut neutrale Haltung hat, um Coachings durchzuführen. Coaching kann grundsätzlich auch durch Führungskräfte geschehen – hier müssen jedoch die gleichen Anforderungen erfüllt sein. In diesem Fall muss die Führungskraft über eine hohe Flexibilität in ihrer Rollenfunktion (Führungsstil) verfügen. Innerhalb einer Coaching-Situation mit Mitarbeitenden muss von einer ggf. stark aktiven Führungsrolle zu einer eher nachfragenden, zuhörenden Position gewechselt werden. Für eine solche Coaching-Situation muss ein bestimmter Vertrauensgrad gegenüber der Führungskraft gegeben sein. Trotzdem können meist nicht alle Coaching-Themen mit der eigenen Führungskraft besprochen werden.

Inhalte und Ablauf eines Coaching-Prozesses

Grundsätzlich wird beschrieben, dass Coaching von seiner **Anwendungsindividualität** lebt, was

Tab. 3.4 Organisationsinterner Coach

Vorteile	Nachteile
• Kennt das organisationsinterne Geschehen und die Organisation (Unternehmenskultur und -philosophie etc.) • Ist sich beispielsweise über verdeckte oder informelle Strukturen bewusst • Hat tieferen Einblick in und spezifischeres Wissen über viele Bereiche oder Kontexte • Vertrauensvorschuss möglich, da die Person den Mitarbeitenden bereits bekannt ist • Ggf. finanzielle Vorteile • Vorhandene Qualifikation und die Kompetenzen der Person sind bereits bekannt – man weiß, mit wem man es zu tun hat	• (Unbewusste) persönliche Befangenheit • Gefahr der Betriebsblindheit • Evtl. wird einem organisationsinternen Coach mehr Misstrauen entgegengebracht oder weniger offen mit ihm kommuniziert, da er „Teil des Systems" ist • Evtl. Konfrontation mit unterschiedlichen Erwartungen zwischen Führungs- und Mitarbeitendenebene • Aufgrund der Einbindung in die Organisation ist eine neutrale Haltung teilweise schwierig

Tab. 3.5 Organisationsexterner Coach

Vorteile	Nachteile
• Unterliegt keinen organisationsinternen Zwängen • Organisationen können bei der Auswahl des Coaches zwischen verschiedenen Coaches wählen • Coaching ist nicht von nur einer Einzelperson abhängig, im Gegensatz zu einem organisationsinternen Coach • Kann Themen oder Situationen ggf. neutraler betrachten und bearbeiten • Kann ggf. eher Veränderungsideen von extern miteinfließen lassen und alte, überholte Routinen aufzeigen • Mitarbeitende sind einem organisationsexternen Coach eventuell offener gegenüber, da Unabhängigkeit vom „System" besteht	• Fachlichkeit ist im Voraus schwierig einzuschätzen („Coach" ist kein geschützter Begriff) • Ggf. viel Aufwand vorab zur Überprüfung der Qualifikation • Mitarbeitende sind ggf. eher verhalten einem externen Coach gegenüber, da die Überzeugung besteht, dass bestimmte Strukturen oder Begebenheiten nicht in Gänze verstanden werden können

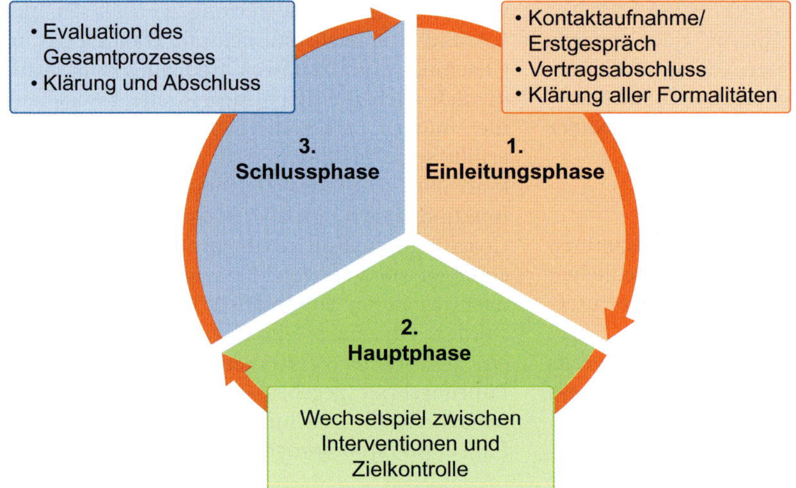

Abb. 3.3 Struktur eines Coaching-Prozesses [L143]

bedeutet, dass ein Coaching-Prozess sich immer daran orientiert, wie sich einzelne Coaching-Situationen entwickeln, z. B. was ist das übergeordnete Thema, welche anderen Themenbereiche kommen vielleicht im weiteren Verlauf auf, was ist dem Coachee wichtig etc. Trotzdem kann ein Coaching-Prozess in generelle Phasen eingeteilt werden, die sich dann innerhalb eines bestimmten Rahmens flexibel gestalten lassen. So können einige allgemeine Strukturen eines Coaching-Ablaufs (► Abb. 3.3) in Vorbereitung bzw. Einleitungsphase, Durchführung bzw. Hauptphase und Nachbereitung bzw. Schlussphase festgelegt werden. Dieses Grundgerüst dient dazu, den gesamten Coaching-Prozess vorzustrukturieren, ein gezieltes Vorgehen zu erleichtern und den Gesamtprozess zu charakterisieren.

Struktur eines Coaching-Prozesses

- **Einleitungsphase** mit Kontaktaufnahme, Erstgespräch, Vertragsabschluss
  - Kontaktaufnahme und Erstgespräch mit Informationssammlung, Rapport (vertrauensvolle Übereinstimmung/Beziehung), Erwartungserklärung
  - Abschluss eines Vertrags sowohl juristisch als auch psychologisch
  - Klärung der Formalitäten wie Terminvereinbarungen, Dauer der Termine, Ort, Kosten, Zieldefinition und Zielkontrolle

- **Hauptphase** mit Wechselspiel zwischen Interventionen und Zielkontrolle sowie -abgleich
  - Ankommen (lassen)
  - Rapport aufbauen
  - Intervention
  - Maßnahmenvereinbarung
  - Reflexion und Zielkontrolle
  - Verabschiedung
- **Schlussphase** mit Evaluation und Abschluss)
  - Evaluation des Gesamtprozesses
  - Diskussion über die Art der Leistungserbringung in Bezug auf die Zielerreichung und Effektivität der einzelnen Interventionen
  - Klärung über das Fortsetzen des Coachings
  - Formaler Abschluss mit der letzten Coaching-Sitzung
  - Beendigung und Verabschiedung

Reflexionsfrage

Finden Sie sich in Zweiergruppen zusammen und identifizieren Sie zwei exemplarische Themen (z. B. eine Problemstellung) aus Ihrer beruflichen Praxis, die Sie beschäftigen. Teilen Sie sich anschließend in zwei Rollenfunktionen auf: ein Coach/eine Coachin und ein/e Coachee. Bereiten Sie nun zusammen den dargestellten Ablauf ggf. auch schriftlich vor und spielen Sie die exemplarische Coaching-Situation gemeinsam durch.

Anschließend tauschen Sie die Rollenfunktion innerhalb der Bearbeitung und Durchführung des zweiten Coaching-Themas und des Coachings.

Auswahl- und Vorbereitungszeit je Coaching-Beispiel: 45 Minuten

Durchführungszeit: 30-45 Minuten

Der **Coach** selbst muss innerhalb des gesamten Ablaufs ein **neutraler, sachlicher und professioneller Berater** sein, der die zu coachende Person autonom und selbstbestimmt darüber entscheiden lässt, wie z. B. mit gesetzten Impulsen, Angeboten oder Ideen des Coaches umgegangen wird. Es gilt immer zu beachten, dass der Coach zwar fachlich der Experte für den Coaching-Prozess ist, der Coachee jedoch immer Experte seiner Themen oder Situationen ist, denn hier geht es wesentlich um persönliche Lebenseinstellungen, eigene Werte (▸ 3.4.6 *Werte, Moral und ethisches Verständnis*) sowie individuelle Moralvorstellungen etc. Diese Aspekte beinhalten abschließend u. a. auch, dass die Coachees lernen genau diese Faktoren wahrzunehmen und verbalisieren zu können. Dies beinhaltet:

- Subjektive Wahrnehmung (subjektive Wirklichkeit)
- Äußere Handlungsbedingungen
- Erlebte oder befürchtete Emotionen
- Wünsche und Hoffnungen
- Prioritäten und Interessen
- Gedanken und Vorstellungen

(vgl. Maaß & Ritschl 1997; vgl. Loffing 2003; vgl. Misch 2015; vgl. Hiebl 2020)

3.3 Umgang mit belastenden oder problematischen Situationen

3.3.1 Psychische Belastungen und psychische Beanspruchung

Im Coaching und in der Supervision haben Themen aus dem beruflichen Alltag eine große Bedeutung – insbesondere im Bereich der Resilienz, Psychohygiene etc. Der Krankenstand aufgrund von psychischen Problematiken ist in Pflegeberufen seit einigen Jahren stark erhöht. Ursächlich hierfür sind beispielsweise die bereits angesprochene permanent hohe psychische (und physische) sowie mentale Belastung. Diese können sich für Pflegende so stark auf den Körper und die Psyche auswirken, dass ab einem gewissen Zeitpunkt vegetative Erschöpfungszustände damit einhergehen. Faktoren, die eine solche Entwicklung für Pflegepersonen zusätzlich begünstigen, sind beispielsweise:

- Häufiges Einspringen, zu wenig Freizeitausgleich und eine daraus resultierende schlechte Work-Life-Balance (aktuelle Verstärkungsvariablen = Pflegenotstand und hohe Fluktuation)
- Hohes Konfliktpotenzial, z. B. durch die Auswirkung von strukturellen oder organisationalen Be- bzw. Überlastungen und sich daraus ergebender mangelnder (interdisziplinärer) Kommunikation
- Allgemein schlechtes oder als schlecht empfundenes Betriebsklima
- Dauerhafte und viele Beschwerden von Pflegeempfängern und Angehörigen
- (Hohe) emotionale Belastungen oder Probleme bei Entscheidungsfindungen innerhalb belastender, bewegender oder herausfordernder Pflegesituationen etc.

Pflegende müssen solche und weitere Anforderungen und Belastungen in ihrem Berufsalltag permanent aushalten können und diesen gerecht werden. Diese Erwartungen werden an Pflegepersonen meist nicht „nur" von extern an sie herangetragen, sondern sie haben ebendiesen Anspruch in den meisten Fällen ebenfalls an sich selbst. Auch wenn dieser persönliche Anspruch nur unbewusst mitschwingt. Die spezifische Verzahnung von körperlichen Belastungen (im Sinne von körperlichen Lasten), wie beispielsweise mehrfaches Heben, Tragen und Positionieren pflegebedürftiger Menschen mit entsprechenden **psychischen Belastungen** (► Tab. 3.6), wie es in Pflegeberufen der Fall ist, können sich sehr negativ auf die individuelle Resilienz und Psychohygiene von Pflegepersonen auswirken.

Spektrum der psychischen Belastungsfaktoren

Dies sind in der Pflege:

- Permanentem Zeit- und Leistungsdruck ausgesetzt zu sein
- Viele Aufgaben, Bedürfnisse und Bedarfe müssen gleichzeitig wahrgenommen, erkannt und durchgeführt werden
- Spezifische Aufgabenerfüllungen am Patienten oder Bewohner haben patientenorientiert und gesamtheitlich zu erfolgen (z. B. anhand von individuellen medizinischen, biografischen, familiären, religiösen oder spirituellen etc. Hintergründen und Bedürfnissen)
- Verpflichtung Arbeitsleistungen in einem kaum standardisierbaren Sektor schnell, aber qualitativ hochwertig und professionell zu erbringen
- Kontinuierlichen Unterbrechungen und Störungen bei der Arbeitsdurchführung standzuhalten
- Sehr hohe Verantwortungslast für viele Patienten oder Bewohner gleichzeitig wahrnehmen zu müssen
- Konfrontation mit Ekel und Scham auszuhalten
- Permanent hohes Aufmerksamkeitspotenzial beibehalten zu müssen
- Erfordernis gleichzeitig zu denken, zu handeln und sich einzufühlen
- Steigende Klientenzahlen parallel zu steigendem Fachkräfte- oder generellem Personalmangel oder –ausfall ausgesetzt zu sein
- Steigende Anzahl an (psychisch sowie physisch) multimorbiden Patienten und Bewohnern zu pflegen
- Schichtarbeit, wiederholtes Einspringen an freien Tagen sowie häufige Überstunden zu übernehmen

Tab. 3.6 Begriffserklärungen

Psychische Belastungen, Psychische Beanspruchung, Fehlbelastung	
Psychische Belastung	Umfasst grundsätzlich alle Einflüsse, die extern auf eine Person einwirken und sich auf deren Psyche auswirken (positiv oder negativ). Dies beinhaltet alle • *kognitiven, gesellschaftlichen, motorischen, affektiven* und *informationsverarbeitenden* Prozesse • in der Auseinandersetzung mit und in dem Erfüllungsversuch der jeweiligen *Arbeitssituation.*
Psychische Beanspruchung	Definiert den *unmittelbaren Effekt* von psychischen Belastungen in einer Person. Grundsätzlich ist jede (Arbeits-)Aufgabe mit psychischer Beanspruchung verbunden. Der letztendliche Effekt (positiv oder negativ) ist dabei abhängig von der **Übereinstimmung** und Vereinbarkeit von • individuellen *psychischen Faktoren* und *Leistungsvoraussetzungen* • in Bezug auf die jeweiligen *Anforderungen* der *Arbeitsaufgaben* (inkl. organisatorische Rahmenbedingungen und sozialen Strukturen).
Fehlbelastung	Fehlbelastungen entstehen, wenn sich die psychische Beanspruchung hauptsächlich negativ auf eine Person auswirkt. • Insbesondere innerhalb von Berufen, in denen ein hohes Maß an **Emotionsarbeit** und **Emotionsregulierung**, im Sinne von *dialogisch interaktiven Arbeitsabläufen* (Patienten, Bewohner, Angehörige etc.) vorliegt, besteht ein hohes Risiko für Fehlbelastungen. • Dies kann sich beispielsweise ergeben, wenn von Pflegepersonen positive Emotionen nach außen gezeigt werden müssen, obwohl diese gegensätzlich zum eigenen Erleben stehen (*emotionale Dissonanz*). • Es besteht eine hohe Gefahr der *emotionalen Erschöpfung*! (Leitsymptom für Burn-out-Syndrom; Risiko für Depressionen)

- Persönlichen Infektions- und Ansteckungsrisiken in der pflegerischen Versorgung ausgesetzt zu sein
- Herausforderungen in der Vereinbarkeit zwischen Beruf und Familie zu bewältigen

(vgl. Berufsgenossenschaft für Gesundheitsdienst und Wohlfahrtspflege 2005; vgl. Bundesanstalt für Arbeitsschutz und Arbeitsmedizin (BAuA) 2005; vgl. Hackmann & Müller 2012; vgl. Brandenburg 2013; vgl. Stagge 2014; vgl. Büssing et al. 2015; vgl. Maier & Kälin 2015; vgl. Knieps & Pfaff 2016; vgl. Probst 2018)

All diese Faktoren haben erheblichen Einfluss auf den Gesundheitszustand Pflegender. Denn es besteht ein erhöhtes Risiko für physische oder psychische Schädigungen durch den Berufskontext, wenn diese Aspekte zu lange nicht beachtet und bearbeitet werden. Dies bildet sich auch immer wieder in der Statistik anhand hoher krankheitsbedingter Fehlzeiten von Pflegepersonen ab. Nicht selten führt dies in Folge zu frühzeitigem Berufsausstieg.

Ob sich diese Faktoren irgendwann gesundheitsschädlich auf Pflegende auswirken, hängt u. a. von folgenden Fragen ab:

a) Wie lange muss solch problematischen Arbeitsbedingungen standgehalten werden?
b) Wie stark korrelieren diese Belastungsfaktoren?
c) Wie hoch ist die persönliche Resilienz ausgeprägt und wie lange kann sie aufrechterhalten werden?

(vgl. Figley 1995; vgl. Deutsches Institut für Normung e.V. 2000, 2014; vgl. Kliener et al. 2017; vgl. Metz & Rothe 2017; vgl. Probst 2018; vgl. Kordt 2018; vgl. Wirtschaftliches Institut der AOK 2018)

3.3.2 Stress und Stressoren

Biologischer Blick auf Stress und Stressoren

Die biologische Perspektive der Stressforschung konzentriert sich auf die Frage, welche *körperliche Funktion* und *Auswirkung* Stress für den menschlichen Organismus mit sich bringt (organisch und neurologisch).

Menschliche Stressreaktionen werden auch als allgemeines Anpassungssyndrom beschrieben und sind grundsätzlich für eine Aktivierung des Menschen notwendig, um bestimmte Leistungen zu erbringen.

Definition

Stress

engl. stress = Druck, Belastung

Stress steht in seiner Bedeutung als *„Reaktion des Körpers auf eine physische, psychische oder soziale Belastung."* (Schmal 2022, S. 228)

Macht Stress (immer) krank?

Lange Zeit wurde Stress bzw. die durch Stress ausgeschütteten Hormone ausschließlich als gesundheitsschädigender und krankmachender Faktor gesehen. Tatsächlich muss hierbei aber zwischen zwei unterschiedlichen **Qualitäten** von Stress bzw. Stresserleben und -reaktionen unterschieden werden:

Diese Unterschiede zwischen Stressreaktionen sind (Seyle 1978):

- Negative Stressreaktionen (*Distress*)
- Positive Stressreaktionen (*Eustress*)

Ob es tatsächlich rein positiv wirkenden Stress gibt (inkl. der Auswirkungen auf den gesamten Organismus) ist umstritten und sei der Vollständigkeit halber deshalb hier kurz erwähnt.

Merke

Eustress und Distress

Eustress wirkt auf Menschen leistungssteigernd, Distress löst eine Über- oder Unterforderung in Personen aus und wird deshalb als negativ empfunden. Übertragen auf bereits erlebte Erfahrungen wird die erfolgreiche Bewältigung einer Stresssituation als Eustress, die erfolglose Stressbewältigung als Distress bezeichnet. Derselbe Stressor kann bei einem Menschen Distress, beim anderen Eustress auslösen. Dies hängt ganz von der individuellen Bewertung sowie der Stressbewältigung einer Person ab. Eustress gilt für den Menschen als lebensnotwendig, Distress wird wiederum als Risikofaktor gesehen, der der persönlichen Gesundheit schaden kann.

Anhand des Yerkes-Dodson-Gesetzes (▸ Abb. 3.4) wird ein U-förmiger Verlauf dargestellt, der verbildlicht, dass

- **Distress** sowohl durch eine sehr schwache Stimulation (*Unterforderung*) als auch durch eine sehr intensive Stimulation (*Überforderung*) ausgelöst wird,

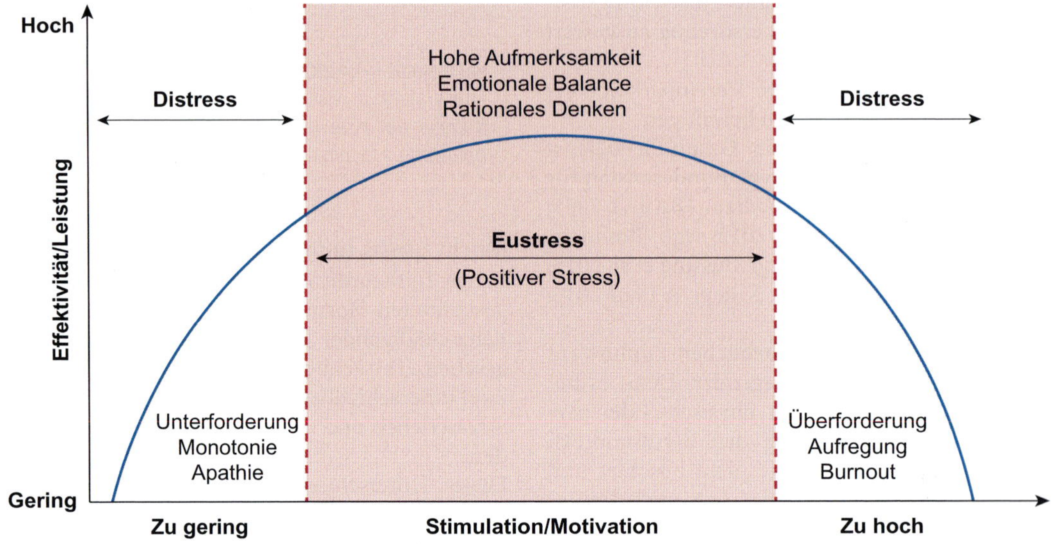

Abb. 3.4 Yerkes-Dodson-Gesetz (aus: Klingenberg 2021, in Anlehnung an Welford 1973) [E1184/L143]

- **Eustress** – und damit eine Leistungssteigerung – durch eine *optimale* (mittlere) *Stressreaktion* (Herausforderung) ausgelöst wird.

> **Merke**
>
> **Unterforderung und Überforderung**
>
> Unterforderung wird als Monotonie erlebt und kann bis zu Apathie führen. Überforderung geht meist mit negativ erlebter Aufregung einher und kann in einem Burn-out enden. Die Auswirkungen von Eustress wiederum gehen mit emotionaler Ausgeglichenheit, hoher Wachsamkeit und rationalen Handlungen einher.

Die drei Phasen des Erlebens von Distress

1. **Alarmreaktion**: Anhand einer Situation werden in einer Person hormonelle Prozesse ausgelöst (z. B. erhöhte Katecholaminausschüttung), der menschliche Organismus aktiviert (erhöhte Sympathikusaktivität) und die Leistungsbereitschaft erhöht. Zeitlich kann diese Phase zwischen Minuten bis hin zu 24 Stunden andauern.
2. **Widerstandsstadium**: Die über einen längeren Zeitraum aufrechterhaltene er- bzw. überhöhte Leistungsfähigkeit führt zu einem damit einhergehenden Ressourcenverbrauch der Organe. Um den Körper (bzw. die Person) vor einem Zustand der (totalen) Erschöpfung und Überforderung zu schützen, wird eine sogenannte Rückkopplung ausgelöst, um den Körper wieder in einen Normalzustand zurückzuführen. Dies geschieht anhand von körpereigenen Verteidigungsmechanismen.
   Je länger eine Stressreaktion andauert, desto länger muss das Widerstandstadium aufrechterhalten werden und die Widerstandskräfte sinken.
3. **Erschöpfungsstadium**: Das Widerstandsstadium kann nur zeitlich begrenzt aufrechterhalten werden. Kann durch eine Reaktion der bestehende Stress nicht bewältigt und kein Normalzustand erreicht werden, tritt das Erschöpfungsstadium ein. Durch die permanent hohe Aktivierung besteht die Gefahr von gesundheitlichen Problemen und Folgen.

Psychologischer Blick auf Stress und Stressoren

Auch innerhalb der psychologischen Perspektive sind Stress und Stressoren ein primärer Gegenstandsbereich. Im diesbezüglichen **Forschungsinteresse** stehen dabei:

- *Arten* von Stressoren
- Generelle *Auswirkungen* von Stress
- Individuelle menschliche *Bewertungsmuster* gegenüber Stressoren – also die Frage, warum Stressreaktionen gegenüber demselben Stressor

bei Menschen teilweise so unterschiedlich ausfallen
- Spezifische Auswirkungen von Stress auf *menschliches Verhalten* und die *Psyche*
- Faktoren zum Erhalt der psychischen Gesundheit (*Ressourcen*)

Definition

Stressoren

Stressoren bezeichnen innere oder äußere Reize, die Stresserleben in einer Person auslösen. Hierbei wird zudem zwischen Mikrostressoren und Makrostressoren unterteilt. Mikrostressoren ziehen tendenziell chronischen Stress nach sich, Makrostressoren führen zu intensiven Stressreaktionen u. a. mit Traumatisierungscharakter.

a) **Mikrostressoren**: beständige oder wiederkehrende Alltagsbelastungen (finanzielle Probleme, Schwierigkeiten am Arbeitsplatz etc.)
b) **Makrostressoren**: selten oder einmalig auftretende Stressoren, die einen gravierenden Lebenseinschnitt darstellen (z. B. plötzliche Todesfälle oder Unfälle)

Psychische Folgen von Mikrostressoren, also von chronischem Stress, treten nicht unmittelbar, sondern nach und nach auf. So kann hier zwischen kurz-, mittel- und langfristigen Folgen unterschieden werden:
- *Kurzfristige Folgen.* Nervosität, Interessensverlust, Konzentrationsprobleme, Überempfindlichkeit etc.
- *Kurz- bis mittelfristige Folgen.* Irritation (z. B. wiederkehrende Gedanken gegenüber dem Stressor und Gereiztheit) im Sinne einer psychischen Befindensbeeinträchtigung als Zustand nach Stresserleben und Vorstufe zu psychischen Erkrankungen
- *Langfristige Folgen.* Psychische Erkrankungen, z. B. psychosomatische Beschwerden, Schlaf- oder Angststörung, Depression (Folge von länger anhaltenden Irritationen)

Allgemeine Begleiterscheinungen von chronischem Stress können u. a. auch Verhaltensänderungen wie beispielsweise erhöhte Streitbereitschaft, erhöhter Konsum von Suchtmitteln oder Isolation abbilden.

Psychische Folgen von Makrostressoren, also besonders intensiven Stressreaktionen, können sich anhand von Traumatisierungen und im Weiteren durch Posttraumatische Belastungsstörungen (PTBS) manifestieren (► 3.3.3 Affektive Belastungen, *kritische Ereignisse und Extremsituationen*).

Stressoren und Kontext

Klassifikation von Stressoren nach Lepore und Evans:
1. *Kataklysmen:* unvorhersehbare Stressoren, die eine breite Masse von Menschen betreffen, z. B. Naturkatastrophen
2. *Gravierende Lebensereignisse:* unwiderrufliche und schwerwiegende Lebenseinschnitte, z. B. plötzliche Todesfälle (vgl. Makrostressoren)
3. *Tägliche Stressoren:* wiederkehrende Stressoren, die auch kombiniert mit weiteren Stressoren auftreten, z. B. Streit oder Konflikte (vgl. Mikrostressoren)
4. *Umgebungsstressoren:* resultieren aus der Umwelt und haben unterschiedliche Schweregrade, z. B. Lärm
5. *Rollenstressoren:* resultieren aus der sozialen Rolle

Die jeweilige Bewertung solcher Stressoren geschieht teilweise unbewusst, das Bewertungszentrum ist also das menschliche Gehirn. Wie die abschließende Bewertung letztendlich – bewusst oder unbewusst – ausfällt, hängt wesentlich von
a) individuellen Wahrnehmungsmustern,
b) diesbezüglichen Gedankengängen und
c) Schlussfolgerungen ab.

Bewertet wird ein Stressor innerhalb dieses Prozesses dann hinsichtlich:
- **Relevanz.** Einschätzung der Auswirkung auf die eigene Person.
- **Gefährdungsgrad/Bedrohungsgrad.** Werden Grundbedürfnisse gefährdet oder negative Konsequenzen erwartet?
- **Bewältigungsschwierigkeit/Herausforderung.** Wird eine Bewältigungschance für eine erfolgreiche Überwindung gesehen?
- **Schädigung/Verlust.** „*Nachträgliche Einschätzung einer bereits eingetretenen Situation, für die kein positiver Ausgang mehr möglich ist.*" (Keim 2019, S. 29)

Als wie *relevant* eine Person einen Stressor einordnet oder welchen *Gefährdungsgrad* sie diesem zuschreibt, wird maßgeblich mit Auswirkung auf die jeweiligen **Grundbedürfnisse** des Menschen in Verbindung gebracht, z. B. Bedürfnis nach Sicherheit, Selbstverwirklichung, Selbstbestimmung, das individuelle Wertesystem (► 3.4.6 *Werte, Moral* *und ethisches Verständnis*) etc. Es geht um die Bewertung einer „optimalen Ausprägung" der individuellen Grundbedürfnisse. Je bedrohter eine Person die optimale Ausprägung ihrer individuellen Grundbedürfnisse durch einen Stressor einschätzt, desto bedrohlicher wird auch der Stressor selbst bewertet werden. Die Relevanz des Stressors wird parallel dazu ebenfalls höher bewertet. Dieser Bewertungsprozess gibt einen Einblick darauf, warum es so individuell ist oder ob und inwiefern ein Stressor in einer Person zu einer Stressreaktion führt.

„McVicar (2003) beschreibt Stress daher als *„Diskrepanz zwischen den (subjektiv wahrgenommenen) Erwartungen der Umwelt an das Individuum und den (subjektiv wahrgenommenen) Möglichkeiten, diese zu erfüllen.*" (Klingenberg 2021, S. 22; vgl. McVicar 2003, S. 633)

(vgl. Selye 1946, 1978; vgl. Lepore & Evans 1996; vgl. Müller, Mohr & Rigotti 2004; vgl. Rice 2012; vgl. Riechert 2015; vgl. Klingenberg, 2021; vgl. Schmal 2022)

Reflexionsfragen

Praxisbeispiel: Auf Station C wird den Mitarbeitenden mitgeteilt, dass ein Kollege für mindestens 3 Wochen ausfallen wird. Der Dienstplan muss dementsprechend überarbeitet werden.

1. Versetzen Sie sich in die Mitarbeitenden von Station C und überlegen Sie sich vier mögliche Reaktionsmuster, die bei den Mitarbeitenden auftreten könnten.
2. Werfen Sie anschließend einen Blick hinter diese vier Reaktionsmuster und identifizieren Sie mögliche Ursachen dafür anhand der Bewertungskriterien Relevanz, Gefährdungs- bzw. Bedrohungsgrad, Bewältigungsschwierigkeit bzw. eingeschätzter Herausforderungsgrad, Schädigung bzw. Verlust.

Weitere Stressbewertungskriterien

Persönlichkeit

Ein weiteres übergeordnetes Kriterium für die generelle Stressbewertung ist die individuelle Persönlichkeit eines Menschen. So haben unterschiedliche Charaktereigenschaften oder Persönlichkeitsausprägungen etc. ebenfalls einen hohen Einfluss auf das individuelle Stressempfinden und -erleben.

- Stress und psychische Erkrankungen begünstigende Persönlichkeitsausprägungen sind beispielsweise: *Neurotizismus (eher instabiler Emotionsumgang), überhöhte berufliche Leistungsbereitschaft, Ungeduld, Ehrgeiz, ein geringes Selbstwertgefühl*, ein *hohes Kontrollbedürfnis*
- *Persönlichkeitsausprägungen wie beispielsweise Extraversion* und *Gewissenhaftigkeit* hingegen vermeiden dies eher.

Geschlecht

Auch **geschlechterspezifisch** zeigen sich Unterschiede, Frauen gelten hierbei als stressempfänglicher als Männer. Dies zeigen auch Statistiken, die belegen, dass Frauen tendenziell häufiger von stressbedingten psychischen Beeinträchtigungen betroffen sind.

Das Geschlecht und die Persönlichkeit haben aber nicht nur Auswirkungen auf das individuelle Stressempfinden, sondern ebenfalls auf die jeweiligen Stressbewältigungsstrategien.

Psychische und physische Ressourcen

Des Weiteren haben bestimmte **Ressourcen** (physisch und psychisch) einen entscheidenden Einfluss auf Stresserleben oder -bewältigung. Beispiele hierfür sind:

- Selbstwirksamkeit und Selbstbewusstsein
- Familie, Freunde, Geld, Wissen, Zeit
- Sicherer Arbeitsplatz, Arbeitskontext etc.

Wie wertvoll eine jeweilige Ressource bewertet wird, hängt wiederum von der individuellen Person ab und kann sich im Laufe des Lebens verändern.

Persönliche Stressverstärker

Auch **persönliche Stressverstärker** haben einen hohen Einfluss darauf, ob Stressoren sozusagen als (negativ empfundener) Stress und somit zu Stressreaktionen führen. Dies hängt u. a. maßgeblich von bereits gemachten Vorerfahrungen bzgl. des Kontexts und entsprechenden Bewältigungsmöglichkeiten ab. Es geht um Einstellungen, Befürchtungen, Ziele, Erwartungen etc., die damit assoziiert werden. Individuelle Denkmuster, die hierbei stressverstärkend wirken, sind:

- *Abwendung von der Realität:* Das Nicht-Wahrhaben-Wollen von unerwarteten Situationen, die ein Vorhaben durchkreuzen („das kann jetzt doch wohl nicht wahr sein"). Als temporärer Schutzfaktor kann dies hilfreich sein. Wird diese Haltung aber dauerhaft aufrechterhalten, kann keine Verarbeitung der Situation stattfinden und Anspannung oder Angst vergrößern sich.

- *Überbewertung negativer Konsequenzen*: Eine positive Bewältigung der Situation ist nicht möglich, da nur Folgen des Scheiterns in Betracht gezogen werden. Dies kann maßgeblich mit schlechten Vorerfahrungen in Bezug stehen. Positive Vorerfahrungen werden ggf. einfach ausgeblendet.
- *Personalisieren*: Verhaltensweisen anderer Personen oder Situationen werden persönlich genommen und z. B. als persönlicher Angriff, Missachtung oder Beleidigung missinterpretiert.
- *Spezielle Persönlichkeitsmerkmale*: Verinnerlichte Denkhaltungen, Ansprüche oder Glaubenssätze, wie beispielsweise „Sei perfekt!“, „Sei beliebt!“, „Sei stark!“, „Sei vorsichtig!“, „Ich kann nicht!“.

Stressreaktionen

Verschiedene **Stressreaktionen** fasst die Tabelle ► Tab. 3.7 zusammen.

Praxistipp

Strategien gegen Stress

Stress wirkt sich im Arbeitsleben in vielfältiger Weise auf Mitarbeitende aus. Das spezifische Arbeitsumfeld von Pflegepersonen ist überfüllt mit Stressoren, die parallel auf die Pflegenden einprasseln. So sind insbesondere Pflegeberufe mit einer erheblichen Anzahl negativer Stressreize konfrontiert. Für Pflegende ist es sehr wichtig, dass sie diese in adäquater Form wahrnehmen, reflektieren und verarbeiten können. Coaching und Supervision bieten in dieser Hinsicht vielerlei Unterstützungsmöglichkeiten, denn neutral betrachtet entsteht Stress grundsätzlich im Kopf. Die Möglichkeit von supervidierenden oder coachenden Gesprächen im Umgang mit und der Ausrichtung von Stresserleben ist deshalb von hoher Bedeutung. Hierbei können beispielsweise Strategien oder generell mehr Achtsamkeit erlernt oder aufrechterhalten werden, persönliche Gedanken dahingehend gezielt zu beeinflussen, dass sich auf Wesentliches konzentriert und andere Faktoren bewusst abgegrenzt werden können. Hilfreiche Strategien dafür sind beispielsweise Abgrenzung (eigene Belastungsgrenzen erkennen und achten) und Entspannung (bewusste Zeit für sich selbst) oder Meditation.

Tab. 3.7 Mögliche Stressreaktionen

Stressreaktion	Erklärung
Körperliche Reaktionen	Veränderungen der Atmung oder im Herz-Kreislauf-System, Erhöhung von Blutdruck und Puls, Anspannung (insbesondere Schulter-Nacken-Rückenmuskulatur), vegetative Symptome, reduzierter Speichelfluss, Tonusverlust des Darms, Reaktionen des Immunsystems, Pupillenerweiterung, Harnverhalt, Ausbleiben von Hungergefühl etc.
Verhaltensbezogene Stressreaktionen	• Ungeduldiges, nervöses und hastiges Verhalten (schnelles Essen, Verzicht auf Pausen, schnelles Sprechen, schneller Gang, Abwehr anderer Reize etc.) • Motorische Unruhe (Finger trommeln, wippen, nesteln etc.) • Betäubungsverhalten (z. B. erhöhter Konsum von Nikotin, Alkohol, Kaffee, Analgetika oder Sedativa) • Mangelnde Koordination oder Handlungsfokussierung • Erhöhtes Konfliktpotenzial durch erhöhte Reizbarkeit, häufige Meinungsverschiedenheiten etc.
Kognitiv emotionale Aspekte	Auslösend hierfür sind Gedanken und Gefühle (innere Vorgänge oder Wahrnehmungen, äußerlich nicht sichtbar). • Unruhe, Nervosität, Gedankenkreisen, Denkblockaden • Unzufriedenheit, Ängste (häufig Versagensängste), Hilflosigkeitsempfinden, Konzentrationsprobleme • Selbstvorwürfe und Schuldgefühle etc.
Gesundheitliche Aspekte	Verengung oder Verschluss von Gefäßen, Verlust der körperlichen Selbstregulationsfähigkeit, chronische Muskelverspannungen, Schlafstörungen, Erhöhung des Diabetesrisikos, erhöhte Infektanfälligkeit etc.
Psychische Aspekte	Bestehender Zusammenhang zwischen Stress und psychosomatischen sowie psychischen Erkrankungen (besonders bei Angststörungen und Depressionen)

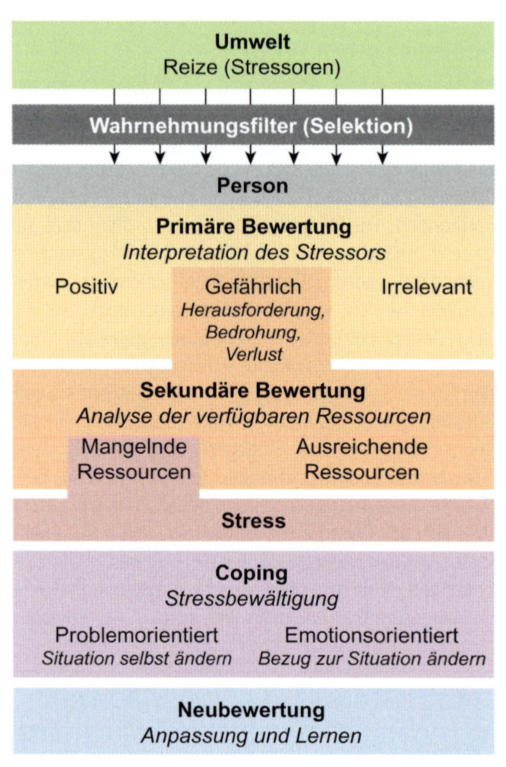

Abb. 3.5 Transaktionales Stressmodell nach Lazarus (© Philipp Guttmann) [L143]

Transaktionales Stressmodell nach Lazarus (► Abb. 3.5):
„*Psychologischer Stress ist eine bestimmte Beziehung zwischen Individuum und Umwelt, die von der Person als entweder beanspruchend oder die eigenen Bewältigungsmöglichkeiten übersteigend bewertet wird. Das Individuum sieht das eigene Wohlbefinden durch diese Beziehung als gefährdet an.*" (Lazarus 1984, S.19)

Empathie und Stressmanagement

Um Stresserleben und -empfinden angemessen zu verringern oder sogar bestmöglich zu verhindern, steht die Beachtung der eigenen **(Grund-)Bedürfnisse** an vorderster Stelle. Werden diese nicht beachtet oder hintangestellt, können sie nicht erfüllt werden. **Das Resultat hieraus ist Stress.** Messinstrumente dafür, inwiefern Bedürfnisse erfüllt sind oder nicht, sind *Emotionen.* Zufriedenheit und Ausgeglichenheit spricht für eine gute Erfüllung der Bedürfnisse. Ärger, Wut oder allgemein Unzufriedenheit weisen deutlich darauf hin, dass wichtige oder zu viele Bedürfnisse nicht oder nicht ausreichend erfüllt werden. Diese mangelhaft erfüllten Bedürfnisse gilt es sich selbst bewusst zu machen. Bereits hier kann es sein, dass ein erster Perspektivenwechsel notwendig wird, denn Menschen sprechen tendenziell eher und mehr aus, was sie eigentlich **nicht** möchten, als das zu identifizieren und auszusprechen, was eigentlich gewünscht oder erstrebt wird.

Insbesondere für Pflegende bedeutet dies, auch ihre eigenen Bedürfnisse wahrnehmen zu müssen, um diese erfüllen zu können, auch wenn es für Berufe mit Schutzauftrag gilt, sich zum Schutz des Gegenübers über individuelle Bedürfnisse hinwegzusetzen (► 1.3.4 *Gewaltfreie Kommunikation nach Rosenberg*).

Merke

Herausfordernde Situationen

Erleben Personen Situationen als schwierig oder herausfordernd, kann dies als primäres Indiz dafür gelten, dass die Person grundsätzlich auf kein adäquates Verhalten oder keine wirkungsvolle Verhaltensstrategie zurückgreifen kann, um diese Situation erfolgreich oder zufriedenstellend zu meistern. Solche Situationen rufen in Personen im Weiteren dann Wut, Hoffnungslosigkeit, Traurigkeit etc. hervor.

Arbeitsstress

Als **Arbeitsstress** gelten Stressreaktionen, die sich aus *arbeitsbedingten Stressoren* ergeben. Solche Stressoren resultieren besonders häufig aus der Verteilung der individuellen *Arbeitslast.* Die jeweilige Arbeitslast, die einer Person in ihrer jeweiligen beruflichen Rollenerfüllung zukommt, variiert anhand verschiedener Faktoren.

Arbeitslast beeinflussende Faktoren können z. B. sein:

- Beruflicher Status
- Technische und gesellschaftliche Entwicklungen
- Gesellschaftliche Anerkennung und Respekt gegenüber dem jeweiligen Arbeitsinhalt
- Persönlicher Identifikationsgrad mit der eigenen Arbeit etc.

Merke

Arbeitsbelastung und Berufsstatus

Insbesondere Berufsgruppen mit geringerem Status haben oft tendenziell eine hohe Arbeitsbelastung. Hinzu kommt, dass sie weniger oder seltener bestimmte Gratifikationen erhalten und zudem einen geringeren Handlungsspielraum innerhalb ihrer eigenen Tätigkeitsverrichtung oder beruflichen Rollenerfüllung als Berufsgruppen mit höherem (gesellschaftlichen) Status haben. Auch Pflegeberufe fallen – je nach Setting und Status – in dieses Raster.

Konsequenzen, die sich daraus häufig ergeben sind u. a. eine hohe Arbeitsunzufriedenheit, hohe stressbedingte Fehlzeitenquoten der Beschäftigten (oft einhergehend mit langen Ausfallzeiten), Fluktuation, Frühverrentung etc., z. B. durch Burn-out oder andere psychische Erkrankungen (► 3.3.3 *Affektive Belastungen, kritische Ereignisse und Extremsituationen*).

Faktoren, die auf das Stresserleben und Stressoren im Arbeitskontext hohen Einfluss haben, sich negativ auf Beschäftigte auswirken und gesundheitliche Auswirkungen nach sich ziehen, sind beispielsweise:

- **Physische Umgebung**: extreme oder stark wechselnde Temperaturen, eine zu wenig beleuchtete und zu laute Arbeitsumgebung etc.
  Übertrag auf Pflegeberufe: z. B. das Tragen von Schutzkleidung bei infektiösen Patienten auch bei heißen Temperaturen, z. B. im Sommer; ständiges Klingeln, Piepsen, Brummen etc. von medizinischen Apparaten, Telefonen, Rufanlagen; permanentes Rufen oder Schreien von psychiatrisch erkrankten Personen etc.
- **Arbeitszeitgestaltung**: zu lange Arbeitszeiten; Schichtarbeit (insbesondere inklusive Nachtschichten)
- Übertrag auf Pflegeberufe: Teildienste, 3-Schicht-System mit zu schnellen oder kurzen Wechselintervallen zwischen den verschiedenen Dienstzeiten, häufiges Einspringen, Überstunden, wenig verlässliche freie Tage oder freie Zeiten etc.
- **Arbeitslast und psychische Anforderungen**: (Zu) viele verschiedene Tätigkeitsbereiche; Notwendigkeit von Emotionsarbeit (als Anforderung angepasste Emotionen, entgegen dem eigenen Erleben und Empfinden nach außen zeigen zu müssen)
- **Rollenfunktionen**: Erwartete vielfältige Rollenflexibilität einhergehend mit hohem zeitlichen Druck, teilweise widersprüchlichen Rollenanforderungen und Unsicherheiten bzgl. der Rollenfunktion (Rollenambiguität, Rollenkonflikte und Rollenüberladung)
  Übertrag auf Pflegeberufe: Zu marginale Definition spezifischer Pflegetätigkeiten im Allgemeinen und in der Abstufung von Aufgabenverantwortung verschiedener Qualifikationsstufen. In der Pflege bedeutet eine Weiterbildung oft, dass entsprechende Verantwortungsbereiche nach Abschluss zusätzlich hinzukommen, abgegeben werden können bereits bestehende, aber nur selten.
- **Handlungsspielraum**: Die Möglichkeit zum autonomen Handeln ist insbesondere in Arbeitsbereichen mit vielfältigen Aufgabenverantwortungen und hohem Zeitdruck von wesentlicher Bedeutung – hohe Anforderungen gepaart mit einem geringen Handlungsspielraum haben einen sehr negativen Einfluss auf Beschäftigte.
  Übertrag auf Pflegeberufe: Pflegerische Arbeitsinhalte und -abläufe werden im Bereich von Kontrolle und Autonomie bis heute meist von anderen Sektoren fremdbestimmt.
- **Soziale Unterstützung**: Fehlende soziale Anerkennung und Unterstützung, soziale Konflikte
  Übertrag auf Pflegeberufe: Sowohl gesamtgesellschaftlich als auch disziplinintern haben Pflegeberufe in Deutschland leider ein eher negativ belegtes Image, was zu niedriger Anerkennung führt. Dies resultiert beispielsweise aus noch weit verbreiteten alten Rollenzuschreibungen wie z. B., dass der Pflegeberuf ein „Helferberuf" ist oder den bekannten hohen physischen und psychischen Arbeitsbelastungen in der Pflege. Diese Faktoren sind u. a. auch ausschlaggebend dafür, dass gesellschaftlich die Meinung vertreten wird, dass man froh ist, dass es Pflegende gibt, man selbst diesen Beruf aber niemals machen würde oder könnte.
- **Mitarbeiterführung**: Bedenklich sind überwiegend transaktionale (klare Regeln, Prozesse, Strukturen zur Zielerfüllung) und zu wenig transformational (werte- und einstellungsorientiert) ausgerichtete Führungsstile sowie ein Laissez-Faire-Führungsstil.
- **Organisationale Faktoren**: Organisationsstruktur, große Veränderungsprozesse (ein als ungerecht und unsozial empfundenes Organisationsklima)

- **Karriereentwicklung und Aufstiegschancen**: Rollenunklarheiten oder unklare Anforderungen nach Beförderungen, Unsicherheiten über Aufstiegschancen (vgl. Rollenfunktionen)
- **Work-Life-Balance**: Ungleiches Verhältnis von Arbeit und Freizeit bzw. Privatleben (Work-Life-Konflikt oder Work-Family-Konflikt)

(vgl. Kaluza 2007; vgl. Zesar-Eder 2018; vgl. Spieß & Reif 2018; vgl. Oelke 2020; vgl. Albrecht 2022)

3.3.3 Affektive Belastungen, kritische Ereignisse und Extremsituationen

Neben physischen und psychischen Belastungen müssen Pflegende in ihrem Berufsfeld auch permanent sogenannten **affektiven Belastungen** standhalten. Diese beinhalten die Konfrontation mit *kritischen Ereignissen* im Arbeitsalltag, wie beispielsweise den Umgang mit Folgendem:

- Schwere Erkrankungen und Erkrankungsverläufe
- Kritische Notfallsituationen
- Bewegende Leidenssituationen
- Sterbeprozessen und -begleitungen
- Todesfällen
- Herausfordernde oder aggressive Pflegeempfänger
- Gewalterfahrungen

Solche Situationen fallen u. a. in den Bereich von *kritischen Ereignissen und Extremsituationen* und können, je nach Person, massiven Einfluss auf psychische sowie affektive Belastungen für Pflegepersonen haben.

Je nach erlebter Intensität eines solchen beruflichen Kontexts können diese Situationen auch *Traumatisierungspotenziale* für Pflegende bergen. Insbesondere für solche Situationen, die eine hohe psychische sowie affektive Belastung für Pflegende mit sich bringen, ist eine entsprechende systematische Be- bzw. Aufarbeitung in professionellem Kontext von eminenter Bedeutung. Eine häufige Konfrontation mit solchen kritischen Ereignissen oder Extremsituationen kann sich unbemerkt manifestieren und zu schlimmeren psychischen Folgeschäden wie Traumatisierungsfolgestörungen führen.

Filmempfehlung: Rotondo R, Hensel U. „Als Krankenschwester musst du das abkönnen". 2015. (www.youtube.com/watch?v=jXMNUdR_TGM).

Fallbeispiel

Tod eines Patienten

Innerhalb der heutigen Schicht des Pflegefachmanns Jens Motow sind bereits zwei Patienten verstorben. Einen der beiden Patienten kannte Jens Motow bereits seit vielen Jahren, da dieser aufgrund der angeborenen Stoffwechselerkrankung Mukoviszidose bereits häufig sein Patient war. Insbesondere dieser Tod hat Jens Motow sehr getroffen. Zeit darüber zu trauern hat er aber nicht – außerdem wäre dies auch absolut kein professioneller Umgang innerhalb seiner Rollenfunktion. (► 3.3.3 *Exkurs: Vicarious grief und disenfranchised grief*). Zudem muss die Arbeit weitergehen, denn das Team ist heute aufgrund akuter Krankheitsfälle unterbesetzt. Im Verlauf der nächsten Wochen beginnt Jens Motow unter Ein- und Durchschlafproblemen zu leiden, weil er aus dem Gedankenkarussell der schwerkranken, ihm anvertrauten Patienten und deren Entwicklungen nicht mehr heraus findet. Auch die Kraft, lebensfrohe Aktivitäten mit Freunden und/oder Familie zu genießen, kommt ihm nach und nach abhanden. Zudem fällt in den kommenden Wochen auf, dass er beginnt Angst davor zu entwickeln, Fehler im beruflichen Kontext zu begehen. Er beginnt seine Handlungen mehrmals und immer wieder zu kontrollieren und wirkt auf seine Kollegen sehr angespannt, was natürlich seine nächtliche Schlafproblematik verstärkt.

Werden solche (Aus-)Wirkungen zu lange nicht beachtet, kann ein erhöhtes Risiko für folgende psychische bzw. affektive (Langzeit-)**Folgeschäden** entstehen:

- *Akute Belastungsreaktion*
- *Anpassungsstörungen* (nach Trennungs- oder Verlusterfahrungen) oder innerhalb bestimmter Burn-out-Konstellationen)
- *Substanzmittelmissbrauch*
- *Angststörungen* (heftige somatische Reaktionen, z. B. Herz- oder Atembeschwerden mit ausgeprägtem Vermeidungsverhalten als Folge)
- *Posttraumatische Belastungsstörungen* (PTBS) etc.

(vgl. Bundesanstalt für Arbeitsschutz und Arbeitsmedizin 2005; vgl. Deutsche Fachgesellschaft Psychiatrische Pflege (DFPP) 2016; vgl. Köllner & Volker 2015; vgl. Cuypers 2016)

Sowohl eine *akute Belastungsreaktion* als auch eine *Posttraumatische Belastungsstörung* sind im ICD-10 unter der Kategorie **F43.0 - Reaktionen auf schwere Belastungen und Anpassungsstörungen** klassifiziert. Innerhalb der dt. Entwurfsfassung des ICD-11 ist die akute Belastungsreaktion unter „Problematik in Verbindung mit schädlichen oder traumatischen

Ereignissen" (► Kapitel 24 *Faktoren, die den Gesundheitszustand beeinflussen oder zur Inanspruchnahme des Gesundheitswesens führen*) gelistet, die Posttraumatische Belastungsstörung hingegen unter *„Störungen, die spezifisch Stress-assoziiert sind"* (► Kapitel 06 *Psychische Störungen, Verhaltensstörungen oder neuronale Entwicklungsstörungen).* (Bundesinstitut für Arzneimittel und Medizinprodukte 2023)

Definition

Akute Belastungsreaktion (F43.0)

Sie bezeichnet eine temporäre Störung, die bei einer Person, ohne bisherige bestehende oder manifestierte psychische Erkrankung, als Reaktion auf außergewöhnlich schwer belastende Ereignisse auftreten und zu einer wesentlichen Lebensveränderung führt. Diese Reaktion tritt innerhalb der ersten Minuten nach diesem Erlebnis auf und bleibt über wenige Stunden bis hin zu drei Tagen danach bestehen. Auch hierbei hängt es maßgeblich von der jeweiligen Vulnerabilität und den vorhandenen Bewältigungsmechanismen der Betroffenen ab, ob überhaupt eine solche Belastungsreaktion auftritt bzw. wie schwerwiegend sich diese äußert. Anzeichen hierfür können sein: panische Ängste, emotionale Taubheit, Aufmerksamkeitsstörungen, Rückzug, Unruhezustände oder Überaktivität.
Dass eine solche Reaktion auftritt, wird je nach Intensität des auslösenden Stressfaktors als normal bewertet. ICD-11-Code: QE84. (Bundesinstitut für Arzneimittel und Medizinprodukte, 2023)

Definition

Posttraumatische Belastungsstörung (PTBS, F43.1)

PTBS ist eine *„[…] verzögerte […] Reaktion auf ein belastendes Ereignis […] kürzerer oder längerer Dauer, mit außergewöhnlicher Bedrohung oder katastrophenartigem Ausmaß, die bei fast jedem eine tiefe Verzweiflung hervorrufen würde. […] Typische Merkmale sind das wiederholte Erleben des Traumas in […] Träumen oder Albträumen, die vor dem Hintergrund eines andauernden Gefühls von Betäubtsein und emotionaler Stumpfheit auftreten. Ferner finden sich Gleichgültigkeit und Freudlosigkeit sowie Vermeidung von Aktivitäten und Situationen, die Erinnerungen an das Trauma wachrufen könnten. Meist tritt ein Zustand von vegetativer Übererregtheit mit Vigilanzsteigerung, […] und Schlafstörungen auf. Angst und Depressionen sind häufig […]"* (Deutsches Institut für Medizinische Dokumentation und Information (DIMDI) 2017, S. 192) ICD-11-Code: 6B40 (Bundesinstitut für Arzneimittel und Medizinprodukte, 2023)

Als Kardinalsymptome der PTBS gelten *Intrusionen* (wiedererinnern/wiedererleben), *Vermeidungsverhalten* (gegenüber inneren oder äußeren Hinweisreizen) und *Hyperarousal* bzw. Hypervigilanz (Übererregbarkeit des autonomen Nervensystems oft begleitet von Angst davor, nicht schlafen zu können).
In der ICD-11 ist zudem die *komplexe Posttraumatische Belastungsstörung (komplexe PTBS)* unter dem Code 6B41 als eigenständige Diagnose aufgenommen worden. Die komplexe PTBS tritt als Folge von langandauernden oder sich wiederholenden traumatischen Ereignissen (vgl. (Primär) Traumatisierung) ein.
Weitere Symptome der KPTBS sind:

- Affektregulationsstörungen
- Negative Selbstwahrnehmung bzw. Selbstüberzeugungen (zusammenhängend mit dem traumatischen Ereignis)
- Beziehungsstörungen

(vgl. Hecker & Maercker 2015)
Es gibt Unterschiede zwischen den Begriffen kritische Ereignisse, traumatische Krise und Traumatisierung, die in Tabelle ► Tab. 3.8 aufgeführt sind.

(Primär)Traumatisierung

Auslöser einer Primären Traumatisierung ist das Miterleben eines besonders belastenden, kurz-, länger- oder langfristigen Ereignisses (kritisches oder traumatisierendes Ereignis):

- Unabsehbarer, plötzlicher Eintritt
- Katastrophenartiges Ausmaß
- Außergewöhnlicher Bedrohungscharakter
- Verspürte Gefährdung des eigenen Lebens oder des Lebens eines anderen Menschen (DSM 5: Konfrontation mit einer schweren Verletzung bis hin zum Tod)
- Erscheint Betroffenen in diesem Moment absolut ausweglos
- Übersteigt vorhandene individuelle Bewältigungsstrategien
- Ruft eine tiefgreifende Verzweiflung hervor

Beispiele hierfür sind **lebensbedrohliche Erkrankungen, Gewalthandlungen, unerwartete Verlustsituationen** von nahestehenden Personen etc.
(Auf das Thema Verlustsituationen von *nahestehenden Personen* wird in Abschnitt „Exkurs: Vicarious grief und disenfranchised grief" genauer eingegangen, da dies für Pflegeberufe von Bedeutung ist.)
Welchen Traumatisierungscharakter eine solche Situation mit sich bringt, hängt sowohl von der **Art**

Tab. 3.8 Begriffserklärungen

Kritische Ereignisse, (traumatische) Krise, Traumatisierung	
Kritische Ereignisse (engl. *critical incident*)	• Grundsätzlich als Synonym für **traumatische Ereignisse** (traumatic event) • Besonders machtvolle, plötzlich eintretende Vorfälle, die eine Person unmittelbar selbst erlebt und das bisherige Erfahrungsspektrum der Person übersteigen • Sie lösen akute Stressreaktionen aus, die u. a. zu ernstzunehmenden psychischen, kognitiven oder affektiven Symptomen führen können Beispiele: • Kriegserlebnisse, Anschläge, Naturereignisse katastrophalen Ausmaßes, Unfälle etc. Sie treten besonders in Berufsfeldern auf, die das Risiko haben, mit solchen konfrontiert zu werden.
(Traumatische) Krise	Bezeichnung für eine Situation mit: • Plötzlichem und unerwarteten Eintritt • Potenziell bedrohlichem Charakter (Gefühl der Existenzgefährdung) • Ambivalentem Ausgang • Einschränkung vorhandener Handlungsmöglichkeiten • Gleichzeitig großem Zeitdruck, eine Handlungsentscheidung zur Abwehr der Gefahr treffen zu müssen • Dem Infragestellen bisheriger Zielsetzungen und Handlungsmethoden Solche Situationen stellen einen Bruch innerhalb eines, bis zu diesem Zeitpunkt, kontinuierlichen Entwicklungsprozesses dar und können akute Überforderung auslösen (entscheidender Wendepunkt). Wann eine Situation als Krise erlebt wird, ist sehr individuell.
Traumatisierung	• Trauma = griech. für Wunde • Häufig inflationäre Verwendung des Begriffs, da bisher keine einheitliche Definition besteht • Psychologisch wird häufig der Begriff Traumatisierung, z. B. zur Abgrenzung physischer Schädigungen oder Verletzungen des Körpers, verwendet • Traumatisierung als Wunde oder Verletzung der Seele (psychische Ebene)

und Stärke des Ereignisses sowie von der **Person selbst** ab, die dieser ausgesetzt ist.
(vgl. Doka 1999; vgl. Kastenbaum, 2007; vgl. Spidell et al. 2011; vgl. American Psychiatric Association 2013; vgl. Sendera & Sendera 2013; vgl. Vogt 2014; Schmidt & Döbele 2016; vgl. Badura et al. 2017; vgl. Mitchell 2017; vgl. Tsui et al. 2019)

Sekundäre Traumatisierung (ST)

Eine Sekundäre Traumatisierung oder Sekundärtraumatisierung bezeichnet einen unbewussten Vorgang zwischen Personen, bei dem sozusagen eine **Übertragung psychischer Trauma-Symptome** von primärtraumatisierten Menschen auf andere Personen erfolgt. Dieser Übertragungsprozess wird wie eine Art „Ansteckung" mit klassischen posttraumatischen Symptomen erklärt, die bei Menschen, die nur indirekt mit einem traumatischen Erlebnis (z. B. in Form von Erzählung) konfrontiert wurden, entstehen. Auslösend hierfür ist ein durch die Erzählung entstehender sekundärer posttraumatischer Stress, den Personen dann erleben. Dies kann auch durch Beschreibungen oder das Miterleben von retraumatisierenden Situationen primärtraumatisierter Personen geschehen. In Pflegeberufen könnte dies beispielsweise häufig innerhalb der Demenzpflege passieren, wenn Betroffene, z. B. externe Geräusche oder Pflegehandlungen nicht adäquat zuordnen können und mit einer (oder mehreren) früheren traumatisierenden Erfahrung verknüpfen und entsprechend darauf reagieren.

Merke

Sekundäre Traumatisierung

Betroffene einer Sekundären Traumatisierung müssen nicht selbst den direkten sensorischen Reizen ausgesetzt sein, sondern erleiden eine (sekundäre) Traumatisierung durch die Arbeit mit (primär) traumatisierten Menschen.

Ein hohes Risiko für Sekundäre Traumatisierungen besteht für Personen, die (beruflich) Leid und Traumatisierungen anderer Menschen ausgesetzt sind. Am meisten, aber immer noch wenig er- bzw. beforscht wird dieses Phänomen innerhalb des Fachbereichs von Psychotherapeuten.

Als weiterer Vulnerabilitätsfaktor einer Person dafür, eine Sekundäre Traumatisierung auszuprägen, werden bereits bestehende persönliche (primäre) Vortraumatisierungen innerhalb dieser (professionellen) Personen vermutet, die dann aufgrund der Konfrontationen mit entsprechenden Faktoren „re-aktualisiert" werden. Symptomatisch kann sich eine Sekundäre Traumatisierung identisch zur PTBS-Symptomatik entwickeln.

Innerhalb der Sekundären Traumatisierung gibt es folgende weitere Ausprägungen:

- **Vicarious traumatization** (stellvertretende bzw. indirekte Traumatisierung): Bezeichnet eine Art Umwandlung (Transformation), die im inneren Erleben einer Person geschieht, wenn sich diese aufgrund von einfühlsamer Auseinandersetzung mit Traumamaterial der (primär) traumatisierten Person auseinandersetzt, z. B. bei Therapeuten und deren Klienten. Als eine vorrangige Mitursache dieser Transformation wird somit eine empathische Verbindung beschrieben, die sich zwischen einer „helfenden" Person und deren Klient entwickelt. Deshalb ist die „vicarious traumatization" auch in Bezug auf weitere „helfende Berufsgruppen und Professionen" von Bedeutung.
- **Compassion fatigue** (Mitgefühlsmüdigkeit): Ein weiteres interessantes Phänomen innerhalb des Bereichs von Sekundären Traumatisierungen ist die sogenannte *„compassion fatigue"*, die eine *Mitgefühlsmüdigkeit* Pflegender ihren Pflegebedürftigen gegenüber beschreibt, die sich durch die permanente Aussetzung mit deren Leid und Schmerzen entwickelt. Auch innerhalb dieses Konstrukts werden die empathische Verbindung und eine Art empathischer Besorgnis, die sich zwischen den beiden Parteien entwickelt, als Mitauslöser dafür gesehen. Zuerst entsteht dadurch eine Art von „Mitgefühlsstress", der irgendwann in „Mitgefühlsmüdigkeit" endet. Auch hierbei liegt eine hohe Parallelität bis hin zu identischen Symptomen der PTBS vor.
- **Traumatoid states** (traumatische Zustände): Das Konzept der „traumatoid states" (nach Wilson & Thomas 2004) dient sozusagen als verbindendes Modell der theoretischen Annahmen des Konzepts der *„compassion fatigue"* und der *„vicarious traumatization"*. Symptome einer Sekundären Traumatisierung werden hierbei als berufsbedingte Stress-Syndrome (occupationally-related stress response syndromes) benannt.

Ein gezielter Umgang mit dem Aspekt der Empathie sollte für Pflegende kontinuierlich begleitet und weitergebildet werden, um in diesem Bereich die persönliche Resilienz gegenüber solchen Faktoren stärken zu können, denn Empathie ist nicht nur ein sehr wichtiger, sondern sogar ein unerlässlicher Faktor für Pflegepersonen innerhalb ihres beruflichen Aufgabenspektrums.

Exkurs: Vicarious grief und disenfranchised grief

Die Konzepte **„vicarious grief"** und **„disenfranchised grief"** greifen den Aspekt der Konfrontation mit dem Tod bzw. Todeserlebnissen auf.

„Vicarious grief" steht hierbei für *„indirekte Trauer"*, die in Personen, durch das (Mit-)erleben eines Todesfalls ausgelöst werden kann, wobei diese Person nicht persönlich mit dem Verstorbenen befreundet oder verwandt gewesen sein muss, denn hierbei steht *nicht die eigene Trauer im Vordergrund.*

Im Bereich der indirekten Trauer geht es darum, was in Menschen ausgelöst wird, die der Trauer von nahestehenden Personen des sterbenden oder verstorbenen Menschen ausgesetzt sind. Es geht um Gefühle der Trauer über den Verlust, den eine andere Person erfahren hat. Für Pflegende hat dieses Konzept dahingehend eine hohe Bedeutung, da diese durch die beruflich erforderliche emotionale Nähe zu Pflegebedürftigen und teilweise zu deren Angehörigen nicht nur mit ihrer eigenen Trauer, sondern ebenfalls miterlebter Trauer dieser Menschen konfrontiert sind. Dies birgt eine hohe affektive Belastung für Pflegende insbesondere, umso mehr sich solche Begebenheiten wiederholen.

„Disenfranchised grief" (*„der Trauer entrechtet"*) beschäftigt sich mit einem gesellschaftlichen Phänomen, das grundsätzlich vermittelt, dass Trauer nur in bestimmten, z. B. familiären Konstellationen oder anderen engen Bindungsbereichen gerechtfertigt sei. Personen, die eine solche Konstellation nicht erfüllen, scheinen dann weniger bis kein tatsächliches öffentlich zugestandenes Recht zu haben, über Verlusterfahrungen zu trauern bzw. diese zu betrauern.

Wird Personen also dahingehend von der Gesellschaft nicht zugestanden, nach Erfahrungen mit Tod und Sterben Gefühle von Verlust und Trauer zu fühlen und zulassen zu dürfen, wird dies als *sozial nicht zugestandene* oder *nicht anerkannte Trauer* bezeichnet. Betroffene fühlen sich in einem solchen Kontext dann mit ihrer Trauer ausgeschlossen und alleine gelassen. Dies bildet sich auch für Pflegepersonen ab, die sich nach einem Tod ihres Patienten oder Bewohners nicht ausreichend unterstützt oder in ihrer Trauer legitimiert fühlen. Zudem besteht für sie meist keine zeitliche Kapazität, um entsprechend trauern zu können.
Mit Trauerstörungen befasst sich das Symptombild der **anhaltenden Trauerstörung** (auch *komplizierte Trauerstörung* oder engl. *prolonged grief disorder* bezeichnet). Die anhaltende Trauerstörung existiert im ICD-10 noch nicht als eigenständige Diagnose, wurde im ICD-11 allerdings unter dem Code 6B42 und dem Begriff „Verlängerte Trauerstörung“ aufgenommen.
(vgl. Pearlman & Mac Ian 1995; vgl. Doka 1999; vgl. Kadambi & Truscott 2004; vgl. Wilson & Thomas 2004; vgl. Dekel & Solomon 2006; vgl. Eckert & Reimer 2008; vgl. Kastenbaum 2009; vgl. Wagner 2010; vgl. Spidell et al. 2011; vgl. Vogt 2014; vgl. Wisser & Vogt 2016; vgl. Tsui et al. 2019; vgl. Guirgis 2019)

3.3.4 Burn-out-Syndrom

Definition

Burn-out-Syndrom

„Burnout is a prolonged response to chronic amotional and interpersonal stressors on the job, and is defined by the three dimensions of exhaustion, cynisism and inefficacy." (Maslach et al. 2001)
Das Burn-out-Syndrom ist demnach eine verlängerte Antwort auf emotionale und interpersonelle Stressoren im Beruf und definiert sich anhand der drei Dimensionen von:

- Ermüdung
- Zynismus
- Ineffizienz

Merke

Burn-out-Syndrom = Zustand massiver Erschöpfung

Das Burn-out-Syndrom bezeichnet einen Zustand massiver Erschöpfung, die Betroffenen fühlen sich „ausgebrannt". Das Burn-out-Syndrom kann akut auftreten oder sich chronisch entwickeln. Es kann zu einer Depression führen, ist aber nicht mit dieser gleichzusetzen.

Ursprünglich bezog sich das Burn-out-Syndrom -rückführend auf die Belastungen mit affektiven Anforderungen (► 3.3.3 *Affektive Belastungen, kritische Ereignisse und Extremsituationen*) – schwerpunktmäßig auf den Sektor helfender Berufe und Professionen und bezeichnet einen permanenten und schwerwiegenden Erschöpfungszustand bei Betroffenen, der durch eine chronische Stressreaktion körperliche und seelische Leiden für diese nach sich zieht. Zudem steht das Burn-out-Syndrom häufig in Verbindung mit dem Helfersyndrom. (► 3.4.1 *Anforderungen an Personen in helfenden Berufen*) Christina Maslach und Michael P. Leitner sehen Burn-out als klares Anzeichen einer Störung in einer Organisation, nicht innerhalb einer Person.
Solche Störungen können anhand verschiedener Instrumente untersucht, identifiziert, analysiert und verändert werden. Beispiele hierfür sind Organisationsberatungen oder auch Supervision und Coaching auf verschiedenen Ebenen.
Als Leitsymptom des Burn-out-Syndroms gilt die **totale emotionale Erschöpfung** (in helfenden Berufen). Häufige Begleiterscheinungen, die auch innerhalb des Maslach Burnout Inventorys (MBI) festgelegt wurden, sind:

- *Emotionale Erschöpfung und Interessensverlust*, auslösend hierfür können beispielsweise ausbleibende Arbeitserfolge oder Anerkennung sein
- *Depersonalisation* im Sinne von abgestumpften, gefühllosen Reaktionen gegenüber Pflegebedürftigen durch Aufbau von Distanz und Entwicklung einer Abwertungshaltung
- *Leistungsunzufriedenheit* und *Gleichgültigkeitsgefühle* als Resultat der inneren Distanzierung und des Gefühls von permanenten Misserfolgen

Primäre Faktoren für das Entstehen eines Burn-out-Syndroms bei Pflegenden sind u. a. folgende:

- Permanenter Zeitmangel, der gegensätzlich zu dem komplexen Arbeitspensum steht

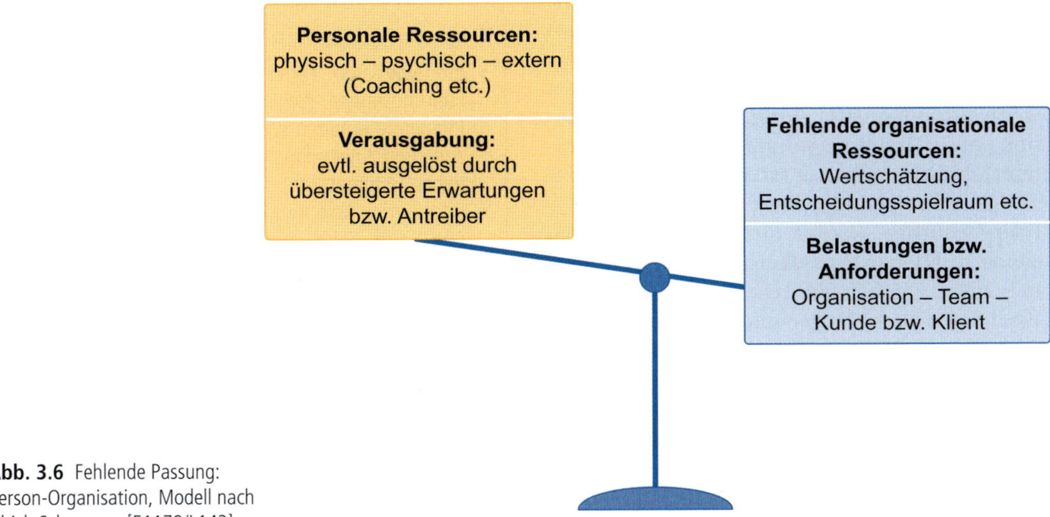

Abb. 3.6 Fehlende Passung: Person-Organisation, Modell nach Ulrich Scherrman [E1179/L143]

- Permanent (zu) hohes Stresslevel in Verbindung mit permanentem Zeitdruck
- Daraus resultierende Angstgefühle z. B. darüber, etwas vergessen oder einen Fehler gemacht zu haben

Das Burn-out-Syndrom fand im ICD-10 bisher keine Berücksichtigung und wird nun erstmals im ICD-11 als *Berufsphänomen* definiert.

Neben diesen und weiteren bereits beschriebenen äußeren strukturellen und organisationalen Risikofaktoren gelten noch weitere Aspekte, die als Burn-out-Faktoren beschrieben werden. Diese werden übergeordnet als eine *„fehlende Passung zwischen Arbeitsumgebung und Mensch“* (Cherniss 1999) zusammengefasst (► Abb. 3.6), die sich unweigerlich auf die gesamte Teamdynamik (Fengler 2008, 2011) auswirkt:

- Zu wenig oder keine intellektuellen Anregungen oder spannende Herausforderungen
- Einseitiger Kontakt zu Klienten
- Bürokratie
- Fehlen von klaren und eindeutig definierten Arbeitszielen
- Mangelhafte oder fehlende Führungsqualitäten der Führungsperson, fehlendes Interesse an Mitarbeitenden
- Instabiles oder schlechtes Verhältnis zu Arbeitskollegen
- Fehlende Unterstützung seitens der Organisation
- Unklare bzw. unspezifisch definierte Leistungsvorgaben – die eigene Arbeitsleitung kann nicht als wirksam wahrgenommen werden
- Keine unterstützenden Angebote bzgl. Psychohygiene, z. B. Supervision
- Fehlende oder ein zu geringes Ausmaß an Autonomie, Handlungsspielraum und Kontrolle
- (Starke) Abweichungen oder Missverhältnisse zwischen Leitbild und Organisationsrealität
- Falscher oder fehlender Umgang mit Konflikten

Anzeichen und Auswirkungen auf die Arbeitsfähigkeit und berufliche Tätigkeit, die infolgedessen auftreten können, sind:

- Gefühl permanenter Misserfolge, Enttäuschungen oder gemachter Fehler (dies resultiert häufig aus ausgeprägten Perfektions-Idealen, die insbesondere in helfenden Berufen oft vorherrschen)
- Kumulation solcher Gefühle anhand von nicht verarbeiteten Enttäuschungen oder gefühlt nicht mehr korrigierbaren Fehlern
- Unzufriedenheit und Reizbarkeit der Mitarbeitenden nehmen kontinuierlich zu (sich selbst, der Organisation und anderen Personen gegenüber)
- Mitarbeitende fühlen sich schnell persönlich angegriffen und entwickeln aus Selbstschutz eine negativ ausgeprägte Haltung anderen Personen gegenüber, Schuldzuweisungen und Vorwürfe nehmen stark zu
- Konfliktpotenzial, Probleme im Arbeitsalltag und Fehlzeiten der Mitarbeitenden steigen an (oft begleitet durch hohe Fluktuation)
- Ab einem bestimmten Zeitpunkt stellt sich Lust- bzw. Kraftlosigkeit ein (Tätigkeiten können

nicht mehr adäquat erledigt werden, Gespräche oder Beratungen können nicht mehr professionell geführt werden)
- Zustände, die an Mitarbeitenden beobachtet werden können, sind Resignation und Stagnation sowie Desinteresse und steigende Motivationslosigkeit (teilweise ist jede Aktivität oder Tätigkeit zu viel und will vermieden werden)
- Pflegebedürftige werden nicht mehr als Person, sondern als Objekte gesehen („Die Niere in Zimmer 209", „Der Klingler" etc.)
- Psychosomatische Folgen und Störungen können Schlafprobleme, permanente Kopfschmerzen, Magen-Darmbeschwerden (Verdauungsstörungen oder Ulzera), Immunschwäche etc. sein
- Weitere Anzeichen können Veränderungen im Essverhalten (zu viel oder viel zu wenig) und steigender Suchtmittelkonsum sein
- Zu den bestehenden beruflichen Problemen entwickeln sich parallel häufig auch private Probleme

Personen, die entsprechende Symptome aufweisen können sich meist selbst nicht (mehr) helfen, entsprechend handeln, oder solche Anzeichen adäquat zuordnen. Hierbei kommt den Personen im Umfeld oder Umkreis eine hohe Bedeutung zu, z. B. Kollegen, Führungskräften etc., die eine solche Veränderung am Gegenüber wahrnehmen. Wichtige Elemente sind dann vertrauensvolle Gespräche und eine aktive Betrachtung der Situation.
(vgl. Fengler 2008; vgl. Fengler & Sanz 2011; vgl. Niehaus & Kuhnert 2012; vgl. Scherrmann 2015; vgl. Kaluza 2018)

Checkliste

Persönliche Burn-out-Prävention

- Achtung vor dem Aufbürden nicht erfüllbarer Erwartungshaltungen oder nicht erreichbarer Zielvorstellungen durch überhöhte Ansprüche oder Perfektionismus (Druck und Gefühl der Niederlage verringern)
- Achtsamer Umgang mit professioneller Nähe und Distanz: Distanzieren von der Überzeugung anderen (permanent) helfen zu müssen, um „eine gute Pflegeperson zu sein"
- Lernen für sich selbst zu sorgen: Hilfe bzw. Unterstützung einfordern und annehmen
- Selbstwirksamkeit und Eigenverantwortung übernehmen: Probleme aktiv wahrnehmen und bearbeiten (beruflich, wie auch privat)
- Persönliche Konfliktlösefähigkeiten schulen und weiterentwickeln (► Kap. 2)

Checkliste

Organisationale Burn-out-Prävention

- Interesse und Fürsorge der Organisation bzw. Führungsebene gegenüber den Mitarbeitenden: Pflegende erhalten das gleiche Maß an Wertschätzung und Zuwendung wie das, das sie in ihrer Arbeit geben (symmetrisch)
- Erfolgserlebnisse für Mitarbeitende spürbar machen und Raum dafür geben: Erfolge werden innerhalb des Arbeitsalltags nicht permanent durch Faktoren wie Zeit- oder Personalmangel zerstört
- Reduzieren eines „Praxisschocks": Idealvorstellung und Zielsetzungen für eine gute pflegerische Versorgung anhand der persönlichen Tätigkeiten sollten nicht durch bestehende Arbeitsbedingungen ruiniert werden
- Flexible Arbeits- sowie Teamstrukturen für Innovationen, Entscheidungsfreiheit und Entlastung statt Mehrbelastung ermöglichen
- Sensibler Umgang z. B. mit belastenden Entscheidungs- oder Behandlungssituationen (► 4.6.2 *Ethische Dilemmata*), um intra- und interpersonellen Rollenkonflikten vorzubeugen oder diese gezielt lösen zu können
- Anerkennung von Arbeitsleitungen und Erfolgen für Mitarbeitende anstelle einer starren Managementfixierung und einem dadurch erlebten Gefühl der Degradierung

3.3.5 Berufsphänomen Bore-out

Definition

Bore-out

engl. *„boredom"* = Langeweile
Das Bore-out gilt grundsätzlich als *„krank durch Unterforderung im Beruf"*. Diagnostisch wird dieses Symptombild oft als Anpassungsstörung oder depressive Episode festgehalten. Es besteht dafür keine eigenständige Diagnose.

Bore-out wird anhand des auslösenden Hintergrunds als Gegenteil des Burn-out-Syndroms beschrieben, grundsätzlich haben sie aber verbindende Faktoren und stehen deshalb in einer engen Beziehung zueinander.
Im Bereich des *Burn-out-Syndroms* ist die Auswirkung des *Stress-Faktors* vorherrschend, der als Ursache für das „Ausbrennen" von Betroffenen gilt. Bei *Bore-out* wird dagegen beschrieben, dass

darunter leidende Personen überhaupt keinen (beruflichen) Stress haben, sogar im Gegenteil. So wissen die Personen teilweise nicht, was sie innerhalb ihrer Arbeit produktives tun können oder tun sollen. Es existiert weder ein großer **Sinn** noch ein ausreichender oder fordernder **Arbeitsinhalt** (► 3.3.2 *Stress und Stressoren*).
Bore-out ist das Resultat folgender, miteinander verbundener und in kontinuierlicher Wechselwirkung stehender Faktoren im Arbeitsalltag:

- Langeweile
- Desinteresse
- Unterforderung

Sind Mitarbeitende solchen Faktoren zu lange ausgesetzt, beginnen diese häufig bestimmte (langfristige) Verhaltensstrategien zu entwickeln. Betroffene streben dann permanent danach, so ausgelastet zu erscheinen, damit sie sich ein weiteres Arbeitspensum bestmöglich vom Leib halten können.

Merke

Bore-out

Das Bore-out scheint in Bezug auf Pflegeberufe ein zu vernachlässigendes Phänomen zu sein, da es innerhalb des generellen Arbeitsfeldes und Organisationsumfeldes von Pflegenden bei weitem nicht an Stress mangelt. Die Faktoren *Desinteresse* oder *Unterforderung* können sich jedoch auf die Ebene von Arbeitsinhalten beziehen, z. B. sich immer wiederholende Arbeitsabläufe und -inhalte, ggf. zu wenig Innovation und intellektuelle Stimulation etc. im Pflegealltag.

(vgl. Rothlin & Werder 2007; vgl. Laux et al. 2011)

3.3.6 Cool-out

Definition

Cool-out

engl. *„to cool out"* = auskühlen
Prozess einer moralischen Desensibilisierung aufgrund von unauflösbaren Widersprüchen in den Anforderungen an Pflegende. Hoher pflegefachlicher Anspruch (Patientenorientierung) auf der einen Seite und Pflegewirklichkeit mit ihren ökonomischen Zwängen auf der anderen Seite.

Die Theorie des **Cool-outs** in der Pflege wurde bereits vor fast zwei Jahrzehnten von Karin Kersting etabliert. Dabei bezieht sich diese Theorie auf das Konzept der *„Bürgerlichen Kälte"* nach Horkheimer Adorno, das sich mit dem menschlichen Spannungsfeld hochgradiger Widersprüchlichkeit zwischen den Aspekten der Anpassung und des Widerstands, im Sinne der Autonomie eines Individuums und der gleichzeitigen Notwendigkeit von Unterordnung gegenüber gesellschaftlichen Ordnungen zum Selbsterhalt beschäftigt. Die Theorie des Cool-outs thematisiert die Auswirkungen des massiven Spannungszustands anhand von *unauflöslichen Widersprüchlichkeiten*, den Pflegende permanent in ihrem Berufsalltag standhalten müssen – Berufsideal vs. Berufsrealität:

- Gewährleistung einer professionellen, kompetenten und qualitativ hochwertigen patientenorientierten Pflege, Behandlung und Versorgung **(Berufsideal)**
- Stabilisierung eines Gesundheitssystems, das diese Ansprüche durch bestehende strukturelle Bedingungen und Voraussetzungen verhindert **(Berufsrealität)**

Dieses Spannungsverhältnis permanent auszuhalten hat zur Folge, dass Pflegende teilweise ab irgendeinem Punkt ein bestimmtes Reaktionsmuster auffahren müssen, das als Kälteellipse beschrieben wird. Dieses Reaktionsmuster stellt das Phänomen des *„Sich-kalt-machen-müssens"* dar, damit Pflegepersonen trotz dieses widersprüchlichen Zustandes weiter in der Lage sind, in ihrer beruflichen Funktion handlungs- und funktionsfähig bleiben zu können (Theorie der moralischen Desensibilisierung nach Kersting).
Auch Cool-out steht in Beziehung zu Burn-out, unterscheidet sich hierbei allerdings innerhalb der Verarbeitung der verspürten Ohnmacht Pflegender innerhalb des Spagats zwischen moralischen und individuellen Ansprüchen und der gegebenen Wirklichkeit anhand struktureller Voraussetzungen und Bedingungen anders als innerhalb des Burn-out-Syndroms.
(vgl. Kersting 2016; vgl. Stückler 2014; vgl. Baranzke, 2018)

3.3.7 Depression

Depressionen werden im internationalen Klassifizierungssystem (ICD-11 in Kapitel **06 Psychische Störungen, Verhaltensstörungen oder neuronale Entwicklungsstörungen**) in der Kategorie der affektiven Störungen unter *„Depressive Störungen"*

definiert und dabei anhand von Schwere und Dauer bzw. Häufigkeit im Auftreten unterschieden. Als grundsätzliche Symptome einer depressiven Störung bzw. depressiven Episode werden hierbei *„eine depressive Stimmung (z. B. traurig, reizbar, leer) oder Freudlosigkeit gekennzeichnet, die von anderen kognitiven, verhaltensbezogenen oder neurovegetativen Symptomen begleitet wird, die die Funktionsfähigkeit der Person erheblich beeinträchtigen.*" (ICD, Bundesinstitut für Arzneimittel und Medizinprodukte.)
Etwaige Symptome sind für Betroffene enorm belastend, bringen einen hohen Leidensdruck mit sich und haben starke Auswirkungen auf das persönliche Selbstwertgefühl sowie Wohlbefinden und bringen, je nach Ausprägung, einen massiven Einfluss auf die gesamte Lebensführung mit sich.
(vgl. Deutsches Institut für Medizinische Dokumentation und Information (DIMDI) 2017; vgl. Deutsche Gesellschaft für Psychiatrie und Psychotherapie, Psychosomatik und Nervenheilkunde et al. 2015; vgl. Bundesinstitut für Arzneimittel und Medizinprodukte, 2023)

3.3.8 Gewalt in der Pflege

Definition

Gewalt

„Gewalt bedeutet den Einsatz physischer oder psychischer Mittel, um einer anderen Person gegen ihren Willen Schaden zuzufügen, sie dem eigenen Willen zu unterwerfen oder einer (evtl. subjektiv empfundenen) Gewalt mit Gegengewalt zu begegnen. Gewalt liegt immer dann vor, wenn grundlegende menschliche Bedürfnisse wie Überleben, Wohlbefinden, Entwicklungsmöglichkeiten, Identität oder Freiheit eingeschränkt werden. […] Gewalt liegt vor bei Misshandlung (physisch, nonverbal oder verbal), Beschränkung des freien Willens und Vernachlässigung (aktiv und passiv). Die Intensität von Gewalt reicht von Nichtbeachtung bis hin zur Patiententötung. Auch eine vermeintliche Bagatelle wie die respektlose Anrede „Oma" kann verletzen. Nicht immer werden Gewalthandlungen absichtlich angewendet, sie resultieren häufig aus Unachtsamkeit, mangelndem Fachwissen oder Überforderung." (Döbele et al. 2016, S. 130)
Nach der WHO ist Gewalt: *„Der absichtliche Gebrauch von angedrohtem oder tatsächlichem körperlichen Zwang oder physischer Macht gegen die eigene oder andere Person, gegen eine Gruppe oder Gemeinschaft, der entweder konkret oder mit hoher Wahrscheinlichkeit zu Verletzungen, Tod, psychischen Schäden, Fehlentwicklung oder Deprivation führt."* (WHO 2003, S. 6)

In der Pflegepraxis gibt es viele Bereiche, in denen sich Gewalt beispielsweise als gewaltvolle Handlungen oder Aktionen abzeichnen kann. **Gewalt hat vielerlei Ausprägungen** und muss keine direkte körperliche Tätlichkeit darstellen, sondern kann bereits in sehr subtiler Form anhand von Haltung oder Kommunikation stattfinden.
Beispiele für das Gewaltspektrum in der Pflege (► Tab. 3.9):

- Interventionsdurchführung gegen den Willen des Betroffenen
- Körperliche oder sexualisierte Gewalt
- Verbale Übergriffe
- Missachtung der Privatsphäre
- Vernachlässigung von Pflegeempfängern
- Medikamentenmissbrauch
- etc.

Merke

Gewalt gegenüber Pflegebedürftigen und Pflegenden

Gewalt kann in Pflegeberufen sowohl **gegenüber Pflegebedürftigen** als auch **gegenüber Pflegenden** stattfinden. Zweiterem wird tendenziell weniger gesellschaftliche bzw. öffentlich anerkannte Aufmerksamkeit geschenkt, obwohl Gewalterfahrungen von Pflegenden häufig zu deren beruflichem Alltag gehören. Dies muss nicht nur durch Pflegebedürftige (oder deren Angehörige) geschehen, sondern kann auch beinhalten, dass Pflegende gewaltvolle Handlungen von anderen Personen beobachten (z. B. von Kollegen etc.).

Solche selbst erlebten oder beobachteten Erfahrungen werden tendenziell selten mitgeteilt und ausgesprochen. Hintergrund dafür können beispielsweise Gefühle von Angst und Scham sein oder eine allgemein eher schwierige gesellschaftliche oder sogar professionsinterne Haltung des Umfelds (z. B. „stell Dich nicht so an", „hab Dich nicht so", „ist doch Dein Job, musst Du damit klarkommen, hast Du Dir doch selbst ausgesucht". Das Angebot über entlastende Gespräche, z. B. anhand von Supervision oder Coaching, kann Pflegenden einen stabilen Rahmen dafür bieten, solche Erfahrungen auszusprechen, diese zu be- bzw. zu verarbeiten und im Weiteren präventiv darauf einzuwirken.
Gewalterfahrungen beinhalten:

- Konkrete Durchführung gewaltvoller Handlungen oder Aktionen

- Beobachten von Gewalt
- Erleben von Gewalt an sich selbst

Gewalt gegenüber Pflegeempfängern

Als **Auslöser für Gewalt** gegenüber Patienten oder Bewohnern (► Tab. 3.9) werden folgende Faktoren gesehen:

- Zu hohe und dauerhafte Stressüberlastung des Pflegepersonals
- Zu wenig Angebote für Stressbewältigung (z. B. Supervision und Coaching)
- Hohes Überlastungs- und Erschöpfungslevel Pflegender
- Ausgeprägte Reizbarkeit durch oben genannte Faktoren sowie ständige Frustration
- Mangelndes oder nicht adäquat fundiertes Kommunikationsvermögen oder -verständnis

Wichtig ist hierbei zu beachten, dass Gewalthandlungen aus bestimmten Ursachen und Zuständen heraus resultieren.

Diesen müssen Aufmerksamkeit und Raum geschenkt werden – im besten Falle, bevor es zu solchen kommt.

Tab. 3.9 Beispiele für Gewalt in der Pflege

Gewalt gegenüber Pflegeempfängern	
Emotionale Gewalt	**Körperliche Gewalt**
• Übergehen oder Ignorieren, z. B. Blickkontakt vermeiden, emotionale oder Bedürfnisäußerungen missachten • Gewaltvolle oder respektlose Kommunikation/Sprache, z. B. ungefragtes Duzen, Nutzen von Verniedlichungen, etc. • Verfälschen der Dokumentation, z. B. bewusstes Abändern von Gegebenheiten, Sachverhalten oder nicht durchgeführten Tätigkeiten • Aufzwingen fremder Organisationsstrukturen sowie deren Tagesablauf, z. B. konkrete Zeiten, um zu essen, aufzustehen, schlafenzugehen – Ent-Individualisierung • Bevormundung (Person seines Rechts auf freie Willensentscheidungen berauben), z. B. bei Fragestellungen oder Entscheidungen innerhalb von Pflege- oder Therapieprozessen („Das machst Du einfach so, der versteht das nicht mehr, der ist dement.") • Missachtung der Religiosität, z. B. ein Kreuz im Zimmer eines Buddhisten anbringen bzw. nicht abnehmen oder dessen Rituale stören, verhindern etc.	• Freiheitsentziehende Maßnahmen, z. B. Bremsen am Rollstuhl fixieren, die selbst nicht mehr gelöst werden können oder auch in Form von übermäßigem Einsatz von sedierender Bedarfsmedikation • Mangelnde Achtsamkeit in pflegerischen Interventionen, z. B. Unterlassen von Temperaturkontrolle des Wassers (oder des Raumes) bei der Körperpflege • Aufzwingen von persönlichen Körperpflegeeigenheiten, z. B. Verwendung von Lotionen oder anderen Pflegemitteln, obwohl die zu pflegende Person dies nicht wünscht • Verabreichen von Nahrung gegen den Patientenwillen, z. B. aus Überfürsorglichkeit oder falschen Verpflichtungsgefühlen heraus (indem ein Löffel in den Mund geführt wird, obwohl eindeutige Abwehrhandlungen erkennbar sind) • Mangelhafte Intimpflege bei Verunreinigungen, z. B. nach dem Motto, das Inkontinenzmaterial nicht zu wechseln, bei nicht allzu ausgeprägter Verschmutzung • Verweigerung von Mobilisation zur Arbeitsentzerrung, z. B. „Im Spätdienst sind wir heute unterbesetzt, es bleiben alle im Bett, die aufwändig in der Mobilisation sind. Die waren ja auch immerhin schon den ganzen Vormittag draußen." Oder: „Ich habe leider keine Zeit Sie auf die Toilette zu begleiten, Sie müssen mit der Bettpfanne vorliebnehmen." • Unreflektierte und unbequeme Positionierungen, z. B. ohne abschließende Nachfrage oder Überprüfung von nonverbalen Signalen (Mimik, Gestik) • Vorenthalten von Zahnprothesen, Brille, Hörgeräten etc., z. B. „Ach das geht jetzt schon mal so, die hört auch mit Hörgeräten nichts.", „Sie isst ohne Zahnprothesen viel besser." • Verabreichung falscher Medikamente oder Medikamentendosierungen, z. B. aus fahrlässigem Umgang damit oder mit einer entsprechenden Reaktion darauf, falls dies geschehen ist. • Verabreichung von Speisen oder Getränken auf dem Toilettenstuhl, z. B. „Ich sollte eigentlich schon beim nächsten Patienten sein und weitere drei klingeln, ich muss die Zeit grade dafür nutzen, anders schaffe ich das nicht." • Erzwungene Sedierung, z. B. durch explizites Ansetzenlassen von bestimmter Bedarfsmedikation, da eine Person ansonsten „nicht-handlebar" ist.

Tab. 3.10 Beispiele für Gewalt in der Pflege

Gewalt gegenüber Pflegenden	
Emotionale Gewalt	**Körperliche Gewalt**
• Beschimpfungen, z. B. von „Du Hund!", über „Du Miststück!" bis hin zu „Du Hexe!" • Drohungen, z. B. Drohungen mit Klage oder Meldung beim Vorgesetzten, der FQA (Fachstelle für Pflege- und Behinderteneinrichtungen – Qualitätsentwicklung und Aufsicht) oder anderen Kontrollstellen sowie Social Media • Verleumdungen, z. B. „So wie Sie aussehen, hätten sie lieber Model werden sollen als Krankenschwester, ich glaube nicht, dass sie dem Beruf gewachsen sind." • Lästereien, z. B. über einen Kollegen, das Team, die Organisation • Anzügliche Bemerkungen z. B. über Äußerlichkeiten, sexualisierte Anspielungen oder Beschreibungen von Vorstellungen • Rassistische Bemerkungen oder Beschimpfungen, z. B. gegen Hautfarbe oder Herkunft • Persönliche verbale Angriffe, z. B. Erniedrigungen, Beleidigungen, Degradierung • Personal oder Kollegen gegeneinander ausspielen, z. B. durch permanente Beschwerden bei der Nachfolgeschicht über alle Personen der jeweiligen vorigen Schicht	• Direkte Übergriffigkeiten, z. B. Schläge, Tritte, Kratzen, Beißen, Bespucken • Einsatz von Gegenständen, z. B. damit werfen, schlagen, schubsen • Ungewollte Berührungen, z. B. das Greifen an das Gesäß oder in den Intimbereich bei Mobilisation oder Positionierungen • Lüsterne Gesten, z. B. das Spitzen der Lippen, Kussgeräusche etc.

Gewalt gegenüber Pflegenden

Pflegepersonen können sowohl den Aggressionen von Pflegeempfängern als auch denen von Angehörigen ausgesetzt sein. Solche Aggressionen oder Gewalterfahrungen zeigen sich beispielsweise anhand von verbaler, physischer, rassistischer oder sexualisierter Gewalt, die teilweise die Notwendigkeit von ärztlicher Behandlung nach sich ziehen können. Internationale Studien zeigen seit langer Zeit, dass Pflegepersonen -sowie anderweitiges Betreuungspersonal – in ihrem Berufsalltag häufig von Aggressionen und Gewalt betroffen sind. Trotzdem wird noch von einer hohen Dunkelziffer ausgegangen.

Solche Gewalterfahrungen haben einen hohen Belastungsgrad für Pflegende. Das Erleben solcher Situationen kann bei Pflegenden (▸ Tab. 3.10) sowohl körperliche als auch emotionale Verletzungen verursachen, wie beispielsweise Ängste und Bedrohungs- und Kränkungsgefühle. Konkrete Angebote zur Auf- oder Verarbeitung solcher Erlebnisse fehlen häufig.

Unterschieden werden müssen solche Gewaltaktionen gegenüber Pflegenden, ob diese willentlich, also bewusst oder in einem bewusstseinsbeeinträchtigten Zustand geschehen. Zu beachten gilt allerdings gleichermaßen, dass die Auswirkungen solcher Erfahrungen auf Pflegende in beiden Fällen gleich irritierend oder sogar verstörend sein können.

Als **Ursachen für die Gewalt** gegenüber Pflegenden gelten beispielsweise:

- (Psychiatrische) Erkrankungen, wie z. B. Demenz oder Wahn
- Rauschzustände, z. B. durch Alkohol oder andere Drogen
- Schmerzzustände
- Vorliegendes Milieu oder Fehlinterpretationen durch Wahrnehmungsstörungen
- Fehlende oder unterdrückte Selbstbestimmung und Kontrolle
- Einsamkeit, Angst, Verzweiflung, Hoffnungslosigkeit
- Fehlende Lebensqualität und Verlust von Selbstwert
- (Gegen-)Reaktion auf Demütigung und Machtlosigkeit
- Verlust von Familienangehörigen und Heimat
- Selbst erlebte (sexuelle) Gewalterfahrungen
- Mangelndes Kommunikationsvermögen oder -verständnis
- Traumatisierte Pflegeempfänger (mit Traumafolgestörungen) – Achtung, hier kann durch bestimmte pflegerische Handlungen ein hohes Risiko der Retraumatisierung vorliegen!

(vgl. Nienhaus 2010; vgl. Staudhammer 2018)

3.4 Persönlichkeitsentwicklung

3.4.1 Anforderungen an Personen in helfendem Berufsfeld

Nicht jeder Mensch kann sich vorstellen, in einen pflegerischen Beruf einzusteigen. Einen solchen Beruf zu wählen und in diesem zu arbeiten, bedarf zum einen bereits vorhandener spezifischer persönlicher Fähigkeiten und Eigenschaften und zum anderen der Bereitschaft und des Interesses, diese kontinuierlich und adäquat aus- und weiterzubilden, denn Pflege vereint innerhalb des Berufsbilds die Ebene der **Wissenschaft** mit der des **Helfens**. Die Grenzen zwischen einer „reinen" Erwerbstätigkeit und Berufung können innerhalb dieser Profession verschwimmen. Pflegende müssen sich in einem sehr besonderen Arbeitsumfeld zurechtfinden und die Fähigkeit entwickeln, einen professionellen „Spagat" in der Pflege und Versorgung ihrer Patienten zwischen Nähe und Distanz zu meistern.

- **Nähe** z. B. in Form von Umgang mit Abhängigkeit, Bindung und Fürsorge
- **Distanz** z. B. in Form von Umgang mit Freiheit, Selbstbestimmung und Aktivierung

Dies stellt nicht nur hohe fachliche, sondern auch persönliche Anforderungen an Pflegende. Grundsätzliche Voraussetzung innerhalb dieser Profession ist die Ausbildung und Vereinigung einer hochwertigen **Sozial-, Methoden-, Fach-** und **Persönlichkeitskompetenz.** Dies beinhaltet u. a.:

- Fundiertes pflegerisches sowie medizinisches Fachwissen
- Spontaneität und Flexibilität in Entscheidungssituationen
- Professionelle Handlungskompetenz
- Hohe persönliche Resilienz

Um die Anforderungen an das professionelle Rollenbild einer Pflegefachfrau bzw. eines Pflegefachmannes erfüllen und dadurch auch effektiv innerhalb eines Teams wirken zu können, müssen sowohl Fähigkeiten und Fertigkeiten als auch die eigene Person (Persönlichkeit) ausgebildet und kontinuierlich weiterentwickelt werden. Dies beinhaltet beispielsweise:

- Arbeit mit und an der eigenen Person, z. B. anhand von **Selbstreflexion und -exploration**
- Ausprägung und kontinuierliche Schulung professioneller **Kommunikationsfähigkeit**
- Entwicklung/Ausbildung eines professionellen **Rollenverständnisses und Rollenhandelns**

Beweggründe einen helfenden Beruf zu ergreifen

Sich selbst zu reflektieren, zu erforschen und ein professionelles Rollenverständnis auszubilden, beinhaltet u. a. auch, sich mit persönlichen Antrieben und Motivationshintergründen für die Wahl eines helfenden Berufs auseinanderzusetzen, da diese Faktoren ebenfalls Teil der Persönlichkeit sind. Diese Beweggründe können vielfältig sein und beinhalten wichtige Vorteile, aber auch Gefahren, die bewusst betrachtet werden sollten, um ein adäquates Rollenverständnis zu entwickeln.

Als vorrangige Faktoren dafür, warum Personen einen helfenden Beruf ergreifen, werden u. a. häufig genannt:

- **Gefühl der Erfüllung.** Helfende Berufe werden von Personen, die in solchen arbeiten, als sinnvoll und somit erfüllend erlebt.
- **Gefühl der Sicherheit und Berufung.** Es besteht eine hohe Identifikationsmöglichkeit mit der beruflichen Rolle.

Diese Faktoren sind grundsätzlich positiv und sehr wertvoll innerhalb solcher Berufsgruppen. Allerdings können diese, je nach Ausprägung, auch Risiken bergen, z. B. für die Entwicklung eines *Helfersyndroms* oder Ähnlichem. Sind sich Personen in helfenden Berufen beispielsweise darüber nicht bewusst und gehen nicht achtsam mit sich um, besteht die Gefahr, dass sich etwaige Tendenzen im Laufe des Berufslebens unbewusst weiter ausprägen oder sogar verfestigen können. Reflexionsinstrumente wie Supervision oder Coaching können dabei sehr unterstützend wirken.

Auf folgende **Anzeichen** sollte entsprechend geachtet werden:

- Die Gefahr der Entwicklung eines **Helfersyndroms** (▶ 2.10.1 *Dramadreieck – Helfersyndrom*, andere Bezeichnungen sind beispielsweise das *„Mutter-Theresa-Syndrom"* oder der *„Samariter-Komplex"*). Hintergrund für die Entwicklung kann z. B. eine zu hohe (christliche) Werteorientierung sein, der sich eine Person (unbewusst) verschreibt. Auf diese hohe Werteorientierung können teilweise auch Faktoren wie die zu hohen Erwartungen gegenüber der eigenen Leistung als Perfektions-Ideal oder auch anderweitige perfektionistische Grundhaltungen zurückgeführt werden.
- Ein **sinkendes Abgrenzungsvermögen** mit gleichzeitig steigendem Anteil an erlebten Schuldgefühlen begleitet von (bis hin zu per-

manent verspürtem) schlechtem Gewissen. Als Hintergrund für eine solche Entwicklung wird z. B. ein zu *hohes Bedürfnis nach Bestätigung, Anerkennung und dem Gefühl gebraucht zu werden,* gesehen. Dieses Bedürfnis kann verschiedene Hintergründe und Ursachen haben. Damit sich eine solche Entwicklung nicht zuspitzt, ist es auch hier von hoher Bedeutung, entsprechende Aspekte zu reflektieren und zu bearbeiten.

- Eine zu **hohe Orientierung an altruistischen Antrieben** (z. B. Selbstlosigkeit und Uneigennützigkeit). Tatsächlich werden solche „Gut-Menschen" gesellschaftlich sehr geachtet, es muss allerdings beachtet werden, dass sich hinter stark verhärteten altruistischen Antrieben ggf. unbewusste *narzisstische Tendenzen* verbergen können.
- Die berufliche Tätigkeit wird als **Ablenkung** von eigenen Problemen oder Ähnlichem, sozusagen als *Kompensation* oder *Flucht* genutzt, Selbstreflexion wird hierbei als nicht notwendig empfunden. Auch dieser Status kann problematische Ausprägungen erreichen und sollte gezielt bearbeitet werden.

Die unterschiedlichen Verläufe zwischen Wahrnehmung und aktiver Bearbeitung oder einer passiven Hinnahme (falls überhaupt bewusst) entsprechender Muster werden anhand der jeweiligen Vorteile und Risiken in ► Tab. 3.11 dargestellt.

Checkliste

Zur Reflexion und Klärung

Als Fragestellungen für die Reflexion und Klärung innerer Antriebe und Motivationshintergründe für die Berufswahl und das persönliche Rollenverständnis und -verhalten von Pflegepersonen eignen sich beispielsweise:

- Welche individuellen Bedürfnisse werden durch die eigene Tätigkeit befriedigt?
- Was ist im Umgang mit sich selbst und anderen wichtig? (z. B. mit Kollegen, Patienten, Angehörigen, Bewohnern, Führungskräften etc.)
- Was macht die eigene Person aus und was bedeutet das für die Teamarbeit und individuelle Arbeitsprozesse?
- Welche Herausforderungen können sich durch die eigene Persönlichkeit für die Teamarbeit und Arbeitserfüllung ergeben?

Hierbei spielen immer sowohl die **Individualität** als auch die **Subjektivität** eine große Rolle.

3.4.2 Was bedeutet Persönlichkeitsentwicklung?

Persönlichkeitsentwicklung beschäftigt sich damit, wie **stabil** oder **flexibel** die menschliche Persönlichkeit ist und individuelle Eigenschaften dahingehend veränderbar sind, um Entwicklungspotenziale bei Veränderungswünschen aktiv entfalten und entwickeln zu können.

Tab. 3.11 Gefahren des Helfens vs. Helfen als Profession

Gefahren des Helfens	Helfen anhand eines professionellen Rollenverständnisses
Überidentifikation mit dem Berufsbild: • Entmachtung von Pflegeempfängern • Pflegende ziehen Kontrolle und Entscheidungsmacht an sich • Bindung wird erzwungen, Freiheit nicht mehr gewährt **Heilungswunsch eigener Verletzungen:** • Übersteigerte Arbeitsmoral • Es besteht große Angst davor, nicht mehr gebraucht zu werden **Flucht und Ablenkung:** • Persönliche Überforderung mit sich selbst, dem eigenen Privatleben oder aber auch mit dem Beruf	**Professionelle Abgrenzung und Distanzierung:** • Persönliche *Grenzen* werden gesetzt, bevor es gefährlich wird, z. B. wenn bereits (körperliche) Kleinigkeiten Ekel erzeugen – deutliches Warnsignal! • Bewusstsein über notwendige Ruhe- und Erholungsphasen – nur wer eigene Grenzen setzen kann, ist auch in der Lage, Grenzen anderer einzuhalten **Kontinuierliche Überprüfung der eigenen Motivation:** • Flucht durch Angst vor Verletzlichkeit, Einsamkeit, Bedürftigkeit oder davor, „schwach zu sein" (Flucht vor den eigenen Themen, die noch zu bearbeiten wären)? **Übernahme von Verantwortung für sich selbst:** • Nur wer Verantwortung für sich selbst und sein eigenes Handeln übernehmen kann, kann adäquat Verantwortung für andere übernehmen • Psychische Belastungen nicht vertuschen oder bagatellisieren, z. B. Primäre und Sekundäre Traumatisierungen etc. (► 3.3.3 *Affektive Belastungen, kritische Ereignisse und Extremsituationen*)

Definition

Persönlichkeit

„Die heutige Definition der Persönlichkeit umfasst die Gesamtheit jener Eigenschaften, die individuelle Unterschiede im Denken, Fühlen und Verhalten beschreiben können." (Specht & Gerstdorf 2016, S. 2; nach John et al. 2008)

Als **Persönlichkeitsentwicklung** wird im Weiteren eine Entfaltung oder Neuausrichtung der Persönlichkeitsstruktur beschrieben, die von innen ausgegangen ist und/oder von außen angestoßen wurde. Bereits seit Jahrhunderten wurde versucht menschliche Persönlichkeitstypen, deren Ausprägungen oder bestimmte Verhaltensmerkmale in ein Grundmuster zu packen. Entsprechend viele verschiedene Modelle existieren mittlerweile. Innerhalb eines vielschichtigen Versuchs, eine Systematik in die Gesamtheit aller Persönlichkeitseigenschaften von Menschen zu bringen, entstand u. a. das sehr bekannte **Big Five-Modell** (auch Fünf-Faktoren-Modell, FFM), das insgesamt fünf übergeordnete Persönlichkeitsmerkmale unterscheidet:

1. Emotionale Stabilität (Neurotizismus)
2. Extraversion (Geselligkeit)
3. Offenheit für neue Erfahrungen
4. Verträglichkeit (Rücksichtnahme, Empathie)
5. Gewissenhaftigkeit (Perfektionismus)

Ein weiteres bekanntes Persönlichkeitsmodell ist das **DISG®-Persönlichkeitsmodell,** das sich auf die Ausprägung bestehender Verhaltensweisen konzentriert:

- Dominant
- Intuitiv
- Stetig
- Gewissenhaft

Grundsätzliche Annahmen über die Veränderungssensibilität innerhalb der Ausprägung von Persönlichkeitsmerkmalen sind, dass sich eine solche Veränderungssensibilität im jungen Erwachsenenalter (zwischen 18 und 30 Jahren) allgemein als hoch zeigt. Das mittlere Erwachsenenalter (zwischen 30 und 60 Jahren) ist anschließend von wenig Veränderungen der Persönlichkeit begleitet. Hier herrscht also eine vergleichsweise hohe *Stabilität.* Im hohen Erwachsenenalter (ab 60 Jahren) zeigt sich wiederum eine hohe Veränderungssensibilität im Bereich der Verträglichkeit und der Offenheit für neue Erfahrungen.

Veränderungen innerhalb der Persönlichkeit zu erzielen bedeutet, dass sich diese neu angeeigneten Veränderungen relativ stabil über einen langen Zeitraum zeigen. Kurzzeitige Veränderungen wie beispielsweise Schwankungen innerhalb von Persönlichkeitszuständen werden hierbei nicht berücksichtigt.

„Die Stabilität der Persönlichkeit wird durch stabile soziale Rollen (Rollen-Kontinuitäts-Prinzip) und eine entwickelte Identität (Prinzip der Identitätsentwicklung) gefördert, genauso wie über Erfahrungen, die Persönlichkeitseigenschaften betonen, die überhaupt erst zu den Erfahrungen geführt haben (Korresponsivitätsprinzip).“ (Specht & Gerstendorf 2016, S. 7).

Als **Bausteine von Persönlichkeitsentwicklung** gelten die 3 Faktoren, die voneinander abhängig sind:

- *Selbsterkenntnis*
- *Selbstakzeptanz*
- *Selbstveränderung*

Der Wunsch nach Persönlichkeitsentwicklung resultiert häufig daraus, dass bestimmte Bedürfnisse anhand von aktuellen Fähigkeiten und Fertigkeiten (noch) nicht erfüllt werden können. Eine (neue) persönliche Zielsetzung kann nicht erreicht werden. Soll sich dieser Zustand verändern, kann dies bedeuten, dass beispielsweise bisher Gewohntes durch Neues bzw. neue Perspektiven ergänzt werden muss, um die eigenen Grenzen zu erweitern. Hilfreich ist hierbei zu identifizieren, welches Bedürfnis vorliegt und welche Fähigkeiten und Fertigkeiten dazu eingesetzt oder noch benötigt werden, um dieses befriedigen zu können. Insbesondere für dieses Bezugsfeld eigenen sich Supervision und Coaching sehr gut, um Personen innerhalb eines solchen Prozesses fachlich zu begleiten. Rückblickend auf das komplexe und sich permanent wandelnde Tätigkeitsspektrum von Pflegeberufen bildet sich hier hohes Potenzial für die Weiterentwicklung von Pflegepersonen ab, denn Supervision und Coaching können hierbei helfen, aktuelle Situationen zu analysieren und konkrete Zielsetzungen zu generieren.

Damit ein tatsächlicher Veränderungsprozess angestoßen werden kann, reicht keine kurzfristige Überzeugung, sondern es muss eine stabile **Motivation** vorliegen, sich wirklich neue Kompetenzbereiche und Handlungsalternativen anzueignen. Dadurch ist es möglich, sich selbst zu befähigen, diese Kompetenzen in den individuellen (privaten

und beruflichen) Alltag zu integrieren und bisher als herausfordernd oder schwierig empfundene Situationen besser zu meistern.
Veränderungsprozesse zu durchlaufen, bedeutet immer die persönliche Komfortzone zu verlassen. Dabei geht es darum, die eigenen **Fähigkeiten und Fertigkeiten zu entwickeln und zu entfalten, individuelle Ressourcen zu aktivieren, persönliche Ziele zu definieren und mögliche Wege dorthin zu überdenken.**
Wichtige **Fragestellungen** innerhalb dieser Phase sind beispielsweise:

- Wer bin ich?
- Was genau sind meine persönlichen Werte?
- Was ist mir tatsächlich wichtig und was weniger wichtig?
- Wie kann ich meine individuelle Wahrnehmung erweitern und vertiefen?
- Wie ist es mir möglich, meine Perspektive zu wechseln?
- Wo will ich hin und wie soll meine Zukunft aussehen?
- Wie erreiche ich meine Ziele?
- etc.

Selbstreflexion und Selbstexploration

Wichtige Begriffe im Zusammenhang mit Persönlichkeitsentwicklung wie Selbstreflexion, Reflexionsfähigkeit und Selbstexploration werden im Folgenden definiert, um ein grundlegendes Verständnis zu schaffen.

Definition

Selbstreflexion

Selbstreflexion ist die Reflexion über das persönliche Selbst und zielt u. a. darauf ab, die *eigene Perspektive* und das individuelle *Verhalten* anhand von neuen Erkenntnissen zu erweitern und zu verändern (z. B. durch das Analysieren von gesammelten Erfahrungen und das Übertragen der Erkenntnisse auf aktuelle Ereignisse). In diese Perspektivenerweiterung werden zudem andere Sichtweisen miteinbezogen (z. B. des betroffenen Umfelds). (Ispaylar 2016)

Leitfragen hierbei können beispielsweise sein: „Wie habe ich in einer bestimmten Situation gehandelt? War mein Verhalten gut? Was kann ich für die Zukunft daraus lernen?“ (Ispaylar 2016, S. 178)

Definition

Reflexionsfähigkeit

Reflexionsfähigkeit ist die *„Fähigkeit, das eigene Denken und Handeln, die eigene Arbeit und Arbeitsweise, die eigenen Gefühle prüfend zu hinterfragen und näher zu beleuchten."* (Schmal 2022, S. 60)

Reflexion

Reflexion gilt als mentaler Prozess, der von Menschen angewendet werden kann, wenn Gedanken ein solch komplexes und unstrukturiertes Ausmaß erreichen, dass es scheint keine Lösung finden zu können, aber aktiv, durch gezieltes Einbinden des eigenen Denk- und Handlungsvermögens, eine solche gefunden werden will. Basis hierbei ist ein permanenter Perspektivenwechsel, der von dieser Person eingenommen werden muss, um sowohl Situationen aus verschiedenen Blickwinkeln betrachten und „erleben" zu können als auch aus diesen verschiedenen Blickwinkeln Lösungsmöglichkeiten entdecken und in Betracht ziehen zu können.

Selbstexploration

Selbstexploration bezeichnet die aktive und offene Auseinandersetzung mit dem eigenen Erleben. Dies beinhaltet eigene *Erfahrungen*, das eigene *Fühlen*, *Persönlichkeitsaspekte* und *-eigenschaften* als auch das spezifische *innere Erleben*. (vgl. Hutterer 2000, S. 627)

3.4.3 Verhalten

Theorie des geplanten Verhaltens in Coaching und Supervision

Die **Theorie des geplanten Verhaltens** (Theorie Of Reasoned Action) stammt aus den 1960er Jahren (Fishbein & Ajzen 1975) und stellt eine psychologische Theorie menschlichen Verhaltens dar. Sie wird auch *Theorie der Handlungsveranlassung* oder *Theorie des rationalen Handelns* genannt. Sie verbindet primär die Aspekte **Überzeugungen** und **Verhalten.** Grundelement dieser Theorie ist die Beschreibung der Beziehung zwischen vier Faktoren:

- Überzeugung
- Einstellung
- Intentionen
- Verhalten

Je nach Verknüpfung dieser Aspekte, sollen Vorhersagen darüber abgeleitet werden können, ob eine Person eine Verhaltensänderung (erfolgreich) durchführen wird oder nicht. Regelmaß für eine möglichst zutreffende Aussage darüber soll die

Intention einer Person abbilden, da eine direkte Beziehung zwischen der (Verhaltens-)Intention eines Menschen und dessen Verhalten gesehen wird. Als Leitsatz hierfür gilt die Annahme: **Je stärker sich die Intention darstellt, desto wahrscheinlicher ist auch ein zukünftiges Verhalten.**

Ausgangspunkt der Theorie sind folgende Annahmen:

- Verhalten ist dem freien menschlichen Willen unterworfen
- Menschen bilden unter Abwägung rational-psychologischer Gründe eine Absicht oder Verhaltensintention

1990 wurde die Theorie um das Konstrukt der **wahrgenommenen Verhaltenskontrolle** (*perceived behavioral control*) erweitert, das durch

a) *Kontrollüberzeugung* sowie

b) deren eingeschätzte *Stärke* bestimmt wird.

Die wahrgenommene *Verhaltenskontrolle* wird dabei als identisch mit dem Konstrukt der *Selbstwirksamkeitsüberzeugung* (sozial-kognitive Theorie) angesehen.

Definition

Selbstwirksamkeit

„*Bei der Selbstwirksamkeit („self-efficy") handelt es sich um die Überzeugung oder das Vertrauen, ein gewünschtes Handlungsergebnis durch eigenes Zutun erreichen zu können.*" (Thomsen et al. 2018, S. 104)

Parallel zur wahrgenommenen *Verhaltenskontrolle* einer Person werden die *Verhaltensintentionen* durch zwei weitere Faktoren beeinflusst:

1. Eigene **Einstellung** gegenüber dem Verhalten.
   Diese individuelle Einstellung wird bestimmt durch
   - die Überzeugung von der Zielerreichung, dass also durch ein Verhalten ein gewünschtes Ergebnis erreicht werden kann und
   - die Überzeugung von einem gesundheitlichen Nutzen, dass dieses Verhalten also der Gesundheit nützlich ist.
2. **Subjektive Normen**
   Diese subjektiven Normen werden bestimmt von
   - der Überzeugung, dass andere „wichtige" Personen Erwartungen haben (oder auch nicht) und
   - dem empfundenen Bedeutungsgrad der Zustimmung oder Ablehnung dieser Bezugspersonen.

Anders als beim Modell der Gesundheitsüberzeugungen *(Health Belief Modell,* ▸ 4.4.7) berücksichtigt diese Theorie auch sozial-normative Faktoren, die besagen, dass eine **Handlungsabsicht** gleichermaßen von

- subjektiven Einstellungen,
- subjektiven Einschätzungen,
- sozialen Normen und
- äußeren Einflüssen

bestimmt wird.

Menschen führen ein Verhalten also dann aus, wenn sie

- glauben, dass es ihrer Gesundheit nützlich ist,
- Druck durch ihr soziales Umfeld verspüren,
- Entscheidungsmacht besitzen und sich in der Lage dazu fühlen, ein Verhalten zu zeigen.

Um also eine konkrete Vorsage darüber zu treffen, ob ein Verhalten durchgeführt wird, müssen nach der Theorie des geplanten Verhaltens (▸ Abb. 3.7) vier Aspekte berücksichtigt werden: *Ziel, Handlung, Kontext, Zeit(-raum).*

Fallbeispiel

Abwendung einer Diabetes mellitus Erkrankung

Detlef Meyer, 55 Jahre alt, 1,83 m groß und 117 kg schwer, bewegt sich im sportlichen Sinne so gut wie gar nicht und kann auch bei den familiären Unternehmungen mit seinen noch relativ kleinen Kindern und seiner um 14 Jahre jüngeren Frau schwer mithalten.

Beim letzten Check-up durch die Hausärztin hat diese auf das beträchtliche im Bauchbereich gelagerte Übergewicht hingewiesen und einen erhöhten Langzeitzuckerwert festgestellt. Grund dafür war neben dem Übergewicht und dem Bewegungsmangel auch die falsche Ernährungsweise des Herrn Meyer (weiße Semmeln mit Marmelade, Chips regelmäßig und in größeren Mengen, Cola, täglicher Schokoladenkonsum usw.) Die Hausärztin machte Herrn Meyer auf die in absehbarer Zeit drohende Insulinpflicht aufmerksam und skizzierte verschiedene Folgeerkrankungen des Diabetes mellitus.

Herr Meyer zeigte sich betroffen und war offen für ein entsprechendes Beratungssetting.

Miriam Müller, die Diabetesberaterin zeigt ihm nochmals deutlicher und folgenreicher die Verhaltenskonsequenzen bei Weiterführung des bisherigen Lebensstils auf und nimmt gemeinsam mit ihm eine entsprechende Bewertung vor.

Das führt zu einer veränderten Einstellung von Herrn Meyer seinem bisherigen Verhalten gegenüber – er erkennt die gesundheitsschädlichen Folgen deutlich

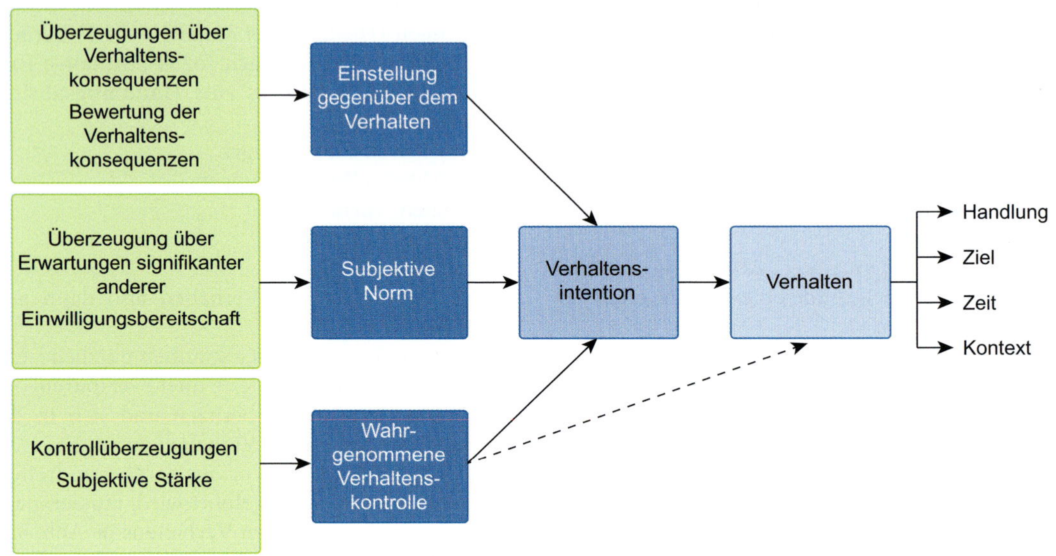

Abb. 3.7 Theorie des geplanten Verhaltens Einflussfaktoren und Auswirkung (in Anlehnung an Seibt 2011, S. 564; Schwarzer 2004, S.53) [L143]

und die daraus resultierende kontinuierlich absinkende Lebensqualität.
Auch die Überzeugungen des Herrn Meyer über signifikante Erwartungen anderer werden gemeinsam mit der Diabetesberaterin reflektiert. Hier geht es z. B. um die Erwartungen seiner Familienmitglieder, die hoffen, dass er künftig schöne Wanderungen und Fahrradtouren mit ihnen machen wird und noch lange fit für die Familie ist. Dies zusammen mit einer sich entwickelnden Einwilligungsbereitschaft führt zur Ausprägung der subjektiven Norm, was übersetzt werden kann mit dem wahrgenommenen sozialen Druck des Herrn Meyer, ein gewünschtes Verhalten auszuführen.
Herr Meyer ist sich nun seiner aktuellen Lage und der möglichen Konsequenzen bewusst. Um sein Ernährungsverhalten fortwährend zu verbessern und sich u.a. dahingehend weiterentwickeln zu können, sucht er parallel dazu ebenfalls professionelle Hilfe in Form von Coaching. Er weiß, er benötigt hierbei kontinuierliche Unterstützung. Ein hinzugezogener Ernährungs- und Bewegungscoach arbeitet anschließend mit Herrn Meyer an seinen Kontrollüberzeugungen und seiner subjektiven Stärke. Welche Ressourcen hat er in sich, damit es ihm gelingen kann, sein Ess- und Bewegungsverhalten nachhaltig zu verändern? Wie kann mentale Arbeit dazu beitragen, das gut durchzuhalten? Und er macht ihm seine subjektive Stärke deutlich.
Das führt zur Bewusstwerdung der wahrgenommenen Verhaltenskontrolle.
In der Folge kommt es zur Verhaltensintention, die dann in der Umsetzung zum konkreten Verhalten führt. Herr Meyer isst künftig weniger tierische Produkte, orientiert sich an viel Obst und Gemüse sowie ungesättigten Fettsäuren. Außerdem bewegt er sich mit seinen Walking-Stöcken 4-mal wöchentlich jeweils 45 Minuten im Wald (Handlung). Sein Ziel ist die Gewichtsreduktion um 20 kg innerhalb der kommenden sechs Monate, der Aufbau von Muskelkraft und das Senken des Langzeitblutzuckerwerts. Sein neues Verhalten wendet er im privaten wie auch im beruflichen Kontext an.

Verhaltensorientiertes Coaching beispielsweise basiert u. a. auf der Grundannahme, dass menschliches Verhalten erlernt ist und dadurch auch immer wieder „verlernbar" ist, bezieht sich also auf lerntheoretische Erkenntnisse. Diese Ansätze zeigen sich beispielsweise innerhalb von Angstbehandlungen bei Personen, die beispielsweise durch systematische Desensibilisierung von Ängsten befreit werden sollen, bei denen es naheliegt, dass diese durch (klassische) Konditionierung entstanden sind.
(vgl. Schwarzer 2004; vgl. Seibt, 2011)

3.4.4 Antrieb Motivation

Sich weiterzuentwickeln und somit zu lernen und neu gelerntes Wissen anzuwenden, hängt maßgeblich von **Motivation** ab.

Allgemeine Motivationstheorien

Hierzu gibt es sechs allgemeine Motivationstheorien, die sich zur Steuerung des Lernens eignen.

Verstärker

Verstärker (behavioristische Lerntheorie): Das bestehende Motivationslevel einer Person wird maßgeblich von der Reaktion bzw. dem Feedback auf entsprechendes Verhalten beeinflusst. Diese „Verstärker" lernen Menschen bereits ab ihrer Geburt. Beispielsweise ein Baby, das lernt, dass es, wenn es schreit, durch dieses Verhalten im Anschluss Aufmerksamkeit, Nahrung, Trinken etc. bekommt *(primäre Verstärker)*. Im späteren Leben werden zahlreiche weitere Verstärker „erlernt" *(sekundäre Verstärker)*, z. B. harte Arbeit für eine entsprechende Entlohnung (Geld).

Merke

Rolle des Feedbacks

Verhalten, das positives Feedback erzeugt verstärkt sich und wird eher wiederholt. Verhalten, das bestraft wird, wird dagegen eher vermieden (abgeschwächt).

Reflexionsfrage

Setzen Sie sich mit ihrer (beruflichen) Motivation innerhalb Ihrer Ausbildung/Ihres Studiums auseinander und reflektieren Sie, welche Verstärker bei Ihnen Wirksamkeit zeigen.

Bedürfnisse

Bedürfnisse: Das vorhandene Motivationslevel einer Person wird maßgeblich durch den Wunsch, Bedürfnisse (▸ Abb. 3.8) zu befriedigen, beeinflusst. Hierbei wird zwischen Mangel- und Wachstumsmotivation unterschieden. Eine *Mangelmotivation* veranlasst Personen dazu, ihr physisches und/oder psychisches Gleichgewicht zu erneuern und die *Wachstumsmotivation* bewegt Menschen dazu, über ihre bisherigen Grenzen und Muster hinauszugehen und sich auf Neues einzulassen. Die Motivation ist hierbei so stark, dass sogar Unsicherheiten oder Schmerzen auf diesem Weg in Kauf genommen werden.

Reflexionsfrage

Nehmen Sie sich einige Minuten Zeit und reflektieren Sie ihre bisherigen Praxiserfahrungen – haben Sie in Ihrem Tätigkeitsbereich bereits einen Pflegeempfänger versorgt, bei dem Sie eine solche Motivationsausprägung miterlebt haben? Halten Sie Ihre Ergebnisse schriftlich fest und diskutieren Sie diese im Plenum.

Wachstumsbedürfnisse
Selbstverwirklichung
ICH Bedürfnisse
Anerkennung/Geltung
Soziale Bedürfnisse
Freundschaft, Liebe, Gruppenzugehörigkeit
Sicherheitsbedürfnisse
Materielle und berufliche Sicherheit, Wohnen, Arbeit
Grundbedürfnisse
Essen, Trinken, Schlafen
Defizitbedürfnisse

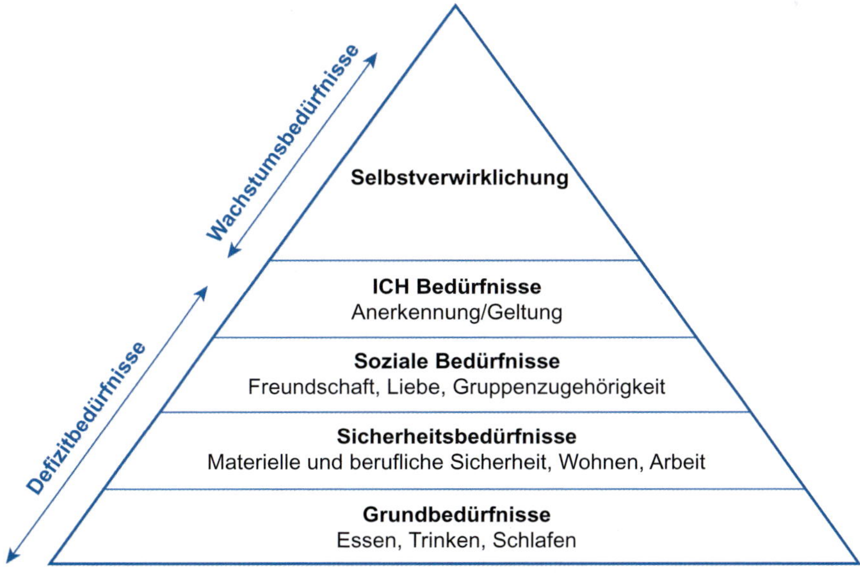

Abb. 3.8 Bedürfnispyramide nach Abraham Harold Maslow (1908–1970) (nach Scheffer, Heckhausen 2010, S. 57) [L143]

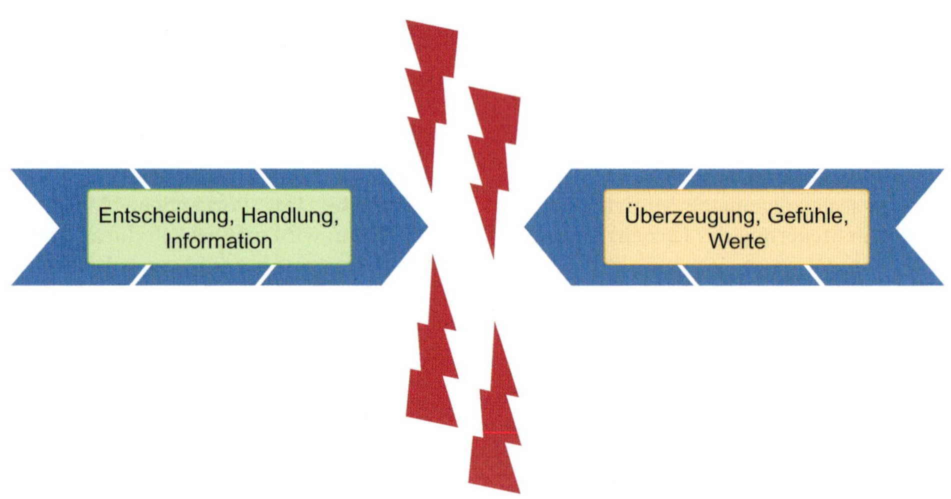

Abb. 3.9 Dissonanz Spannungsfeld: Kognitive Dissonanz und Motivation (vgl. Stroebe 2014) [L143]

Kognitive Dissonanz

Kognitive Dissonanz *(cognitive dissonance theory)*: Dieser Ansatz (▸ Abb. 3.9) nimmt an, dass Motivation in Personen anwächst, wenn sie sich in einem Zustand der Dissonanz befinden. Als Dissonanz wird hierbei ein aversiver (Widerwillen hervorrufender) Zustand beschrieben, also ein Zustand, der sich für Menschen nicht gut anfühlt und deshalb unbedingt reduziert oder im besten Fall vermieden werden will. Dies kann beispielsweise durch Meinungs-, Einstellungs- oder Verhaltensänderungen geschehen oder dadurch, dass konsonante (harmonierende) Informationen gezielt gesucht und/oder dissonante (unstimmige) Informationen gemieden werden.

Attribution

Attribution: Als Erklärung für ein entweder erfolgreiches oder aber ein erfolgloses Handeln bzw. Verhalten schreiben Personen dem bestimmte Ursachen zu. Innerhalb dieser Attributionen wird zwischen internalen und externalen Kontrollüberzeugungen oder Kausalattributionen unterschieden:

- *Internale Kontrollüberzeugung:* Bezeichnet die innere Überzeugung einer Person, dass sie dazu fähig ist, Ereignisse bzw. deren Ausgang durch ihr eigenes Verhalten selbst kontrollieren zu können.
- *Externale Kontrollüberzeugungen:* Bezeichnet die Überzeugung, dass Personen davon ausgehen, selbst bzw. durch ihr Verhalten keine Kontrolle über Ereignisse zu haben.
- *Kausalattribution:* Beschreibt den Prozess, durch den Personen, die ein Verhalten an einer anderen Person beobachten, versuchen zu einer Schlussfolgerung über dieses Verhalten zu gelangen.

Persönlichkeit

Persönlichkeit (Monitors vs. Blunters):

- *Monitors* = kontrollbedürftige Menschen
  Monitors haben das Bedürfnis nach möglichst vielen Informationen, z. B. um Gefahrenquellen zu überwachen oder darüber informiert zu werden.
- *Blunters* = verdrängende Menschen
  Blunters versuchen Stressreizen beispielsweise durch Ablenkung, Verleugnung oder Umdeutung auszuweichen. Diese Persönlichkeitstypen benötigen weniger Informationen. Innerhalb dieser Persönlichkeitsausprägung gilt: Achtung vor erlernter Hilflosigkeit als Bewältigungsstrategie!

Erwartung

Erwartung (Erfolg): Die Motivation für eine Verhaltensänderung ist maßgeblich davon abhängig, inwiefern ein sich daran anschließender Erfolg bewertet wird. Je höher dadurch die persönliche Selbstwirksamkeit wahrgenommen wird, desto eher werden und wollen Verhaltensweisen geändert werden.

3.4.5 Verhaltensveränderung – Türöffner Motivation

Tief verinnerlichte Verhaltensweisen wie z. B. Rauchen, Alkoholismus, Fehlernährung, mangelnde Bewegung etc. sind für Personen nur schwer veränderlich. Einen solchen Zustand in Personen nachhaltig zu verändern, erfordert Zeit und muss entsprechende Unterstützungsmaßnahmen beinhalten, die klassische Information und Aufklärung oder Ratschläge maßgeblich übertreffen. Je manifestierter eine Verhaltensweise in einer Person hinterlegt ist, desto weniger Erfolg kann durch solch „einseitige" Methoden erzielt werden.

Ein **Veränderungsprozess** beinhaltet viele verschiedene Stadien, zu denen Personen entweder erst hingeführt oder während sie diese durchlaufen, z. B. durch Coaching oder Supervision, entsprechend fachlich begleitet werden müssen. Der Schlüssel dafür, dass sich eine Person tatsächlich dafür öffnet und Interesse daran hat, ein Verhalten abzulegen oder zu verändern, hängt essenziell vom vorhandenem Motivationsausmaß ab.

Erfolglose Interventionen oder „Fehlversuche" dabei ein Verhalten zu adaptieren oder zu verändern, werden dementsprechend zum einen auf einen vorliegenden *Mangel an Motivation* und zum anderen auf einen *inneren Widerstand* zurückgeführt. Solche Zustände können beispielsweise entstehen, wenn die Herangehensweise nicht spezifisch auf den aktuellen Problemstatus oder individuelle Bedürfnisse der Person ausgerichtet ist oder sie sogar unter Druck gesetzt wird.

Damit Personen einen Sinn darin sehen, Verhaltensweisen zu verändern, müssen sie die Motivation bzw. Gründe ihres Verhaltens **verstehen**, denn erst durch Verständnis kann sich Motivation zur Verhaltensänderung entwickeln. Hat sich eine entsprechende Motivationsgrundlage entwickelt, muss diese weiterhin von Fachpersonen begleitet, gefördert und gestützt werden.

Ein spezielles Konzept motivierender Gesprächsführung ist das *Motivational Interviewing* (motivierende Gesprächsführung), das grundsätzlich auf eher schwer therapierbare Personen abzielt. Entsprechende Ansätze sind aber ebenfalls im Bereich von grundsätzlichen Verhaltensveränderungen wichtig und können auch in verschiedenen Coaching-Bereichen miteinbezogen oder auch von Pflegepersonen selbst, innerhalb der Patientenberatung berücksichtigt werden.

Exkurs: Motivational Interviewing (MI)

Definition

Motivational Interviewing (MI)

"Motivational interviewing is a client-centred, directive method for enhancing intrinsic motivation to change by exploring and resolving ambivalence" (Miller & Rollnick 2002, S. 25)

„Motivational Interviewing ist eine klientenzentrierte, direktive Methode der Gesprächsführung, zur Förderung intrinsischer Veränderungsmotivation, durch Erforschen und Auflösen von Ambivalenzen." (übersetzt nach Miller & Rollnick 2002)

Das Konzept des **Motivational Interviewing** (motivierende Gesprächsführung) wurde in den 1980er Jahren als Alternative gegenüber klassischen und eher konfrontativen Gesprächsführungstechniken mit dem Ziel entwickelt, die Eigenmotivation von Personen zu erhöhen. Primär wurde dies zu Beginn in der Arbeit mit eher therapieunwilligen – und alkoholabhängigen – Menschen erprobt und wird mittlerweile in Indikationsbereichen wie z. B. substanzgebundene Abhängigkeiten, vorliegende komorbide Störungen, HIV-Prävention, Ess- und Gewichtsauffälligkeiten oder -störungen und Diabetes mellitus eingesetzt. Grundsätzlich wird dazu geraten, dass es sich bei dem Einsatz von MI eher um Betroffene mit geringerer Veränderungsbereitschaft handeln sollte, deren Problemverhalten parallel dazu sehr ausgeprägt ist.

Hintergründe

In dem klientenzentrierten Beratungskonzept MI wird davon ausgegangen, dass Motivation keine intrapersonelle Eigenschaft darstellt, sondern als ein *interpersoneller Prozess* abläuft und in der Interaktion mit Betroffenen erarbeitet werden muss. Die Grundüberzeugung hierbei ist, dass ohne Motivation keine dauerhafte Verhaltensänderung möglich ist. Dabei wird unterschieden, dass die **Motivation** einer Person

a) *intraindividuell* variiert und
b) *von außen beeinflusst* werden kann.

MI bezieht den Ratsuchenden direkt mit in den Prozess ein und baut darauf auf, dass dieser

- seine Sorgen und Problemfelder schildert,
- sich selbst aktiv in den Prozess einbringt,
- auch selbst Informationen einfordert und
- aktiv über Verhaltensänderungen nachdenkt.

Die vier Basisprinzipien

Für den Berater legen Miller und Rollnick fest, dass dieser über vier Basisprinzipien verfügen muss:

1. Empathie zeigen
2. Diskrepanz erzeugen
3. Mit Widerstand flexibel umgehen
4. Erleben von Selbstwirksamkeit ermöglichen

Merke

Mikroskills

Wichtig ist hierbei, dass die Beratungsperson dem Klienten permanent widerspiegelt, dass er sich in dessen Welt hineinversetzen und einfühlen kann, um die Bemühungen des Betroffenen zu unterstützen (Mikroskills).

Empathie bildet das Fundament des MI und beinhaltet die Akzeptanz darüber, dass Klienten eine eigene Sicht auf die Dinge haben und auch Ambivalenzen in den Merkmalen Verhalten, Mitarbeit und Offenheit aufweisen können. Während des Beratungsprozesses soll das **Diskrepanzerleben** des Betroffenen zwischen *Soll- und Ist-Zustand* gesteigert werden. Hierbei kontrastiert die Beratungsperson aktuelle Verhaltensweisen mit entsprechenden Zielen und berücksichtigt explizit dessen *Wertvorstellungen*. Entsteht eine Widerstandshaltung beim Klienten, muss dies von der Beratungsperson als Warnsignal dafür erkannt werden, dass der subjektive Anteil des Klienten nicht in ausreichendem Maße berücksichtigt und miteinbezogen wurde.

Auf Ratschläge sollte in Beratungssituationen grundsätzlich verzichtet werden, denn je mehr Ratschläge (in diesem Zustand) an den Ratsuchenden gerichtet werden, desto größer wird der Widerstand (► Tab. 3.12). Zentral ist hierbei, dass der Klient selbst genug Raum und Gedankenspielraum zur Verfügung hat, um **selbst Argumente für eine Veränderung** (in seinem Interesse) zu identifizieren und zu formulieren *(change talk)*. Unterstützend kann die Beratungsperson an dieser Stelle z. B. auf Strategien wie das Anknüpfen an frühere Erfolge, Reframing, Ressourcenorientierung etc. zurückgreifen.

Letztendlich ist und bleibt die zu beratende Person aber Entscheidungsträger und es muss geklärt sein, ob sie einen Ratschlag wünscht oder nicht, und zwar bevor ein solcher an sie gerichtet wird.

Tab. 3.12 Kategorien von Widerstand

Kategorie	Beschreibung
Streiten/ Diskutieren	Klient testet Genauigkeit, Expertise oder Integrität der Beratungsperson. *Verhaltensweisen:* Herausfordern, Herabwürdigen oder feindseliges Verhalten
Unterbrechen	Klient unterbricht die Beratungsperson in Abwehrhaltung
Negativeren	Klient ist nicht willens das Problem einzusehen, zu kooperieren, ggf. Beratung anzunehmen. *Verhaltensweisen*: Beschuldigen anderer, Ablehnen von Berateräußerungen, Probleme verleugnen etc.
Ignorieren	Klient weist Verhaltensmerkmale auf, die andeuten, dass er den Ratschlägen der Beratungsperson nicht nachkommen wird. *Verhaltensweisen*: Unaufmerksamkeit, das Wechseln des Themas, Nicht-Beantworten von Fragen

(nach Miller & Rollnick 2002, S. 48)

Werden dann im weiteren Verlauf Widerstände durch ein solches Vorgehen gelöst oder kommen erst gar keine auf, wird es möglich, zunehmend eine differenzierte Problematisierung zu eröffnen. Dann kann auch über Vorteile einer Verhaltensänderung gesprochen werden. Zeigt sich eine solche zunehmende Veränderungsbereitschaft, beginnt der Betroffene sich häufig auch mehr zu öffnen, beginnt meist mehr von sich zu sprechen, entdeckt selbstständig immer neue Perspektiven oder fragt sogar direkt nach Hilfestellung.

Die fünf Gesprächstechniken des MI

1. Einstieg in die Thematik: Offene Fragen und Identifizieren der Klientensicht
2. Reflektierendes Zuhören (Carl Rogers: spiegeln ► 3.6.1)
3. Bestätigen und unterstützen
4. Zusammenfassen der wichtigsten Informationen und deren Bündelung
5. Selbstmotivierende Äußerungen herausarbeiten

No-Gos im MI sind:

Konfrontatives Verhalten der Beratungsperson, Erteilen direktiver Anweisungen, moralisierende Bemerkungen und *Schuldzuweisungen*!

Kurzzusammenfassung MI:

- Salutogener Ansatz, nicht pathogen! D.h. es werden keine Diagnosen vergeben.
- Es gibt verschiedene Realitäten und damit verschiedene Lösungsansätze (sozial-konstruktivistischer Ansatz).
- Veränderung wird durch neue Verhaltens- und Denkweisen erreicht.
- Verhaltensänderung folgt einem Stufenmodell.
- Widerstand ist kein Merkmal der Person, sondern Ausdruck insuffizienter Berücksichtigung der Klientenperspektive.
- Aktive Mitarbeit ist Element des Beratungskonzepts.
- Fokus liegt auf früheren Lösungen (Ressourcen).
- Sprache schafft Wirklichkeit (lösungsorientierter Ansatz), Empathie schafft die Berücksichtigung der Klientenperspektive (MI).

(vgl. Fishbein & Ajzen 1975; vgl. Rollnick et al. 1992; vgl. Brown & Miller 1993; vgl. Miller 1994; vgl. Amelang et al. 1996; vgl. Colby et al. 1998; vgl. Krohne 1996; vgl. Dunn & Rivara 2001; vgl. Jerusalem & Hopf 2002; vgl. Schwarzer & Jerusalem 2002; vgl. Miller & Rollnick 2002; vgl. Burke & Menchola 2003; vgl. Lewis & Osborn 2004; vgl. Demmel 2005; vgl. Linden & Hautzinger 2005; vgl. Rubak et al. 2005; vgl. Redman et al. 2009; vgl. Warschburger 2009; vgl. Scheffer & Heckhausen, 2010; vgl. Heckhausen & Heckhausen 2010; vgl. Brandenburg 2014; vgl. Stroebe 2014; vgl. Wirtz 2017)

3.4.6 Werte, Moral und ethisches Verständnis

Persönliche Einstellungen und Handlungsausrichtungen bilden sich aus verschiedenen individuellen Anteilen einer Person heraus. Insbesondere in pflegerischen Berufen kommt dem Thema eines **professionell ausgebildeten ethischen Verständnisses** eine sehr hohe Bedeutung zu. Ethik in der Pflege bedeutet unter anderem, dass **Verantwortung** dafür übernommen wird, Problemstellungen oder Spannungsfelder im beruflichen Kontext und innerhalb von komplexen Situationen (ethische Dilemmata) *erkennen, analysieren, bearbeiten und kommunizieren* zu können. Solche Situationen zeichnen sich in der pflegerischen Profession täglich ab. Ein entsprechendes ethisches Verständnis setzt sich abschließend daraus zusammen, Situationen sowohl aus seiner eigenen als auch aus anderen Perspektiven wahrnehmen zu können und dadurch aus *einem starren Handlungs- und Entscheidungskonstrukt auszusteigen und ein mehrperspektivisches Verständnis zu entwickeln.*

Grundbegriffe der Ethik

Moral

Definition

Moral

lat. „*mores*" = Sitte oder Charakter
Moral bezeichnet grundsätzlich gelebte *Normen* und *Werte*, die eine Gemeinschaft allgemein als verbindlich anerkennt. Diese Moral ist dann dafür ausschlaggebend, nach welchen Werten und Normen die Person *richtig handelt*.

Festgelegt werden diese beispielsweise anhand von Ge- oder Verboten und können dadurch von der Allgemeinheit befolgt werden. Wichtig ist hierbei zu beachten, dass sich ein solches moralisches Verständnis je nach Zeitgeist oder Kultur verändern kann.
Eine Person orientiert sich innerhalb der von ihr durchgeführten moralischen Handlungen beispielsweise an *Gefühlen* (Sympathie, Antipathie), dem eigenen *Gewissen* (schlechtes oder gutes Gewissen) oder einem *Moralkodex* (abgelegte Gelübde, geschworener Eid oder Berufskodex) etc.

Merke

Moral

Moral bleibt meist unreflektiert.

Moralität: beschreibt das tief verwurzelte Bestreben eines Menschen aus freiem Willen heraus *gut sein* zu wollen, woraufhin dieses Bestreben zur festen Grundhaltung geworden ist. Die jeweilige Moralität wird hierbei z.B. durch Primär- und Sekundärsozialisation (Erziehung, soziales Umfeld, Bildung etc.) ausgeprägt. Als moralisch kompetent wird dann die Person bewertet, die ihr Handeln guten Gewissens gegenüber ihren Mitmenschen verantworten kann.

Werte und Normen

Definition

Werte

„Wie ich werte, so bin ich und werde ich."
(Karl Jaspers)
Persönliche Werte umfassen grundsätzlich alle *Lebensinhalte, Sinndeutungen* oder *Handlungsziele, die als gut und demnach erstrebenswert bewertet werden.* Abgeglichen werden diese Aspekte anhand der Fragestellung, was das „Gute" grundsätzlich ist und dieses abbildet. Werte können sehr individuell sein und je nach Land, Kultur und Zeitgeist variieren. Zudem können sich Werte und damit die individuelle Werteorientierung immer wieder verändern, so zerfallen z. B. frühere Werte und werden durch neue Werte abgelöst (Wertewandel).

Werte können beispielsweise sein: Nächstenliebe, Freiheit, Gerechtigkeit, Fleiß, Treue, Sicherheit etc. Die Krux an dieser Sache ist, dass bestehende Werte innerhalb von Entscheidungssituationen auch kollidieren können. Das Handeln einer Person oder das Treffen einer Entscheidung möchte beispielsweise an zwei sich gegensätzlich gestaltenden Werten ausrichten, die nicht vereinbar zu sein scheinen. Übertragen auf die Pflegepraxis kann so eine Situation ein ethisches Dilemma abbilden.
Ein Beispiel aus der pflegerischen Praxis könnten hier freiheitsentziehende Maßnahmen sein. So sollen durch das Einsetzen dieser Maßnahmen Patienten z. B. vor Eigen- oder Fremdgefährdung geschützt werden. Hierbei kann dann der dahinterliegende Wert z. B. die verspürte Fürsorge oder auch das Prinzip des Nicht-Schaden-Wollens (► 4.6.4 *Recht auf Selbstbestimmung bei Menschen mit kognitiven Erkrankungen*) handlungsauslösend sein. Gleichzeitig greift dies aber massiv in die Selbstbestimmung und Freiheit der betroffenen Person ein. Es entsteht ein starkes Spannungsfeld innerhalb der abschließenden Entscheidungsfindung das wiederum eine ethische Dilemmasituation auslösen kann.
Werte entstehen in Menschen aus:

- Persönlichen Lebensgeschichten, Erfahrungen und Erlebnissen
- Erziehung und Prägung
- Kultur und Religion

Wertespektren in jedem Menschen sind:

1. *Persönliche* Werte
2. *Kulturelle* (gesellschaftliche) Werte
3. *Berufliche* (professionelle) Werte

Reflexionsfragen

1. Nehmen Sie sich 20 Minuten Zeit und identifizieren Sie Werte, die für Sie persönlich von hoher Bedeutung sind.
2. Ordnen Sie diese Werte anschließend innerhalb eines hierarchischen Wertesystems – also welcher Wert ist für Sie am wichtigsten bis hin zu dem Wert, der für Sie eher unwichtig bzw. am unwichtigsten ist.
3. Überprüfen Sie anhand der von Ihnen identifizierten Werte (und der Wertehierarchie) nun, ob diese für Sie in beruflicher Hinsicht den gleichen Stellenwert haben, oder ob sich beispielsweise etwas innerhalb der Priorisierung verändert oder einzelne Werte sogar ersetzen werden.

Nützliche **Fragen zur Selbstreflexion** bei Kollision oder dem Gefühl von Unvereinbarkeit bestimmter persönlicher Werte:

- Was möchte ich persönlich mit meiner Arbeit erreichen?
- Was muss ich tun, um diese Ziele erreichen zu können?
- Was genau hindert mich daran?
- Wem gegenüber fühle ich mich (am meisten) verpflichtet?
- Wie gehe ich persönlich mit Fehlern um, die ich innerhalb meines Verantwortungsbereichs gemacht habe?

Definition

Normen

Dies sind festgelegte Handlungsanweisungen, die aus vorgegebenen und anerkannten gesellschaftlichen Werten resultieren. Allgemein gelten Normen u. a. auch als *handlungsleitende Prinzipien* (z. B. Gerechtigkeit oder Ehrlichkeit), wobei die Beachtung und Befolgung dieser Normen nicht anhand von Staatsgewalt erzwungen werden kann.

Ethik

Definition

Ethik

Beschäftigt sich als *übergeordnete Perspektive* in Form einer praktischen Wissenschaft mit Werten sowie Normen (dem Sein-Sollenden moralischer Handlungen). Fragestellungen dieser praktischen Wissenschaft sind u. a. „Wie soll ich handeln oder was soll ich tun?"

Ethik erstrebt verschiedene **Ziele,** z. B.:

- Bestehende Normen überprüfen
- Transparenz herstellen und über Inhalte aufklären
- Handlungen auf Sittlichkeit überprüfen und Moral legitimieren
- Korrektiv für die Praxis sein
- Zu moralischer Kompetenz anleiten

Ethik bedeutet somit

- menschliches Handeln kritisch zu reflektieren sowie
- Moral zu reflektieren und dadurch das Richtige und moralisch Gute zu ermitteln.

Durch diese Ausrichtung und durch dieses Vorgehen beansprucht Ethik grundsätzliche Widerspruchslosigkeit sowie universale Gültigkeit, erhebt aber gleichzeitig nicht den Anspruch bestimmen zu dürfen, wie in bestimmten Kontexten und Situationen zu handeln ist. Inwiefern sich dieses Verständnis und die Klarheit über persönliche Werte-, Moral- und ethische Ausrichtungen zudem konkret im pflegerischen Alltag auf die ethische Kompetenz einer Pflegeperson überträgt und diese spezifische Anforderung professionell verzahnen lässt, wird in ▸ 4.6 *Ethisches Denken und Handeln in der Pflege- und Patientenberatung* dargestellt. Ethisches Wissen und Verständnis sind wesentliche Faktoren für ein professionelles Pflegeverständnis.

Exkurs: Ausbildung eines professionellen Pflege- und Rollenverständnisses

Insbesondere für die Ausbildung eines **professionellen Pflege- und Rollenverständnisses** ist es auch im Sinne der Professionalisierung von Pflegeberufen für Personen, die in helfende Berufe einsteigen, von essenzieller Bedeutung, sich ab Beginn ihrer Ausbildung oder ihres Studiums mit ethischen Themenbereichen zu beschäftigen und fundiertes Wissen darüber vermittelt zu bekommen. Ethische Faktoren sind innerhalb des Professionalisierungsprozesses in vielerlei Hinsicht relevant. Eine ebenso wichtige Rolle dafür, eine professionelle (Pflege-)Identität auszubilden, spielt u. a. ein spezifisches und wissenschaftlich fundiertes Tätigkeitsverständnis von Pflegenden (▸ 2.3.2 *Erfolgreiche Teamarbeit – Omnipotenz der Pflege*).

Beruf vs. Profession

Pflege als **Beruf** (Berufsverständnis) bedeutet grundsätzlich, dass eine bestimmte Tätigkeit von Personen, die eine entsprechende Qualifikation oder Ausbildung erworben bzw. abgeschlossen haben, über einen bestimmten Zeitraum (dauerhaft) ausgeübt und anhand von Entgelt entlohnt wird. Eine **Profession** umfasst definitorisch „das öffentliche Bekenntnis zum jeweiligen Berufsstand". Die klassischen Professionen sind Juristen, Ärzte und Theologen. Die Bezeichnung einer **Professionalisierung** umfasst einen entsprechenden Entwicklungsprozess, innerhalb dessen sich ein (bekannter) Berufsstand durch kontinuierliche Spezialisierung, Präzisierung und wissenschaftliche Fundierung weiterentwickelt – also professionalisiert.

Die **Professionalisierung der Pflege** hat insbesondere in Deutschland einen langen und eher beschwerlichen Weg hinter und immer noch vor sich. Die aktuellsten und bedeutsamsten Veränderungen in diesem Bereich sind das neue Pflegeberufegesetz und die damit einhergehende Umstrukturierung der Pflegeausbildungen. Mittlerweile ist jedoch der Status erreicht, dass Pflege als sogenannte Semiprofession bezeichnet wird.

Übergeordnete **Unterscheidungscharakteristika zwischen Beruf und Profession** zeigen sich anhand folgender Faktoren (▸ Abb. 3.10), die für eine Profession notwendig sind:

- Es müssen *zentralwertbezogene Leistungen* durch die Tätigkeitserbringung erfüllt werden, die beispielsweise das gesellschaftliche Leben stabilisieren und aufrechterhalten – dies trifft bei der Pflege zu (▸ 4.6.3 *ICN-Ethikkodex*).

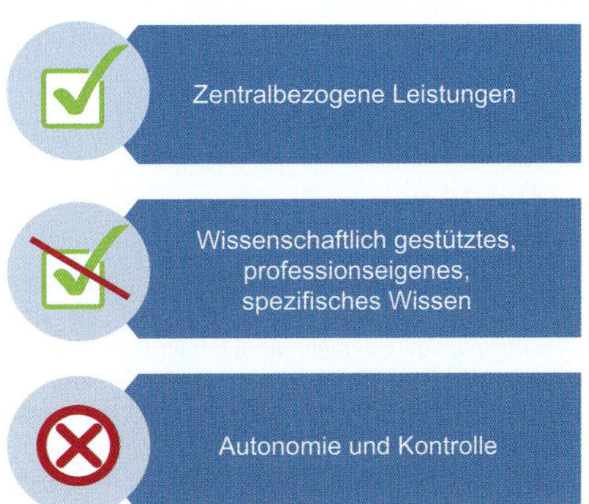

Abb. 3.10 Erfüllungskriterien Profession [L143]

- Es muss ein *spezifischer und professionseigener Wissensfundus auf wissenschaftlicher Basis* etabliert worden sein und weiterentwickelt werden – dies trifft grundsätzlich ebenfalls auf die Pflege zu, findet sich in der (deutschen) Pflegepraxis aber immer noch in zu geringem Maße wieder.
- Es muss sowohl *Autonomie* als auch *Kontrolle* über die professionseigenen Tätigkeiten und Arbeitsinhalte bestehen – dies ist für Pflegende immer noch nicht (ausreichend) gegeben.

Weitere Kriterien für eine Profession sind beispielsweise:

- Gesellschaftliche Anerkennung als Profession
- Berücksichtigung berufsrechtlicher sowie -ethischer Vorschriften (z. B. Schweigepflicht)
- Ein ausgewiesener Berufskodex, z. B. der ICN-Ethikkodex für Pflegende (► 4.6.3)
- etc.

(vgl. Riedel et al. 2011; vgl. Hedenigg & Henze 2013; vgl. Schraut & Trögner 2020)

3.5 Coping, Psychohygiene und Resilienz

Coping

Der Begriff „Coping“ steht grundsätzlich für menschliche Bewältigungsprozesse, die einsetzen, um mit bestimmten Problemsituationen umzugehen. Coping stellt hierbei eine Weiterentwicklung des Konzepts der Abwehr (Abwehrmechanismen) nach Freud und Freud dar (► 1.3.5 *Eisbergmodell nach Sigmund Freud – Einfluss von Abwehrmechanismen auf menschliches Verhalten*), anhand denen bestimmte Verbindungen zwischen den Faktoren Stress und Krankheit erklärt werden, wobei solche Abwehrmechanismen, im Gegensatz zu Coping, immer rein unbewusst stattfinden.

Definition

Coping

Coping umfasst *kognitive Prozesse und Handlungen* (kognitive Abläufe und Verhaltensweisen), die eine *Bewältigung* von externen wie internen Bedrohungen (Stresserleben) zum Ziel haben – bezieht sich also auf den Umgang mit Problemen oder Schwierigkeiten eines Individuums.

Coping kann in reaktiver Form geschehen, also während oder nach entsprechendem Stressempfinden *(reaktives Coping)* oder in präventiver Form als *proaktives Coping.* Beispiele für Copingausprägungen unter ► Tab. 3.13.

Copingstrategie

Die *direkte Reaktion* auf Stresserleben wird als Copingstrategie bezeichnet. Diese Copingstrategien können je nach Stresserleben und Stressor unterschiedlich ausfallen.

Copingstil

Als Copingstil einer Person werden hingegen bestimmte *verinnerlichte Bewältigungsmuster* bezeichnet, zu denen eine Person innerhalb von Stressbewältigung generell neigt, die also relativ konstant eingesetzt werden (ähnlich einer Charaktereigenschaft).

Stressempfinden hat einen hohen Zusammenhang mit **Kontrollempfinden.** Wird ein zu *starker Mangel an Kontrolle* (und damit auch an Handlungsspielraum) empfunden, kann sich dies – je nach Dauer, Intensität und Person – anhand der Anfälligkeit gegenüber *Krankheiten* niederschlagen.

Allgemein können Stressoren (► 3.3.2) nicht vermieden werden, deshalb ist das Erlernen eines adäquaten Bewältigungsverhaltens sowohl auf emotionaler als auch auf kognitiver und ebenfalls auf verhaltensspezifischer Basis essenziell.

Die grundsätzliche individuelle **Bewältigungsfähigkeit** einer Person wird hierbei von vielen Aspekten beeinflusst, z. B. durch

- das Gefühl von persönlicher Kontrolle,
- die verinnerlichte Denkhaltung und
- den damit verbundenen Überzeugungen.

Als **Einflussfaktoren** auf die individuelle Copingausprägung gelten:

- *Individuelle Ebene:* Genetik (z. B. Einfluss auf Dopamin-System und Motivation)
- *Persönlichkeitsmerkmale:* Gewissenhaftigkeit führt eher zu problemorientiertem Coping, Neurotizismus zu emotionsorientiertem Coping
- *Alter:* Bewältigungsstrategien verbessern sich tendenziell mit steigendem Alter (Veränderungen und Entwicklungen im Bereich der globalen Sinnhaftigkeit)
- *Geschlecht:* Unterschiede in Genetik und sozialer Rollenfunktion
- *Soziale Ebene:* direktes soziales Umfeld (Partner, Familie), unmittelbare soziale Umgebung (Milieu und Sozialisation)
- *Gesellschaftliche Ebene:* Zeitgeist, organisationale Rahmenbedingungen und Erfordernisse etc. in Abgleich mit der individuellen Person
- *Kulturelle Ebene:* Rollenbild, Rollenfunktion und -erwartungen, Mentalität (Werte- und Normensystem)

Tab. 3.13 Beispiele für Copingausprägungen

Ausprägung	Erklärung
Problemorientiertes Coping: („*problem-focused coping*") Das Problem selbst oder zumindest eventuelle Auswirkungen sollen gelöst oder verändert werden.	Aktiver Einsatz konkreter Handlungen mit dem Ziel der Verringerung oder direkten Elimination von Stressoren bzw. dem persönlichen Umgang damit. Strategien: z. B. Konfrontation, Flucht, Prävention, Kompromisse, Verhandlung etc. Problemorientierte oder -fokussierte Strategien werden oft dann eingesetzt, wenn Personen das Gefühl haben, die Kontrolle oder das persönliche Einflussvermögen auf eine Situation zu verlieren.
Emotionsorientiertes Coping: („*emotion-focused coping*") Der innere Spannungszustand bzw. die erlebte Belastung soll reduziert werden.	Bestreben, die bestehende Emotionslage bzw. den Stress indirekt zu verringern bzw. zu regulieren. Strategien: z. B. Ersetzen vorhandener Gefühle durch andere Gefühle oder das gezielte Vermeiden des Stressors durch Entspannungsübungen, Fitnesstraining, unbewusste seelische Prozesse oder gezielte Inanspruchnahme sozialer Unterstützungsmöglichkeiten etc. Emotionsorientierte oder -fokussierte Strategien werden oft eingesetzt, wenn Personen das Gefühl haben, eine Situation sei trotz aller Bemühungen unabänderbar.
Sinnorientiertes Coping oder **bewertungsorientiertes Coping:** Die innere Situation will mithilfe von Bedeutungsmustern und Bedeutungszuschreibungen verstanden werden.	Die situative Sinnhaftigkeit wird hierbei durch kognitive Prozesse anhand der *globalen Sinnhaftigkeit* abgeglichen (Werte, Normen, individuelle Gefühle und Überzeugungen, angestrebte ideale Sollzustände etc.) Strategien: Verantwortungsübernahme, planen, sich informieren, strukturieren Kognitive Umdeutung: Bei auftretenden Diskrepanzen findet eine Neuausrichtung oder Anpassung der globalen Sinnhaftigkeit – des Problems oder der Situation – statt (z. B. Veränderungen bei Ziel- und Prioritätensetzung oder Bewertung von Gefährdungsgrad einer Situation).
Engagement-Coping: Aktives Auseinandersetzen mit bestehenden Stressoren.	(Parallelen zum problemorientierten und emotionsorientierten Coping)
Disengagement-Coping: Versuch Probleme zu umgehen oder Stress auszuweichen.	Versuch Probleme zu umgehen oder Stress auszuweichen. Dies funktioniert tendenziell nur kurzfristig, da nur eine Symptombekämpfung, aber keine Ursachenbearbeitung stattfindet.

Psychohygiene und Selbstfürsorge

Definition

Psychohygiene

griech. *„psyche"* = Hauch, Atem, Seele und griech. *„hygieia"* = Gesundheit

Psychohygiene steht im wissenschaftlichen Sinn für die *Lehre und den Erhalt der seelischen Gesundheit.* Sie beschäftigt sich demnach mit dem *Einfluss von Lebensumständen auf psychische sowie psychosomatische Erkrankungen* und soll im Sinne der Gesundheitsvorsorge eine gezielte Reduktion und Entfernung von psychischen Belastungen (Stressoren) ermöglichen.

Stressoren sind z. B.:

- Leistungsdruck
- Berufliche Be- oder Überbeanspruchung
- Anspannung, Ängste, andere starke Emotionen

Psychohygiene im beruflichen Setting beinhaltet beispielsweise, dass Personen die Gelegenheit bekommen, erlebte oder empfundene psychische Belastungen mitzuteilen und auszusprechen. Solche Gesprächsmöglichkeiten gelten als sehr wichtig, denn sie bieten Mitarbeitenden eine wichtige **Entlastungsmöglichkeit** und wirken stabilisierend. Diese Gespräche können etwa grundsätzlich innerhalb eines gegenseitigen Austauschs stattfinden. Bei schwerwiegenderen oder sehr belastenden Erfahrungen wie der Konfrontation mit Sterben und Tod im pflegerischen Alltag können Supervision oder Coaching angeboten werden. So können solche Erlebnisse fachlich und professionell begleitet werden und es wird den Pflegenden ermöglicht, das Erlebte adäquat zu reflektieren und sich sowohl emotional (als auch fachlich) austauschen zu können.

Resilienz

„[...] *Wir haben Stressreaktionen nicht deshalb, damit wir krank werden, sondern damit wir uns ändern können. Krank werden wir erst dann, wenn wir die Chancen, die sie uns bieten nicht nutzen* [...]". (Hüther 2012, S. 113)

Resilienz (lat. „*resilire*" = zurückspringen, abprallen) steht für die persönliche Widerstandsfähigkeit **(psychische Widerstandskraft)** *im Umgang mit besonderen Widrigkeiten und Belastungen.* Anhand der Resilienzfähigkeit wird es Personen z.B. möglich, nach dem Erleben bestimmter externer Einflüsse ihren ursprünglichen Zustand wiederzuerlangen, sich im Weiteren also positiv an verschiedene (mehr oder weniger starke) Veränderungen oder Widrigkeiten anzupassen. Es geht also um die *Bewältigung belastender oder schwerwiegender Lebenssituationen, bis hin zu traumatisierenden Erfahrungen.*

Definition

Resilienz

„Resilienz („resilience") – die persönliche Stärke, die den meisten Menschen dabei hilft, mit Stress umzugehen und sich von Widrigkeiten und sogar von Traumen zu erholen." (Myers 2014, S. 741)

Ein solcher Bewältigungs- bzw. Anpassungsprozess verläuft prozesshaft und kann das gesamte Leben lang weiterentwickelt werden. Gelingen kann dies dadurch, dass ein Bewusstsein über persönliche Grenzen ausgebildet und diese erkannt werden. Das „bloße" Wahrnehmen und Erkennen reicht jedoch im nächsten Schritt nicht aus. Persönliche Grenzen müssen vor allem respektiert werden, um diese abschließend benennen und aussprechen zu können. Resilienz geht also auch mit **Selbstfürsorge** einher.

Merke

Resilienz und Prävention

Resilienz im Sinne von Widerstandsfähigkeit entwickelt sich im Laufe der Zeit weiter und ermöglicht es Menschen, mit schwierigen und belastenden Lebenssituationen sowie -ereignissen umzugehen. Resilienz hat einen hohen Einfluss auf die Prävention psychischer Störungen.

Merkmale von Resilienz:

- *Stressresistenz* (Entwicklung einer Stressimmunität)
- *Regeneration* (Stresserleben hält nur kurzfristig an)
- *Rekonfiguration* (Verhaltens- und Kognitionsanpassung)

Je besser die individuelle Resilienz ausgebildet ist, desto schneller kann sich eine Person in ihren psychischen Ursprungszustand zurückversetzen und desto besser gelingt die „Wiedergesundung". Dies bedeutet auch, dass eine solche Person grundsätzlich besser vor Stressempfinden geschützt ist, sich zudem schneller von solch empfundenen Situationen erholen und sich eher vor künftigen belastenden (oder traumatischen) Erfahrungen schützen kann.

Als einflussreiche individuelle Einflussfaktoren innerhalb der persönlichen Ausprägung der Resilienz gelten beispielsweise: *Genetik, Persönlichkeit, soziale Umgebung, Heritabilität* (mentale Stärke, positives Mindset und Emotionen), *Kultur und organisationale Faktoren.*

Resilienz hat einen hohen Einfluss auf:

- Persönliche Gesundheit und deren Aufrechterhaltung
- Generelle Lebenszufriedenheit
- Individuelle Stressbewertungsmuster
- Vorhandene oder genutzte Copingstrategien für die Stressbewältigung
- Leistungssteigerung
- Negative Stressauswirkungen und psychische Erkrankungen

Merke

Resilienz und Arbeitsanforderungen

Im beruflichen Setting sollte die persönliche Resilienz der Mitarbeitenden umso mehr ausgebildet sein, je höher sich die entsprechenden Arbeitsanforderungen gestalten, mit denen sie konfrontiert sind.

Als wichtige **Schutzfaktoren** gelten:

1. *Achtsamkeit:* bewusstes Wahrnehmen von Emotionen und Verhalten
2. *Emotionale Intelligenz:* entsprechendes Deuten und Beeinflussen der Emotionen
3. *Hardiness(Widerstandsfähigkeit)*:
   a) Kontrolle
   b) Selbstverpflichtung (Selbstwirksamkeitsgefühl)

c) Herausforderung (Veränderungen werden mehr als Chance, weniger als Bedrohung wahrgenommen)
4. *Sinn für Humor:* positive Psychologie
5. *Hoffnung:* psychologischer Status mit Auswirkung auf die Zielsetzung, -erreichung und Entschlossenheit
6. *Kohärenzgefühl* (vgl. Salutogenese):
   a) Verstehbarkeit
   b) Bewältigbarkeit
   c) Sinnhaftigkeit
7. *Optimismus:* Begegnungsart einer Person gegenüber ihrer Umwelt
8. *Positive Emotionen:* Erweitern der kreativen Lösungsfähigkeit
9. *Selbstwert und Selbstwertgefühl:* eigenes Wertempfinden gegenüber sich selbst
10. *Selbstwirksamkeitserwartung:* Grad der Überzeugung der Selbstwirksamkeit
11. *Religiosität:* Sinnfindung, Hoffnung, Halt

Merke

Pentagon-Konzept der Resilienz

Als das Pentagon-Konzept der Resilienz werden die *fünf Faktoren Achtsamkeit, Selbstwirksamkeit und -führung, soziale Kompetenz sowie Sinnstiftung* beschrieben.

Praxistipp

Stressmanagement im Alltag

- **Freiheit und Freiwilligkeit** in *Entscheidungen* erkennen:
  - Nicht „müssen" oder „sollen" – sich bewusst für oder gegen etwas entscheiden., also „wollen".
  - Zwischen eigenen Bedürfnissen und extern erlebten oder empfundenen Erwartungen unterscheiden.
- Auf den **inneren Dialog** (Denkausrichtung) achten: Gedanken oder stressreiche Sätze, wie z. B. „So ein Stress!" oder „Das kann ich jetzt nicht machen, ich habe keine Zeit!" lösen unweigerlich bestimmte körperliche Prozesse aus (z. B. Ausschüttung von Stresshormonen) und können Stresserleben noch „künstlich" verstärken. Dementsprechend reagiert der Körper.
- Einfach mal nichts denken und nichts tun – sich **Faulheit** gönnen. Nur weil sich gerade mal ein entspannter Raum ergibt, muss dieser nicht dafür genutzt werden sofort alles zu überdenken, was noch nicht erledigt wurde und eigentlich auch gar nicht geschafft werden kann. Probst verweist hierbei auf Bill Gates, der sagte, dass er immer eine „faule" Person für einen schwierigen Job auswählen wird, denn diese (faule) Person wird sicherlich einen leichten Weg finden, diesen zu erledigen. („*I will always choose a lazy person to do a difficult job. Because he will definitely find an easy way to do it.*" (Bill Gates)
- **Egoismus:** Das Befriedigen persönlicher Bedürfnisse hat einen äußerst positiven Effekt auf Menschen. Dies sollte gezielt genutzt und durchgeführt werden, denn dadurch entsteht Freude und Zufriedenheit. Dieses Vorgehen wird auch als beste Burn-out-Prophylaxe beschrieben.
- **Güte** walten lassen sowohl anderen als auch sich selbst gegenüber. Der Grundgedanke einer gütigen Haltung ist, dass jeder seine Aufgaben so gut erfüllt, wie er es in diesem Moment mit seinen vorhandenen Mitteln und Ressourcen kann, ansonsten würde er es anders machen. Eine solche Haltung befreit automatisch von Ärger, Wut und (Selbst-)Vorwürfen.
- **Ruhe** bewahren durch **Selbstkohärenz**: bewusstes Zulassen von und ebenso bewusstes Umgehen mit überwältigenden Gefühlen, wie z. B. Ärger und Angst.
- **Meditation** und **Atempausen.**
- **Wertschätzung** gegenüber anderen und sich selbst: Eine wertschätzende Grundhaltung ermöglicht es den persönlichen Wahrnehmungsfokus zu verändern – weg von einer Negativzentrierung hin zu der Fähigkeit primär Positives zu erkennen und dies auch bei anderen Personen zu erzielen.

(vgl. Myers 2014; vgl. Berndt 2015; vgl. Blank & Zittlau 2017; vgl. Probst 2018; vgl. Keim 2019; vgl. Klingenberg 2022; vgl. Jansen 2022)

3.6 Instrumente und Methoden von Supervision und Coaching

Es existieren innerhalb von Coaching- und Supervisionsprozessen eine Vielzahl verschiedener Kommunikations- sowie Beratungsinstrumente. Innerhalb der verschiedenen Kapitel dieses Buches finden sich jeweils Theorien, Modelle, Ansätze und Konzepte (z. B. Schulz von Thun, Freud, Konfliktmanagement, Transaktionsanalyse, lösungsorientierte Beratung etc.), die passend zum Thema an dieser Stelle am sinnvollsten erschienen.

Innerhalb dieses Abschnitts werden nun noch weitere Supervisionsinstrumente bzw. Coachingwerkzeuge beschrieben, die für eine erfolgreiche

Tätigkeit ebenfalls von großer Bedeutung sind, jedoch noch in keinem anderen Bezugsrahmen erwähnt wurden bzw. werden. Zu berücksichtigen ist hierbei grundsätzlich, dass jede Theorie oder jedes Modell seine Stärken und Schwächen hat und in verschiedenen Settings oder Themenbereichen mehr oder weniger sinnvoll anzuwenden ist. Deshalb gilt auch hier: Je größer die vorhandene Methodenvielfalt ist, desto flexibler und individueller kann sie nach professionellen Gesichtspunkten zum Einsatz kommen.

3.6.1 Gesprächsführung nach Rogers

Das **Konzept der klientenzentrierten Gesprächsführung** nach Carl Rogers geht bereits auf die 1960er Jahre zurück und stellt seit dem eine der bekanntesten und etabliertesten Beratungsmethoden in Deutschland dar. Der Gesprächsansatz der klientenzentrierten Gesprächsführung nach Rogers basiert u. a. insbesondere auf der Ausrichtung des humanistischen Menschenbildes. Rogers vertritt die Ansicht, dass menschliches Verhalten und Handeln immer konstruktiv, aus positiven Absichten heraus, ausgerichtet ist und im Grunde zu einer sinn- und zielorientierten Bedürfnisbefriedigung eingesetzt wird.

Die **essenziellen Grundbedürfnisse,** nach denen Menschen nach dem humanistischen Menschenbild streben, sind:

- *Autonomie* (Unabhängigkeit von äußeren Zwängen)
- *Weiterentwicklung* (Bildung)
- *freie Entfaltung*

Maslow entwickelte sein bekanntes Erklärungsmodell menschlicher Bedürfnisse (Bedürfnispyramide, ► Abb. 3.8) ebenfalls aus der humanistischen Perspektive heraus und ordnete diese Grundbedürfnisse in eine hierarchische Struktur. Zeigt ein Klient ein destruktives Verhalten, wird dieses Verhalten innerhalb der klientenzentrierten Gesprächsführung nicht als Problembestand in den Mittelpunkt gestellt, sondern als Signal dafür verstanden, dass die Selbstverwirklichungstendenz der Person gestört ist und sie diese Störung zu beseitigen versucht. Die **humanistische Psychologie** wird aufgrund ihrer Ausrichtung und Grundhaltung als sogenannte „dritte Kraft“ neben der Psychoanalyse und dem Behaviorismus gesehen und verschränkt sich innerhalb der Anerkennung, dass es keine absolute Wirklichkeit gibt, wiederum mit dem Konstruktivismus.

Rogers selbst bezeichnet seine Art der Gesprächsführung weniger als einen spezifischen Ansatz oder eine Methode, sondern eher als Philosophie bzw. vielmehr als eine grundlegende Einstellung, die durch ein entsprechendes Menschenbild möglich wird.

Merke

Klientenzentrierten Gesprächsführung und Empathie

Ein fundamentaler Faktor ist für Rogers der Aspekt der Empathie bzw. die Fähigkeit einer Person empathisch auf einen anderen Menschen eingehen zu können. Hierbei geht es Rogers aber ebenso um das Erleben und Verstehen von (eigenen) Emotionen. Diese Fähigkeit ist notwendig, um innerhalb der klientenzentrierten Gesprächsführung eine „Beratungsform" zu ermöglichen, die sich zwischen Kognition und Emotion abspielt.

Dieser Verstehensprozess der eigenen Emotionen kann in vier Schritte eingeteilt werden:

1. Bewusstwerden über Emotionen
2. Verbalisieren der Emotionen
3. Verstehen der Emotionen
4. Wertschätzendes Annehmen der (eigenen) Emotionen

Durch diesen Prozess und die Begleitung der beratenden Person soll dem Ratsuchenden ermöglicht werden, sich selbst – oder seine destruktiven Verhaltensweisen – besser zu verstehen und ihn dadurch dazu zu befähigen, anhand dieses neuen Orientierungsrahmens weitere positive Schritte unternehmen zu können.

Aktualisierungstendenz und Tendenz der Selbstaktualisierung

Aktualisierungstendenz (Bewertung der Wahrnehmung von außen)

Durch die zugrundeliegenden menschlichen Grundbedürfnisse nach *Selbstentfaltung, Selbstverwirklichung und Weiterentwicklung* haben Menschen das Bestreben, all ihre seelischen, körperlichen sowie geistigen **Entwicklungsmöglichkeiten** freizusetzen und diese zu entfalten. Dieser Orientierungsrahmen dient dann als Maßstab zur Bewertung aller Wahrnehmungen, die sich für eine Person ergeben. Es wird bewertet, ob sich etwas „gut“ oder „schlecht/schädlich“ auswirken wird – also förderlich oder hemmend ist. Je nachdem, wie diese Bewertungen ausfallen, wird das darauffolgende Verhalten, die Reaktion darauf, beeinflusst und abgewogen, welches genaue Verhalten gerade konstruktiv wäre (organischer Bewertungsprozess).

Grundlage der Aktualisierungstendenz: *„Grundlegend ist die Annahme einer das gesamte Entwicklungspotential eines Menschen aktualisierenden Tendenz als Motivationskraft, die den Organismus als Ganzes erhält, ihn wachsen und reifen lässt* […]" (Nußbeck 2014, S. 57)

Selbstaktualisierungstendenz

Die **Selbstaktualisierungstendenz** bezieht sich im Gegensatz zu der Aktualisierungstendenz spezifischer auf gewisse Anteile in Menschen, die zur direkten Entwicklung des Selbst beitragen. Die Selbstaktualisierungstendenz wirkt sich dadurch sozusagen parallel auf die Aktualisierungstendenz aus. Erfahrungen erhalten Bedeutung *(Symbolisierung)* und daraus wird anschließend eine Vorstellung des eigenen Selbst entwickelt – *Selbstbild.* Innerpsychische Bewertungsrahmen sind hierfür beispielsweise verwurzelte Werte und Normen, Vorstellungen über zwischenmenschliche Beziehungen etc. Grundsätzlich hängt die Selbstaktualisierungstendenz also maßgeblich mit der Aktualisierungstendenz zusammen. Deshalb werden beide Begrifflichkeiten auch synonym verwendet oder als *(Selbst-)Aktualisierungstendenz* (▸ Abb. 3.11) zusammengefasst.

Der Begriff **Selbstbild** beinhaltet hierbei die Wahrnehmung über die Eigenschaften und Fähigkeiten, die man sich selbst zuschreibt und dann bewertet. Auf dieser Grundlage entwickelt jeder Mensch seine individuelle Wahrnehmung der Realität. Selbstaktualisierungstendenz ist demnach das Bestreben, das eigene Selbst zu verwirklichen, sich also weiterzuentwickeln und eine Kongruenz (Übereinstimmung) zwischen Umgebung und dem eigenen Selbst herzustellen.

Das **Selbstkonzept** stellt die durch gesammelte Erfahrungen zustande gekommene Gesamtheit aller Wahrnehmungen, Meinungen, Urteilsbildungen und Bewertungen über sich selbst und die eigene Umwelt dar und besteht aus dem *Real-Selbst* (Bild

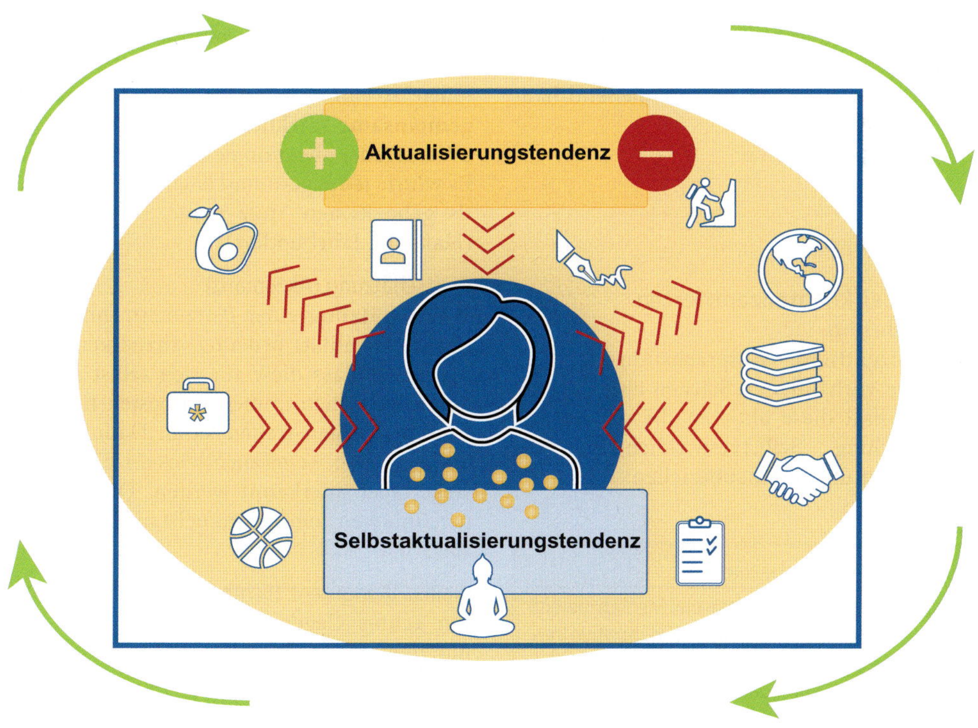

Abb. 3.11 Aktualisierungstendenz und Selbstaktualisierungstendenz [L143]

einer Person über das, was sie ist und was sie kann) und dem *Ideal-Selbst* (Bild einer Person darüber, wie sie gern sein möchte oder wie andere sie haben möchten).
Aktualisierungstendenz und Selbstaktualisierungstendenz sind grundsätzlich konstruktiv und gleichgerichtet.
Inkongruenzerleben bezeichnet Erfahrungen, die gemacht werden und nicht mit dem eigenen Selbstkonzept übereinstimmen. Können solche Erfahrungen also nicht integriert werden, entsteht ein Gefühl der Unvereinbarkeit zwischen Aktualisierungstendenz und Selbstaktualisierung. Eine solche Diskrepanz kann auf verschiedenen Ebenen wirken und ist ein wichtiger Antrieb für Veränderungen.
Eng verbunden mit dem Begriff des Inkongruenzerlebens ist der Begriff der Symbolisierung.
Symbolisierung ist

- die Wahrnehmung und Bewertung eigener Erfahrungen,
- die anschließende Integration in die eigene Persönlichkeit, das eigene Selbst sowie
- ein gefühlsmäßiger, kognitiver sowie körperlicher Prozess.

Entsprechen Erfahrungen innerhalb des oben beschriebenen kognitiven und körperlichen Prozesses nicht den individuellen Bedürfnissen oder Wertvorstellungen, werden sie abschließend häufig verzerrt symbolisiert.
Der Mensch reflektiert über:

- Die eigene Person
- Seine Erlebnisse
- Seine Erfahrungen

Grundsätze der klientenzentrierten Gesprächsführung

Die klientenzentrierte Gesprächsführung zielt darauf ab, die vorhandenen Stärken einer Person zu erkennen und diese aktiv in die persönliche Weiterentwicklung, Selbstverwirklichung oder Problembearbeitung miteinzubeziehen.

Merke

Ratsuchende sind kompetent

Basis hierfür ist die Ansicht, dass ein Mensch bereits alles in sich trägt, was dazu benötigt wird, positive Veränderungen zu erreichen oder sich selbst zu heilen. Der Person selbst wird die Kompetenz darüber überlassen, die eigene Situation oder eigene Probleme am besten selbst einschätzen und analysieren zu können.

Für eine solche Berater-Klienten-Beziehung muss die beratende Person eine Grundhaltung verinnerlichen, die sich aus den drei bekannten Säulen der **Empathie, Wertschätzung** (Akzeptanz) und **Kongruenz** (Echtheit) zusammensetzt.

Empathie, Wertschätzung, Kongruenz

Empathie (einfühlendes Verstehen)

Empathie bezeichnet die Fähigkeit einer Person (der beratenden Person), die **innere Realität einer anderen Person** (der ratsuchenden Person) wahrnehmen zu können. Diese Individualität setzt sich aus der Gesamtheit aller subjektiven Anteile (Emotionen, Kognitionen, Bewertungsmuster etc.) eines Menschen zusammen. Wird dieses Konstrukt bzw. dessen Anteile (wertfrei) wahrgenommen, so kann ein vertieftes Verständnis für die Person im Allgemeinen und deren spezifische Situation, in der sie sich befindet, entwickelt werden.
Empathie bedeutet sich einzufühlen und dadurch zu verstehen – nicht zu (be-)werten. Diese Fähigkeit ist für Menschen nur möglich, wenn *Kongruenz* besteht, Kongruenz im Sinne von einem „echten" gegenübertreten ohne Maske, Verschleierungen oder Fassade. Dadurch wird es möglich, das „andere" Realitätsempfinden kennenzulernen und mit dem eigenen abzugleichen und ggf. zu teilen. So kann es gelingen, einen **Rahmen für eine gemeinsame Wirklichkeit** zu finden.
„Wenn jeder alles von dem anderen wüsste,
Es würde jeder gern und leicht verzeihen,
Es gäbe keinen Stolz mehr, keinen Hochmut."
(Hafis, 14. Jahrhundert)

Wertschätzung (Akzeptanz)

Wertschätzung einer Person (in ihrem Sein und in ihrer Realität) bedeutet, anzuerkennen und zu würdigen, dass diese für sich selbst sorgen kann und letztendlich immer am besten für sich selbst Entscheidungen treffen kann. Dadurch ist es ihr möglich, sich weiterzuentwickeln. Dies muss vom Gegenüber anerkannt werden. Die Stärkung der persönlichen Selbstachtung ist hierbei ein primäres Ziel.

(Selbst-)Kongruenz (Echtheit)

Ein echtes Gegenübertreten wird Personen erst möglich, wenn absolute Kongruenz in einer Person vorhanden ist. Diese Kongruenz umfasst alle verbalen, nonverbalen und paraverbalen Anteile, die von einer Person übersendet werden. Nur wenn eine entsprechende **Kongruenz (Überein-**

stimmung) besteht, wird diese sowohl in ihren Worten als auch in ihren Taten als „echt" erlebt, denn das innere Empfinden stimmt mit dem nach außen gezeigten Verhalten überein. Es wird nichts überspielt oder vorgetäuscht, sondern das Verhalten ist transparent und lässt eigene Emotionen durchscheinen.

Anhand dieser Kongruenz entsteht eine Atmosphäre, die es ermöglicht, dass Personen sich wohlfühlen können. Sie können diesen Raum dafür nutzen, sich selbst zu öffnen, Zugang zu Gedanken und Gefühlen zu finden und ggf. zu teilen *(Selbstexploration)*. Sollten innerhalb dieses Prozesses doch zu irgendeinem Zeitpunkt gegensätzliche Gefühle aufkommen, sollen diese nicht negiert oder überspielt werden, denn dies würde die Kongruenz durchbrechen. Stattdessen sollen diese Gefühle akzeptiert werden.

Menschen durchschauen tendenziell sehr schnell, wenn non- und/oder paraverbale Signale nicht mehr mit den ausgesprochenen Worten zusammenpassen. Die gesprochenen Worte einer Person sagen z. B. aus: „Das ist eine sehr gute Idee!" Die Mimik der Person zeigt allerdings eine hochgezogene Augenbraue und einen skeptischen wirkenden Blick, was darauf hinweist, dass da etwas anders empfunden, als geäußert wird.

Eine solche Kommunikation wird automatisch als „nicht stimmig" erlebt und die **Glaubhaftigkeit der Person** wird in Frage gestellt oder im schlimmsten Fall als nicht vorhanden bewertet. Das Bild einer offenen und ehrlichen Person wird anschließend in vielen Fällen stark beeinträchtigt oder sogar zerstört sein und ein automatischer (massiver) Widerstand gegenüber dieser Person kann sich sehr schnell entwickeln.

Merke

Gesprächsführung und Kongruenz von Personen

Nach Rogers ist die Kongruenz von Personen sogar **die wichtigste Bedingung** innerhalb der gesamten Gesprächsführung und -ausrichtung.

(vgl. Rogers 1983, 2022; vgl. Behr & Hinz 2002; vgl. Plassmann 2003; vgl. Nußbeck & Fengler 2014)

3.6.2 Neurolinguistisches Programmieren (NLP)

Das Konzept des **Neurolinguistischen Programmierens (NLP)** geht auf Richard Bandler und John Grinder zurück. Ursprünglicher Untersuchungsgegenstand bei der Entwicklung dieses Ansatzes war die generelle Fragestellung, was erfolgreiche Kommunikation in ihrem Ursprung ausmacht und den „Zauber" erklärt, warum Personen anhand von bestimmten Gesprächstechniken, z. B. im Rahmen von Psychotherapie, teilweise in kürzester Zeit von Ängsten, Zwängen oder auch psychosomatischen Beschwerden befreit (geheilt) werden können. Es geht also um *Kommunikationstechniken, die psychische Abläufe tiefgehend verändern* können.

Anhand der Methode *„Master Modeling"* **(Lernen am Modell)** untersuchten sie hierzu von ihnen ausgewählte „meisterhafte Vorbilder", die erfolgreich in solchen Bereichen tätig waren, um deren praktische Vorgehensweise zu analysieren. Die Wahl fiel auf folgende drei „Startherapeuten und -therapeutinnen":

- Virginia Satir (Schöpferin der systemischen Familientherapie)
- Fritz Perls (Begründer der Gestalttherapie)
- Milton Erickson (Meister der Hypnose).

Die Basis der heutigen NLP-Werkzeuge bilden deshalb u. a. deren erfolgreich angewandte Kommunikationsstrategien sowie deren Kommunikationsverhalten (▸ Tab. 3.14).

Grundannahmen (Glaubenssätze) des NLP

„Strukturiertes Denken ermöglicht zielführendes Reden" (Rückerl & Rückerl 2008, S. 69)

- **„Die Landkarte ist nicht die Landschaft":** Realität kann von Menschen nie in objektiver Form wahrgenommen werden, sondern nur subjektiv als individuelles Konstrukt zwischen Sinnesreizen und Gedächtnis (individuelle Wahrheit).
- Diese Realität resultiert aus der jeweiligen **individuellen Wahrnehmung** aufgrund des menschlichen Sinnessystems. Hierbei werden eingehende Reize sowohl gefiltert (neurologische Einschränkungen) als auch durch die persönliche Lebensgeschichte in deren Bedeutungszuschreibung geprägt. Dadurch entwickeln sich *Glaubenssätze* in Personen, die in diesem Bezug als „soziale Einschränkungen" gelten.
- Reize, die über das bevorzugte Sinnessystem wahrgenommen werden, bleiben länger und

Tab. 3.14 Bedeutung der Bezeichnung des NLP

Buchstabe	Bedeutung
1. **N** (Neuro) = abgeleitet von „Neuron" im Sinne von „Gehirn": denken, wahrnehmen, handeln	Als Basis menschlicher *emotionaler, kognitiver und motorischer* (Sinnes-)Wahrnehmung und Informationsverarbeitung (Gedanken, Gefühle, Bewegungen). Basis des NLPs ist deshalb auch die *Schule der Sinne* (Sinn des Lebens, Sinnlichkeit etc.)
2. **L** (Linguistik) = Sprache: sprechen und (zu-)hören	Innerhalb des NLPs gilt *Sprache als der Ausdruck individueller innerer Strategien sowie Glaubenssätze.* Der intelligente Gebrauch von Sprache beinhaltet eine besondere Form der Informationsweitergabe und -verarbeitung durch Wissen über und Nutzung von bestimmten Zeichensystemen (z. B. Worten). Anteile hiervon sind beispielsweise interessantes und wirkungsvolles Sprechen, Überzeugen etc.
3. **P** (Programmieren) = Lernen: Verhalten bewusst steuern und verändern	Menschen werden durch tief verinnerlichte, sogenannte Verhaltensprogramme gesteuert (Reiz-Reaktions-Muster). Je unbewusster diese ablaufen, umso höher wird der Verlust von Lebensqualität und Entscheidungsfreiheit beschrieben. Ziel innerhalb des NLPs ist deshalb zu lernen, sich von hinderlichen und unerwünschten „Verhaltensprogrammen" lösen zu können – die menschliche Lernfähigkeit also für die Entwicklung einzusetzen (intelligente Lernbereitschaft).

stärker präsent als andere (vgl. *VAKOG:* visuell, auditiv, kinästhetisch, olfaktorisch und gustatorisch).

- **Tilgung, Verzerrung und Generalisierung** gelten innerhalb des NLPs als vorrangig positive Filter von Reizen (psychologische Einschränkungen):
  - Tilgung = Konzentration/Fokussierung auf bestimmte Reize
  - Verzerrung = Neuinterpretieren oder -bewerten bestimmter Reize durch gesammelte Vorerfahrungen (nicht nur individuell, sondern auch gesamtgesellschaftlich, historisch etc.; z. B. Wissen durch Fortschritte in Wissenschaft und Technik)
  - Generalisierung = Fähigkeit zur Übertragung gemachter Erfahrungen auf neue Situationen (z. B.: rot leuchtende Herdplatte = heiß = Gefahr = nicht anfassen)
- **Jedes Verhalten hat eine positive Absicht** und jede Person nutzt innerhalb ihres Verhaltens die beste, ihr aktuell zur Verfügung stehende Auswahlmöglichkeit (► 3.6.1 *Gesprächsführung nach Rogers – humanistische Grundhaltung*).
- Wenn ein gewünschter Zustand durch ein bestimmtes Verhalten abschließend nicht erreicht werden kann, kann das **Verhalten** immer **verändert** oder ein neues ausprobiert werden.
- Die **Kommunikationsfähigkeiten** einer Person zeigen sich anhand der Reaktion, die sie von der Person erhält, mit der sie kommuniziert (es geht nicht um die Kommunikationsintention, es geht um die *Wirkung* der persönlichen Kommunikation).
- Der Fokus muss davon entfernt werden, andere Personen verändern zu wollen, dies ist ein erfolgloses Vorgehen. Es geht darum, die **persönliche Reaktion** auf das Verhalten zu verändern.
- **Flexibilität** gilt im NLP als **der** Schlüssel zum Erfolg: „In der zwischenmenschlichen Kommunikation hat die Person mit der größten Flexibilität die Kontrolle über die Interaktion" (Dannemeyer & Dannemeyer 2016, S. 60).

Klarheit der Worte als mächtiges Sprachwerkzeug

Zwischenmenschliche Kommunikation beinhaltet ein sehr **hohes Risiko für Missverständnisse.** Generell ist die Chance dafür, dass Missverständnisse innerhalb eines Kommunikationsvorgangs auftreten, in vielfacher Weise höher als das „Glück", sich richtig zu verstehen. Deshalb gilt grundsätzlich: Je klarer die Worte des Sprechers, desto höher die Wahrscheinlichkeit vom Gegenüber verstanden zu werden (► Kap. 1). **Klarheit** bezieht sich hierbei aber nicht (nur) darauf, dass eine Person sich mit

den für sie klarsten Worten ausdrückt, sondern sich so ausdrückt, dass es für die andere Person ein bestmögliches klares Verstehen ermöglicht, die Kommunikation also auf den Gesprächspartner ausgerichtet wird.
Um diese (sprachliche) Welt einer anderen Person erkennen und verstehen zu können, beschreibt NLP u. a. die essenzielle Wichtigkeit der **Repräsentationssysteme der Sprache.** Die Repräsentationssysteme der Sprache bezeichnen die *sinnesspezifische Wortwahl* eines Menschen. Denn die jeweilige Ausprägung gibt eindeutige Hinweise darauf, welche Sinnesreize bzw. -eindrücke die Wahrnehmung (und somit seine subjektive Realität) am intensivsten prägen. Die Repräsentationssysteme der Sprache machen es Menschen also möglich aus den Worten und dem individuellen Sprachverhalten des Gegenübers bestimmte Rückschlüsse darüber ziehen zu können, wie das *jeweilige innere Erleben der Person mit Sprache zusammenhängt.*

Repräsentationssysteme der Sprache anhand des VAKOG-Modells

Basierend auf diesen Grundannahmen zeigt das **VAKOG-Modell** sinnesspezifische Wortwahl von Personen in folgenden Bereichen auf: *visuell, auditiv, kinästhetisch, olfaktorisch und gustatorisch.*

- **Visuell**: „Das ist eine *glänzende* Idee!", „Daran kann ich mich nur ganz *verschwommen/dunkel* erinnern.", „Das kannst du dir nicht *ausmalen*!", „Das *erscheint* mir logisch.", „Das ist die *Erleuchtung*!"
- **Auditiv**: „Das *hört* sich nach einer sehr guten Idee an/*klingt nach* […]!", „Da muss ich zuerst in mich *hineinhören*.", „Da *läuten* bei mir alle *Alarmglocken*!", „Ich kann das einfach nicht *verstehen*."
- **Kinästhetisch**: „Das *fühlt* sich für mich nicht gut an.", „Da wird mir gleich ganz *warm* ums Herz.", „Ich kann das einfach nicht *begreifen*.", „Ich *empfinde* diese Situation als sehr *erdrückend*."
- **Olfaktorisch/Gustatorisch**: „Das *stinkt* doch zum Himmel!", „Das hat einen *bitteren/faden* Beigeschmack.", „Du *Süße/Zuckerstück*!".

Ergänzend wird in diesem Bereich teilweise auch „vestibuläre" Artikulierung ergänzt, z. B.:

- **Vestibulär**: „Das *haut mich aus der Bahn*", „Er *steht* mit beiden *Beinen fest im Leben*.", „Davon wird mir langsam *schwindlig*!", „Sie sollte mal lieber nicht *den Boden unter ihren Füßen verlieren*."

Beispiele für Anwendungsbereiche von NLP

Es gibt unterschiedliche Anwendungsbereiche (▶ Tab. 3.15) von NLP in Coaching und Supervision, die sich u. a. in der Arbeit mit Pflegepersonen anbieten.
(vgl. Rückerl & Rückerl 2008; vgl. Schmidt-Tanger & Backwinkel 2012; vgl. Dannemeyer & Dannemeyer, 2016)

3.6.3 Selbststrukturierung und Selbstmanagement

Beispiele für Methoden des Selbstmanagements

Um sich generell selbst, ganz ohne Beratung, Supervision und Coaching, besser zu strukturieren und zu organisieren, gibt es vielfältige Ansätze, die bei einem aktiven Selbstmanagement hilfreich sein können. Selbstverständlich können diese Ansätze aber beim Einsatz auch sehr gewinnbringend innerhalb spezifischer Gesprächsformen sein.

Lust-Frust-Bilanz

Die **Lust-Frust-Bilanz** (▶ Tab. 3.16) dient dazu, die persönliche *Arbeitszufriedenheit* zu überprüfen – allerdings strukturiert. Diese Bilanz dient zur (visuellen) Verdeutlichung *negativer* und *positiver* Emotionen, mit denen eine Person innerhalb ihres Tätigkeitsbereichs konfrontiert ist. Dies geschieht anhand einer tabellarischen Gegenüberstellung von Emotionen (Spaß und Stärken vs. Schwächen und Frust), was eine konkrete Einschätzung der aktuellen beruflichen Situation enorm erleichtern kann.

Persönliche Leistungsbilanz

Eine **persönliche Leistungsbilanz** (▶ Tab. 3.17) dient dazu, sich Erfolge, die ansonsten viel zu schnell im (Arbeits-)Alltag untergehen und kaum bis gar nicht gewürdigt werden, direkt vor Augen zu führen und diese dadurch dementsprechend würdigen zu können. Diese Bilanz kann über einen willkürlichen Zeitabschnitt geführt werden, der jedoch noch sinnvoll sein sollte. Eine weitere Zwischenunterteilung, die noch verwendet werden kann, ist z. B. die Unterteilung in „zufällige" und „geplante" Erfolge.

Stärken-Schwächen-Analyse

Die Stärken-Schwächenanalyse dient grundsätzlich dazu, sich einen gezielten Überblick über persönliche Stärken bzw. Schwächen in einem bestimmten Leistungsbereich zu verschaffen. Dies kann z. B.

Tab. 3.15 Exemplarische Anwendungsbereiche von NLP in Coaching und Supervision

Anwendung/Inhalt	Wirkung
Bewusstsein als Quelle der Erkenntnis nutzen	• Realistische Einschätzung bestehender Möglichkeiten, frei von Limitierungen o. Ä. • Verständnis über die Wechselwirkung von Bewusstsein und Unbewusstem eröffnen
Change History (Bedeutungszuschreibungen vergangener Erfahrungen verändern oder erweitern)	• Neue Ressourcen entwickeln oder bereits bestehende aktivieren • Insbesondere im Rahmen von Traumatisierungen von hoher Bedeutung
Beeinflussung **dissoziierter Zustände** (emotionale Kontrollfunktion)	• Erfahrungen oder Erleben von negativen Gefühlen entkoppeln • Erlebnisintensität reduzieren • Kontroll- und Distanzierungsvermögen gewinnen
Feedback	• Blinde Flecken aufdecken (vgl. Johari-Window) • Selbstwertgefühl steigern und stärken
Flexibilitätssteigerung durch Wahlfreiheit	• Souveränität durch Erkennen von mehr Möglichkeiten steigern • Orientierungsrahmen für komplexe Veränderungsprogramme geben
Framing (Erschaffung eines konstruktiven Rahmens) und **Reframing** (Erschaffung eines neuen Rahmens) (engl. *„frame"* = Rahmen)	• Informationen strukturieren • Motivationaler Sprachgebrauch • Mit starren Glaubensätzen arbeiten
Future Pace (Schritt in die Zukunft) zur Transfersicherung (strukturierter und motivierender Handlungsentwurf)	Wünsche, Ziele, Ideen etc. anhand von wesentlichen und konkreten Punkten sowie notwendigen Maßnahmen formulieren und terminieren
Win-Win-Modell im Konfliktmanagement	Nachhaltige und funktionierende Form der Konfliktlösung anwenden
Re-Imprinting (engl. „re-imprinting" = nachdrucken) oder generelle Arbeit mit **Glaubenssätzen**	• Über Wertesysteme bewusstwerden • Veränderung oder Auflösung von negativ wirkenden Verhaltens- oder Glaubensmustern ermöglichen • Persönliches Möglichkeitsspektrum und Handlungsfähigkeit durch z. B. Generalisierung negativer Erfahrungen erhöhen
Konflikte im inneren Team **(Inkongruenzen)**	• Kongruenz erreichen • z. B. durch Überprüfen von wichtigen Entscheidungen
Innere Landkarte	Eigenes subjektives Erleben – bewusstwerden und erkennen
Intuition als die Weisheit des Unbewussten	Individuelles Wahrnehmungsvermögen erweitern
Kalibrieren (einstellen) individueller Wahrnehmungsfilter	Persönliche Wahrnehmung schulen und bewusst ausrichten
Körpersprache	Eigener Körpersprache und somit den nonverbalen Signalen bewusstwerden (Wirkung auf andere)
Lebenslanges Lernen und **Modeling**	Lernprozesse individuell optimieren und anpassen
Mitarbeitercoaching	• Teamentwicklungsprozesse gezielt steuern • Teamdynamiken bewusstmachen • z. B. innerhalb von neuen Teams, Konflikten oder Leistungsabfall oder organisationalen Umstrukturierungen
New Behaviour Generator (engl. „behaviour" = Verhalten)	• Verhalten sowie neue Fähigkeiten optimieren und entwickeln • Von alten Verhaltensmustern loslösen
Pacing (Einstellen auf Person)	• Vertrauen gewinnen und aufbauen • Widerstand verringern und Beziehungen aufbauen
PeneTrance-Modell (zur klaren Definition und Umsetzung von Veränderungszielen)	Perspektive so verändern, dass belastende Probleme in motivierende Ziele überführt und verwandelt werden
Phobie-Technik	(Zwanghafte) Ängste (bis hin zu traumatischen Erfahrungen) auflösen

Tab. 3.16 Beispiel einer Lust-Frust-Bilanz

Lust	Frust
• Abwechs-lungsreicher Arbeitsalltag • Arbeit mit Menschen • Teamarbeit	• 3-Schicht-System • Häufiges Einspringen • Wochenend- und Feiertagsarbeit • Arbeit mit zu vielen Menschen • Hohe körperliche, emotionale und psychische Belastungen

Tab. 3.17 Beispiel einer persönlichen Leistungsbilanz

Erfolg	Misserfolg
Geplant: • Die im Verhalten herausfordernde Frau Kunz zur Einnahme ihrer Medikamente motiviert	• Validation bei Herrn Siegmüller ist gescheitert
Zufällig: • Frau Themse sind beim Transfer überraschend fünf eigenständige Schritte gelungen.	

auch im Rahmen des beruflichen Tätigkeitspektrums erfolgen. Die Stärken-Schwächen-Analyse wird ebenfalls anhand einer **tabellarischen Gegenüberstellung** visualisiert. Ist das untersuchte Tätigkeitsspektrum zu komplex oder vielseitig, empfiehlt sich hier eine Art „Vorkategorisierung" durchzuführen und diese einzeln zu analysieren. Innerhalb des pflegerischen Arbeitsspektrums kann dies beispielsweise so geschehen:

- Grundpflegerische Tätigkeiten
- Behandlungspflegerische Tätigkeiten
- Medizinisch-therapeutische Tätigkeiten
- Beratungsgespräche
- Psychosoziale Interventionen
- Dokumentation
- etc.

Ziele richtig identifizieren und richtig erreichen

Merke

Ziel

Ziel = **Z**weck, **I**nhalt, **E**rgebnis, **L**änge

- In Zielen denken zur Leistungsausrichtung und -beurteilung (Notwendige Details: was, wie, warum – Zweck der Veränderung – bis wann)
- Ziele werden besser gemeinsam als allein erreicht (insbesondere, wenn andere Personen von der Zielsetzung ebenfalls betroffen sind)
- Nützliche Instrumente zur Konkretisierung und Visualisierung miteinbauen (z. B. Lust-Frust-Bilanz oder Stärken-Schwächen-Analyse)
- Maßnahmen planen, terminieren, priorisieren

Zeitmanagement nach dem Eisenhower-Prinzip

Das **Eisenhower-Prinzip** ist eine **Zeitmanagement-Methode,** die dabei helfen soll, insbesondere bei einem sehr hohen Aufgabenspektrum, die einzelnen Aufgaben gezielt so ordnen zu können, dass die „wichtigsten" Aufgaben zuerst und die eher „unwichtigen" Aufgaben später erledigt oder delegiert werden können.

Als das Gegenteil von Zeitmanagement könnte *Prokrastination* benannt werden – das permanente Aufschieben von wichtigen Aufgaben oder Tätigkeiten, wobei aber häufig unwichtige vorgezogen und sozusagen als Ersatzhandlung vorher erledigt werden. Dies ist grundsätzlich kein untypisches, sondern ein ganz menschliches Verhalten. Auf Stresserleben kann sich eine solche Einstellung jedoch logischerweise schnell sehr negativ auswirken. Im Weiteren kommt zu einem solchen Stresserleben dann häufig noch der sogenannte *Zeigarnik-Effekt* (Zeigarnik 1927) hinzu, der besagt, dass Menschen sich grundsätzlich stärker an Aufgaben erinnern, die sie nicht erledigt haben, als an Aufgaben, die bereits erledigt wurden.

Ein gelungenes Zeitmanagement erfordert grundsätzlich eine persönliche Bereitschaft und positive Einstellung zu lernen, die zur Verfügung stehende Zeit entsprechend planen zu können und zu wollen. Eine solche Motivation prägt sich am besten in Personen aus, wenn ein persönlicher Nutzen, also ein positives Ergebnis dadurch erwartet oder tatsächlich festgestellt wird.

Die zwei entscheidenden Faktoren für die Aufgabenkategorisierung innerhalb des Eisenhower-Prinzips stellen die Merkmale „**wichtig**" und „**dringlich**" dar. Die Ausgangsfragestellung lautet also: **Was ist dringend, was ist wichtig?**

Denn, „*Nicht alles, was dringlich ist, ist auch wichtig.*" (Bischof & Bischof 1977, S. 48)

Merke

Klärung von Dringlichkeit und Wichtigkeit

Wichtigkeit geht dabei über Dringlichkeit!
- Müssen Dinge sofort getan werden (*wichtig und dringlich)* oder
- müssen diese geplant werden (*wichtig*, aber *nicht dringlich*) oder
- müssen diese gar nicht getan werden (*nicht wichtig und nicht dringlich*).

Im Weiteren gibt es auch noch Aufgaben, die zwar dringlich, aber nicht sehr wichtig sind, diese müssen dann beispielsweise, je nach Status und Qualifikation, nicht zwingend von der Person selbst erledigt werden, sondern können delegiert werden. Hauptsache, sie werden erledigt.
Hierbei hilft die **A-B-C-Regel**, denn dadurch können notwendige Aufgaben nachvollziehbar anhand ihrer Wichtigkeit bewertet werden (nicht nach der Dringlichkeit).
- *A- Aufgaben:* müssen sofort bearbeitet werden
- *B-Aufgaben:* müssen schnell bearbeitet werden, können aber auch delegiert werden
- *C-Aufgaben:* können aufgeschoben werden oder erledigen sich im besten Fall sogar ggf. von selbst

Wichtig innerhalb dieses Vorgehens bzw. des weiteren Prozesses ist es, auf sogenannte *Leistungsfresser* zu achten. Dies können beispielsweise Tätigkeiten oder auch Personen sein, die häufig Unterbrechungen verursachen oder zu wenigen Ergebnissen führen und dadurch viel Zeit kosten.

Stressbearbeitung und -bewältigung durch Stressmanagement

Stressmanagement zielt darauf ab, Stress vorzubeugen. Dies erfordert eine gute Planung. Ein hohes Stresslevel wird infolgedessen oft auf eine ungenügende Planung zurückgeführt. Dies kann allerdings nicht ganz so einfach pauschalisiert werden, denn eine „mangelhafte" oder „ungenügende" Planung kann auch in Bereichen auftreten, die aufgrund sehr hoher Komplexität und Individualität grundsätzlich schwer planbar sind oder Aufgabenerledigungen trotz eigentlich vorab guter Planung nicht daran ausgerichtet durchgeführt werden können.

Checkliste

Umgang mit Stress

Grundsätzliche Empfehlungen für den persönlichen Umgang mit Stress innerhalb solcher Situationen oder Arbeitsfelder, aber auch im generellen Sinn können z. B. folgende sein:
- Gute Vorbereitung und Vorarbeit (so gut es möglich ist) für eine generelle Ausbildung von innerer Sicherheit
- Fehler, Mängel, Probleme oder Stolperstellen für eine gute (Vor-)Planung analysieren und identifizieren (diese müssen bewusst und greifbar werden)
- Analyse: Welche persönlichen Fähigkeiten stehen den entsprechenden Anforderungen einer Situation gegenüber?
- Erkannte Anforderung in einzelne Schritte einteilen und entsprechende Ziele generieren und formulieren
- Zeitliche Planungseinheiten differenzieren, z. B. gezielt zwischen Stunden bis hin zu Jahren (z. B. Tagespläne, Wochenpläne, Jahrespläne etc.)
- Verknüpfen der aktuellen (herausfordernden) Situation mit bereits erlebten (und gemeisterten) reflektieren und auf den vorhandenen Erfahrungsschatz zurückgreifen
- Stärken und Ressourcen in den Mittelpunkt stellen, sich nicht an Schwächen orientieren und ggf. externe Ressourcen nutzen
- Versagensängste genau betrachten, um zu identifizieren und zu verstehen, welche Auslöser dahinterliegen
- Planungen mit Terminen, z. B. zur Nachvollziehbarkeit immer schriftlich fixieren
- In jeder Planung zeitliche Puffer miteinplanen, grundsätzliche Wartezeiten aber vermeiden
- Möglichst kontinuierliche Planungen entwerfen
- Ungestörte Zeiträume einplanen und entsprechende Umgebung dafür schaffen
- Leistungsfresser identifizieren und abschaffen (z. B. anhand einer Störliste)
- Pausen und Belohnungen gönnen
- Planungsliste im Blickfeld aufhängen
- Erreichte Erfolge wertschätzen und würdigen

Wurde eine Stresssituation bzw. eine entsprechende Herausforderung anhand der Planung abschließend positiv gemeistert, muss dieser Erfolg gebührend gewürdigt werden. Ist dann anschließend noch ein bestimmtes Energielevel vorhanden, sollte diesem ein positiver Bezugsrahmen zur Verfügung gestellt werden, in den dieser eingebracht werden kann. Abschließend ist es wichtig, sich eine wirklich gute Ruhephase zu gönnen, denn

meistens steht dann bereits eine neue Herausforderung oder Stresssituation an, welche es wieder gut zu meistern gilt.
Insbesondere im beruflichen Bereich sollte das langfristige Ziel in der Bewältigung von Stresssituationen sein, dass sich das Anforderungsprofil an bestimmte Tätigkeiten oder Situationen mit vorhandenen oder dann weiterentwickelten Fähigkeiten ergänzt. Es ist nicht empfehlenswert, sich über einen langen Zeitraum gefühlt nie endenden Stresssituationen zu stellen. Anforderungen sollen Aussicht auf Erfolg beinhalten und Spaß machen. (vgl. Bischof & Bischof 1997)

3.6.4 Das Psychodrama-Verfahren

Definition

Psychodrama

„Das Psychodrama ist ein in der ersten Hälfte des 20. Jahrhunderts von Jacob Levy Moreno entwickeltes Verfahren der Psychotherapie und Beratung. Das Prinzip des Psychodramas besteht darin, die subjektiv erlebte Wirklichkeit (griech. „psyche" = Seele) eines Fallgebers bzw. einer Fallgeberin, die im Psychodrama als Protagonist/in bezeichnet wird, in Form von szenischem Handeln (griech. „drama" = Handlung) erlebbar und reflektierbar zu machen, um so Veränderungsmöglichkeiten zu eröffnen. Neben dieser klassischen, protagonistenzentrierten Arbeitsweise umfasst der psychodramatische Kosmos eine Vielzahl weiterer Methoden, die alle auf demselben Prinzip basieren, beispielsweise

- *psychodramatische Aufstellungen (Virginia Satir, die die Entwicklung der heute weitaus bekannteren systemischen Aufstellungsarbeit maßgeblich prägte, war mit Morenos Arbeit durch persönliche Besuche an seinem Institut vertraut),*
- *das Soziodrama, das der Analyse von Gruppenprozessen und der Reflexion gesellschaftlicher Dynamiken dient,*
- *das Bibliodrama, bei dem die Teilnehmerinnen Szenen aus der Bibel nachspielen, um zu einem tieferen Verständnis biblischer Texte zu gelangen."*

(von Almen & Kramer 2015, S. 1)

Das Psychodrama-Verfahren gliedert sich in seinem Prozess und innerhalb seiner Ausrichtung in drei Grundelemente:

- **Drama** = Improvisation
- **Gruppenverfahren** (Gruppe als Stützsystem und Resonanzboden für den Einzelnen)
- **Soziometire** (inkl. unterschiedlicher systemischer Elemente)

Kernelement dieses Instruments ist eine sogenannte **szenische Darstellung** (Aufstellung) bestimmter äußerer wie auch innerer Konstellationen von Personen, durch die eine *Rollenvielfalt* (Perspektivenvielfalt) ermöglicht werden kann. Als solche Konstellationen werden beispielsweise unterschiedliche Rollenfunktionen, Ego-States (Ich-Zustand) oder andere Aspekte beschrieben. Dies kann nicht nur im Gruppen- sondern ebenfalls im Einzelsetting durchgeführt werden. Durch diese Art der „Veranschaulichung" eines Kontexts soll es Personen infolgedessen möglich sein, entsprechende (inter-) personale Faktoren adäquat

- zu erkennen, zu untersuchen, zu verstehen und
- gewünschte *Veränderungsprozesse oder -potenziale* innerhalb des *Wechselspiels zwischen sozialen Beziehungen und dem individuellen Handeln* besser generieren zu können.

Findet dieses Verfahren innerhalb einer Gruppe statt, ist es sehr wichtig, dass eine offene und wertfreie Umgebung gegeben ist, in der sich der jeweilige „Darsteller" oder „Protagonist" im Gruppensystem sicher fühlt. Der genaue Ablauf dieses Verfahrens richtet sich in seiner Anwendung ebenfalls explizit an die jeweiligen Fähigkeiten, Persönlichkeiten und Bedarfe der Teilnehmenden.
Durch das Psychodrama-Verfahren sollen

- individuelle Handlungsmöglichkeiten erkannt,
- Perspektivenwechsel durch Rollentausch ermöglicht und
- erstrebenswerte oder als positiv wahrgenommene Veränderungsprozesse oder -wünsche in Gang gesetzt werden.

Nach Moreno ist der Mensch erst in der Lage seine Persönlichkeit tatsächlich zu entfalten und unterschiedlichen Situationen vielfältig zu begegnen, wenn dieser seinem ganzen Potenzial an *Spontanität und Kreativität* freien Lauf lässt **(Spontanitätskonzept)**.
(vgl. Moreno Institut 2023)

3.6.5 Themenzentrierte Interaktion (TZI) nach Ruth Cohn

„Die TZI unterstützt Menschen, die in sozialen Situationen Aufgaben bearbeiten und dabei gut zusammenarbeiten, führen, leiten, miteinander leben oder lernen wollen - selbst unter schwierigen inneren oder äußeren Bedingungen. Dadurch ent-

steht ein Arbeitsklima, das Motivation und kreative Potentiale freisetzt." (Ruth Cohn Institute for TCI-international 2015, S. 5)

Das Konzept der **Themenzentrierten Interaktion (TZI)** nach der Psychoanalytikerin Ruth Cohn befasst sich auf ressourcenorientierter Basis mit der individuellen Person und deren (Aus-)Wirkung in zwischenmenschlichen Situationen und Handlungsfeldern und kann sowohl im Gruppen-, als auch Einzelsetting angewandt werden.

Merke

Konzept der TZI

Das Handlungskonzept der TZI beschäftigt sich also gezielt mit der *Wechselwirkung zwischen Personen und deren Umwelt.* Durch diese systemische Betrachtung soll jedem Individuum die eigene Bedeutung innerhalb einer Gruppe oder eines Teams bewusstwerden. Dabei geht es viel um das Thema **Verantwortungsübernahme** (*Selbstständigkeit*) und **Abhängigkeit**.

Gegenstandsbereich der TZI ist deshalb sowohl

a) die *Person selbst* mit ihrer individuellen und fachlichen Eigenverantwortung innerhalb ihres Tuns als auch

b) die Übernahme von Mitverantwortung über das eigene Handeln für das Erreichen eines gemeinsamen Ziels durch eine gemeinsame Leistung innerhalb eines *Teams.*

Der grundsätzliche *Zusammenhalt* einer Gruppe oder der *Identifikationsgrad* mit einem Team wird hierbei wesentlich in der von jedem Mitglied individuell empfundenen Attraktivität der bestehenden Konstellation gesehen **(Gruppen-Kohäsion).** Die Bewertung der *Attraktivität* setzt sich hierbei aus dem individuellen Erleben der einzelnen Personen in Bezug auf

- die persönliche Zielerreichung durch das Team,
- die Annahme der eigenen Person innerhalb des Teams,
- die grundsätzliche soziale Interaktion und
- das persönliche Ansehen (Prestige), das durch die Gruppenzugehörigkeit erreicht werden kann

zusammen.

Dieser **Zusammenhalt** und der jeweilige **Identifikationsgrad** haben dann wesentliche Auswirkungen auf das individuelle Erleben der Aspekte von *Selbstständigkeit* und *Abhängigkeit.*

Anteile der Identifizierungsgrade von Teammitgliedern:

- *Gruppennorm:* Von der Mehrheit vertretene, akzeptierte und erwartete Verhaltensregeln, die bei Nichtbefolgung sanktioniert werden.
- *Gruppenidentität:* Ausprägungsgrad des „Wir-Bewusstseins" sowie Abgrenzungsgrad zu anderen Gruppen oder Teams (erkennbar auch z. B. an Gruppenjargon, Insidern, Kleidung etc.).
- *Gruppenstruktur:* Unterschiedliche Rollenfunktionen, formelle oder informelle Rollenzuschreibungen und Rangfolgen. Diese Struktur kann durch Veränderungen (neue Teammitglieder oder das Ausscheiden eines Teammitglieds) stark irritiert werden.
- *Gruppenklima:* Befindlichkeit einer Gruppe oder eines Teams, die sich direkt auf die Zusammenarbeit, den Umgang miteinander und die Leistungsfähigkeit auswirkt, z. B. harmonisch, heiter, leistungsorientiert, ehrgeizig, feindselig etc. Das jeweilige Gruppenklima hat zudem auch erheblichen Einfluss auf den Umgang mit Konflikten (verdeckte oder offene Konflikte).
- *Gruppendynamik:* Wechselseitige Einflüsse zwischen den verschiedenen Teammitgliedern (Interaktion, Kohäsion, Rollen und Status, Fähigkeit zur Problemlösung, Leistungsergebnisse, etc.).

Axiome der menschlichen Spannungsfelder

1. **Axiom: Selbstständigkeit vs. Abhängigkeit**
   Autonomie beinhaltet Selbststeuerung und Entscheidungsfreiheit. Diese hängt jedoch immer und unwiderruflich mit einer wechselseitigen Abhängigkeit von der Umwelt und dem persönlichen Umfeld ab – und andersherum. Nach den Überzeugungen der TZI wächst die individuelle Autonomie innerhalb dieses Konstrukts aber parallel zum Ausprägungsgrad der Bewusstheit über diese *wechselseitigen Abhängigkeiten.*
2. **Axiom: Humanistische Werteorientierung vs. individuelle Werteorientierung**
   Anhand der TZI müssen diese beiden Werteorientierungen in Einklang gebracht werden. Dies bedeutet: Beachtung *humanistischer Werte* und Bewusstwerdung über *eigene Werte*, um reflektierte Entscheidungen anhand einer dann einschätzbaren Balance treffen zu können (ethisches Spannungsfeld).
3. **Axiom: Freiheit vs. Bedingtheit**
   Ähnlich zu Axiom 1 bezieht sich dieses Axiom auf die Freiheit bzw. Abhängigkeit eines Individuums, Entscheidungen zu treffen. Die persön-

liche Entscheidungsfreiheit wird hierbei immer anhand einer wechselseitigen Abhängigkeit beeinflusst, innerhalb der die TZI die Überzeugung vertritt, dass individuelle Entscheidungsfreiheit größer wird, umso mehr Bewusstheit über bestehende *Grenzen* vorliegt. Erst dadurch wird es möglich, diese (bewusst) zu überschreiten und eine Entwicklung anzustoßen.

Vier-Faktoren-Modell der TZI

„Überall, wo Menschen miteinander arbeiten, miteinander lernen, miteinander leben, sind vier Faktoren wirksam." (Ruth Cohn Institute for TCI-international 2015, S. 8)

Das **Vier-Faktoren-Modell** der TZI dient als Basis für eine spezifische *Problemanalyse.* Die vier Faktoren setzen sich hierbei aus den *individuellen Personen eines Teams, dem Team als Gesamtes, dem Aufgaben- oder Sachinhalt sowie den beeinflussenden Umweltfaktoren* zusammen und werden als gleichwertige Größen behandelt.

1. Die Person selbst (**ICH**): *Individuelle Person der einzelnen Teammitglieder*
   Identifikation von Ich-Erwartungen, Subjektivität und Individualität (persönliche Bedürfnisse und Voraussetzungen für Wohlbefinden)
   - Persönlichkeits- und Kompetenzentwicklung durch Identifikation und Weiterentwicklung persönlicher Stärken
   - Bewusstwerden über die persönliche subjektive Wahrnehmung samt individueller Gefühle, Denkhaltungen, Überzeugungen, Vorstellungen, Erwartungen etc.
   - Förderung von Selbstständigkeit, Eigenverantwortlichkeit, Entscheidungs- und Handlungsvermögen
2. Gruppe/Team (**WIR**): *Beziehung und Interaktion der Teammitglieder (ICH-WIR) und mit dem Thema (WIR-ES bzw. ICH-ES)*
   - Identifikation von WIR-Themen: Bedürfnisse und Erwartungen im Umgang miteinander und der Ausgestaltung der Teambeziehungen
   - Ausbildung eines neuen „Ganzen"
   - Effektives Lernen und (Zusammen-)Arbeiten in professioneller Weise
   - Konfliktidentifikation, -bearbeitung und -prävention
   - Förderung einer zielgerichteten und ergebnisorientierten Zusammenarbeit
3. Thema (**ES**): *Sachinhalt oder Aufgabe*
   Identifikation von ES-Themen: ziel- und ergebnisbezogene und Aufgabenerwartungen
   - Analyse, Planung, Steuerung und Gestaltung von Teamprozessen
   - Mitarbeiter- und Unternehmensführung
   - Mitarbeiter- und Führungskräfteentwicklung
   - Veränderungsprozesse, Umstrukturierungen

   Als optimale Zusammenarbeit gilt ein Zustand, in dem alle ICHs anhand ihres Zusammenwirkens im WIR die gemeinsame Aufgabe (ES) sowohl als eigenes als auch teaminternes Anliegen bewerten und wahrnehmen.
4. Umwelt (**GLOBE**): *Kontext, Einflussfaktoren, Rahmenbedingungen*
   Identifikation und Miteinbeziehung entsprechender Umweltfaktoren, die die Teamarbeit und Aufgabe beeinflussen und die wiederum von Teamarbeit beeinflusst werden, wie z. B. organisationale, strukturelle, (sozial-)politische etc. Faktoren, Personen und Geschehnisse.

Als eine dynamische Balance dieser vier Faktoren wird eine ausgewogene Beziehung, also ein Gleichgewicht zwischen den einzelnen Teammitgliedern (ICH), dem Team als Gesamtes (WIR) und zur jeweiligen Aufgabenerfüllung (ES) beschrieben. Weder die einzelne Person oder das Team noch die prinzipielle Aufgabenerfüllung stehen hier als einzelner Anteil im Vordergrund, sondern fließen ineinander ein. Der GLOBE wird hierbei als wichtig, aber nicht umfassend beschrieben.

Postulate der TZI

Die Förderung der persönlichen Handlungsfähigkeit erfolgt nach der TZI anhand von zwei Postulaten (► Tab. 3.18): dem **Chairpersonpostulat** (sich selbst leiten) und dem **Störungspostulat** (Störungen haben immer Vorrang).

Nützliche Tipps zur Verzahnung der Postulate und Axiome sind beispielsweise:

- ICH-, keine WIR- oder MAN-Aussagen
- Inhalt von Fragestellungen sollte immer auch der Hintergrund für diese und die persönliche Bedeutung der Frage sein
- Authentische und ausgewählte Kommunikation
- Achtung vor Interpretationen und Verallgemeinerungen
- Seitengesprächen den Vortritt lassen
- Es spricht immer nur eine Person

(vgl. Birker & Birker 2007; vgl. Ruth Cohn Institute for TCI-international)

Tab. 3.18 Die zwei Postulate der TZI

Postulat	Inhalt
1. Chair-person-postulat	• Bewusst werden über innere sowie äußere Wirklichkeit (Spektrum zwischen Selbstbestimmung und Abhängigkeit) • Wahrnehmen von Möglichkeiten und Grenzen, z. B. im Rahmen von Entscheidungsprozessen • Sich selbst und die persönliche Umwelt besser verstehen • Weiterentwickeln der persönlichen Entscheidungsfähigkeit und Verantwortungsübernahme • In Einklang bringen von eigenen Interessen oder Anliegen mit der Umwelt (dem Team)
2. Störungs-postulat	• Störungen beeinflussen jegliche Art von Handlungs- und Arbeitsfähigkeit • Störungen müssen ernst und bewusst wahrgenommen und nicht ignoriert werden, ansonsten potenzieren sich diese

3.6.6 Systemische Supervision und systemische Beratung

Seit Ende der 1960er Jahre wurden anhand der kontinuierlichen Entwicklungen innerhalb der Systemtheorien entsprechende Erkenntnisse immer mehr in die Supervisionspraxis übernommen. Dies zeichnete sich beispielsweise dadurch aus, dass innerhalb eines Supervisionsprozesses nicht mehr „nur" das Problem eines Supervisanden wahrgenommen und in den Fokus gerückt wurde, sondern die jeweilige soziale Systemstruktur, z. B. die Familie der Person mit in den (supervidierenden) Blick genommen wurde. Wichtige Erkenntnisse aus diesem Bereich waren beispielsweise:

- Zirkuläre Struktur von sozialen Systemen nach Gregory Bateson
- Erklärungsmodelle aus der Kybernetik und dem Konstruktivismus
- Kommunikationsmodell nach Paul Watzlawick (► 1.3.2)
- Psychodrama (Jacob Levy Moreno, ► 3.6.4)
- Gestalttherapie (Fritz Perls)
- Familientherapeutische Modelle (Virginia Satir, Salvador Minuchin, Jay Haley)
- Gesprächsführung nach Carl Rogers (► 3.6.1)
- etc.

Parallel zu dieser Entwicklung veränderte sich auch das bis dahin eher primäre Einsatzgebiet der Supervision als Einzelintervention. Es ging zunehmend um systemische Gedanken und Grundhaltungen – das „Denken in Systemen" (Kommunikations-, Bedeutungs- und Beziehungssysteme). Mit immer mehr Fokus auf das soziale System, in dem sich eine Person befindet – so auch in beruflicher Hinsicht in seinem Team – veränderte sich die Angebotslandschaft zunehmend mehr hin zu Gruppensupervisionen.

Heutzutage ist systemische Supervision, als solche bezeichnet, in der Literatur ein eher seltenes Thema. Der Fokus liegt nun eher im Bereich der systemischen Therapie, der systemischen Beratung und dem systemischen Coaching.

(vgl. Haselmann 2009)

Merke

System und Kontext

Systemische Beratungsansätze beschäftigen sich mit den Wechselwirkungen der zu beratenden Person, Gruppe oder Organisation in Bezug auf ihr oder deren jeweiliges soziales System (Kontext).

3.6.7 Interkulturelles Coaching in Gesundheitsberufen

Das Konzept des **„Interkulturellen Coachings für geflüchtete Fachkräfte in Gesundheitsberufen"** entsprang ursprünglich einem Projekt des Universitätsklinikums Hamburg-Eppendorf. Ziel dieses Projekts war hierbei eine persönliche und berufliche Förderung bzw. Unterstützung von Personen, die aus ihrem Herkunftsland fliehen mussten, dort aber bereits in Gesundheitsberufen tätig waren.

Interkulturelles Coaching gilt deshalb insbesondere in der Arbeit und Unterstützung von geflüchteten Personen als sehr geeignet, kann aber grundsätzlich in jedem Bereich Anwendung finden, wenn ausländische Fachkräfte fachliche Begleitung benötigen. Unterstützungsbereiche interkulturellen Coachings sind generell sämtliche Bereiche erlebter *individueller, institutioneller oder struktureller Hürden oder Herausforderungen*, die von einer aus dem Ausland stammenden oder geflüchteten Person überwunden werden müssen, wie z. B.:

- Zugang zum Arbeitsmarkt und (Wieder)Einstieg in einen Gesundheitsberuf
- Generelle aufenthaltsrechtliche Bestimmungen
- Zugang zu Sprachkursen und Anerkennungsprozessen
- Mangelnde organisationale Unterstützung oder Entwicklungsmöglichkeiten
- Konflikte mit Kolleginnen und Kollegen sowie Patienten, Bewohnern oder deren Angehörigen etc.

Innerhalb eines interkulturellen Coachingprozesses können Personen dahingehend sowohl in spezifischen **interkulturellen Themen** als auch bei grundsätzlichen **persönlichen Anliegen** begleitet werden. Ein sehr wertvolles Instrument stellt interkulturelles Coaching zudem dafür dar, innerhalb eines interkulturellen Teams eine sogenannte **interkulturelle Sensibilität** auszubilden. Häufig sind z. B. jeweilige Strukturen, Wertvorstellungen, Normen verschiedener Kulturen oder spezifische Strukturen des deutschen Gesundheitssystems nicht oder zu wenig bekannt und unterschiedliche Verhaltensweisen oder Gegebenheiten schwer nachvollziehbar. Interkulturelles Coaching kann innerhalb solch teilweise sehr konfliktträchtiger Situationen dabei unterstützen, die jeweilige Beziehungsebene zwischen Akteuren und kontextspezifischen Aspekten zu identifizieren, in Bezug zueinander zu setzen und zu reflektieren. Die Beratungsausrichtung kann sich, je nach Ausprägung, lösungs- und ressourcenorientiert am spezifischen Bedarf orientieren.

Schwerpunkte sind beispielsweise:

- „Das Gesundheitssystem in Deutschland,
- Rechte und Pflichten von Arbeitnehmer/innen und Arbeitgeber/innen,
- Kommunikation im Krankenhaus,
- Gesprächsführung mit Patient/innen,
- Schweigepflicht im Krankenhaus,
- Umgang mit Fehlern im Krankenhaus,
- Zusammenarbeit mit Vorgesetzten,
- Interprofessionelle Zusammenarbeit,
- Umgang mit Rassismus,
- Umgang mit Scham,
- Berufliche Integration in Deutschland (Bewerbungen)."

(Khan-Gökkaya 2020, S. 387)

Kritischer Blick

Welche Vor- und Nachteile haben Supervision und Coaching?

Pro

- Unterstützung in der Reflexion und Weiterentwicklung der eigenen Persönlichkeit und des Charakters
- Ermöglichung eines Perspektivwechsels und damit ggf. die Möglichkeit zu Meinungsänderungen
- Verarbeitung von belastenden beruflichen Situationen
- Prävention und Förderung der psychischen Gesundheit und der persönlichen Resilienz
- Rollenklärung und Überdenken des eigenen Rollenhandelns

Contra

- Eventuelle Fehleinschätzung der Tiefe und Komplexität der Themenstellungen durch wenig situationsspezifisches Berufswissen der coachenden/supervidierenden Person
- Misslingen eines Coaching- bzw. Supervisionsprozesses durch möglicherweise mangelnde Anerkennung und Akzeptanz der supervidierenden Person
- Sinnvolle und gesunde Abgrenzung zum therapeutischen Prozess nicht immer eindeutig und einfach zu ziehen

Wiederholungsfragen

1. Erläutern Sie den Unterschied zwischen Supervision, Coaching und kollegialer Beratung und gehen Sie dabei auf die entsprechenden Möglichkeiten ein (► 3.2).
2. Bei vielen Menschen ist der Begriff des Stresses negativ belegt. Erläutern Sie, warum es auch positiven Stress geben kann und warum ggf. negativer Stress trotzdem zu einer Weiterentwicklung der jeweiligen Person beitragen kann (► 3.3 und ► 3.4).
3. Erklären Sie, in welchen Ausprägungen Gewalt in der Pflege stattfinden kann und welche Ursachen dafür bekannt sind (► 3.3.8).
4. Reflektieren Sie Ihre persönliche Motivation dafür, in einen helfenden Beruf gegangen zu sein und leiten Sie mögliche Gefahren daraus ab (► 3.4.1).
5. Erläutern Sie die Gesprächsführungsmethode des „Motivational Interviewings" zur Förderung intrinsischer Veränderungsmotivation. Wie wird die Verhaltensänderung hierbei erreicht und mit welchen Basisprinzipien muss die beratende Person ausgestattet sein? (► 3.4.5).

6. Beschreiben Sie kurz drei Instrumente/Methoden von Supervision und Coaching und grenzen Sie diese voneinander ab (► 3.6).

LITERATUR

Albrecht L. Professionalisierung der Pflege und deren Auswirkungen auf die Praxisanleitung. In Braunschweiger C, Köder C. Praxisanleitung Pflege. Lehrbuch für die Weiterentwicklung. 1. Auflage. München: Elsevier GmbH, 2022.

Almen F von, Kramer J. Einführung in das Psychodrama. Für Psychotherapeuten, Berater, Pädagogen, soziale Berufe. ISBN 978-3-662-45625-5. Berlin, Heidelberg: Springer-Verlag, 2015.

Amelang M, Birbaumer N, Graumann C F (Hrsg.). Temperaments- und Persönlichkeitsunterschiede. Deutsche Gesellschaft für Psychologie. Enzyklopädie der Psychologie Theorie und Forschung Differentielle Psychologie und Persönlichkeitsforschung. Bd. 3. Göttingen: Hogrefe Verlag für Psychologie, 1996.

American Psychiatric Association. Diagnostic and Statistical Manual of Mental Disorders. Fifth Edition. DSM-5. Arlington: American Psychiatric Publishing, 2013.

Badura B, Ducki A, Schröder H, Klose J, Meyer M. Fehlzeiten-Report 2017. Krise und Gesundheit - Ursachen, Prävention, Bewältigung. Zahlen, Daten, Analysen aus allen Branchen der Wirtschaft. Berlin, Heidelberg: Springer-Verlag, 2017.

Baranzke H. Karin Kersting (2016) Die Theorie des Coolout und ihre Bedeutung für die Pflegeausbildung. Ethik Med (2018) 30:173–176.

Behr M. Hinz A. Biografische Rekonstruktionen und Reflexionen – Zum 100. Geburtstag von Carl Rogers. Gesprächspsychotherapie und Personzentrierte Beratung.33, (3), 197-210.2002

Belardi, N. Supervision: Eine Einführung für soziale Berufe. 2. Auflage. Freiburg i.Br: Lambertus-Verlag, 1998.

Berndt C. Resilienz: Das Geheimnis der psychischen Widerstandskraft. Was uns stark macht gegen Stress, Depressionen und Burn-out. München: dtv Verlagsgesellschaft, 2015.

Birker G, Birker K. Teamentwicklung und Konfliktmanagement. Effizienzsteigerung durch Kooperation. 2., erweiterte Auflage. Berlin: Cornelsen Verlag, 2007.

Bischof A, Bischof K. Selbstmanagement. effektiv und effizient. Taschenguide. Einfach! Praktisch! Freiburg i. Br Haufe Verlag, 1997.

Blank A. Zittlau N. Dienstübergabe Pflege. Einführung und Umsetzung im Team. ISBN: 978-3-662-54622-2. Berlin, Heidelberg: Springer-Verlag, 2017.

Blümel S, Franzkowiak P, Kaba-Schönstein L (Hrsg.). Leitbegriffe der Gesundheitsförderung und Prävention. Glossar zu Konzepten, Strategien und Methoden. Bundeszentrale für Gesundheitliche Aufklärung (BZgA). Neuausgabe. Gamburg: Verlag für Gesundheitsförderung, 2011.

Brandenburg I. Psychologie der erlernten Hilflosigkeit. Hamburg: Diplomica-Verlag, 2014.

Brandenburg, H. Lebensqualität von Menschen mit schwerer Demenz in Pflegeoasen. DOI: doi.org/10.1007/s00391-012-0396-1. Gerontol Geriat 46, 417–424 (2013).

Braunschweiger C, Köder C. Praxisanleitung Pflege. Lehrbuch für die Weiterentwicklung. 1. Auflage. München: Elsevier GmbH, 2022.

Brown J M, Miller W R. Impact of motivational interviewing on participation and outcome in residential alcoholism treatment. In: Psychology of Addictive Behaviors (7), 1993, S. 211–218.

Bundesagentur für Arbeitsschutz und Arbeitsmedizin (BAuA). 2005: Berufsausstieg bei Pflegepersonal. Arbeitsbedingungen und beabsichtigter Berufsausstieg bei Pflegepersonal in Deutschland und Europa. 1. Auflage. Schriftenreihe der Bundesanstalt für Arbeitsschutz und Arbeitsmedizin: Übersetzung, Ü 15. ISBN: 3-86509-247-0. Bremerhaven: Wirtschaftsverlag NW Verlag für neue Wissenschaft GmbH, 2005.

Bundesamt für Sicherheit in der Informationstechnik: IT-Grundschutz-Schulung. Definitionen: Störungen, Notfälle, Krisen und Katastrophen. Aus: www.bsi.bund.de/DE/Themen/Unternehmen-und-Organisationen/Standards-und-Zertifizierung/IT-Grundschutz/Zertifizierte-Informationssicherheit/IT-Grundschutzschulung/Online-Kurs-Notfallmanagement/1_Einfuehrung/4_Definitionen/Definitionen_node.html. (letzter Zugriff: 19.2.2023).

Bundesinstitut für Arzneimittel und Medizinprodukte (BfArM). ICD-10. Kapitel V Psychische und Verhaltensstörungen. Aus: https://www.dimdi.de/static/de/klassifikationen/icd/icd-10-gm/kode-suche/htmlgm2015/block-f40-f48.htm (letzter Zugriff: 19.2.2023).

Bundesinstitut für Arzneimittel und Medizinprodukte. ICD-11 in Deutsch – Entwurfsfassung. ICD-11 für Mortalitäts- und Morbiditätsstatistiken (MMS), 2023. Aus: www.bfarm.de/DE/Kodiersysteme/Klassifikationen/ICD/ICD-11/uebersetzung/_node.html. (letzter Zugriff: 7.3.2023).

Bundesinstitut für Arzneimittel und Medizinprodukte. ICD-11 in Deutsch – Entwurfsfassung. Aus: www.bfarm.de/DE/Kodiersysteme/Klassifikationen/ICD/ICD-11/uebersetzung/_node.html (letzter Zugriff: 19.2.2023).

Bundesministerium der Justiz. Gesetz über die Pflegeberufe 1 (Pflegeberufegesetz - PflBG). www.gesetze-im-internet.de/pflbg/__5.html. (letzter Zugriff: 19.2.2023).

Burke B L, Arkowitz H, Menchola M. The efficacy of motivational interviewing. A meta-analysis of controlled clinical trials. In: Journal of Consulting and Clinical Psychology (71), 2003. S. 843–861.

Büssing A, Surzykiewicz J, HE Archbishop Zimowski Z. Dem Gutes tun, der leidet. Hilfe kranker Menschen – interdisziplinär betrachtet. DOI: doi.org/10.1007/978-3-662-44279-1. ISBN: 978-3-662-44278-4. Berlin, Heidelberg: Springer-Verlag, 2015.

Cherniss C. Jenseits von Burnout und Praxisschock. Hilfen für Menschen in lehrenden und beratenden Berufen. Weinheim, Basel: Beltz Verlag, 1999.

Colby S M, Monti P M, Barnett N P, Rohsenow D J, Weissman K, Spirito A, Woolard R H, Lewander W J. Brief motivational interviewing in a hospital setting for adolescent smoking. A preliminary study. In: Journal of Consulting and Clinical Psychology (66), 1998. S. 574–578.

Cuypers Ch.: PTBS in der Pflege. Pflegekräften fehlt seelische Betreuung nach belastenden Ereignissen. 2016. Aus: https://die-pflegebibel.de/2016/06/03/ptbs-in-der-pflege/ (letzter Zugriff: 19.2.2023).

Dannemeyer P, Dannemeyer R. NLP-Practitioner-Lehrbuch. Potenziale entfalten mit Neurolinguistischem Programmieren. Reihe Kommunikation. Paderborn: Junfermann Verlag, 2016.

Demmel R. Motivational Interviewing. In: Linden M, Hautzinger M (Hrsg.). Verhaltenstherapiemanual. 6. Auflage. Berlin, Heidelberg: Springer-Verlag, 2005. S. 228–233.

Deutsche Fachgesellschaft Psychiatrische Pflege (DFPP): Stellungnahme "Zum Umgang mit freiheitsentziehenden Maßnahmen in der akutpsychiatrischen stationären Versorgung. 2016. Aus: www.dfpp.de/archiv/dfpp/SN-DFPP_FEM-AkutpsychVersorgung.pdf (letzter Zugriff: 19.2.2023).

Deutsche Gesellschaft für Psychiatrie und Psychotherapie, Psychosomatik und Nervenheilkunde (dgppn): Unipolare Depression: Leitlinie umfassend überarbeitet und erweitert. Pressemitteilung. 2015. Aus: www.dgppn.de/presse/pressemitteilungen/pressemitteilungen-2015/leitlinie-depression.html. (letzter Zugriff: 7.3.2023).

Deutsche Gesellschaft für Supervision und Coaching e.V. (DGSv). Basiswissen. 2022. Aus: www.dgsv.de/services/praktische-hinweise/basiswissen/ (letzter Zugriff: 19.2.2023).

Deutsche Gesellschaft für Supervision und Coaching e.V. (DGSv). Ethische Leitlinien der Deutschen Gesellschaft für Supervision e.V. 2003. Aus: www.dgsv.de/wp-content/uploads/2017/08/DGSv_Ethische-Leitlinien_2017_09_22.pdf (letzter Zugriff: 19.2.2023).

Deutsches Institut für Medizinische Dokumentation und Information (DIMDI). ICD-10-GM Version 2015. Aus: www.dimdi.de/static/de/klassifikationen/icd/icd-10-gm/kode-suche/htmlgm2015/block-f40-f48.htm#:~:text=1%20Posttraumatische%20Belastungsst%C3%B6rung&text=-Diese%20entsteht%20als%20eine%20verz%C3%B6gerte,eine%20tiefe%20Verzweiflung%20hervorrufen%20w%C3%BCrde (letzter Zugriff: 19.2.2023).

Deutsches Institut für Normung e.V. DIN EN ISO 10075-1 Ergonomische Grundlagen bezüglich psychischer Arbeitsbelastung - Teil a: Allgemeines und Begriffe (ISO 10075:1991). Deutsche Fassung EN ISO 10075-1:2000. Berlin: Beuth Verlag, 2000.

Dunn C., DeRoo L, Rivara F P. The use of brief interventions adapted from motivational interviewing across behavioral domains. A systematic review. In: Addiction (96), 2001. S. 1725–1742.

Fengler J. Helfen macht müde. Zur Analyse und Bewältigung von Burnout und beruflicher Deformation. 7. Auflage. Stuttgart: Klett-Cotta, 2008.

Figley C R. Compassion Fatigue. Coping with Secondary Traumatic Stress Disorder in Those Who Treat the Traumatized. New York: Taylor & Francis Group, Routledge, 1995.

Fishbein M, Ajzen I. Belief, attitude, intention and behavior. An introduction to theory and research. (Addison-Wesley series in social psychology) Reading, Mass.: Addison-Wesley, 1975.

GK Quest Akademie GmbH. Was ist Motivational Interviewing? Aus: https://www.motivational-interview.de/was-ist-mi. (letzter Zugriff: 7.3.2023).

Guirgis F. Ausmaß, Risiko- und Schutzfaktoren einer Sekundären Traumatisierung bei den Haupt- und Ehrenamtlichen in der Arbeit mit traumatisierten Geflüchteten. Bachelorarbeit. Jena, 2019.

Hackmann T, Müller D. Berufsausstieg in der Pflege – Herausforderungen an die betriebliche Praxis. Eine empirisch-analytische Untersuchung am Beispiel der Pflegeeinrichtungen im Landkreis Reutlingen [Überarbeitete Fassung / revised version November 2012]. IN Sozialer Fortschritt Vol. 61; Issue 9. 2012. S. 227-236.

Haselmann S. Systemische Beratung und der systemische Ansatz in der Sozialen Arbeit. In: Michel-Schwartze B. (Hrsg.). Methodenbuch Soziale Arbeit. DOI: doi.org/10.1007/978-3-531-91453-4_6. Wiesbaden: VS Verlag für Sozialwissenschaften, 2009.

Hecker T, Maercker A. Komplexe posttraumatische Belastungsstörung nach ICD-11. DOI: doi.org/10.1007/s00278-015-0066-z. Psychotherapeut 60, 2015, S. 547–562. Aus: www.zora.uzh.ch/id/eprint/115691/6/Hecker_KPTBS_in-press.pdf (letzter Zugriff: 19.2.2023).

Heckhausen J, Heckhausen H (Hrsg.). Motivation und Handeln. 4., überarbeitete und erweiterte Auflage. Berlin, Heidelberg: Springer-Verlag, 2010.

Hedenigg S, Henze G (Hrsg.). Ethik im Gesundheitssystem. Steuerungsmechanismus für die Medizin der Zukunft. Stuttgart: Kohlhammer Verlag, 2013.

Hiebl C. Supervision in der geriatrischen Pflege. In Schraut V, Trögner J. Pflege Heute. Geriatrische Pflege. ISBN 978-3-437-26701-7. München: Elsevier GmbH, 2020.

Hill Rice V. Theories of Stress and Its Relationship to Health. In: Hill Rice V. (Hrsg.). Handbook of stress, coping, and health. Implications for nursing research, theory, and practice. 2. Auflage. Los Angeles: 2012, S. 22–42.

Hutterer, R. ( ). Selbstexploration. DOI: doi.org/10.1007/978-3-211-99131-2_1706. In: Stumm, G., Pritz, A. (Hrsg.). Wörterbuch der Psychotherapie. Vienna: Springer-Verlag, 2000.

Ispaylar A. Selbstreflexion. In: D. Frey (Hrsg.), Psychologie der Werte, DOI 10.1007/978-3-662-48014-4_16. Berlin, Heidelberg: Springer-Verlag, 2016.

John O P, Naumann L P, Soto C J. Paradigm shift to the integrative Big Five trait taxonomy: History, measurement, and conceptual issues. In O. P. John, R. W. Robins & L. A. Pervin (Hrsg.), Handbook of personality: Theory and research 3. Auflage. New York: The Guilford Press, 2008. S. 114–158.

Jonas K, Stroebe W, Hewstone M, Reiss M (Hrsg.). Sozialpsychologie. Mit 25 Tabellen. 6., vollst. überarb. Auflage. DIO: doi.org/10.1007/978-3-642-41091-8. Berlin: Springer-Verlag, 2014.

Kaluza G. Gelassen und sicher im Stress. Heidelberg: Springer Medizin Verlag, 2007.

Kaluza G. Gelassen und sicher im Stress. Das Stresskompetenz-Buch: Stress erkennen, verstehen, bewältigen. DOI: doi.org/10.1007/978-3-662-55986-4. Berlin, Heidelberg: Springer-Verlag, 2018.

Kastenbaum R. Vicarious grief. An intergenerational phenomenon? In: Death Studies 11 (6), 2007. S. 447-453

Keim V.: Psychosoziale Belastungen in der Pflege. In: Klinikleitfaden Pflege. 9. Auflage. München: Elsevier GmbH, 2019.

Khan-Gökkaya S, Mösko M. Interkulturelles Coaching für geflüchtete Fachkräfte in Gesundheitsberufen: Entwicklung, Durchführung und Evaluation. DOI: doi-org.hske.idm.oclc.org/10.1007/s11613-020-00666-4. In: Organisationsberat Superv Coach 27, 2020. S. 383–399.

Kliner K, Rennert D, Richter M. Gesundheit und Arbeit - Blickpunkt Gesundheitswesen: BKK Gesundheitsatlas 2017 (BKK Gesundheitsreport). ISBN: 9783954663415. Berlin: MWV Medizinisch Wissenschaftliche Verlagsgesellschaft, 2017.

Klingenberg I. Stressbewältigung durch Pflegekräfte. Konzeptionelle und empirische Analysen vor dem Hintergrund des Coping und der Resilienz. ISBN 978-3-658-37437-2. DOI: doi.org/10.1007/978-3-658-37438-9. Berlin, Heidelberg: Springer Gabler, 2022.

Klug Redman B, Abt-Zegelin A, Tolsdorf M, Umlauf-Beck S (Hrsg.) Patientenedukation. Kurzlehrbuch für Pflege- und Gesundheitsberufe. Pflegeberatung Patientenedukation. 2., vollst. überarb. Auflage. Bern: Max Huber Verlag, 2009.

Knieps F, Pfaff H. Gesundheit und Arbeit. Zahlen, Daten, Fakten – mit Gastbeiträgen aus Wissenschaft, Politik und Praxis. BKK Gesundheitsreport 2016. 1. Auflage. ISBN: 978-3-95466-282-1. Berlin: BKK Dachverband, 2016.

Köllner V. Psychisch krank in der Pflege: psychische Belastungen durch den Beruf, Möglichkeit zu Prävention und Rehabilitation. 2015. In: WISO direkt. Aus: library.fes.de/pdf-files/wiso/11244.pdf. (letzter Zugriff: 19.2.2023).

Kordt M. DAK-Gesundheitsreport 2018. Aus: www.dak.de/dak/download/gesundheitsreport-2018-pdf-2073702.pdf (letzter Zugriff: 19.2.2023).

Kröckel S D. Aspekte systemischer Supervision in der Lehrlogopädie. Die Grundlagen. Best of Therapie. ISBN 978-3-658-21808-9, ISBN 978-3-658-21809-6 (eBook). Wiesbaden: Springer Fachmedien, 2018.

Krohne H W. Repression-Sensitization. In: Amelang M, Birbaumer N, Graumann C F (Hrsg.). Temperaments- und Persönlichkeitsunterschiede. Enzyklopädie der Psychologie Theorie und Forschung Differentielle Psychologie und Persönlichkeitsforschung, Bd. 3. Göttingen: Hogrefe Verlag für Psychologie, 1996, S. 153–184.

Laux G et al. Memorix: Memorix Psychiatrie und Psychotherapie DOI: 10.1055/b-0034-400881. Krankheitsbilder und Syndrome von A–Z. Stuttgart: Thieme Verlag, 2011.

Lepore S J, Evans G W. Coping with multiple stressors in the environment. In: Zeidner M, Endler N (Hrsg.). Handbook of coping: Theory, research, applications. Oxford: Wiley, 1996, S. 350–377.

Lewis T F. Osborn C J. Solution-focused counseling and motivational interviewing. A consideration of confluence. In: Journal of Counseling and Development (82), 2004. S. 38–48.

Linden M, Hautzinger M (Hrsg.) Verhaltenstherapiemanual. 6. Auflage. Berlin, Heidelberg: Springer-Verlag, 2005.

Loffing Ch. Coaching in der Pflege. 1. Auflage. Bern: Hans Huber Verlag, 2003.

Maaß E, Ritschl K. Coaching mit NLP. Erfolgreich Coachen in Beruf und Alltag. Ein Übungsbuch. Paderborn: Junfermann Verlag, 1997.

Maier M, Kälin S. Ein „Frühwarnsystem" für den Gesundheitszustand der Belegschaft. DOI: doi.org/10.1007/s11553-015-0509-y. In: Präv Gesundheitsf 10, 2015, 287–292.

Maslach C, Leiter M P. Die Wahrheit über Burnout. Stress am Arbeitsplatz und was Sie dagegen tun können. Wien, New York: Springer-Verlag, 2001.

McVicar A. Workplace stress in nursing: A literature review. In: Journal of Advanced Nursing 44 (6/2003), S. 633–642.

Metz A, Rothe H. Screening psychischer Arbeitsbelastung. Ein Verfahren zur Gefährdungsbeurteilung. Wiesbaden: Springer Fachmedien, 2017.

Miller W R, Rollnick S. Motivational interviewing. Preparing people for change. 2. Edition. New York: Guilford Press, 2002.

Miller W R. Motivational Interviewing. III. On the Ethics of Motivational Intervention. In: Behavioural and Cognitive Psychotherapy 22 (2), 1994, S. 111–123.

Misch F. Coaching in der Altenpflege - Kann gesundheitsförderliches Führungsverhalten mittels Coaching gelingen? In: Organisationsberatung Supervision Coaching. 21. Wiesbaden: Springer Fachmedien, 2014, S. 457–468.

Mitchell J T. Critical Incident Stress Debriefing (CISD). American Academy of Experts. In Traumativ Stress and Clinical Professor of Emergency Health Services; University of Meryland. 2017. Aus: www.info-trauma.org/flash/media-f/mitchellCriticalIncidentStressDebriefing.pdf (letzter Zugriff: 19.2.2023).

Moreno Institut. Psychodrama. 2023. Aus: www.moreno-psychodrama.de/psychodrama (letzter Zugriff: 19.2.2023).

Müller A. Mohr G, Rigotti T. Differenzielle Aspekte psychischer Beanspruchung aus Sicht der Zielorientierung. In: Zeitschrift für Differentielle und Diagnostische Psychologie 25 (4/2004), S. 213–225.

Myers D G. Psychologie.3., vollständig überarbeitete und erweiterte Auflage. Berlin, Heidelberg: Springer-Verlag, 2014.

National Library of Medicine. Motivational interviewing. Aus: pubmed.ncbi.nlm.nih.gov/17716083/#:~:text=-Motivational%20interviewing%20(MI)%20is%20 a,client%27s%20own%20motivations%20for%20 change. (letzter Zugriff: 19.2.2023).

Niehaus A, Westermann C, Kuhnert S. Burn-out bei Beschäftigten der stationären Altenpflege und Geriatrie. Ein Review zur Prävalenz. In: Bundesgesundheitsblatt-Gesundheitsforschung- Gesundheitsschutz 2 (55). Berlin, Heidelberg: Springer Medizin, 2012.

Nienhaus A. Gefährdungsprofile. Unfälle und arbeitsbedingte Erkrankungen in Gesundheitsdienst und Wohlfahrtspflege. 2., erweiterte und aktualisierte Auflage. Landsberg: ecomed MEDIZIN, 2010.

Nußbeck S, Fengler J. Einführung in die Beratungspsychologie. Mit 94 Übungsfragen und Online-Antworten. 3., aktualisierte Auflage, UTB Psychologie, Pädagogik. München: Reinhardt Verlag, 2014.

Oelke U (Hrsg.). In guten Händen, Pflegewissen, 2., Auflage. Berlin: Cornelsen Verlag, 2020, S. 94–95,

Pausch M, Matten S. Trauma und Traumafolgestörungen. In: Medien, Management und Öffentlichkeit. Wiesbaden: Springer Fachmedien, 2018.

Petzold H. Integrative Supervision, Meta-Consulting, Organisationsentwicklung. 2., überarbeitete und erweiterte Auflage. ISBN 978-3-531-14585-3. Wiesbaden: VS Verlag für Sozialwissenschaften, GWV Fachverlage GmbH, 2007.

Plassmann A A. Klientenzentrierte Gesprächsführung. Universität Duisburg-Essen 2003.

Probst K. Im Gleichgewicht. Artikel Stress- und Konfliktmanagement im Pflegealltag. CNE.fortbildung. 3/2018. cne. thieme.de. 2018 Online verfügbar unter: https://www. thieme.de/statics/dokumente/thieme/final/de/dokumente/tw_pflege/Stress-_und_Konfliktmanagement.pdf, zuletzt geprüft am 07.03.2023.

Rappe-Giesecke K. Supervision für Gruppen und Teams. 3. Auflage. Berlin, Heidelberg, New York: Springer-Verlag, 2003.

Rauvola R S, Vega D M, Lavigne K N. Compassion Fatigue, Secondary Traumatic Stress, and Vicarious Traumatization: a Qualitative Review and Research Agenda. DOI: doi. org/10.1007/s41542-019-00045-1. Occup Health Sci 3, 2019. S. 297–336.

Riecher-Rössler A, Berger P, Yilmaz A, Stieglitz R. Psychiatrisch-psychotherapeutische Krisenintervention. Grundlagen, Techniken und Anwendungsgebiete. Göttingen: Hoegrefe Verlag, 2004.

Riechert I. Psychiatrische Störungen bei Mitarbeitern. Ein Leitfaden für Führungskräfte und Personalverantwortliche - von der Prävention bis zu Wiedereingliederung. 2. Auflage. Berlin, Heidelberg: Springer-Verlag, 2015.

Riedel A, Lehmeyer S, Elsbernd A. Einführung von ethischen Fallbesprechungen- Ein Konzept für die Pflegepraxis. Ethisch begründetes Handeln praktizieren. Düsseldorf: Jacobs Verlag, 2011.

Rogers C. R. Die klientenzentrierte Gesprächspsychotherapie. Client-Centered Therapy. ISBN: 9783596421756.Frankfurt am Main: Fischer Taschenbuch Verlag, 1983, 2022.

Rollnick S, Heather N, Bell A. Negotiating behaviour change in medical settings. The development of brief motivational interviewing. In: Journal of Mental Health 1 (1), 1992, S. 25–37.

Rothlin P, Werder P R. Diagnose Boreout. München: Redline Verlag, FinanzBuch Verlag GmbH, 2007.

Rotondo R, Hensel U. Als Krankenschwester musst du das abkönnen! 2015 Aus: www.youtube.com/watch?v=-jXMNUdR_TGM. (letzter Zugriff: 19.2.2023).

Rubak S, Sandbaek A, Lauritzen T, Christensen B. Motivational interviewing. A systematic review and metaanalysis. In: British Journal of General Practice (55), 2005, S. 305–312.

Rückerl T, Rückerl T. Coaching mit NLP Werkzeugen. Weinheim an der Bergstraße: Wiley-VCH Verlag GmbH & Co, 2008.

Ruth Cohn Institute for TCI-international. Was ist TZI? Themenzentrierte Interaktion. 2015. Aus: www.ruth-cohn-institute.org/files/content/zentraleinhalte/dokumente/TZI-Broschuere/WAS-IST-TZI.pdf (letzter Zugriff: 19.2.2023).

Scherrmann U. Stress und Burnout in Organisationen. Ein Praxisbuch für Führungskräfte, Personalentwickler und Berater. DOI: doi.org/10.1007/978-3-662-45536-4. Berlin, Heidelberg: Springer-Verlag, 2015.

Schmal J. Aufbauwissen Pflege. Berufliches Selbstverständnis. München: Elsevier GmbH, 2022.

Schmidt S, Döbele M. Demenzbegleiter. Leitfaden für zusätzliche Betreuungskräfte in der Pflege. 3. Auflage. Berlin, Heidelberg: Springer-Verlag, 2016.

Schmidt-Tanger M, Backwinkel H. Erfolgreiches Coaching für Teams. NLP professional für Team und Konfliktcoaching. Paderborn: Junfermann Verlag, 2012.

Schreyögg A. Supervision. Ein integratives Modell. Lehrbuch zu Theorie und Praxis. 4. Auflage. Wiesbaden: VS Verlag für Sozialwissenschaften, 2004.

Schwarz R. Supervision in der Pflege. Auswirkungen auf das professionelle Handeln Pflegender. 1. Auflage. ISBN 978-3-531-16210-2. Wiesbaden: VS Research, 2009.

Schwarzer R, Jerusalem M. Das Konzept der Selbstwirksamkeit. In: Jerusalem M, Hopf D (Hrsg.). Selbstwirksamkeit und Motivationsprozesse in Bildungsinstitutionen. Weinheim: Beltz Verlag, 2002, S. 28–53.

Schwarzer R. Psychologie des Gesundheitsverhaltens. Einführung in die Gesundheitspsychologie. 3., überarb. Auflage. Berlin: Hogrefe Verlag, 2004.

Seibt A C. Theorie des geplanten Verhaltens. In: Blümel S, Franzkowiak P, Kaba-Schönstein L (Hrsg.). Leitbegriffe der Gesundheitsförderung und Prävention. Glossar zu Konzepten, Strategien und Methoden. Neuausgabe. Gamburg: Verlag für Gesundheitsförderung, 2001, S. 564–566.

Selye H.: The general adaptation syndrome and the diseases of adaptation, in: The Journal of Clinical Endocrinology and Metabolism 6 (o.H./1946), S. 117–230.

Sendera A, Sendera M. Trauma und Burnout in helfenden Berufen. Erkennen, Vorbeugen, Behandeln - Methoden, Strategien und Skills. 1. Auflage. Vienna. Springer-Verlag, 2013.

Seyle H. The stress of life. New York: McGraw Hill, 1978.

Specht J, Gerstdorf D. Persönlichkeitsentwicklung und Coaching. In: Greif et al. (Hrsg.), Handbuch Schlüsselkonzepte im Coaching DOI 10.1007/978-3-662-45119-9_51-1. Berlin, Heidelberg: Springer Reference Psychologie, 2018.

Spieß E, Reif J A M. Quellen von Stressoren, In: Reif J, Spieß E, Stadler P (Hrsg.). Effektiver Umgang mit Stress. Berlin, Heidelberg: Springer-Verlag, 2018, S. 13–31.

Stagge M. Multikulturelle Teams in der Altenpflege. Eine qualitative Studie. ISBN: 978-3-658-11509-8. DOI: doi.org/10.1007/978-3-658-11510-4. Berlin, Heidelberg: Springer-Verlag, 2016.

Staudhammer M. Prävention von Machtmissbrauch und Gewalt in der Pflege. Berlin, Heidelberg: Springer-Verlag, 2018.

Stroebe W. Strategien zur Einstellungs- und Verhaltensänderung. In: Klaus Jonas, Wolfgang Stroebe, Miles Hewstone und Matthias Reiss (Hrsg.): Sozialpsychologie. Mit 25 Tabellen. 6., vollst. überarb. Auflage. Berlin: Springer-Verlag (Springer-Lehrbuch), 2014, S. 231–268.

Stückler A. Gesellschaftskritik und bürgerliche Kälte. In: Soziologie 43 (3), 2014, S. 278–299.

Szczyrba B, van Treeck T, Wildt B, Wildt J (Hrsg). Coaching (in) Diversity an Hochschulen Hintergründe – Ziele – Anlässe – Verfahren. Berlin, Heidelberg: Springer-Verlag, 2017, S. 2.

Thomsen T, Lessing N, Greve W, Dresbach S. Selbstkonzept und Selbstwert. In: Lohaus: Entwicklungspsychologie des Jugendalters. Berlin, Heidelberg: Springer-Verlag, 2018.

Vogt A. Belastungen von Mitarbeitern in der stationären Pflege durch das Miterleben von Sterben, Tod und Trauer. DOI 10.1007/s16024-013-0216-6. HeilberufeSCIENCE: 5, 2014, S. 38–44.

Warschburger P. Beratungspsychologie. 1. Auflage. Berlin, Heidelberg: Springer-Verlag, 2009.

Weltgesundheitsorganisation. Weltbericht Gewalt und Gesundheit. 2003. Aus: www.gewaltinfo.at/uploads/pdf/WHO_summary_ge.pdf (letzter Zugriff: 19.2.2023).

Wilson J, Thomas R. Empathy in the Treatment of Trauma and PTSD. New York: Routledge, 2004.

Wirtschaftliches Institut der AOK. Entwicklung des Krankenstands ausgewählter Gesundheitsberufe in Deutschland im Jahr 2016. HG. Statista, 2018.

Wirtz M A. (Hrsg.) Dorsch - Lexikon der Psychologie. Unter Mitarbeit von Strohmer J. 18., überarbeitete Auflage. Bern: Hogrefe, Verlag Hans Huber, 2017.

Wisser M, Vogt A. Vicarious Grief – indirekte Trauer: Konzept und Systematik von Belastungen durch das berufliche Miterleben von Sterben, Tod und Trauer in der stationären Altenhilfe. DOI: 10.1055/s-0036-1594092. In: Zeitschrift für Palliativmedizin 2016; 17(05), S. 1–59. Stuttgart: Georg Thieme Verlag, 2016.

Zesar-Eder A Psychohygiene und Stressbewältigung in der psychosomatischen Pflege. Maserarbeit. 2018.

4

Beratung, Partizipation und Edukation in der Pflege

Überblick

Beratung und Patientenedukation in der Pflege ist ein viel komplexeres und individuelleres Feld als die grundsätzliche Gesprächsführung mit Patienten, Pflegeempfängern und/oder deren Angehörigen oder auch (interdisziplinären) Kollegen. Beratung in der Pflege spielt sich in einem ganz besonderen Setting ab und beinhaltet bzw. beschäftigt sich mit ganz spezifischen, oft existenziellen Situationen und Gegenstandsbereichen.

Vor diesem Hintergrund sind innerhalb von Beratung in der Pflege auch Partizipation, Edukation und Ethik essenzielle Anteile, denn innerhalb von pflegerischen Beratungssituationen geht es insbesondere darum, hilfe- oder pflegebedürftige sowie ratsuchende Personen professionell dabei zu begleiten und zu unterstützen, bestimmte akute oder längerfristige (existenzielle) Problemstellungen bestmöglich zu bearbeiten oder zu lösen.

Pflegenden kommt diesbezüglich eine hohe Verantwortung in verschiedenen Bereichen zu. Dies umfasst nicht „nur" die fachliche und methodische Kompetenz, sondern ebenfalls in hohem Maße auch die Persönlichkeits- und Sozialkompetenz. Die Kapitel 1–3 geben einen vertieften Einblick, wie wichtig das Thema Persönlichkeitsentwicklung und Selbstreflexion in Verbindung mit theoretischen Wissensanteilen innerhalb einer solchen Konstellation ist und bilden eine wesentliche Basis für dieses 4. Kapitel, das sich dem spezifischen Gebiet der Beratung widmet.

Auszubildende und Studierende innerhalb der pflegerischen Profession müssen bereits ab ihrer Ausbildung von Anfang an spezifisch in diesen Bereichen geschult und entsprechend darauf vorbereitet werden. Für ausgebildete Pflegefachfrauen und -männer besteht anschließend generell die Notwendigkeit, ihre jeweiligen fachlichen Kompetenzen kontinuierlich weiterzuentwickeln, um den sehr anspruchsvollen, kontinuierlich steigenden und vielfältigen Anforderungen im pflegerischen Alltag gerecht zu werden. Eine professionelle Beratung im pflegerischen Kontext kann grundsätzlich nur von einer Person erfolgen, die bestimmte fachliche (z. B. Rollenklärung und -verständnis) aber auch persönliche Voraussetzungen (z. B. Qualifikations- oder Entwicklungsstatus) erfüllt.

Das Kapitel beantwortet diese **Fragen**:

- Wie entwickelte sich das Verständnis von Gesundheit (in Deutschland) bis zum heutigen Tag?
- Wie hängt das Verständnis von Gesundheit mit Pflege- und Patientenberatung zusammen?
- Was hat Pflege- und Patientenberatung mit Lernen zu tun?
- Was gilt es für eine professionelle Pflege- bzw. Patientenberatung zu beachten?
- Welche Faktoren nehmen Einfluss auf die Inanspruchnahme von Patientenberatung?
- Wo liegen Grenzen und Hindernisse pflegerischer Beratung?
- Welche ethischen sowie rechtlichen Aspekte spielen in der Pflege- und Patientenberatung eine Rolle?

Eine **professionelle Beratung** erfordert eine spezifische Haltung von Pflegefachfrauen und -männern gegenüber ihren Patienten, Pflegeempfängern und/oder deren Angehörigen. Hierbei geht es nicht „nur" darum, fachliches Wissen und die daran orientierte bestmögliche Behandlungsoption starr zu vertreten (vgl. Paternalismus), sondern eine Beratungssituation zu generieren, in der – soweit möglich und bekannt – alle individuellen Aspekte der zu beratenden Person miteinbezogen werden.

Eine professionelle Beratung beinhaltet sowohl **Edukation** als auch **Partizipation**, was grundsätzlich immer zum Ziel hat, die zu beratende Person innerhalb dieses Prozesses dazu zu befähigen, **neue Strategien** zu entwickeln und umsetzen zu können, um eine bestimmte Situation bzw. ein Problem dadurch **selbst** anders oder besser bearbeiten bzw. lösen zu können, als es ihr bisher möglich war. Neue Strategien zu gebrauchen, setzt aber voraus, dass bisher vorhandene Fähigkeiten bzw. Fertigkeiten oder Verhaltensweisen verändert oder ergänzt wurden (► 3.4 *Persönlichkeitsentwicklung*). Das wiederum bedeutet, es muss Neues **erlernt** werden.

Merke

Anforderungen im pflegerischen Alltag

In Beratungssituationen im pflegerischen Alltag werden folgende grundsätzliche Anforderungen an die Beratenden gestellt:

- Entsprechender Qualifikationsstatus
- Professionalität im Rollenverständnis und Rollenhandeln
- Verbindlichkeit und Transparenz innerhalb des Beratungs- und Therapieprozesses
- Respekt sowie Beachtung und Miteinbeziehung der jeweiligen Individualität der zu pflegenden und beratenden Personen (inkl. Mehrperspektivität)
- Individuelle Ressourcen- und Lösungsorientierung im Pflege- und Therapieprozess
- Nachvollziehbarkeit (Zentrum für Qualität in der Pflege)

Bevor in diesem Kapitel insbesondere auf die Aspekte Beratung, Partizipation und Edukation in der Pflege eingegangen wird, soll für den Einstieg durch ► Abb. 4.1 noch einmal ein kurzer grafischer Gesamtüberblick über essenzielle und insbesondere in Kapitel 1 ausführlich dargestellte Kommunikationselemente dargestellt werden, die wesentlich für die Themeninhalte in Kapitel 4 sind.

4.1 Was ist Gesundheit, was ist Krankheit – Salutogenese und Pathogenese

4.1.1 Die Begriffe von Gesundheit und Krankheit – Veränderungen und Weiterentwicklungen

Faktoren, die die generelle Haltung von Pflegefachfrauen und -männern grundsätzlich stark beeinflussen können, sind vielfältig. Ein für die pflegerische Profession fundamentaler Aspekt ist hierbei das persönliche Verständnis und der Blick auf die Begriffe **Gesundheit** und **Krankheit**. Wesentliche Begrifflichkeiten in der pflegerisch-medizinischen Perspektive sind die Konzepte der *Pathogenese* bzw. der *Salutogenese.*

Definition

Salutogenese

lat. *„salus"* = Gesundheit, griech. *„genesis"* = Entstehung

Der Begriff Salutogenese bezeichnet die Perspektive der Gesundheitsentstehung und -erhaltung. Geprägt wurde diese Begrifflichkeit bzw. dieses Gesundheitsverständnis von dem bekannten amerikanisch-israelischen Medizinsoziologen Aaron Antonovsky und stellt den Gegenbegriff der Pathogenese (Krankheitsentstehung und -entwicklung) dar. Die wörtliche Bedeutung von Salutogenese ist die *„Entstehung von Gesundheit"*.

Pathogenese

griech. *„pathos"* = Leiden, griech. *„genesis"* = Entstehung

Die Bezeichnung der Pathogenese richtet den Blick auf die *Entstehung bzw. die Entwicklung von Krankheiten.* Das bedeutet, dass hier der Fokus auf die Fragestellung gelegt wird, pathogenetische Prozesse in Menschen nachvollziehen zu können, also zu identifizieren, warum oder auch woran Menschen krank werden.

Innerhalb der Salutogenese wird der Blick dagegen darauf gerichtet, nachzuvollziehen und zu identifizieren, welche Faktoren (gesundheitserhaltende und -fördernde Faktoren) genau Menschen gesund erhalten.

Zwischen der Pathogenese und der Salutogenese (► Abb. 4.2) liegt also ein expliziter Unterschied innerhalb der jeweilig vertretenen Grundannahmen bzw. Herangehensweisen bzgl. des Verhältnisses zwischen den Aspekten der Gesundheit und Krankheit (von Menschen) vor.

Innerhalb des **pathogenetischen Modells** wird Gesundheit primär als Normalzustand definiert – *Gesundheit = Normalzustand.* Jede Art von Krankheit ist innerhalb dieser Gleichung ein abweichender, alternativer Zustand von Gesundheit. Dazwischen gibt es nichts. Ein Mensch ist entweder gesund oder krank.

Salutogenese hingegen definiert Gesundheit und Krankheit *„als Pole eines gemeinsamen multifaktoriellen Kontinuums"*, also als Gesundheits-Krankheits-Kontinuum (Franke 2011, S. 487).

Antonowsky plädiert(e) mit seinem Modell der Salutogenese (► Tab. 4.1) dringend dafür, insbesondere bezogen auf die Professionsbereiche der Pflege und Medizin, die (bis dahin) vorherrschende Denk- und Handlungsprämisse um die salutogenetischen Ansätze zu erweitern und diese in Pflege, Untersuchungen sowie Therapien von Patienten und Pflegeempfängern miteinzubeziehen.

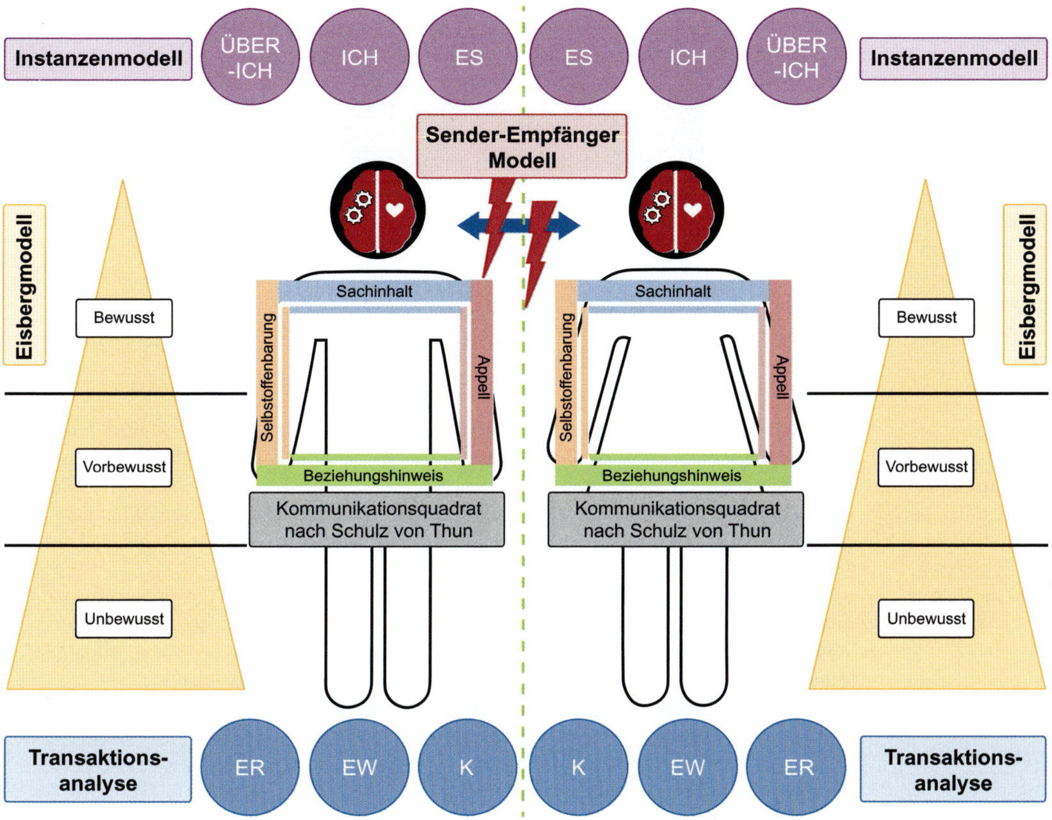

Abb. 4.1 Exemplarische Fusion Transaktionsanalyse, Instanzen- und Eisbergmodell, Kommunikationsquadrat und Sender-Empfänger Modell [P1327, P1328/L143]

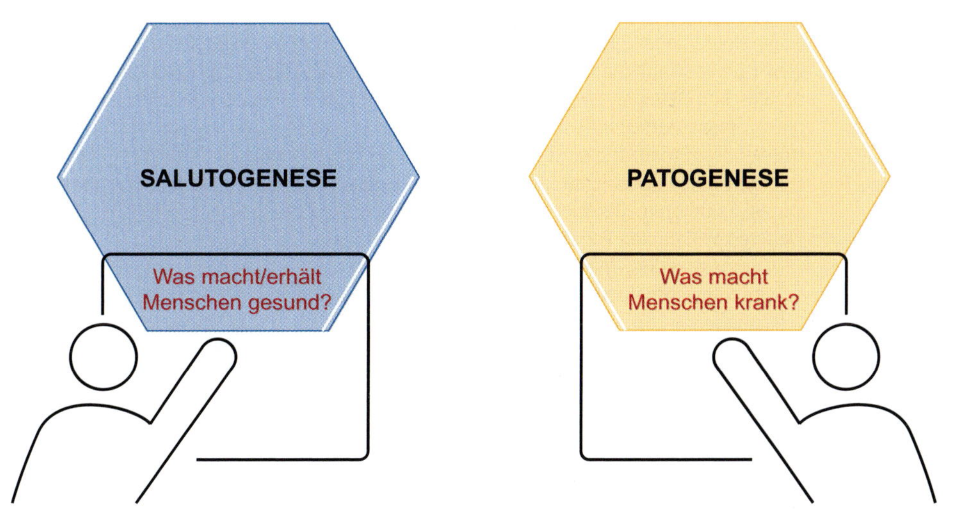

Abb. 4.2 Salutogenese vs. Pathogenese [L143]

Tab. 4.1 Hintergründe für die Entstehung und Entwicklung Antonovskys Salutogenese-Modells ergaben sich aus vielfältigen Veränderungen bzw. Entwicklungen im Gesundheitssystem der letzten 50–60 Jahre

Übergeordnete Veränderungen	Aspekte
Zunehmende **Kritik** gegenüber dem damaligen Gesundheitssystem:	• Grundsätzlich zu teuer • Symptomfokussierung (pathogenetische Betrachtungsweise) und Apparatemedizin in der Patientenbehandlung mit dem Ziel, Symptome lediglich schnell zu beseitigen • Ganzheitlicher Behandlungsansatz und Betrachtungsweise des Menschen waren nachrangig (z. B. durch eine zunehmende Technisierung) • Gegenüber chronischen Krankheiten erfolgt in der Weiterbehandlung keine angemessene Reaktion (Ursprung, Verlauf und Therapie) • Ethische Fragestellungen werden weitestgehend ignoriert oder nicht wahrgenommen
Vielfältige **Auseinandersetzungen** mit den Begriffen der Zustandsfaktoren von Gesundheit und Krankheit	• Definition des Begriffs der Gesundheit nach der WHO von 1948 wurde als realitätsfern betrachtet: Gesundheit = die Idealnorm oder auch der Idealzustand eines absoluten psychischen und physischen Wohlbefindens • Verständnis von Gesundheit innerhalb der medizinischen Perspektive = Person ist nur dann gesund, wenn sie **absolut** frei von Krankheiten ist; Bestehen von Symptomen wird als krank definiert (Negativbestimmung) • Verständnis von Gesundheit innerhalb funktionaler Normen = Personen gelten (nur) so lange als gesund, als es ihnen möglich ist, bestehende Rollenfunktionen und -aufgaben zu erfüllen • Verständnis von Gesundheit nach der statistischen Norm = Gesundheit besteht so lange, bis festgelegte Grenz- bzw. Durchschnittswerte über oder unterschritten werden • **Heutiges Verständnis von Gesundheit**: Gesundheit ist kein statischer Zustand. Deshalb kann dieser nicht eindeutig definiert oder beschrieben werden. Gesundheit muss mehrdimensional betrachtet werden - im Fokus steht sowohl das körperliche als auch psychische Wohlbefinden eines Menschen. Dies wird beeinflusst von: – Leistungsfähigkeit, Selbstverwirklichung, Sinnfindung (Erfüllbarkeit der menschlichen Grundbedürfnisse) – Umgang mit Belastungen oder Risiken (Resilienz und Psychohygiene) – Wahrnehmung und Inanspruchnahme von zur Verfügung stehenden Ressourcen (z. B. Unterstützungs- oder Beratungsleistungen etc.)
Entstehung und Entwicklung eines **biopsychosozialen Krankheitsmodells**	• Schlussfolgerungen des naturwissenschaftlichen Denkens: Modellhafte Perspektive, der menschliche Körper sei mit einer Maschine vergleichbar. Krankheitssymptome könnten also anhand von organischen Defekten erklärt werden und der Mensch ist ein passives Objekt (biomedizinisch-naturwissenschaftliche Ausrichtung) • Notwendige Ergänzung dieses Modells durch das biopsychosoziale (Krankheits-)Modell nach George Libman Engel (Ende der 1970er Jahre). Neu berücksichtigt wurde, dass psychische und soziale Faktoren maßgeblichen Einfluss sowohl auf die Krankheitsentstehung als auch auf den weiteren Verlauf von Erkrankungen haben, nämlich auf: – Diagnosestellung, Therapie und Behandlung – Symptomwahrnehmung und tatsächliche Inanspruchnahme medizinischer Versorgungsleistungen – Konkretes Befolgen ärztlicher An- und Verordnungen während des Krankheitsverlaufs

Tab. 4.1 Hintergründe für die Entstehung und Entwicklung Antonovskys Salutogenese-Modells ergaben sich aus vielfältigen Veränderungen bzw. Entwicklungen im Gesundheitssystem der letzten 50–60 Jahre *(Forts.)*

Übergeordnete Veränderungen	Aspekte
Veränderungen in (Krankheits-)**Prävention und Gesundheitsförderung**	• Starke Weiterentwicklung der hygienischen Standards nach dem Zweiten Weltkrieg sowie die Durchführung von Massenimpfungsprogrammen • Heutiger Fokus: Vermeiden von chronisch-degenerativen Erkrankungen sowie Zivilisationskrankheiten • Basis der Präventivmaßnahmen ist das Risikofaktorenmodell aus den 1950er Jahren: – Klären der Zusammenhänge verschiedener Risikofaktoren (z. B. Zusammenhang von Hypertonie mit auftretenden koronaren Herzerkrankungen) – Präventionsangebote konzentrieren sich auf das Vermeiden individueller Risikofaktoren (z. B. durch Verhaltensänderung) – **Kritik**: verhältnisbezogene Risikofaktoren, z. B. eine chronisch zu hohe Arbeitsbelastung sowie verschiedene Umwelteinflüsse, die immer noch vernachlässigt werden

Der Interessensfokus soll also dahingehend vergrößert werden, innerhalb eines Versorgungsprozesses miteinzubeziehen, wie genau Menschen an den Punkt von Krankheitsentwicklung oder -entstehung geraten bzw. was diese bedingt hat. Betrachtet wird innerhalb dieser Perspektive also nicht „nur" die Frage danach,

- welche Faktoren Gesundheit fördern und
- wie sich diese erhalten lassen, sondern ebenfalls
- *wie und warum Menschen auch unter potenziell ungünstigen Einflüssen gesund bleiben bzw. gesund bleiben können.*

Exkurs: Ottawa-Charta zur Gesundheitsförderung

Das Dokument der Ottawa-Charta zur Gesundheitsförderung (Ottawa Charter for Health Promotion) wurde am 21. November 1986 nach der „Ersten Internationalen Konferenz zu Gesundheitsförderung" von der WHO veröffentlicht. Darin wurden die Begriffe der **Gesundheitsförderung** sowie die notwendigen **Voraussetzungen** dafür definiert. Gesundheitsförderung wurde als *politische und gesellschaftsverändernde Aufgabe* festgelegt. Dabei wird allen Mitarbeitenden im Gesundheitswesen eine wesentliche und unabdingbare (Mit-)Verantwortlichkeit zugeschrieben:

„Die Verantwortung für die Gesundheitsförderung wird in den Gesundheitsdiensten von Einzelpersonen, Gruppen, den Ärzten und anderen Mitarbeitern des Gesundheitswesens, den Gesundheitseinrichtungen und dem Staat geteilt. Sie müssen gemeinsam darauf hinarbeiten, ein Versorgungssystem zu entwickeln, das auf die stärkere Förderung von Gesundheit ausgerichtet ist und weit über die medizinisch-kurativen Betreuungsleistungen hinausgeht. Die Gesundheitsdienste müssen dabei eine Haltung einnehmen, die feinfühlig und respektvoll die unterschiedlichen kulturellen Bedürfnisse anerkennt. Sie sollten dabei die Wünsche von Individuen und sozialen Gruppen nach einem gesünderen Leben aufgreifen und unterstützen sowie Möglichkeiten der besseren Koordination zwischen dem Gesundheitssektor und anderen sozialen, politischen, ökonomischen Kräften eröffnen. […]" (Weltgesundheitsorganisation 1986, S. 4–5) „[WHO-autorisierte Übersetzung: Hildebrandt/Kickbusch auf der Basis von Entwürfen aus der DDR und von Badura sowie Milz.]"

Daraus ergibt sich eine Perspektivänderung, in der Gesundheit nicht länger als „Ziel" gilt, sondern als konkretes Mittel dafür, Menschen zu befähigen, ihr eigenes individuelles genauso wie das gesamtgesellschaftliche Leben positiv (mitzu-)gestalten. Um dies zu erreichen, müssen die individuellen Kompetenzen sowie die Eigenverantwortlichkeit von Personen (und Gruppen) gestärkt und dadurch eine verbesserte **Selbsthilfefähigkeit** entfaltet werden.

4.1.2 Generalisierte Widerstandsressourcen nach dem Salutogenese-Modell

Als generalisierte Widerstandsressourcen (▸ Abb. 4.3) werden innerhalb des Salutogenese-Modells Faktoren und Variablen bezeichnet, die in epidemiologischen

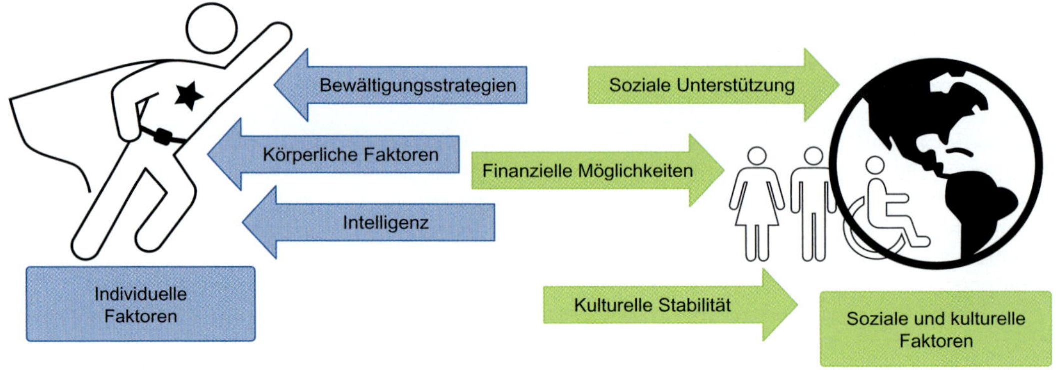

Abb. 4.3 Generalisierte Widerstandsressourcen des Salutogenese-Modells [L143]

Forschungen und Studien mit dem Gesundheitszustand in Wechselbeziehung stehen. Unterteilt sind diese Kategorien in

a) *individuelle Faktoren* (z.B. körperliche Faktoren, Intelligenz, Bewältigungsstrategien) und
b) *soziale sowie kulturelle Faktoren* (z.B. soziale Unterstützung, finanzielle Möglichkeiten, kulturelle Stabilität).

Der Begriff „**generalisiert**" bedeutet bzgl. der Faktoren, dass diese in Situationen aller Art wirksam werden. Der Begriff „**Widerstand**" umfasst und berücksichtigt hierbei alle Ressourcen, die die Widerstandsfähigkeit einer Person erhöhen.

Kohärenzgefühl

Wie gut ein Mensch seine Gesundheit aufrechterhalten oder ggf. wiederherstellen kann, hängt nach Antonovsky maßgeblich vom individuell erlebten **Kohärenzgefühl** (SOC = *Sense Of Coherence*) ab. Dieses Gefühl der Kohärenz stellt eine erlebte „Stimmigkeit" in Personen dar. Diese Stimmigkeit steht dafür, die Welt als zusammenhängend und sinnvoll wahrnehmen und erleben zu können. Antonovsky postuliert dahingehend, dass je ausgeprägter sich das von einer Person individuell erlebte Gefühl der Kohärenz abzeichnet, diese Person umso gesünder sein – oder ggf. wieder werden sollte. Das individuelle Kohärenzgefühl hat elementaren Einfluss auf das jeweilige (psychosoziale) Stressempfinden von Personen und steht deshalb ebenfalls mit Resilienz (► 3.5) in einem direkten Zusammenhang.

Das individuelle Kohärenzgefühl wird ein Leben lang anhand verschiedener Situationen geprägt und kann sich dadurch, je nach gesammelten Erfahrungen, immer wieder verändern. Außerdem ist das Kohärenzgefühl abhängig von

- der kognitiven und affektiv-motivationalen Grundeinstellung und
- der jeweiligen Fähigkeit, persönlich zur Verfügung stehende Ressourcen zum Erhalt der Gesundheit und des Wohlbefindens nutzen zu können.

Komponenten der „Stimmigkeit"

Es gibt insgesamt drei Komponenten, die die Kohärenz insgesamt bestimmen:

a) Gefühl von **Verstehbarkeit**
(*sense of comprehensibility*)
Bezieht sich auf die *kognitive Ebene inkl. kognitiver Verarbeitungsmuster.*
Die Fähigkeit, (unbekannte) Reize bzw. Stimuli als strukturierte und zuverlässige Informationen verarbeiten zu können und demgegenüber nicht mit Reizen konfrontiert zu werden, die als chaotisch, willkürlich oder unerklärlich erlebt werden.

b) Gefühl von **Handhabbarkeit**
(*sense of manageability*)
Betrifft die *Handlungsebene* und bezieht sich auf das *kognitiv-emotionale Verarbeitungsmuster.*
Die Überzeugung, dass Schwierigkeiten lösbar sind (instrumentelles Vertrauen). *„Ausmaß, in dem man wahrnimmt, daß man geeignete Ressourcen zur Verfügung hat, um den Anforderungen zu begegnen"* (Antonovsky, Übersetzung durch Franke, 1997, S. 35; aus BZgA 2001, S. 29)

c) Gefühl von **Bedeutsamkeit**
(*sense of meaningfulness*)

Bezieht sich auf die *emotionale Ebene.*
Es bezeichnet das Ausmaß davon, wie emotional sinnvoll Personen das Leben empfinden.

Merke

Bedeutsamkeit

Nach Antonovsky ist *dieser Bereich zentral*, denn ohne dass positive Erwartungen oder Empfindungen an und über das Leben erfahren werden, können die anderen beiden Komponenten noch so gut ausgeprägt sein und trotzdem wird es dann kein insgesamt hohes Kohärenzgefühl geben.

Diese drei Komponenten der „Stimmigkeit" müssen von Pflegefachfrauen und -männern in jeden Informierungs-, Beratungs-, Pflege- und Behandlungsprozess elementar miteinbezogen werden, um bei Pflegebedürftigen ein höchstmögliches Maß an Kohärenzpotenzial ausschöpfen zu können. Denn umso stärker ein Kohärenzgefühl in Menschen ausgebildet ist, desto flexibler können diese auf verschiedenste Anforderungen reagieren. Sie können gezielt spezifische Ressourcen aktivieren, die für die entsprechenden Situationen notwendig und angemessen sind. Liegt ein eher *schwach ausgeprägtes Kohärenzgefühl* (► Abb. 4.4) bei Patienten oder Pflegeempfängern vor, können diese Personen gegenüber Anforderungen meist nur starr und rigide reagieren, da nur wenige der eigentlich vorhandenen Bewältigungsressourcen wahrgenommen und eingesetzt werden können.
Bzgl. dieser beiden inneren Zustände wird von zwei Polen gesprochen, die sich im sogenannten Gesundheits-Krankheits-Kontinuum (► Abb. 4.5) abbilden. Der eine Pol innerhalb dieses Kontinuums stellt **Gesundheit und körperliches Wohlbefinden** dar – allerdings nicht aus dem Verständnis einer *absoluten* Gesundheit heraus (!). Der andere Pol steht sozusagen für den Gegenspieler: **Krankheit und körperliches Missempfinden** - auch hier aber nicht im Sinne von absoluter Krankheit (!)

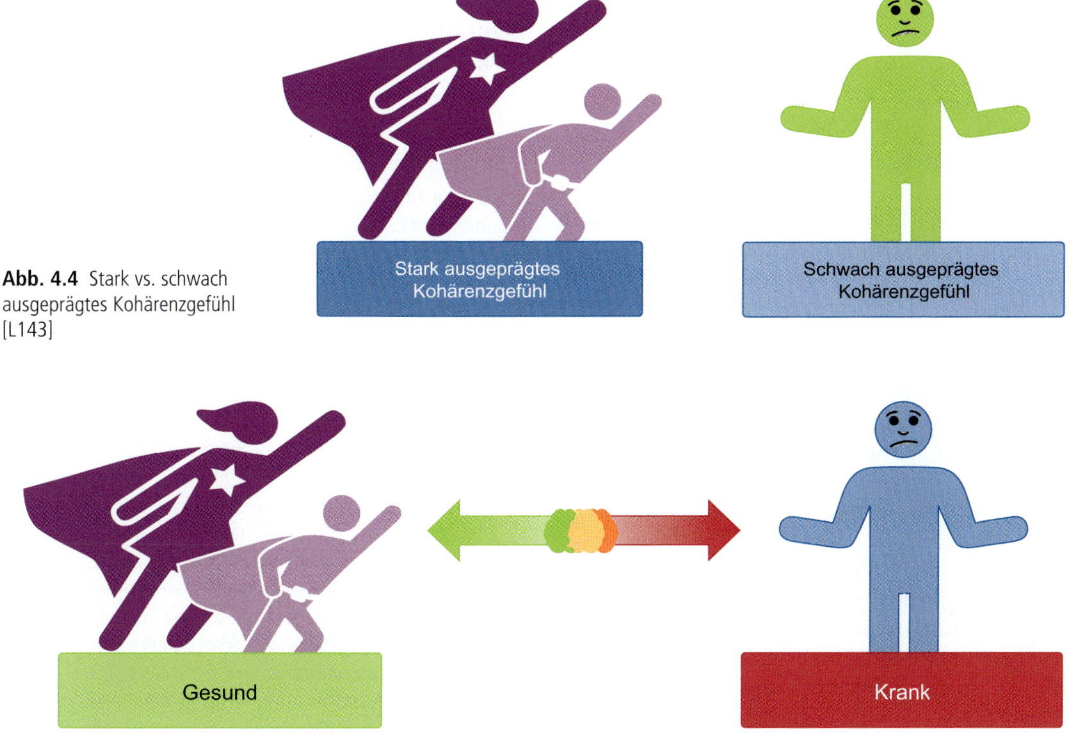

Abb. 4.4 Stark vs. schwach ausgeprägtes Kohärenzgefühl [L143]

Abb. 4.5 Gesundheits-Krankheits-Kontinuum [L143]

Innerhalb des gesamten Modells wird explizit berücksichtigt, dass das Bestehen eines **absoluten Gesundheits- oder Krankheitszustandes nicht für lebende Organismen bestehen kann**, denn jede Person, egal wie gesund sie sich (überwiegend) erlebt, hat auch kranke Anteile, genauso wie andersherum bei Krankheitsgeschehen – so lange ein Mensch lebt – ebenfalls gesunde Anteile vorhanden sind.

Merke

Kohärenzgefühl

Das Kohärenzgefühl ist *„eine globale Orientierung, die das Ausmaß ausdrückt, in dem jemand ein durchdringendes, überdauerndes und dennoch dynamisches Gefühl des Vertrauens hat, daß erstens die Anforderungen aus der inneren oder äußeren Erfahrenswelt im Verlauf des Lebens strukturiert, vorhersagbar und erklärbar sind und daß zweitens die Ressourcen verfügbar sind, die nötig sind, um den Anforderungen gerecht zu werden. Und drittens, daß diese Anforderungen Herausforderungen sind, die Investition und Engagement verdienen."* (Antonovsky 1993, S. 12; Übersetzung durch Franke & Broda; aus BZgA 2001, S. 30).

Reflexionsfragen

Was denken Sie?

1. Lässt sich das Kohärenzgefühl von gesammelten Erfahrungen und Erlebnissen beeinflussen?
2. In welchem Lebensabschnitt sind die größten Veränderungen möglich und weshalb?
3. In welchem Alter ist das Kohärenzgefühl ausgebildet und bleibt relativ stabil?
4. Wovon hängt es ab, ob sich ein starkes oder ein schwaches Kohärenzgefühl herausbildet?
5. Werden Menschen, die nie Unsicherheit und Unvorhergesehenes erfahren, ein hohes Kohärenzgefühl (SOC) erwerben?

Mögliche Antworten zu den Reflexionsfragen

Zu 1. Ja, das Kohärenzgefühl entwickelt sich nach Antonovsky im Laufe der Kindheit und Jugend und wird von den gesammelten Erfahrungen und Erlebnissen beeinflusst.

Zu 2. In der Adoleszenz sind größere Veränderungen noch möglich, da dem Heranwachsenden viele Wahlmöglichkeiten offenstehen und die Lebensbereiche noch nicht festgelegt sind.

Zu 3. Mit etwa 30 Jahren ist nach Antonovsky das Kohärenzgefühl ausgebildet und bleibt relativ stabil.

Zu 4. Das Kohärenzgefühl hängt von der Verfügbarkeit generalisierter Widerstandsressourcen ab. Ein starkes Kohärenzgefühl entwickelt sich, wenn die Person glaubt Einflussmöglichkeiten zu haben sowie eine Balance von Über- und Unterforderung herrscht. Ein schwaches Kohärenzgefühl entsteht, wenn die Personen überwiegend Erfahrungen von Unvorhersehbarkeit, Unkontrollierbarkeit und Unsicherheit macht.

Zu 5. Nein, für die Entwicklung eines starken Kohärenzgefühls ist ein ausgewogenes Verhältnis von Sicherheit und Überraschung, von lohnenden und frustrierenden Ereignissen erforderlich.

Gegenüberstellung grundlegender Annahmen der Pathogenese vs. Salutogenese

Die ► Tab. 4.2 zeigt eine abschließende Gegenüberstellung grundlegender Annahmen des pathogenetischen vs. des salutogenetischen Modells. (vgl. Antonowsky 1993, 1997; vgl. Noack 1997; vgl. Bartsch 1997; vgl. Petzold 2008; vgl. Bengel 2009; vgl. Hildegard 2009; vgl. Franke 2011; vgl. Blümel, Franzkowiak & Kaba-Schönstein 2011; vgl. Stiftung für Salutogenese gGmbH 2013)

Checkliste

Salutogenetisch orientierte Arbeit

Für eine salutogenetisch orientierte Arbeit an der Gesundheit gibt es folgende Erfüllungskriterien:

- Die Kommunikation mit und Beratung von Pflegeempfängern und deren Angehörigen anhand der Fundamente **Kohärenz** (Stimmigkeit) **und Verbundenheit** (z. B. mit sich selbst und der Umwelt) ausrichten.
- Das Vorgehen ist auf **„Gesundheit"** ausgerichtet, nicht auf den Kampf gegen Krankheit. Im Fokus stehen attraktive Ziele *wie Wohlbefinden, Sicherheit, Lebensqualität, Freude, Sinnerfüllung* etc.
- Im Mittelpunkt steht die individuelle **Ressourcenorientierung** (z. B. Fähigkeiten und Unterstützungsmöglichkeiten), nicht Defizite suchen und festhalten.
- Gesundheit und Krankheit sind keine absoluten Zustände und werden nicht mithilfe von starren Normwerten (Pathologie) bewertet, sondern **Individualität** und **Einzigartigkeit** eines jeden Subjekts berücksichtigt (z. B. Selbstwahrnehmung, Gefühle etc.).
- Dynamische, prozess- und lösungsorientierte Arbeit, da sie aus ihrer Perspektive heraus von einem Lebensprozess ausgeht und keinem starren Konstrukt.

Tab. 4.2 Pathogenese vs. Salutogenese

Annahme in Bezug auf	Pathogenese	Salutogenese
Selbstregulierung des Systems	Homöostase (Gleichgewichtszustand, Gegenteil ist Heterostase)	Überwindung der Heterostase (Fehlende Stabilität, Ungleichgewicht)
Begriffe „Gesundheit" und „Krankheit"	Dichotomie (Zweigliedrigkeit, zweigliedrige Einteilung)	Kontinuum (vollkommen zusammenhängend)
Reichweite des Begriffs „Krankheit"	Pathologie der Krankheit, reduktionistisch	Geschichte des Kranken und seines Krankseins, ganzheitlich
Gesundheits- und Krankheitsursachen	Risikofaktoren, negative Stressoren	„Heilsame" Ressourcen, Kohärenzsinn
(Aus-)Wirkung von Stressoren	Potenziell krankheitsfördernd	Krankheits- und gesundheitsfördernd
Intervention	Einsatz wirksamer Heilmittel („Magic bullets", Wunderwaffen")	Aktive Anpassung, Risikoreduktion und Ressourcenentwicklung

(aus: Noack, 1997, S. 95)

4.1.3 Theorie der Ressourcenerhaltung

Die (Aus-)Wirkung von Stresserleben ist insbesondere auch in der Informierung und Beratung von Patienten und Pflegeempfängern äußerst wichtig für den weiteren Verlauf des gesamten Pflege- und Behandlungsprozesses. Dies zeigt sich auch in der **Theorie der Ressourcenerhaltung** (*Conservation of Resources Theory*, COR-Theorie). Sie ist eine motivationale Stresstheorie, die sich damit beschäftigt, inwiefern sich individuelle Ressourcen von Personen auf deren persönliches Stresserleben auswirken (► 3.3 und ► 3.5).

Dieses theoretische Modell soll es ermöglichen, menschliches Verhalten innerhalb von stressreichen Situationen oder Herausforderungen vorherzusagen. Die Theorie der Ressourcenerhaltung vertritt die Annahme, dass Menschen bereits davon motiviert werden, sich gegen (mögliche) aufkommende Stresssituationen zu rüsten,

- wenn sie wissen, dass diese möglicherweise eintreffen werden oder
- eine potenzielle Gefahr für zukünftigen Stress besteht.

Dieses Verhalten bzw. diese Motivation resultiert aus tief verwurzelten Faktoren heraus, nämlich aus den Aspekten des „**Ressourcen-Gewinns**" und des „**Ressourcen-Verlusts**" (► 3.3.2 *Stress und Stressoren*).

Definition

Theorie der Ressourcenerhaltung

„Die Theorie der Ressourcenerhaltung baut auf dem Grundsatz auf, dass Individuen danach streben, solche Dinge zu erhalten, zu vermehren und zu schützen, die sie wertschätzen." (Buchwald & Hobfoll 2013, S. 128)

Als grundsätzliche menschliche Neigungen definiert die Theorie der Ressourcenerhaltung, dass der Mensch Ressourcen

a) erhalten will,
b) aufbauen will,
c) schützen will,
d) kultivieren will.

Als **Ressourcen** gelten hierbei:

- *Objektressourcen* (Hab und Gut, z. B. Auto, Haus, ggf. auch Titel etc.)
- *Bedingungsressourcen* (Alter, Geschlecht, Arbeitsplatz, Ehe etc.)
- *Persönliche Ressourcen* (Fähigkeiten und Eigenschaften)
- *Energieressourcen* (Zeit, Wissen, Geldmittel etc.)

Erfährt ein Mensch in diesen Bereichen eine Art von Bedrohung, kann umgehend *psychologischer Distress* ausgelöst werden, der wiederum als Reaktion auf die Umwelt entsteht, da verschiedene negative Folgen befürchtet werden können:

1. **Es droht ein Verlust von Ressourcen.**
   Folge: Die eigene Coping-Kapazität für künftige Herausforderungen reduziert sich.

2. **Ein Verlust an Ressourcen tritt tatsächlich ein.** *Folge*: Die eigene Coping-Kapazität für künftige Herausforderungen reduziert sich.
3. **Ein Ressourcenzugewinn nach einer Ressourceninvestition bleibt versagt.** *Folge*: Kein Ressourcengewinn bedeutet Ressourcenverlust.

Erlebt sich ein Mensch selbst als eine Person mit vielen vorhandenen oder zur Verfügung stehenden Ressourcen, zeigt sich dieser zum einen weniger verletzlich bei (eventuellen) Verlusten und kann seine vorhandenen Ressourcen zudem viel gewinnbringender einsetzen als eine Person, die dahingehend einen (großen) Mangel verspürt. Für solche ressourcenvollen Personen kann sich im Weiteren eine sogenannte **Gewinnspirale** (► Abb. 4.6) etablieren.

Erlebt sich ein Mensch demgegenüber selbst als eine Person mit nur wenigen Ressourcen, zeigt sie sich sowohl vulnerabler gegenüber eintretenden oder befürchteten Verlusten als auch als weniger dafür bestimmt, neue Ressourcen dazuzugewinnen. Jeder weitere Verlust steigert bei solchen Personen im weiteren Verlauf die grundsätzliche Systemanfälligkeit – eine **Verlustspirale** (► Abb. 4.6) verfestigt sich und stressreiche Probleme können von solchen Personen immer schlechter bewältigt werden.

Burn-out (► 3.3.4) wird sehr eng mit diesem Prozess des stetigen Ressourcenverlusts in Verbindung gebracht, denn durch bestimmte und permanente Belastungen (Distress) werden Ressourcen um ein Vielfaches schneller aufgebraucht als sie dazugewonnen werden können. Menschen „brennen" dadurch aus, dass sie permanent drohendem oder tatsächlichem Ressourcenverlust ausgesetzt sind.

Merke

Ressourcenverlust und Ressourcengewinn

Auch wenn sich bei Menschen innerhalb dieser Ressourcenspirale **das Ausmaß an (erlebtem) Ressourcenverlust mit dem (erlebten) Ausmaß an Ressourcengewinnen deckt**, haben die Verluste bzw. die Verlusterfahrungen trotzdem eine stärkere Auswirkung! Hintergrund dafür ist, dass Menschen grundsätzlich in Ressourcen investieren, um einen Verlust weitestgehend zu verhindern. Sie wollen ihre bereits ausgebildeten und vorhandenen Ressourcen also schützen, neue dazugewinnen oder sich von bereits erlebten Verlusten erholen.

Lesetipp: Zur Erfassung von Ressourcenverlusten und -gewinnen wurde eine Ressourcen-Evaluations-Liste (Conservation of Resources Evaluation, COR-E) erstellt.

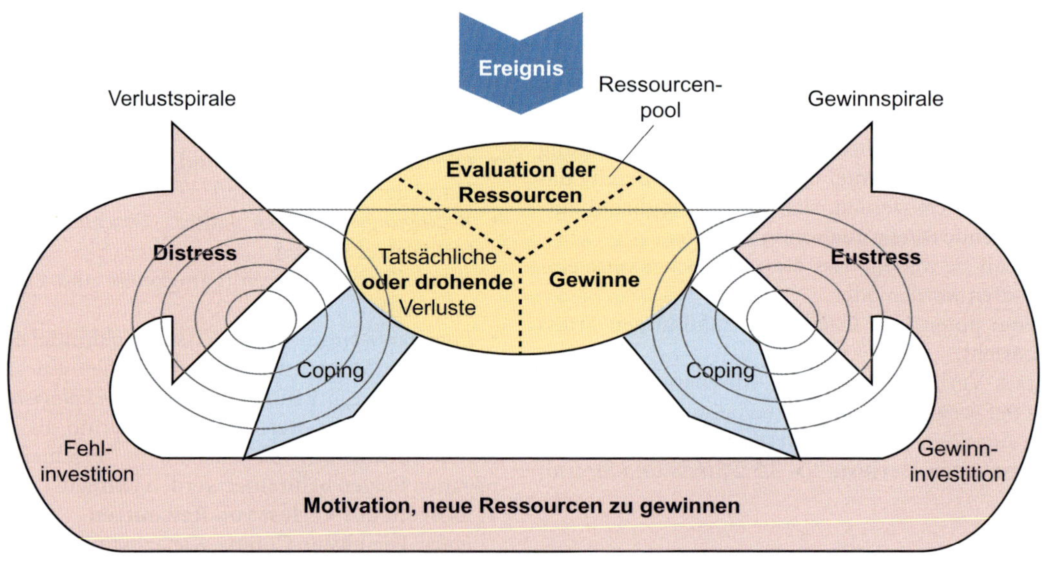

Abb. 4.6 Ressourcenspirale (Buchwald & Hobfoll 2004, S.15) [E1186/L143]

Coping mit Ressourcenverlust

Bewältigungsstrategien und -möglichkeiten (Coping) für den Umgang mit solchen Situationen sind u. a.:

- **Aktives Coping** beinhaltet:
  - Individualisierte sowie kontrollierte Handlungen/Aktionen
  - Konkrete Bewältigung und Bearbeitung von Problemen
  - Konkreten angestrebten Aufbau von Ressourcen
- **Passives Coping** beinhaltet:
  - Vermeidung (avoidance)
  - Vorsichtig ausgerichtetes Handeln (cautious action)
- **Prosoziales Coping** umfasst:
  - Gezieltes und konkretes Suchen nach sozialer Unterstützung (seeking social support)
  - Bilden von Koalitionen oder Teams (social joining)
- **Antisoziales Coping** umfasst:
  - Das direkte Bestreben andere zu verletzen
  - Eintretende Verletzungen grundsätzlich zu ignorieren
- **Direktes Coping**: direkte Problembewältigung ohne Abweichungen
- **Indirektes Coping**: strategisches Verhalten dahingehend, dass Interaktionspartner zwar nicht direkt zu etwas aufgefordert, ihm aber die Möglichkeit eingeräumt wird, Fehler ohne Bloßstellung zu korrigieren

(vgl. Hobfoll 1989; vgl. Bengel 2009; vgl. Genkova, Ringeisen & Leong 2013; vgl. Buchwald, Schwarzer & Hobfoll 2004; vgl. Ringeisen 2013; vgl. Lazarus & Folkman 2015)

4.2 Lernen und Lerntheorien

Der Mensch lernt grundsätzlich über zwei Wege: **Lernen durch Abschauen** und **Lernen durch selbst versuchen (Nachahmen).** Man könnte hierbei eventuell schon unterscheiden zwischen theoretischem Lernen (Lernen durch Abschauen) und dem Lernen das theoretisch Gelernte umzusetzen bzw. auszuführen oder wiederzugeben (Nachahmen). Lernen spielt in allen Bereichen des Lebens eine wesentliche Rolle und zwar ein Leben lang. Ohne Lernen gibt es kein Verstehen und kein Erlangen von Fähigkeiten und Fertigkeiten.

Deshalb kommt insbesondere der Informierung und Beratung, Pflege und Behandlung von Patienten, Pflegeempfängern und deren Angehörigen eine wesentliche Bedeutung zu. Menschen müssen (neu) lernen, mit veränderten Situationen, Lebenszuständen oder -abschnitten etc. umzugehen und diese angemessen, z. B. anhand von neuen Verhaltensweisen, in ihre bisherigen Erfahrungen und Lebensmuster zu integrieren. Pflegende begleiten und unterstützen sie hierbei maßgeblich innerhalb von unterschiedlichen Situationen oder auch längeren Versorgungsprozessen. Sie sind entscheidend daran beteiligt, inwiefern oder wie schnell und erfolgreich betroffene Personen neue Informationen erhalten, verstehen und ggf. umsetzen können. Sie unterstützen und formen den Lernprozess ihrer Patienten oder Bewohner maßgeblich mit.

Definition

Lernen

Der Prozess des Lernens stellt eine *„relativ stabile und dauerhafte Veränderung von Verhalten und Wahrnehmung [...] auf Grund von Erfahrungen und deren Verarbeitung [...]"* dar (Dörpinghaus et al. 2008, S. 144) Somit ist Lernen *„die Veränderung im Verhalten oder im Verhaltenspotential eines Organismus in einer bestimmten Situation, die auf wiederholte Erfahrungen des Organismus in dieser Situation zurückgeht [...]"* (Gudjons 1999, S. 215)

Als wesentliche Grundlinien moderner Lerntheorien gilt grundsätzlich die Unterscheidung zwischen zwei Perspektiven.

1. **Lernen als reaktives Verhalten**
   Der Fokus liegt auf Fragestellungen wie Informationen generell aufgenommen, interpretiert und bewertet oder entstehende Handlungserwägungen bzw. -optionen abschließend in konkretes Verhalten umgesetzt werden.
2. **Lernen als aktive Umweltauseinandersetzung**
   Hierbei wird der Mensch als ein aktiver Informationsverarbeiter gesehen, der durch die Faktoren Wahrnehmung, Aufmerksamkeit, Gedächtnis und Denken in der Lage ist zu lernen. Die direkte Informationsaufnahme innerhalb dieses Verarbeitungsprozesses hängt maßgeblich vom individuellen (Vor-)Wissen, der persönlichen Einstellung und der jeweiligen Zielvorstellung der Personen ab.

4.2.1 Verschiedene Lerntheorien

Behaviorismus

Die Begründung des **Behaviorismus** geht auf John B. Watson aus den 1920er Jahren zurück und fand u. a. durch das Einwirken von Burrhus F. Skinner in den 1950er Jahren seinen Höhepunkt (radikaler Behaviorismus). Lernen erfolgt hier durch positive oder negative Konsequenzen.

> **Definition**
>
> **Behaviorismus**
>
> *„Behaviorismus ist die Theorie der Wissenschaft des menschlichen und tierischen Verhaltens. Das Gehirn wird dabei als „Black Box" angesehen, deren innere Prozesse nicht von Interesse sind. Verhalten wird als Ergebnis von verstärkenden und abschwächenden Faktoren aufgefasst."* (Höhne 2015)

Der Behaviorismus vertritt somit die Überzeugung, dass Menschen aufgrund von erlebter **Belohnung oder Bestrafung** lernen und ihr Verhalten dadurch entsprechend anpassen. Es geht also um Reize aus der Umwelt, die eine entsprechende Reaktion in einem Menschen hervorrufen. Weitere innerpsychische Prozesse werden hierbei nicht berücksichtigt.

In diese Perspektive können alle weiteren Ansichten eingeordnet werden, die ebenso vertreten, dass

a) ein Verhalten von Personen verstärkt wird, wenn dieses positive Konsequenzen (► Abb. 4.7) hat und

b) Verhaltensweisen von Personen abgeschwächt werden, die negative Konsequenzen (► Abb. 4.8) mit sich bringen.

Der Lernende selbst wird innerhalb dieser Theorie als sogenannte **„Black Box"** (► Abb. 4.9, Wissensspeicher) betrachtet, die durch dieses Belohnungs- oder Bestrafungssystem gesteuert wird. Dieser Vorgang wird als *Reiz-Reaktions-Lernen* (klassische Konditionierung) bezeichnet.

Als **mögliche Verstärker** innerhalb dieses Lernprozesses werden beispielsweise Nahrung, Trinken, Lob, Anerkennung, gute Leistungsbewertungen etc. beschrieben. Werden solche Verstärker für die Person reduziert *(Extinktion)*, lässt sich so beispielsweise ein unerwünschtes Verhalten gezielt abschwächen. Nach diesem Verständnis bestimmt der jeweilige „Input" den „Output".

Kritik erhält der Behaviorismus beispielsweise aus pädagogischer Perspektive, da dadurch beteiligte individuelle Faktoren sowie geistige Prozesse vernachlässigt werden und eine Zentrierung auf die Lehrkraft erfolgt.

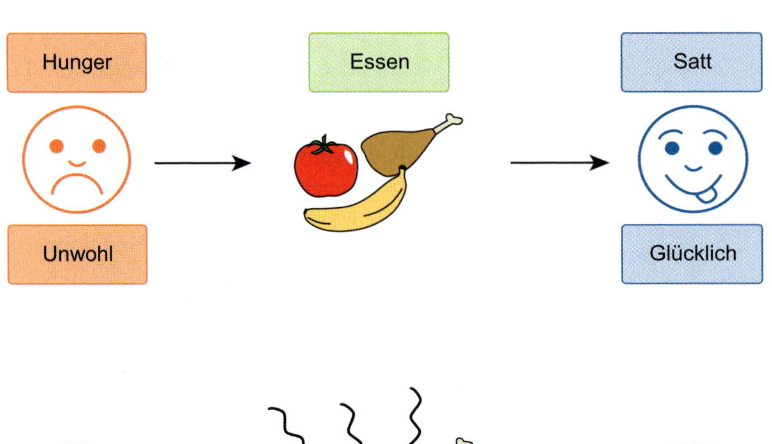

Abb. 4.7 Verhaltensverstärkung durch positive Konsequenzen [L143]

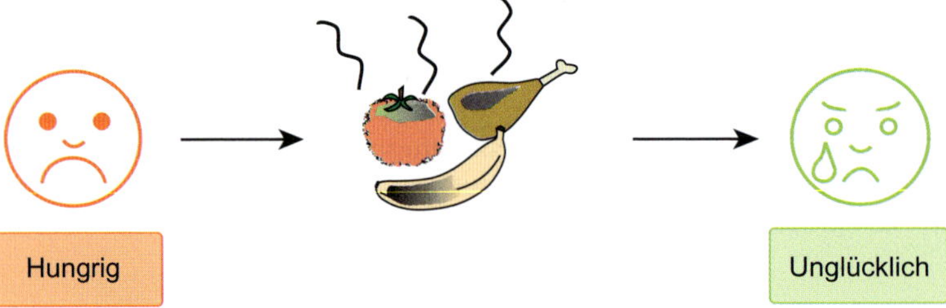

Abb. 4.8 Verhaltensabschwächung durch negative Konsequenzen [L143]

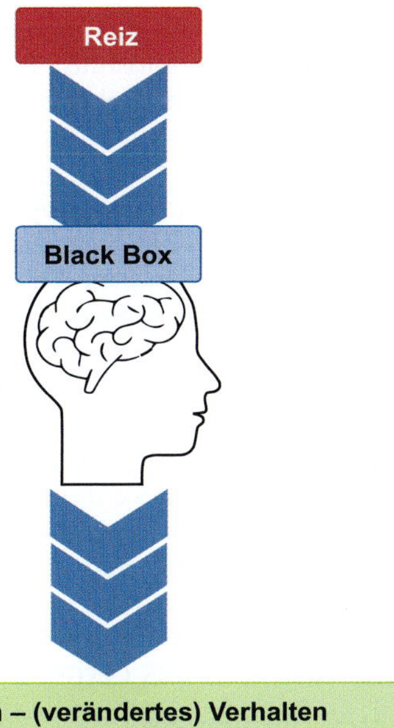

Abb. 4.9 Black-Box-Modell (u. a. nach John B. Watson) [L143]

Kognitivismus

Die Perspektive des **Kognitivismus** entwickelte sich in den 1950er Jahren. Wichtige Personen waren hierbei z. B. Edward Tolman, Kurt Lewin, Jerome Bruner und Jean Piaget. Innerhalb der Lerntheorie des Kognitivismus werden, im Gegensatz zum Behaviorismus, innerpsychische Prozesse von Menschen miteinbezogen. Der Lernende wird als Individuum begriffen, dessen Verhaltensweisen stark von dem jeweiligen **Informationsverarbeitungsprozess** (Denken und Verstehen) beeinflusst werden. Menschliches Verhalten oder dessen Veränderung wird also nicht „nur" anhand von Umweltbedingungen bzw. deren Rückmeldungen, sondern unter Berücksichtigung höherer kognitiver menschlicher Funktionen erklärt. Parallelen zum Behaviorismus sind die Überzeugungen, dass äußere Reize zwar aktiv und selbstständig verarbeitet werden, jedoch von objektivem und vorherrschendem Wissen beeinflusst werden.

Im Kognitivismus steht **Lernen** somit als die **Entwicklung von Erkenntnissen,** die potenziell das individuelle Verhalten leiten. Neue Erkenntnisse lösen sozusagen eine „*Reorganisation*" der kognitiven Struktur (Bilder, Schemata etc.) von Personen aus. Durch diese Reorganisation wird für Menschen eine *Verhaltensänderung* möglich, aber nicht notwendig. Diese Theorie betont anders als Verhaltensansätze das **Entwickeln von Verständnis und Sinnpotenzial.**

Das Gehirn wird hierbei ähnlich einem Computer im Sinne eines informationsverarbeitenden Geräts verstanden:

- Es erfolgt eine externe Informationsgabe z. B. durch eine lehrende Person.
- Anschließend erfolgt eine interne Informationsverarbeitung oder -weiterverarbeitung bei der lernenden Person. Diese Informationsverarbeitung spielt sich anhand seines bereits bestehenden Vorverständnisses ab.
- Wichtig ist hierbei, dass eine Wechselwirkung zwischen diesen inneren und äußeren Strukturen auf Ebene der Kommunikation besteht (► 1.3.1 *Kommunikationsmodell nach Shannon und Weaver*).
- Lernprobleme werden deshalb auf Kommunikationsstörungen zurückgeführt.

Aufgrund dieser Überzeugung wird reines Faktenlernen als nicht gewinnbringend bezeichnet. Anstatt dessen soll eine Problemlösefähigkeit aufgebaut werden (Weiterverarbeitung von Informationen). Von großer Bedeutung gilt hierbei die sogenannte **Metakognition** – das Wissen über die eigenen kognitiven Prozesse und deren Bedingungen.

Kritikpunkte innerhalb des Kognitivismus sind z. B. die Beschränkung auf eine einzig wahre und objektiv erkennbare Realität sowie die zu starke Konzentration auf geistige Verarbeitungsprozesse, wodurch andere Faktoren wie z. B. körperliche Fähigkeiten keine Berücksichtigung finden.

Weitere wichtige Bereiche im Sinne des Kognitivismus sind u. a.

- Lernen durch Imitation
- Lernen am Modell
- Kognitives Proben (erzielt ähnliche Fähigkeitsverbesserungen wie tatsächliche Handlungsvollzüge bzw. verringert die Gefahr des Verlernens) etc.

Konstruktivismus

Der **Konstruktivismus** beruht auf einer Erkenntnistheorie und unterscheidet sich stark von traditionellen Sichtweisen. Als Begründer des (radikalen) Konstruktivismus gilt Ernst von Glasersfeld. Die Grundannahme des Konstruktivismus ist, dass es keine objektive Realität (oder ein objektives Realitätsempfinden) gibt, sondern dass jede Wahrnehmung eines jeden Individuums, ebenso wie die daraus resultierende Interpretation der Umwelt, **immer absolut subjektiv** ist. Jede Realität ist also immer ein individuelles Konstrukt von Sinnes-

wahrnehmungen und stellt kein Abbild der Realität dar. Diese Überzeugung wird ebenfalls auf die **Konstruktion von Wissen** und die individuelle Gedächtnisleistung übertragen. Der Begriff Konstrukt kommt übrigens vom lateinischen „*constructum*", was so viel bedeutet wie „Zusammengebautes".
Kognitive Strukturen entstehen und entwickeln sich aus konstruktivistischer Sicht anhand von aktiver Auseinandersetzung und Bewertung zwischen Person und Umwelt (Erlebnissen bzw. Erfahrungen). Dies löst eine kontinuierliche Neuorganisation zwischen bereits bestehenden und neu gebildeten Strukturen aus und erzeugt fortwährend eine zunehmende Komplexität.
Lernen stellt innerhalb dieser Perspektive deshalb kein einfaches Resultat dar, das sich (nur) aus Lehren ergibt, sondern daraus, dass Wissen und Erkenntnisse durch eigenes Handeln und in Verbindung mit bestehendem Vorwissen konstruiert werden. Die Wissensvermittlung durch eine lehrende Person kann diese Konstruktionsprozesse nur anregen, fördern oder unterstützen. Der lehrenden Person fällt so die Rolle des Begleiters zu, der dafür zuständig ist, den Lernprozess dementsprechend zu unterstützen. Steuern kann er diesen jedoch nicht. **Entdeckendes Lernen** steht hierbei im Vordergrund.
(vgl. Baumgartner & Payr 2001; vgl. Riedl 2004; vgl. Müller 2001; vgl. Blümel, Franzkowiak & Kaba-Schönstein 2011; vgl. Franzkowiak 2011; vgl. Stangl 2017)

Die ► Tab. 4.3 stellt zusammenfassend die drei Lerntheorien Behaviorismus, Kognitivismus und Konstruktivismus gegenüber.

Reflexionsfrage
Finden Sie sich in Kleingruppen zusammen und wählen Sie ein Fallbeispiel aus Ihrer pflegerischen Praxis aus, in dem Sie einem Ihrem Pflegeempfänger beispielsweise die Notwendigkeit für das Erlernen eines neuen Verhaltens oder einer Verhaltensänderung fachlich nahebringen müssen. Überlegen Sie sich hierbei mindestens **jeweils eine** förderliche Strategie oder einen positiven Aspekt, den Sie innerhalb der Patienteninformierung bzw. -beratung **aus den drei Lerntheorien** produktiv einbauen können und den Lernprozess unterstützen können.

4.2.2 Formen des Lernens

Lerntransferprozesse

Definition

Lerntransfer
Lerntransfer „*[...] bedeutet, dass Kenntnisse und Fertigkeiten, die in einer bestimmten Lernumgebung (Lernfeld) erworben wurden, auf Anwendungskontexte (Funktionsfelder) übertragen werden, deren Merkmale sich von denen der Lernumgebung mehr oder weniger stark unterscheiden.*" (Mandl et al. 1992)

Tab. 4.3 Übersicht der Lerntheorien

Definitionsbereich	Behaviorismus	Kognitivismus	Konstruktivismus
Gehirn ist	Black Box/Passiver Behälter	Informationsverarbeitendes Gerät	Informationell geschlossenes System
Wissen wird	Abgelagert	Verarbeitet	Konstruiert
Wissen ist	Eine korrekte Input-Output-Relation	Ein adäquater interner Verarbeitungsprozess	Mit einer Situation operieren zu können
Lernziele	Richtige Antworten	Richtige Methoden zur Antwortfindung	Komplexe Situation bewältigen
Paradigma	Stimulus-Response (Reiz-Reaktions-Modell)	Problemlösung	Konstruktion
Strategie	Lehren	Beobachten und helfen	Kooperieren
Lehrende sind	Autorität	Tutor	Coach, Trainer
Feedback und Rückmeldung	Extern vorgegeben	Extern modelliert	Intern modelliert

(in Anlehnung an Baumgartner & Payr 1997, S. 89–106)

Ein Lerntransfer besteht aus **zwei Dimensionen**:

- Dimension der **Generalisierung**: Erlerntes wird von spezifischen Lernsituationen abstrahiert und auf andere Bedingungen (Situationen) übertragen.
  Hier wird zusätzlich zwischen einem *nahen Transfer* (z.B. Schulung bzgl. einer Software) und einem *weiten Transfer* (z.B. Outdoor-Trainings mit kooperativer Problemlösung) unterschieden.
- Dimension der **Aufrechterhaltung**: Beinhaltet die Frage, wie lange das neu Erlernte wirksam angewendet werden kann.

Merke

Positive und negative Lerntransferprozesse

Lerntransferprozesse können sich sowohl als positive als auch als negative Lerntransferprozesse herausstellen. Positive Lerntransferprozesse sind solche, die die *Arbeitstätigkeit verbessern oder erleichtern.* Lerntransferprozesse, die eine bestehende *Leistungsspanne beeinträchtigen,* werden als negativ bezeichnet.

Positive Lerntransferprozesse werden des Weiteren unterteilt:

- *Horizontaler Transfer:* Übertrag auf neue Kontexte
  Das neu Gelernte wird anhand desselben Anforderungsniveaus auf veränderte Anwendungssituationen übertragen. Hierbei soll der bestmögliche Lerntransfer dadurch generiert werden, indem neue Aufgaben- oder Problemstellungen auf der Basis von bereits vorhandenem Wissen gelöst werden sollen (praktischer Nutzen).
- *Vertikaler Transfer:* Übertrag auf einen höheren Schwierigkeitsgrad
  Erworbene Qualifikationen bzw. bisher Gelerntes werden verwendet, um neue, anspruchsvollere Kompetenzen zu erwerben oder Aufgaben zu lösen.

Merke

Bedeutung des Gelernten

Damit neu Erlerntes eine dauerhafte Verhaltensänderung für Personen ermöglicht, muss dieses neue Wissen für diese eine tatsächliche Bedeutung haben und als **wichtig und sinnvoll** bewertet werden. Als unsinnig bewertetes (neues) Wissen wird nach einiger Zeit wieder gelöscht und damit vergessen. Ein Problem, das sich daraus ergibt, kann sein, dass sich so neu erlerntes Wissen sowie dadurch neu generierte Fähigkeiten nicht auf alle Situationen übertragen lassen. Diese Fähigkeiten können also nicht oder nur selten weiter angewandt werden, was dazu führt, dass diese ggf. wieder verloren werden.

Gedächtnis und Informationsspeicherung

Definition

Gedächtnis

„*Unter Gedächtnis versteht man Prozesse und Systeme, die für die Einspeicherung, die Aufbewahrung, den Abruf und die Anwendung von Informationen zuständig sind, sobald die ursprüngliche Quelle der Information nicht mehr verfügbar ist. Unter dem Begriff Information verbergen sich dabei alle Arten von Reizen (Bilder, Wörter, Geräusche etc.), autobiografische Details, ein generisches Wissen über die Welt und spezifische Fertigkeiten (motorische Fertigkeiten, Sprache etc.).*" (Gruber 2018, S. 2–3)

Das Gedächtnis stellt die Basis dafür da, wie Menschen das, was sie im Alltag erleben, bewerten und wie sie sich verhalten. Das Gedächtnis ist Grundlage dafür, Handlungsabläufe so zu verinnerlichen, dass sie als Routinehandlungen abgespeichert werden und ohne große Aufmerksamkeit scheinbar automatisch abgerufen werden, z.B. Zähneputzen, sich einen Kaffee zu machen, Auto zu fahren etc. Ohne diese Basis wäre es Menschen zudem nicht möglich, zu kommunizieren, zu schreiben oder zu lesen. Mehr noch, das gesamte individuelle Identitätserleben könnte sich ohne das Gedächtnis in Menschen nicht ausprägen.

Das Gedächtnis ermöglicht es, gesammelte Erinnerungen und Erfahrungen abzuspeichern und wieder abzurufen, Menschen lernen daraus und können dadurch Probleme lösen.

Grundsätzliche Gedächtnisanteile:

- **Sensorisches Gedächtnis**: Zwischenspeicherung von sensorischen Informationen für eine kurze Zeit, bis sie von nachgeschalteten Prozessen weiterverarbeitet werden
- **Ultrakurzzeitgedächtnis**: Aufbewahrung von Informationen nur für Sekunden(-bruchteile)
- **Kurzzeitgedächtnis**: Speicherung von Informationen für Sekunden bis einige Minuten
- **Langzeitgedächtnis**: Dauerhafte Aufbewahrung von Informationen

Durch die **sensorische Wahrnehmung** werden (sensorische) Reize (► 1.1.2 *Wie funktioniert Kommunikation?*) über das menschliche Sinnessystem aufgenommen und im Gehirn weiterverarbeitet. Da der Mensch jedoch permanent einer Vielzahl solcher Reize ausgesetzt ist, wird dabei aufgrund von **selektiver Wahrnehmung** aussortiert. Als unwichtig oder weniger wichtig bewertete Reize werden ausgeblendet oder weniger stark wahrgenommen *(Filtertheorie der Aufmerksamkeit* und *Flaschenhalsmodell).*

Durch die Fähigkeit der **selektiven Aufmerksamkeit** können Personen ihre Aufmerksamkeit gezielt auf eine Reizquelle richten. Als wichtig bewertete Reize werden als relevante Informationen eingeschätzt, woraufhin die *Konzentration* darauf gerichtet wird. Nicht relevante Reize werden ignoriert. Innerhalb des menschlichen **Kurzzeitgedächtnisses** befinden sich dann separate Systeme, die für eine kurz- oder langfristige Speicherung der Informationen verantwortlich sind.

Durch **Wiederholen** (*Rehearsal*) von Informationen können diese dann über eine gewisse Zeitspanne besser im Gedächtnis aufrechterhalten bleiben. Sie sind sogar vorübergehend noch besser abrufbar. Letztendlich wird die Information dann entweder *gelöscht* oder ins **Langzeitgedächtnis** übertragen. Wegen dieses Prozesses wird das Kurzzeitgedächtnis als eine Art *Durchgangsstation* zum Langzeitgedächtnis betrachtet, auch wenn diese Annahme grundsätzlich nicht unbedingt zutreffend ist.

Die Phasen des Gedächtnisprozesses können in drei Phasen unterteilt werden:

1. **Enkodierung**: als sinnvoll bewertetes Wissen wird abgespeichert und ins Langzeitgedächtnis transferiert
2. **Retention** und **Konsolidierung**: das Aufrechterhalten des Stimulus im Gedächtnis und die *„neuronale Festigung der Gedächtnisspur"* (Gruber 2018, S. 63)
3. **Abruf**: die gespeicherte Information muss wieder rekonstruiert und erneut verfügbar gemacht werden können – *Erinnerungen*

Das Abrufen von Informationen ist hierbei grundsätzlich leichter, wenn der Kontext des Enkodierens mit dem des Abrufens übereinstimmt.

Gedächtnisphänomene, die innerhalb dieses Prozesses beobachtet werden können, sind:

- *Primacy-Effekt* (Primäreffekt): Informationen, die als erstes z. B. über eine Person, auf einer Liste oder bei einem Objekt etc. aufgenommen wurden, werden besonders gut abgespeichert – daher kommt auch die Faustregel, dass der erste Eindruck ganz besonders zählt.
- *Recency-Effekt* (Rezenzeffekt): Die zuletzt aufgenommenen, also die jüngsten Informationen über eine Person, von einer Liste, von einem Objekt etc. bleiben besser im Gedächtnis abgespeichert – der letzte Reiz (Gegenspieler zum Primacy-Effekt)

Zusammengefasst wird das Phänomen auch als *Primacy-Recency-Effek*t bezeichnet und vereint hierbei die Wirkungseffekte beider Phänomene bzgl. der Speicherung im Gedächtnis.

Merke

Lernen ist Grundstein jeder Patienteninformierung und -beratung

Der kognitive Prozess des Lernens ermöglicht uns also das Wahrnehmen, Verarbeiten und Speichern (neuer) Informationen. Wir lernen etwas Neues. Übertragen auf die pflegerische Praxis ist dieses Grundverständnis u. a. der Grundstein einer jeden Patienteninformierung und -beratung. Dies gilt für jegliche Gesprächsführung in der eine Form des „Lehrens" und „Lernens" die Basis bildet, also generell immer, wenn Fachexperten hilfe- oder ratsuchenden Personen gegenüberstehen. Lernen ist also die Grundlage, um – im besten Falle selbstständig – Probleme erkennen und lösen zu können. Es geht darum, durch neues Wissen dazu befähigt zu werden.

Wichtige Faktoren, die bei einem solchen „Befähigungsbestreben" berücksichtigt werden müssen, sind:

- Wie viel Vorwissen besteht über ein bestimmtes Thema? (z. B. über eine Diagnose, eine Behandlungs- oder pflegerische Maßnahme etc.)
- Welche individuellen Fähigkeiten oder Fertigkeiten (oder weitere Ressourcen) sind bereits vorhanden bzw. der Person auch bewusst?
- Wie groß bzw. komplex ist ein bestehendes Problem oder wie abstrakt gestaltet sich dies?
- Wie lange besteht dieses Problem bereits? Ist dies ganz neu oder ggf. schon viele Jahre bekannt?

Die **Komplexität** eines Problems nimmt unter folgenden Aspekten explizit zu:

- Alternativlösungen sind nicht vollständig und/ oder nicht gezielt identifiziert bzw. definiert.
- Es sind noch (viele) weitere untergeordnete Probleme vorhanden.

- Mehrere Wege oder Interventionen (gezielte Eingriffe) könnten zum gewünschten Ziel führen.
- Es ist ein hohes Maß an Informationen notwendig, um das Problem zu lösen bzw. für eine Person lösbar machen zu können.
- Die eigentliche und bereits definierte Problemsituation verändert sich immer wieder.

Merke

Komplexität und Problemlösung

Je höher sich die Komplexität einer Problemsituation gestaltet, desto wichtiger wird es, das bestehende Problem ganz genau zu identifizieren und danach explizite Maßnahmen für die Zielerreichung festzulegen, diese adäquat umzusetzen und abschließend gemeinsam mit dem Patienten, Pflegeempfänger oder Angehörigen zu evaluieren und zu besprechen. Dieser Prozess erfordert eine qualitativ hochwertige Gesprächsführung und eine professionelle Kommunikationsfähigkeit von Pflegefachfrauen und -männern. Diese Faktoren haben einen maßgeblichen Einfluss darauf, wie sich die weitere Pflege- oder Behandlungssituation für Betroffene gestaltet und können einen Behandlungserfolg oder im schlechtesten Fall einen Behandlungsmisserfolg nach sich ziehen.

(vgl. Posner & Rafal 1987; vgl. Mandl, Prenzel & Gräsel 1992; vgl. Wittmann, Kagerer & Pöppel 1999; vgl. Krapp & Weidenmann 2006; vgl. Kuhlmann & Sauter 2008; vgl. Gruber 2018; vgl. Ryschka 2011; vgl. Sloga 2011)

4.3 Gesprächsführung als Pflegehandlung

Gesprächsführung ist innerhalb von Pflegeberufen ein zentraler Aufgabenbereich, der von Pflegenden in jedem noch so kurzen Kontakt mit Pflegebedürftigen oder Angehörigen entsteht. Diese Gesprächsführung dient jedoch nicht „nur" dazu, Pflegeempfängern Sicherheit und Vertrauen zu vermitteln, sondern – insbesondere im Sinne von **Patientenberatung, -edukation und/oder Partizipation** – immer auch dazu, gewisse (neue) Informationen an diese weiterzugeben.

Merke

Befähigung der Betroffenen

Insbesondere im Sinne der Befähigung von Betroffenen, möglichst selbstbestimmt an Entscheidungs-, Pflege- und/oder Therapieprozessen mitwirken zu können, müssen diese dabei unterstützt werden, bestimmte Kompetenzen, Wissen, Fähigkeiten, Fertigkeiten etc. auszubilden – also Neues zu lernen und integrieren zu können. Sie befinden sich somit tendenziell in einer Art „lernenden" Rolle, während sich Pflegefachfrauen und -männer im Rahmen von Anleitung und Beratung teilweise in einer Art „lehrenden" Position wiederfinden (► 2.10.1 Dramadreieck).

Der Prozess des **Lernens** erfolgt grundsätzlich durch das Gewinnen von *Einsicht* und das Ausbilden von *Verständnis* für entsprechende Sachverhalte (► 4.2 *Lernen und Lerntheorien*). Eine „**lehrende**" Begleitung ist innerhalb dieses Prozesses dafür da, Lernprozesse anhand von zur Verfügung gestelltem spezifischem Lernmaterial individuell anzuregen, zu steuern und zu umrahmen. Die „lernende" Person soll dadurch befähigt werden, in bestem Maße selbstständig eine bestimmte Aufgabe zu lösen. Unterstützung erfahren diese innerhalb dieses Prozesses von den „lehrenden" Personen zusätzlich bei Bedarf. Diese Rollenfunktion von Pflegefachfrauen und -männern hat eine äußerst wichtige Bedeutung. Basis hierfür bilden die jeweiligen **Kommunikationsfähigkeiten und -fertigkeiten**.

Die Bedeutung der kommunikativen Kompetenz Pflegender zeigt sich darin, dass hilfs- oder pflegebedürftige Menschen sowie deren Angehörige höchst empfänglich für die Kommunikationsqualität von Pflegepersonen gelten. Eine **professionelle Kommunikation** ermöglicht allerdings nicht „nur" sich in einem gewünschten Maße dem Gegenüber verständlich zu machen, sondern ebenfalls das Gegenüber und dessen Kommunikation schneller und besser selbst verstehen zu können. Insbesondere in pflegerischen Berufen beinhaltet diese Kommunikation nicht nur verbale Äußerungen, sondern auch das Wahrnehmen sowie Beobachten und deuten können von non- bzw. paraverbalen Signalen. Diese Fähigkeit ist für Pflegefachfrauen und -männern von eminenter Wichtigkeit, denn so können diese Signale erfasst und in weitere Gesprächs-, Pflege- oder Therapieverläufe miteinbezogen werden, ohne die Betroffenen ggf. in Verlegenheit zu bringen.

Empfohlen für eine **qualitativ hochwertige Gesprächsstruktur** bzw. -ausrichtung werden folgende Eckpunkte:

- Konkrete Klärung von Zielen und Absichten – Was soll der Inhalt des Gesprächs sein?

- Bei geplanten Gesprächen den gewünschten Gesprächsverlauf strukturieren und planen – Wie soll das Gespräch verlaufen?
- Die wichtigsten Themenbereiche identifizieren und darauf eingehen, nicht auf zu viele oder wahllose – Was sind die wirklich wichtigen Themen für genau dieses Gespräch?
- Wahl des Ortes und der (störungsfreien) Umgebung – Wo soll das Gespräch stattfinden?
- Terminierung des Gesprächs – Wann soll das Gespräch starten und wann enden?

„Das Grundprinzip der Gesprächsführung lautet: den Gesprächspartner bei seinen Fragen, Bedürfnissen und Gedanken abholen und ihn zu den Themen hinführen, über die man mit ihm sprechen will“ (Hausmann, Clemens 2020, S. 12)

Richtlinien in der pflegerischen Gesprächsführung

Klarheit – was will ich selbst mit dem Gespräch erreichen?

In der Pflegepraxis kommt Pflegepersonen nur selten und bei bestimmten Anlässen der „Luxus“ zugute, sich auf ein Gespräch im Voraus vorzubereiten und dieses planen und strukturieren zu können. Die allermeisten Gesprächssituationen müssen tatsächlich „nebenbei“ und „schnell“ stattfinden, z. B. kurz auf dem Flur, inmitten von Pflegehandlungen, während der Dokumentation etc. Bietet sich dann aber ein entsprechender Rahmen dafür, geplante und gezielte Gespräche mit Pflegeempfängern oder Angehörigen zu führen, sollten diese so gezielt und klar wie möglich ausgerichtet stattfinden und durchgeführt werden.

Je nach Gesprächsanlass oder -inhalt sind folgende **Punkte zu beachten**:

- Strukturelle Inhalte erheben (z. B. Thema und dafür notwendige Informationen etc. vorab definieren)
- Auf das Gespräch vorbereiten
- Zeitfenster (und Orte) dafür vorsehen.

Ein solches Gesprächsverständnis bzw. eine solche Grundstruktur von Gesprächen einzuüben und durchzuführen ist sinnvoll, denn so können diese Aspekte verinnerlicht und eine grundsätzlich professionelle Haltung entwickelt werden. Das ermöglicht Pflegepersonen diese Fähigkeiten auch auf eher „unpassendere“ Gesprächssituationen zu übertragen und trotzdem eine qualitativ hochwertige Gesprächsführung zu etablieren, auch wenn es z. B. einmal „schnell gehen muss“. Denn ein solches Einüben zeigt sich zusehends am Zeitfaktor, der zu einer Gesprächsvorbereitung benötigt wird – je häufiger eine Leitlinie geübt und durchgeführt wurde, desto weniger Zeit wird für eine adäquate Vorbereitung benötigt und „fachliche Spontaneität“ möglich.

Steht ein geplantes Gespräch an, müssen sich Pflegende davor gezielt damit auseinandersetzen. Die Grundlage für jegliche Gesprächsausrichtung und den jeweiligen Gesprächsaufbau ist die Leitfrage: „Was will ich mit diesem Gespräch erreichen?“. Also vorerst Klarheit darüber gewinnen, ob eine andere Person informiert, beruhigt oder motiviert werden soll oder ob sich die Pflegeperson beispielsweise selbst bestimmte Informationen einholen möchte.

Grundsätzlich gilt: *Je wichtiger ein Gespräch oder das Gesprächsthema ist, desto wichtiger ist eine professionelle Vorbereitung.*

Fachlichkeit und Sicherheit vermitteln – den professionellen Standpunkt erklären und klar darstellen

Pflegende werden von ihren Pflegeempfängern als **Fachexperten** angesehen. Ihren Rat oder ihre Einschätzung über Situationen zu erfahren, vermittelt ihnen **Sicherheit** und einen entsprechenden **Orientierungsrahmen,** indem sie

a) ihre persönlichen Einschätzungen und Deutungen mit der professionellen Meinung abwägen und
b) miteinander verknüpfen können.

Eine professionelle Fachexpertise muss deshalb klar, verständlich sowie überzeugend vermittelt werden, damit Patienten, Bewohner und Angehörige diese als kompetent und im weiteren Sinne als vertrauenswürdig erleben. Unklare Gesprächsführung oder Benennungen sind hierbei nicht förderlich, sie verunsichern sogar das Gegenüber teilweise zusätzlich. Innerhalb dieses Gesprächsverlaufs geht es zudem nicht darum, eine fachliche Kompetenz vermitteln zu wollen, indem möglichst viele Fachbegriffe verwendet werden, die für Pflegeempfänger oder deren Angehörige nicht zu verstehen sind. Sondern im Gegenteil: Pflegende müssen ihre Kommunikation immer auf die Fähigkeiten und Verständnisebene ihres Gegenübers ausrichten. Dies ist Kennzeichen entsprechender Professionalität, Fachlichkeit und kommunikativer Kompetenz.

Zeit geben – zum Verarbeiten und Reagieren

Eine Pflegesituation hat grundsätzlich *Auswirkungen auf die Betroffenen.* Sie befinden sich generell in einer **Abhängigkeitsbeziehung** zu den Pflegenden und anderen am Versorgungsprozess beteiligten Disziplinen. Zudem sind solche Gegebenheiten immer mit *Gefühlen von Angst, Scham, Unsicherheit* etc. verbunden. Das bedeutet, sie wirkt sich ebenfalls auf das innere Erleben der Personen aus und zwar unabhängig vom Alter o. Ä. Diese besondere Versorgungssituation erfordert ebenfalls eine besondere Form der Kommunikation.

Damit Betroffene sich innerhalb einer Gesprächssituation über alle ihre Fragen, Bedürfnisse oder Gedanken etc. entsprechend klar werden können, ist es von essenzieller Bedeutung, ihnen einen angemessenen **Zeitraum** zur Verfügung zu stellen, in denen sie all dies (zu-)ordnen können. Auch bei Fragen, die ihnen gestellt werden, muss die Gesamtsituation unbedingt mitbedacht und ihnen **Zeit gegeben** werden, darauf zu antworten. Im Gegensatz dazu, dass bestimmte Gespräche von professioneller Seite aus bereits gut vorstrukturiert und geplant sein können, ist dies für Patienten oder Bewohner nicht der Fall. Erlebter Zeitdruck führt ansonsten schnell zu mangelhaften Informationen oder späteren Verständnisproblemen. Diese Problematik ist häufig auslösend dafür, dass Pflegeempfängern oder deren Angehörigen erst im Nachhinein noch viele weitere Fragen oder Informationen bewusst werden. Solche noch nicht mitgeteilten Informationen oder offene Antworten können für die Betroffenen nach der „verpassten Chance" im direkten Gespräch dann schwierig mitzuteilen oder noch zu beziehen sein. Eine solche Situation mit offenen Fragen oder fehlenden Informationen kann sich dann im weiteren Verlauf destruktiv auf die jeweilige pflegerische Versorgung (z. B. Maßnahmenplanung etc.) bzw. den Therapieprozess auswirken.

Praxistipp

Adaptionszeit verlängert sich mit dem Alter

Wichtig ist hierbei ebenfalls zu beachten, dass grundsätzlich mit jeder neuen Antwort oder Information beim Betroffenen neue innerpsychische Prozesse ausgelöst werden, die wiederum zu neuen Unklarheiten oder weiteren Fragen führen können.

Dieser Aspekt ist insbesondere im geriatrischen Bezugsrahmen von sehr hoher Bedeutung, da sich mit steigendem Alter die Adaptionszeit – also die Zeitspanne zwischen einem empfangenen Reiz und der darauffolgenden Reaktion – zunehmend verlängert.

Dies bedeutet:

- Auf gestellte Fragen eine entsprechende Verarbeitungszeit und Zeit zu antworten geben
- Langsam sprechen und Wörter verwenden, die die Betroffenen verstehen
- Informationen nach und nach übermitteln, um eine Informationsflut zu vermeiden oder umgehend Raum für Rückfragen offen zu halten.

Auch der **Zeitpunkt** eines Gesprächs kann wesentliche Auswirkungen auf den grundsätzlichen Gesprächsverlauf haben. So kann es passieren, dass wichtige Informationen, Argumente, Fragen etc. vom Gegenüber nicht adäquat beantwortet werden können, wenn diese innerhalb eines ungünstigen Zeitpunkts (oder Orts) vorgebracht werden. Von pflegerischer Seite ist zu berücksichtigen, dass es generell unmöglich ist, wichtige Angelegenheiten adäquat zu besprechen und zu klären, wenn die **Aufmerksamkeit oder Auffassungsgabe** von Betroffenen in dem Moment durch irgendwelche äußeren oder inneren Prozesse bzw. Einflüsse beeinträchtigt ist.

Gleiches gilt andersherum für die Pflegenden selbst. Ist deren **Aufmerksamkeit und Konzentrationsfähigkeit** in der aktuellen Situation gestört und nicht gegeben, muss dies von Seite der Pflegeperson ebenfalls klar wahrgenommen und ggf. kommuniziert werden, denn dann sollte das Gespräch zu einem späteren Zeitpunkt (weiter) geführt werden.

Empathie und Verständnis – Gefühle und Gedanken wahr- und ernst nehmen und diesen verstehend begegnen

Patienten, Bewohner und deren Angehörige erleben, wie bereits angesprochen, in entsprechenden Situationen eine Vielzahl an Gedanken und Gefühlen. Pflegende müssen sich bewusst darüber sein, dass jeder mitgeteilte innere Anteil des Erlebens (Gefühle/Gedanken etc.) der Pflegeempfänger ein **Zeichen von Vertrauen** darstellt – menschlich sowie professionell. Ansonsten würden diese nicht ausgesprochen werden. Pflegepersonen müssen sich dieser Bedeutung bewusst sein und solche Mitteilungen wertschätzen. Werden offenbarte Emotionen oder Gedanken von Pflegenden negiert, also z. B. nicht ernst- oder wahrgenommen oder im schlimmsten Fall sogar einfach übergangen, hat dies erhebliche Auswirkungen auf das Vertrauensverhältnis zwischen den hilfs- oder pflegebedürftigen Menschen und den Pflegenden. Auch, wenn die Betroffenen dies möglicherweise vorerst nicht direkt zeigen. Ein wertschätzender und professioneller Umgang mit solchen Äußerungen beinhaltet eine empathische Reaktion seitens der Pflegenden. Es muss diesen entsprechend Raum und Aufmerksamkeit gegeben werden, damit Patienten, Bewohner oder deren Angehörige sich ernstgenommen und verstanden fühlen. Die Äußerungen müssen **anerkannt** werden. Um eine wertschätzende und verstehende Grundhaltung und Kommunikation geht es auch in ▸ 2.14.3 *Exkurs: Validation.*

Merke

Tabu: Aufmerksamkeit nicht bei den Betroffenen

Ein absolutes Tabu ist es, wenn während eines Gesprächs oder auch anderer Pflege- oder Behandlungsprozessen der Aufmerksamkeitsfokus der Pflegefachfrauen und -männer nicht bei den Pflegeempfängern liegt. Solche Verhaltensweisen zeigen sich beispielsweise dadurch, dass kein Augenkontakt mehr besteht, nur in die Dokumentation geschaut oder mit anderen Personen als den Betroffenen selbst in deren Beisein gesprochen wird. Solche Gesprächsmuster gelten als sehr problematisch und müssen innerhalb einer professionellen Gesprächsführung absolut vermieden werden.

Ein weiterer sehr wichtiger Aspekt in diesem Bereich ist, dass Pflegepersonen aufgrund ihrer Äußerungen von ihrem Gegenüber als kongruent erlebt werden müssen. Dies bedeutet, jegliche Art von verbaler Signalsendung muss mit begleitenden non- bzw. paraverbalen Signalen übereinstimmen (▸ 3.6.1 *Gesprächsführung nach Rogers*).

Fragen und Einwände – ernst nehmen und nicht übergehen oder negieren

Es existieren vielerlei Gesprächsgewohnheiten, die unbewusst und unreflektiert innerhalb von zwischenmenschlichen Interaktionen automatisch geschehen. Diese erlernten oder sich aneigneten Gesprächsmuster müssen im professionellen Setting beachtet und reflektiert werden, um diese bestmöglich innerhalb einer Patientenkommunikation zu vermeiden. Beispiele hierfür sind u. a.

„Ja, aber ...“-Antworten – diese Aussagen beinhalten immer, dass Gesagtes vom Gegenüber negiert wird.

Bei „Ja, aber ...“-Äußerungen ist grundsätzlich nicht das *„Ja“* als Anerkennung gemeint, sondern das *„aber“* im Sinne einer Zurückweisung der getroffenen Aussage. Ein „Ja, aber" steht einer professionellen Kommunikation entgegen, denn solche Sätze haben immer den Anschein, jemanden zu irgendetwas (meist dann seiner eigenen Überzeugung oder Meinung) zu überreden oder davon zu überzeugen, dass die persönliche Ansicht besser oder zielführender ist.

Beispiele hierfür sind:

- „Ich kann Sie verstehen, aber ...“
- „Mir würde es in Ihrer Situation nicht anders gehen, aber ...“
- „Ja, aber da spricht eindeutig zu viel dagegen.“
- „Es tut mir leid, aber ...“
- „Wir können es so versuchen, aber ...“
- etc.

Solche Gesprächsgewohnheiten sind innerhalb einer fachlichen und qualitativ hochwertigen Gesprächsführung zu vermieden, denn dieses Verhalten fördert, wenn auch unbewusst, Konfliktgeschehen auf der Beziehungsebene zwischen Pflegeempfänger und Pflegenden. Die Sachebene rückt maßgeblich in den Hintergrund (▸ Kap. 1). Das Gegenüber fühlt sich nicht wahrgenommen oder verstanden, dies löst, wenn auch unbewusst Widerstand und erlebten Rechtfertigungsdruck aus.

Als **Alternativlösung**, die eine bessere Artikulation und Umformulierung des ausgesprochenen Inhalts ermöglicht, wird z. B. empfohlen Sätze so umzuformulieren, dass das *„aber"* durch ein *„und"* ersetzt werden kann, wodurch auch die Satzausrichtung eine andere Wirkung auf Betroffene haben kann:

- „Ich kann Sie verstehen *und* glaube, dass bei Ihrer getroffenen Entscheidung noch etwas Anderes relevant ist.“
- „Mir würde es in Ihrer Situation nicht anders gehen *und* ich müsste auch zuerst alle Optionen nochmal überdenken.“
- „Es tut mir leid *und* ich kann ihre Reaktion verstehen. Wie wäre es mit Option XY?“
- Wir können es so versuchen *und* am besten wäre es dann, wenn Sie vorerst [...]“.

Mangelnde Einfühlsamkeit und fehlende Offenheit – die betroffene Person steht nicht im Interessensfokus, sondern nur die Fakten.

Das Erleben der betroffenen Personen wird von den Pflegenden absolut in den Hintergrund gedrängt, der Fokus liegt rein auf der jeweiligen Erkrankung. *„Die Fakten sprechen ganz klar dafür,*

dass […].“ Ein solches Verhalten deutet darauf hin, dass Pflegende grundsätzlich kein Interesse daran haben, die jeweilige Patientensicht überhaupt verstehen zu wollen. Eingesetzte Strategien, um die Richtigkeit der „fachlichen“ Expertise zu untermauern, sind das Entgegnen von Moralisierungen, Besserwisserei sowie selbstgefälliges Verhalten.
Beispiele hierfür sind:

- „Jetzt stellen Sie sich mal nicht so an, das hätte alles viel schlimmer verlaufen können.“
- „Das kann ja jetzt nicht so schwer sein.“
- „Wenn sich jeder so anstellen würde.“
- „Anderen ging es auch schon so.“
- „Wenńs andere geschafft haben, werden Sie das wohl auch.“
- „Man kann alles auch überdramatisieren.“
- etc.

Solch eine mangelnde Einfühlsamkeit der Pflegenden geht oft einher mit *fehlender Offenheit* und keinerlei Bereitschaft, den Betroffenen überhaupt zuhören zu wollen oder die Notwendigkeit dafür zu sehen. Eine solche Haltung resultiert häufig aus einer **hohen Distanzierung** bzw. Distanzierungsbedürftigkeit gegenüber den Pflegeempfängern. Die Pflegenden nehmen eine unpersönliche und teilweise als unnahbar empfundene Grundhaltung ein. Anzeichen hierfür sind beispielsweise:

- Häufiges Verwenden von geschlossenen Fragestellungen, damit gar nicht erst ein vertieftes Gespräch entstehen kann
- Fokus wird innerhalb von Gesprächen auf notwendige Informationsvermittlung gelegt
- Konkretes Übergehen oder Herunterspielen von Emotionsäußerungen oder Fragen
- Häufiges Unterbrechen von Pflegeempfängern oder Angehörigen
- Ausweichende, abwehrende oder ablehnende nonverbale (ggf. paraverbale) Kommunikation

Bemitleiden, Emotionalisieren, Dramatisieren
Solche Gesprächsmuster von Pflegenden stellen grundsätzlich das genaue Gegenteil von *mangelnder Einfühlsamkeit* oder *fehlender Offenheit* gegenüber den Patienten dar. Sie sind im professionellen Setting als genauso kritisch anzusehen. Gesprächsmuster wie Bemitleiden, Emotionalisieren oder Dramatisieren zeigen ein teilweise sehr **distanzloses Verhalten** gegenüber Pflegeempfängern oder deren Angehörigen auf. Die Pflegenden emotionalisieren selbst als (sehr) schlimm empfundene Aspekte innerhalb solcher Muster sehr stark und kommunizieren dies auch. Ein professionelles Rollenverhalten rückt in den Hintergrund. Die Folge davon ist beispielsweise übersteigertes Mitleid oder auch überfürsorgliches Verhalten, das dem Gegenüber entgegengebracht wird. Betroffene werden unbewusst in eine Rolle gedrängt, in der sie sozusagen als armer und bedauerns- oder bemitleidenswerter Mensch wahrgenommen werden. Beispiele hierfür sind Äußerungen, wie:

- „Das ist ja schrecklich, wie schaffen Sie es nur so gefasst mit dieser Situation umzugehen?!“
- „Das kann doch wohl nicht wahr sein, nicht das auch noch?!“
- „Fühlen Sie sich nach dieser Situation überfordert, hilflos oder sogar schuldig?!“
- „Ich kann mir nicht vorstellen, wie es Ihnen in dieser Situation jetzt gehen muss!? Wie soll man das nur aushalten!?“
- „Um Gottes Willen, wie soll man das als einzelne Person alles schaffen?!“

Betroffener und seine aktuelle Situation werden auf Floskeln oder Lebensweisheiten übertragen
Ein solches Kommunikationsmuster kann ein Indiz dafür sein, dass dies ein Versuch ist, Situationen, die selbst als schwierig erlebt werden, auf irgendeine Art und Weise *abzumildern oder zu beschwichtigen.*
Beispiele hierfür können sein:

- „So spielt das Leben eben, da kann man tun, was man will.“
- „Man hat es nicht in der Hand, nicht wahr?“
- „Das muss die Ironie des Lebens sein.“
- etc.

Grundsätzliche Intention des Einsatzes solcher Phrasen ist meist, dass diese als Trost oder Aufmunterung gedacht sind. Auf Patienten, Bewohner oder deren Angehörige kann sich das jedoch negativ auswirken, da sie sich nicht kompetent und fachlich unterstützt oder begleitet fühlen. Im Gegenteil, sie könnten das Gefühl bekommen, weder ernst- noch vollwertig wahrgenommen zu werden. Dies kann u. a. Verärgerung, Ablehnung und/oder Rückzug zur Folge haben.
(vgl. Manz 2016; vgl. Baller & Schaller 2017; vgl. Hausmann 2020; vgl. Hoos-Leistner 2020)

4.4 Pflege- und Patientenberatung

Der Bereich Beratung hat durch die geschichtliche Entwicklung in Deutschland sowie durch fortschreitende Veränderungen in der Pflege und Medizin in den letzten Jahren bzw. Jahrzehnten einen immer höheren Stellenwert erlangt. Beratung gilt jedoch hierzulande nicht als eigenständige Profession. Grund dafür ist, dass sich Beratung teilweise nur schwer vom Fachbereich der Psychotherapie abgrenzen lässt.

Grundsätzlich haben sich mittlerweile viele Beratungsangebote in der Praxis bewährt. Wissenschaftlich fundierte Daten, die dies bestätigen können, finden sich jedoch so gut wie keine. Als Ursachen hierfür gelten u. a. die unterschiedlichen Definitionen zu erhebender Erfolgsparameter (auch bezeichnet als gezielte Effektebenen) von professioneller Beratung bzw. eines professionellen Beratungsprozesses.

Innerhalb von professionellen Beratungssituationen im spezifischen Feld des Gesundheitswesens wurde seit mehreren Jahren für und von Pflegebedürftigen oder deren Angehörigen immer mehr Recht auf *Selbst- und Mitbestimmung* innerhalb von Entscheidungs- oder Behandlungsprozessen gefordert. Hintergrund dafür ist beispielsweise die in früheren Jahren sehr **paternalistisch** (*vormundschaftlich*) ausgeprägte Haltung pflegerischer und medizinischer Berufe in der Pflege oder Behandlung von Patienten (► 4.5 *Von Paternalismus zu Selbstbestimmung und Partizipation*).

Für Pflegeempfänger bedeutet diese Entwicklung nun mehr Selbst- und Mitbestimmung innerhalb von Pflege-, Behandlungs- oder Entscheidungsprozessen, aber zudem auch ein höheres Maß an **Eigenverantwortung** und **Eigenbeteiligung**, die in den Versorgungsprozess miteingebracht werden müssen. Das heißt für pflegerische und medizinische Berufe wiederum, dass diese ihre Patienten, Bewohner oder deren Angehörige entsprechend dazu befähigen müssen, das notwendige Maß an Eigenverantwortung und -beteiligung einbringen zu können. Dies führte dazu, dass Begriffe wie **Empowerment** und **Partizipation** in den letzten Jahren immer wichtiger in der Beratung und Versorgung von Pflegeempfängern wurden und auch zu sehr positiven Veränderungen für beide Seiten geführt haben. Trotzdem gibt es insbesondere in diesen Bereichen weiterhin noch (große) Herausforderungen, die sich daraus sowohl für Pflegeempfänger als auch für das Gesundheitspersonal ergeben. Dies beginnt bereits bei einer fachlichen, **professionellen und patientenorientierten Informierung** von Pflegeempfängern.

4.4.1 Patientenorientierung und -informierung

Der Begriff der **Patientenorientierung** hat eine fundamentale Bedeutung innerhalb von Gesundheitsberufen. Patientenorientierung hat zum Ziel, stumpfsinnige, überholte und pauschale Pflege und Behandlung von Patienten und Bewohnern sowie deren Erkrankungen zu verhindern bzw. zu überwinden. Innerhalb einer patientenorientierten Versorgung soll der jeweilige Pflege- oder Therapieempfänger mit seiner Individualität im Mittelpunkt stehen, nicht die reine Durchführung oder Einleitung funktioneller Maßnahmen bzw. Interventionen. Grundgedanke der Patientenorientierung ist, dass die betroffene Person aktiv in den Gesamtprozess miteinbezogen wird, was ein höchstmögliches Maß an Autonomie und Selbstbestimmung für sie ermöglichen soll.

Innerhalb des spezifischen Kommunikations- und Interaktionsverhältnisses zwischen Pflegefachfrauen bzw. -männern und deren Patienten oder Bewohnern umfasst der Begriff Patientenorientierung zwei grundsätzliche Ebenen:

a) Die Ebene der pflegerischen (oder medizinischen) Fachexperten (Gesundheitspersonal)
b) Die Ebene der Leistungsempfänger (Pflege- oder Therapieempfänger)

Innerhalb eines patientenorientierten Pflegeprozesses steht der erkrankte oder hilfsbedürftige Mensch hierbei mit all seinen Bedürfnissen dem Gesundheitspersonal gegenüber. Patientenorientierung beinhaltet deshalb immer Beziehungsaufbau (► Abb. 4.10).

Eine patientenorientierte Ausrichtung von Informierung, Pflege, Behandlung etc. der pflegebedürftigen Person greift bestehende Bedürfnisse auf und baut sie aktiv in den Gesamtprozess mit ein. Beide Seiten bringen innerhalb dieses Konstrukts unterschiedliche Faktoren mit in den Pflegeprozess ein, z. B. *Wahrnehmungs- und Bewertungsmuster, Antriebe, Werte, Gefühle, Wünsche, Ziele, Erfahrungen* etc. Wie sich der entsprechende Beziehungsaufbau zwischen den Akteuren letztendlich gestaltet, hängt immer sehr stark vom jeweiligen Kompetenzprofil und der Professionalität der Expertenseite ab. Denn anhand dieser (erlebten) Faktoren bewertet die Leistungsempfängerseite abschließend den Leistungserbringer. Von diesem Bewertungsprozess hängt das Zufriedenheits- oder Unzufriedenheitslevel von den Pflegeempfängern oder auch deren Angehörigen ab.

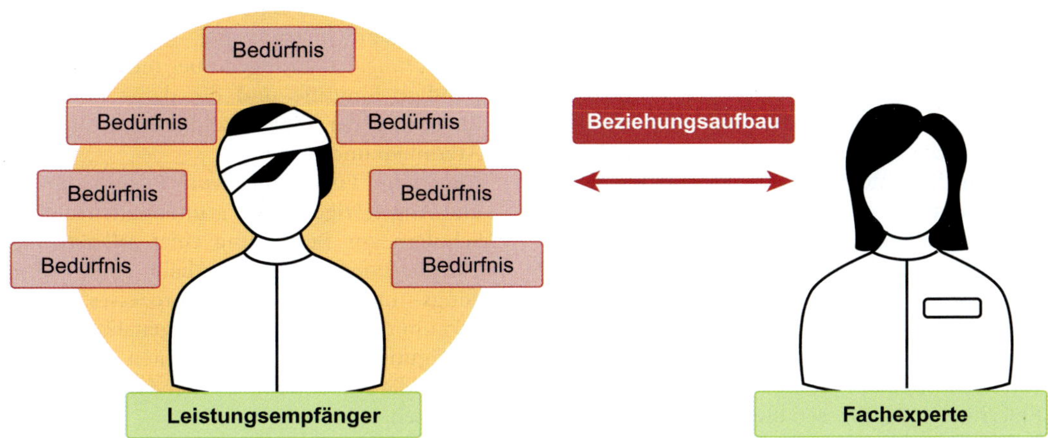

Abb. 4.10 Die zwei Ebenen von Patientenorientierung [L143]

Dies bedeutet ebenfalls, dass sich die jeweilige **Patientenverständigung** und die **-informierung** sowie **-beratung** individuell am Leistungsempfänger *orientiert*, also daran ausgerichtet stattfindet.
Patienten oder Bewohner zu orientieren, bedeutet in diesem Zusammenhang, dass diese von den zuständigen Pflegenden in ihrer gesamten, aktuell bestehenden Situation *Orientierung* erfahren – also beispielsweise über entsprechende Untersuchungsergebnisse, Statusveränderungen, verschiedene Handlungsmöglichkeiten etc. in Kenntnis gesetzt werden. Von essenzieller Bedeutung ist hierbei die **Qualität** der weitergegebenen **Informationen** und die **Informationsvermittlung**.

Definition

Patientenorientierung

„Patientenorientierung ist die geistige Einstellung von Mitarbeitern, die Ausrichtung auf das Befinden, die Bedürfnisse und die Erwartungen des Patienten durch Wahrnehmung, Einschätzung, Bewertung und Beachtung seines Zustands. Das daraus abgeleitete Verhalten und Handeln ist auf den Patienten als Individuum in seiner Situation gerichtet und als solches von ihm erkennbar. Hierfür setzen die Handelnden ihre berufliche sowie soziale Kompetenz, Empathie und Erfahrung ein. Sie verbinden bei der Interaktion und Kommunikation mit dem Patienten Sachebene und Beziehungsebene. Gleichberechtigte Kommunikation und Interaktion mit dem Patienten sind Grundbedingung für Orientierung am Patienten." (Reibnitz et al. 2017, S. 13)

Im Bereich einer professionellen und fachlichen – also patientenorientierten – **Patienteninformierung** werden bestimmte **Grundsätze** festgelegt, die von entsprechenden Fachpersonen eingehalten werden müssen:

1. Es sind alle Fragen des Betroffenen (nach bestem Wissen und Gewissen) zu beantworten.
2. Patienteninformierung muss innerhalb einer bestimmten Gesprächsatmosphäre stattfinden.
3. Es dürfen nicht alle Informationen auf einmal weitergegeben (Informationsflut) und der Patient dadurch überfordert werden.
4. Es muss angepasst an das Sprachverständnis bzw. die sprachlichen Fähigkeiten sowie beispielsweise an den Stand des Vorwissens des Betroffenen gesprochen werden und (in den Worten der Betroffenen).
5. Abschließend ist zu überprüfen, ob alle Informationen vom Betroffenen verstanden wurden und es noch Informationsdefizite gibt.

4.4.2 Was ist Beratung in der Pflege?

Definition

Beratung

„Kommunikative Intervention zur Bewältigung von individuellem Problemdruck, einer belastenden Krisen- oder Lebenssituation und eingeschränkter Entscheidungsfähigkeit." (Terborg in Schraut & Trögner 2020, S.281)

Das Feld bzw. der multifaktorielle Begriff der **Beratung** deckt ein vielfältiges Spektrum zwischen unterschiedlichen Bereichen ab, das Interventionen im Sinne von Coaching, Aufklärung, Anleitung, Schulung sowie der direkten Beratung umfasst. Grundsätzliche Bereiche von Beratung sind beispielsweise die professionelle Unterstützung bei:

- Veränderung von Denkhaltungen, Gefühlen oder Verhaltensmustern
- Erkundung, Reflexion und Verstehen persönlicher Gedanken oder Gefühle anhand von Erfahrungen
- Identifikation und Lösung bzw. Überwindung von Problemen oder Krisen
- Entscheidungsprozessen und -findungen
- Beziehungsverbesserung oder Wissenserweiterung

Zusammengefasst begleitet Beratung also immer bestimmte Entwicklungsprozesse einer Person (► Kap. 3. *Coaching und Supervision*)

Im Sinne des Gesundheitswesens kann professionelle Beratung dahingehend notwendig werden, wenn *„die individuelle Kompetenz oder das informelle Hilfenetz für die Lösung oder die Bewältigung einer krisenhaften Situation nicht mehr ausreicht oder überfordert ist."* (Koch-Straube 2008, S. 66)

Den ursprünglichen Leitgedanken findet die Begrifflichkeit der Beratung innerhalb der amerikanischen Bezeichnung *„nursing is teaching"* (Pflege ist Lehre) aus den 1930er Jahren. Grundsätzlich vereint der so vielseitig einsetzbare Beratungsbegriff innerhalb von Patientenberatung **drei Basispfeiler**, die im Sinne einer *informierten Zustimmung* von Patienten, Pflegeempfängern oder deren Angehörigen notwendig sind:

a) **Information**: als gezielte Mitteilung von Fachinformationen mithilfe zielgruppenspezifischer Medien
b) **Schulung**: als kleinschrittig abgestimmte, ziel- und ergebnisorientierte Vermittlung von Wissen sowie Fertigkeiten in bestimmten Themenbereichen, innerhalb von *Gruppen* oder für *Einzelpersonen*
c) **Beratung**: als bedürfnisgerechter, fachlich kompetenter, ergebnisoffener und dialogischer Prozess

Ergänzt werden die Formen von Beratung noch um eine **„begleitende Moderation"** als Gruppengespräche für alle wichtigen, an einem bestimmten Pflege- oder Versorgungsprozess beteiligten Personen, zur begleitenden Unterstützung oder in spezifischen Konfliktsituationen.

Eine wichtige Rolle innerhalb dieser Basispfeiler spielen folgende Instrumente:

- *Aufklärung*: Erklärungen über medizinisch notwendige Eingriffe und die dafür notwendige Einholung der Einverständniserklärung durch Ärztinnen und Ärzte
- *Anleitung*: Einweisung von Pflegebedürftigen und Angehörigen sowie grundsätzlich auch von Schülern zur Befähigung einer *selbstständigen Tätigkeitsausführung* innerhalb eines Versorgungs- und Rehabilitationsprozesses. Es geht also um die Befähigung zur **eigenständigen Bewältigung** bestimmter Situationen oder Aspekte durch die Ausbildung eigener Handlungskompetenzen.

Merke

Je nach Versorgungsbereich können unterschiedliche Prämissen gelten

Innerhalb von Pflegeberufen ist wichtig zu beachten, dass in jedem pflegerischen Fachbereich grundsätzlich ein professionelles Berufs- und Pflegeverständnis ausgebildet und anschließend darauf basierend gearbeitet wird. Jedoch können sich aber immer unterschiedliche Aspekte, je nach Fachdisziplin oder Versorgungsbereich, stärker oder schwächer ausprägen (institutionelles Pflegeverständnis). So kann beispielsweise in der Palliativpflege würdevolles Sterben als oberste Prämisse gelten und im Krankenhaus ist es die bestmögliche Beseitigung oder Linderung von Erkrankungen und Symptomatiken.

Die **Beratungskompetenz** von Pflegenden stand, mit Blick auf die Ausbildung in Pflegeberufen, ebenfalls innerhalb des **Gesetzes zur Reform der Pflegeberufe** (Pflegeberufereformgesetz – PflBRefG) vom 24.07.2017 im Sinne des Ausbildungsziels im Fokus:

„Pflege im Sinne des Absatzes 1 umfasst präventive, kurative, rehabilitative, palliative und sozialpflegerische Maßnahmen zur Erhaltung, Förderung, Wiedererlangung oder Verbesserung der physischen und psychischen Situation der zu pflegenden Menschen, ihre Beratung sowie ihre Begleitung in allen Lebensphasen und die Begleitung Sterbender. Sie erfolgt entsprechend dem allgemein anerkannten Stand pflegewissenschaftlicher, medizinischer und weiterer bezugswissenschaftlicher Erkenntnisse auf Grundlage einer professionellen Ethik. Sie berücksichtigt die konkrete Lebenssituation, den sozialen,

kulturellen und religiösen Hintergrund, die sexuelle Orientierung sowie die Lebensphase der zu pflegenden Menschen. Sie unterstützt die Selbstständigkeit der zu pflegenden Menschen und achtet deren Recht auf Selbstbestimmung." (PflBRefG § 5 Abs. 2)

„*Die Ausbildung soll insbesondere dazu befähigen*

[...]

f) Beratung, Anleitung und Unterstützung von zu pflegenden Menschen bei der individuellen Auseinandersetzung mit Gesundheit und Krankheit sowie bei der Erhaltung und Stärkung der eigenständigen Lebensführung und Alltagskompetenz unter Einbeziehung ihrer sozialen Bezugspersonen,

[...]

i) Anleitung, Beratung und Unterstützung von anderen Berufsgruppen und Ehrenamtlichen in den jeweiligen Pflegekontexten sowie Mitwirkung an der praktischen Ausbildung von Angehörigen von Gesundheitsberufen [...]" (PflBRefG § 5 Abs. 3)

Fixiert sind diese Faktoren im Gesetz über die Pflegeberufe (Bundesministerium für Justiz, Pflegeberufegesetz – PflBG) unter § 5 Ausbildungsziel (Abs. 2, Abs. 3).

Formen von Patienten- und Pflegeberatung sowie Patientenedukation

Grundsätzlich lassen sich Beratungsinstrumente und -methodiken nicht stringent voneinander trennen, denn sie gehen teilweise viel zu sehr ineinander über oder stellen eine notwendige Verknüpfung dar. Ausgerichtet sind Beratungen immer an dem Ziel:

- Menschen in spezifischen Problem- oder Krisensituationen Hilfestellungen zu bieten.
- Bei Entscheidungsfindungen, die nicht alleine gemeistert werden können, zu unterstützen.
- Vorhandene oder mögliche Ressourcen, die innerhalb der aktuellen (und zukünftigen) Lage von hoher Bedeutung sind, zu identifizieren, einzubinden, zu fördern und zu erhalten.
- Lösungsmöglichkeiten gemeinsam zu entwickeln und bei der Bewältigung von Veränderungen (Kontext und Emotionen) zu unterstützen.

Tendenzielle Unterschiede innerhalb bestimmter Beratungsinstrumente können beispielsweise die zugrundeliegende **Denk- oder auch Handlungslogik** der jeweiligen Methodik sein. So gibt es grundsätzliche Unterscheidungs- bzw. Abgrenzungsmerkmale im Bereich von *psychosozialer Beratung, Beratung innerhalb von Patientenedukation und spezifischer Therapie.*

(Erweiterte) Pflegeberatung nach § 7a SGB XI: „*Seit dem 01. Januar 2009 hat jeder Pflegebedürftige in Deutschland einen Anspruch auf individuelle Pflegeberatung durch die Pflegekassen (Pflegeweiterentwicklungsgesetz). Diese erweiterte Pflegeberatung zielt darauf ab, den Pflegebedürftigen eine umfassende Unterstützung bei der Auswahl und Inanspruchnahme notwendiger Hilfe- und Pflegeleistungen zukommen zu lassen und auf die dazu erforderlichen Maßnahmen hinzuwirken.*" (GKV-Spitzenverband 2022)

Pflegeberatung nach § 7a SGB XI richtet sich insbesondere an beratungsbedürftige Personen im häuslichen Setting, von Pflegebedürftigkeit betroffene oder davon bedrohte Personen, deren Angehörige oder z. B. ehrenamtlich unterstützende Personen. Die Inanspruchnahme ist freiwillig. **Inhalte dieser Beratung** sind spezifische Hilfestellungen und -angebote in Bezug auf die Inanspruchnahme bundes- sowie landesrechtlich vorgesehener Sozialleistungen und Interventions- bzw. Unterstützungsmöglichkeiten. **Ziel** ist es, alle Ressourcen oder notwendige Unterstützungsleistungen so einzubinden oder zu aktivieren, dass eine gesunde Lebensführung im Sinne von Gesundheitsförderung, Prävention und Eigenverantwortung in bestem Maße ermöglicht werden kann. Spezifische Wissensgebiete zuständiger Pflegeberatungspersonen sind beispielsweise sozial- und sozialversicherungsrechtliche Angelegenheiten, Unterstützung bei der Feststellung von Pflegebedürftigkeit etc. Diese Beratung kann sowohl innerhalb des häuslichen Settings von Betroffenen als auch in Pflegestützpunkten stattfinden. Grundsätzlich wird den ratsuchenden Personen von den Pflegekassen eine für sie persönlich zuständige Pflegeberatungsperson benannt.

Generelle Handlungsfelder von Pflegeberatung und Angehörigenedukation sind in verschiedenen Gesetzen verankert (► Tab. 4.4).

Merke

Pflegeberatung nur mit entsprechender Weiterbildung

Nach den Richtlinien des GKV-Spitzenverbands müssen von Pflegenden für die spezifische Tätigkeit als Pflegeberater oder Pflegeberaterin nach § 7a Voraussetzungen erfüllt sein, die am 22.05.2022 aktualisiert wurden: „*Grundsätzlich soll diese Pflegeberatung insbesondere durch Pflegefachkräfte, Sozialversicherungsfachangestellte oder Sozialarbeiter mit einer ent-*

Tab. 4.4 Generelle Handlungsfelder von Pflegeberatung und Angehörigenedukation finden sich gesetzlich beispielsweise wieder in:

Gesetzliche Basis	Paragrafen
SBG V (Gesetzliche Krankenversicherung) u. a. im Bereich von Anleitung und Beratung über Grundpflege im häuslichen Setting sowie bzgl. des Versorgungs- und Entlassungsmanagements im Krankenhaus	• *§ 92: Richtlinien des Gemeinsamen Bundesausschusses* • *§ 39: Krankenhausbehandlung*
SGB XI (Soziale Pflegeversicherung) u. a. im Bereich von Pflegeberatung (Casemanagement, Umsetzung von Expertenstandards), Pflichtberatung (Pflegegeldbeantragung), Pflegekurse und Beratung in Pflegestützpunkten	• *§ 37: Pflegegeld für selbst beschaffene Pflegehilfen* • *§ 45: Pflegekurse für Angehörige und ehrenamtliche Pflegepersonen* • *§ 45a SGB XI Angebote zur Unterstützung im Alltag, Umwandlung des ambulanten Sachleistungsbetrags (Umwandlungsanspruch), Verordnungsermächtigung* • *§ 45b SGB XI Entlastungsbetrag* • *§ 7b Pflicht zum Beratungsangebot und Beratungsgutscheine* • *§ 7c: Pflegestützpunkte* • *§ 113a: Expertenstandards zur Sicherung und Weiterentwicklung der Pflegequalität*
SGB IX (Rehabilitation und Teilhabe behinderter Menschen) u. a. im Bereich von ergänzender und unabhängiger Teilhabeberatung	• *§ 32: Recht auf ergänzende unabhängige Teilhabeberatung*

sprechenden Weiterbildung durchgeführt werden. Die Anerkennung nachweislich erworbener und für die Weiterbildungsmodule relevanter Qualifikationen ist möglich. Für Pflegeberaterinnen und Pflegeberater, die die Qualifizierung gemäß den oben genannten Empfehlungen in der Fassung vom 29. August 2008 bereits erworben haben, gelten die Anforderungen weiterhin als erfüllt. Eine Aktualisierung des Wissens im Rahmen von Fortbildungen ist erforderlich. […]" (GKV-Spitzenverband 2022)

Beratung im Rahmen von Patientenedukation stellt eine grundsätzliche pflegerische Anforderung dar, denn *„Pflegefachpersonen nehmen in der Patienten- und Angehörigenberatung eine Schlüsselrolle ein, da sie den unmittelbaren Kontakt haben und die meiste Zeit mit den Betroffenen verbringen. Sie können aber auch andere Berufsgruppen zur Intensivierung des Beratungsprozesses hinzuziehen."* (Terborg in Schraut & Trögner 2020, S. 281–282)

Psychosoziale Beratung konzentriert sich grundsätzlich auf begrenzte Problemsituationen, die Personen beispielsweise im Kontext mit ihrem sozialen Umfeld als emotional belastend erleben und gibt Hilfestellung, diese anhand bestimmter Interventionen (gezielte Eingriffe) zu bewältigen oder zu lösen. Im Mittelpunkt psychosozialer Beratung steht immer die Person, das Individuum, mit allen psychischen, sozialen, materiellen Einschränkungen und Belastungen in der Bewältigung und Auseinandersetzung mit den jeweiligen sozialen Lebens- sowie Umweltbedingungen. Hierbei geht es primär aber nicht um Probleme, die sich anhand eines Krankheitsgeschehens, dessen Symptomen oder Folgen sowie innerpsychischem Konflikterleben für eine Person ergeben – dies erfolgt klassischerweise anhand einer **Therapie**.

Psychosoziale Beratung in der Pflege zielt also, im Gegensatz zur Therapie, stärker darauf ab, bei psychisch grundsätzlich **gesunden Personen** zu ermöglichen, bestehende Problemsituationen mit einem ganzheitlichen Verständnis zu identifizieren, spezifisch wahrzunehmen und anhand bestehender Ressourcen Veränderungen in der individuellen Person-Umwelt-Konstellation vornehmen zu können. Hierzu zählt auch, betroffenen Menschen die Möglichkeiten von weiteren, für eine Situation erforderlichen professionellen Hilfssystemen wie Beratungsstellen oder spezifischen Beratungsstellen aufzuzeigen und zu vermitteln.

Beratung im pflegerischen Kontext bietet sich in verschiedensten **Settings** an, z. B.:

- Bei einem anstehenden Umzug einer Person in eine Pflegeeinrichtung – insbesondere auch bei bestehenden familiären Konfliktsituationen
- Im Umgang mit schlimmen oder einschneidenden Diagnosen
- Bei Angst vor Entlassung, da die Sorge besteht, mit einer neuen oder veränderten Lebenssituation nicht klarzukommen
- Für Personen, die sich bzgl. einer bestimmten Thematik zusammenfinden, z. B. die Pflege und Betreuung eines Familienmitglieds, das an einer Demenz erkrankt ist
- Organisationsberatung im Rahmen von Störungen oder Konflikten innerhalb der Arbeitsabläufe oder bei strukturellen Veränderungen
- Supervision als berufsbezogene Beratungsform als Reflexionsrahmen oder zur Aufarbeitung belastender Situationen
- Kollegiale Beratung als Besprechungsmöglichkeit oder zum Austausch von Wissen, Erfahrung oder für die fachliche Erörterung von Problemen zur (emotionalen) Entlastung (ohne Supervisor)
- Patienten- oder Bewohnerberatung bei Veränderungen des Allgemeinzustandes oder bei der Implementation neuer Maßnahmen und dem Umgang damit sowie deren (Aus-)Wirkungen
- etc.

Merke

Beratung und Therapie

Beratung kann nicht als weniger bedeutsam oder als Ersatzlösung von Therapie angesehen werden, denn Beratung geschieht innerhalb einer eigenen spezifischen Schwerpunktsetzung. Sie lässt sich nicht direkt von Therapie abgrenzen, stellt aber ein wesentliches und professionelles Unterstützungsinstrument für Personengruppen dar, die z. B. innerhalb von Krisen oder im Rahmen einer Persönlichkeitsentwicklung fachliche Begleitung benötigen und nicht an einer psychischen Erkrankung oder Beeinträchtigung der Persönlichkeit leiden.

4.4.3 Rollenverteilung zwischen Beratenden und Ratsuchenden

Innerhalb des pflegerischen Alltags müssen Pflegende permanent sehr flexibel, schnell und reflektiert einschätzen können, inwiefern bei ihren Patienten, Bewohnern oder deren Angehörigen ein konkreter oder aktueller Beratungsbedarf besteht. Aufgrund dieser Einschätzung müssen Pflegefachfrauen und -männer dann entsprechend reagieren. Unterschiedliche Beratungsbedarfe können ebenso Unterschiedlichkeiten innerhalb des bereits bestehenden Beratungsprozesses mit der jeweiligen Person bieten. Daran müssen sich Pflegende ebenfalls kontinuierlich anpassen. Von Seiten der Pflegeempfänger oder Angehörigen wird Pflegefachfrauen und -männern zudem ein sehr hohes Maß an Erwartungen entgegengebracht, wenn sie sich „nach Rat suchend" an diese wenden oder innerhalb eines Prozesses begleitet werden.

Den jeweils zum Teil sehr individuellen, konkreten Beratungsbedarf für jede der ratsuchenden Personen einzuschätzen und festzulegen ist hierbei nicht immer ganz einfach. Es können beispielsweise erhebliche Unterschiede darin bestehen, was von professioneller Seite z. B. als konkreter Problembestand definiert und was dagegen von Betroffenen selbst in der aktuellen Situation als Problem erlebt und eingeschätzt wird. Dasselbe zeichnet sich deshalb auch häufig innerhalb von Maßnahmenplanungen oder Lösungsfindungen ab.

Merke

Professionelle Einschätzung vs. (Selbst-)Einschätzung des Ratsuchenden

Eine professionelle Einschätzung ist nicht automatisch deckungsgleich mit der Einschätzung oder Vorstellung der Ratsuchenden. Fachexperten legen hierbei den größten Wert auf z. B. die Effektivität von Maßnahmen oder Interventionen und die dadurch mögliche Erzielung eines bestmöglichen Nutzens für den Patienten oder Bewohner für die aktuelle oder zukünftige Situation. Betroffene selbst bevorzugen jedoch häufig Interventionen oder Lösungsmöglichkeiten, die eher unkompliziert und einen möglichst geringen Aufwand für die Zielerreichung bedeuten.

Für einen erfolgreichen Beratungsprozess ist ein **Vertrauensverhältnis** zwischen Pflegenden und den zu beratenden Personen, insbesondere wegen solcher Besonderheiten, von essenzieller Bedeutung. Je stärker dieses Vertrauensverhältnis ausgeprägt ist, desto höher kann die Bereitschaft der Betroffenen oder deren Angehörigen sein, auch etwas komplizierter bzw. aufwändiger erscheinende Interventionen oder Lösungsmöglichkeiten für richtig und wichtig zu erachten.

Damit sich eine solche Basis entwickeln kann, ist ein hohes Maß an **Wertschätzung und Empathie** seitens der Pflegefachfrauen und -männer unabdingbar, denn oft muss in der Entscheidungsfindung mit den Ratsuchenden ausgehandelt bzw. verhandelt werden. Als wesentlicher Faktor innerhalb dieses (Beratungs-)Prozesses gilt hierbei, dass Pflegefachfrauen und -männer den Pflegeempfängern ein entsprechendes Kohärenzgefühl, anhand der Aspekte **Verstehbarkeit, Handhabbarkeit und Sinnhaftigkeit**, vermitteln müssen (► 4.1.2 *Generalisierte Widerstandsressourcen nach dem Salutogenese-Modell -Kohärenzgefühl*). Patienten, Bewohner oder deren Angehörige müssen dazu befähigt werden zu *verstehen*, die Situation sowie die notwendigen Maßnahmen oder Interventionen *handhaben zu können* und einen entsprechenden *Sinn dahinter zu sehen*, um selbst mit größtmöglicher Motivation am Pflege- oder Behandlungsprozess mitzuwirken.

Allgemeine Wirkfaktoren in der Berater- und Patientenbeziehung nach Grawe

1. Steigerung der *Bewältigungskompetenzen:* Durch geeignete Maßnahmen kann die Problembewältigung für den Betroffenen positiv beeinflusst werden.
2. Klärung der Veränderung von *Bedeutungszuschreibungen:* Dem Patienten oder Bewohner wird die Wichtigkeit seiner individuellen Bedeutungszuschreibungen bzgl. seines Erlebens und Verhaltens mit Blick auf seine Ziele und Wertvorstellungen deutlich gemacht.
3. *Problemaktualisierung:* Behandlung bestehender Probleme in einem adäquaten Setting.
4. *Ressourcenaktivierung:* Dem Betroffenen seine vorhandenen Fähigkeiten und Ressourcen klar machen, damit diese entsprechend einbezogen werden können.

(vgl. Schaeffer 2012, vgl. Knelange & Schieron 2000)

4.4.4 Beratung – wann und warum?

Die tatsächliche **Inanspruchnahme von Beratung** durch Betroffene, die in ihrer aktuellen Situation Beratungsbedarf verspüren, ist nicht selbstverständlich. Ein wesentlicher Einflussfaktor ist hier bereits das Setting, in dem sich Beratungsbedürftige mit ihrer Situation befinden, z. B. zu Hause, stationär, in ambulanter Versorgung etc.

Bevor Beratung von beratungsbedürftigen Personen tatsächlich in Anspruch genommen wird, ist im Vorfeld schon viel passiert. So bemühen sich viele zunächst sich selbst zu helfen. Scheitern solche Versuche dann jedoch, kann es trotzdem sein, dass das Aufsuchen professioneller Beratung noch weiter aufgeschoben wird und anderweitige Strategien ausprobiert werden.

Nicht jede Person, die Beratungsbedarf hat, sucht selbstständig professionelle Hilfe auf. Deshalb ist es besonders für Personen, die in Pflegeberufen und dadurch direkt mit hilfs- und pflegebedürftigen Menschen arbeiten, unumgänglich, einen geschulten Blick dafür zu entwickeln, wo Beratungsbedarf besteht, um eine Beratung als sozusagen niederschwelliges Angebot an Betroffene zu richten.

Merke

Beratung? Nicht nötig!?

Interessante Erkenntnisse empirischer Befunde zur Inanspruchnahme von Patientenberatung belegen, dass nur ca. ⅓ aller behandlungs- bzw. beratungsbedürftigen Personen tatsächlich eine Beratung aufsuchen. Insbesondere Gesundheitsthemen werden allgemein noch weniger als Beratungsanlass gesehen als Krankheitsthemen. Menschen, die grundsätzlich am wenigsten professionelle Beratung in Anspruch nehmen, sind Jugendliche, Personen mit niedrigem Bildungsstatus sowie Obdachlose.

Modell zur Inanspruchnahme von Patientenberatung nach Saunders

Stephen M. Saunders hat sich mit dem Phänomen der Inanspruchnahme von Beratung – im genaueren von Therapieformen – beschäftigt. Hierbei konnte erhoben werden, dass der Prozess der Inanspruchnahme einer professionellen Form von Beratung bzw. Therapie anhand von vier Schritten abläuft, die innerhalb dieses Modells als sogenannter „Vorberatungsprozess" (► Tab. 4.5) bezeichnet wird.

Als maßgebliche Faktoren, die bei Personen für das Ergreifen einer solchen Maßnahme vorliegen müssen, sind nach diesem Modell

a) die der persönlichen **Valenz** (positive oder negative Abweichungen) oder
b) die **Relevanz** (z. B. wichtige Veränderungen).

Tab. 4.5 Die vier Schritte des Vorberatungsprozesses nach Saunders

Schritt	Inhalt
1. Wahrnehmen eines Problems (Ist-Situation vs. Soll-Situation)	Eine Person stellt eine Diskrepanz zwischen einer bestehenden Ist-Situation gegenüber einer eigentlich gewünschten Soll-Situation fest (*Ist-Soll Diskrepanz*). Die genaue Problemdefinition und/oder Zielsetzung ist bzw. sind hier allerdings oft noch nicht ganz klar. Eine solche Situation kann durch Veränderungen des gewohnten bzw. bisherigen Ist-Zustands auftreten, z. B.: • Neue Anforderungen werden an die Person selbst oder deren Umfeld gestellt (z. B. nach einer Diagnosestellung, Verlusterfahrungen, Rollenwechsel, finanzielle Veränderungen etc.) • Bestehende *Zielsetzungen* haben sich (aus bestimmten Gründen heraus) *verändert* – dies führt auch zu einer Veränderung eines gewünschten Soll-Zustandes. • Die neue Situation (Anforderungen oder Zielsetzung) führt zu einem Verlust bisher funktionierender Bewältigungsmöglichkeiten *(Bewältigungsinsuffizienz).*
2. Erwägung einer professionellen Beratung	Dies geschieht • entweder anhand einer *eigenen Entschlussfassung* (eventuell auch nach Unterstützung des Umfelds) oder • durch das Nachgeben auf *Druck* durch das Umfeld.
3. Entscheidung für eine professionelle Beratung	Dieser Schritt hängt u. a. stark davon ab, • welche *Erfahrungen* mit Beratungsangeboten eventuell schon gemacht wurden, • welche *Erwartungen* an die professionelle Stelle gestellt werden und • welche *Kosten* verursacht werden.
4. Kontaktaufnahme	

Merke

Vorausgehende Selbsthilfeversuche

Zwischen Schritt 1 und Schritt 4 kann oft mindestens ein Jahr vergehen. Innerhalb dieser Zeitspanne und dieses Prozesses werden von Betroffenen häufig (viele) alternative Selbsthilfe- bzw. Selbstausgleichsversuche unternommen, die einer abschließenden Inanspruchnahme von Patientenberatung fast immer vorausgehen. Dies sind beispielsweise Selbstheilungs- oder Ablenkungsversuche, Materialbeschaffung, Zurückgreifen auf das soziale Netzwerk etc. Interessant ist hierbei, dass die erhobene Erfolgsquote von solchen „Vorbehandlungsversuchen" bei 25 % liegt.

4.4.5 Einflussfaktoren bei der Inanspruchnahme von Patientenberatung

Das Aufsuchen bzw. die Inanspruchnahme von professioneller Beratung hängt von mehrdimensionalen Faktoren (▸ Abb. 4.11) ab. Diese umfassen sowohl **personenbezogene** (z. B. Alter, Persönlichkeit, Geschlecht(-sidentität) als auch **soziokulturelle** (z. B. Normen- und Wertvorstellungen) und **organisatorische** Aspekte (z. B. Zugänglichkeit, Angebotsbekanntheit, Kosten etc.).

Ein wesentlicher Faktor ist hierbei die **Persönlichkeit** einer (eigentlich) beratungsbedürftigen Person. Auch in der Pflegepraxis erleben Pflegende sowohl Menschen, die notwendige Informationen bereitwillig weitergeben, als auch Menschen, die hier eher zurückhaltend sind. Dies kann einen großen Einfluss auf die gesamte Prozessgestaltung innerhalb von Pflege-, Behandlungs- oder Beratungssituationen haben. Gleichzeitig hat dies aber auch erhebliche Auswirkungen auf das innere Erleben der jeweiligen Person. Dasselbe Muster gilt auch für die Inanspruchnahme von professioneller Beratung. Geben Menschen grundsätzlich ungerne persönliche Informationen preis, hat dies zur Folge, dass sie tendenziell vermehrt Stress innerhalb einer Vorberatungsphase erleben und parallel dazu auch weniger Unterstützung aus ihrem sozialen Umfeld erfahren.

Gemessen an **Geschlecht, Alter und Bildungsstatus** zeigt sich, dass Beratungsoffenheit bei Frauen grundsätzlich höher ausgeprägt ist als bei Männern. Männer suchen professionelle Unterstützung häufig erst dann auf, wenn bereits eine ausgeprägte Symptomatik vorliegt. Zudem zeigen Erhebungen

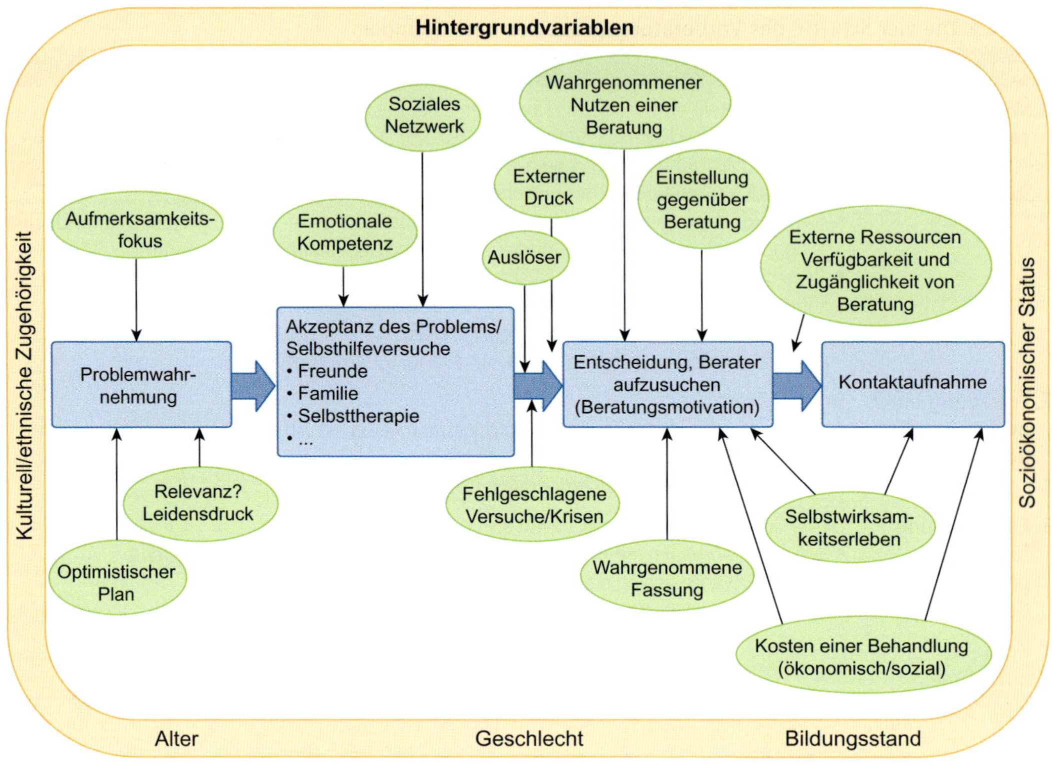

Abb. 4.11 Einflussfaktoren Patientenberatung (nach Warschburger 2009) [E1182/L143]

auf, dass die Beratungsoffenheit bei Personen mittleren Alters am höchsten ist und mit steigendem Alter wieder sinkt. Je höher der Bildungsstatus von betroffenen Personen ist, als desto offener gilt die generelle Grundhaltung professionellen Beratungsangeboten gegenüber.

Allgemeine Faktoren, die das Aufsuchen einer professionellen Beratung *beschleunigen*, aber auch *hemmen* können (► Tab. 4.6) sind beispielsweise:

- Empfehlungen des Umfelds
- Druck von außen (z. B. anhand von Normen)
- Misserfolge im Bereich von Selbstheilungsversuchen
- Erreichbarkeit und Zugänglichkeit der Beratungsstelle sowie Finanzierungsmöglichkeiten
- Bereits vorhandene positive Beratungserfahrungen

Reflexionsfragen

Finden Sie sich in 2–3 größeren Gruppen zusammen und bearbeiten Sie folgende Aufgabenstellungen. Stellen Sie diese anschließend im Plenum vor und diskutieren Sie diese:

1. Wenn Sie eine Beratungsstelle initiieren würden, welche organisatorischen Faktoren würden Sie diesbezüglich als förderlich bzw. hinderlich sehen?
2. Welche personalen und soziokulturellen Faktoren in Bezug auf die Inanspruchnahme von Beratung beurteilen Sie als förderlich bzw. hinderlich?

Merke

Erfahrungen während einer Beratung geben den Ausschlag

Werden von Personen während einer professionellen Beratung positive Erfahrungen gesammelt, wirkt sich dies unmittelbar auf die Inanspruchnahme aus. So werden ggf. solche Unterstützungsangebote danach schneller und mehr in Anspruch genommen, da eventuell bestehende Vorbehalte aufgelöst werden konnten. Wirkt sich eine in Anspruch genommene Beratung jedoch eher negativ auf Personen aus, hat dies wiederum zur Folge, dass die Beratungsbereitschaft (zukünftig) sinkt.

Tab. 4.6 Einflussfaktoren auf die Inanspruchnahme von Patientenberatung

Faktoren	Förderlich	Hinderlich
Soziodemografische und **personenbezogene** Faktoren	• Weibliches Geschlecht • Mittleres Alter • Hohes Bildungsniveau • Positive Erwartungen • Veränderbarkeit des Problems • Hohe emotionale Kompetenz • Positives Selbstkonzept	• Männliches Geschlecht • Geringes/hohes Alter • Geringes Bildungsniveau • Angehöriger einer kulturellen Minorität • Negative Erwartungen • Geringe Selbstöffnung • Zu geringe Problemschwere • Optimistischer Bias • Problemleugnung
Soziokulturelle Faktoren	• Unterstützende Normen • Soziale Unterstützung (zur Aufnahme prof. Beratung)	• Erwartete Stigmatisierung in der Gruppe • Soziale Unterstützung
Organisatorische Faktoren	• Schutz der Privatsphäre • Vertraulichkeit • Kostenloser bzw. kostengünstiger Service	• Zeitliche Einschränkung • Bekannter Ort (keine Privatheit) • Fehlende Informationen über Angebote und deren Struktur • Fehlende Information über Ablauf einer Beratung

(In Anlehnung an Warschburger 2009, S. 44)

Reflexionsfrage

Konstruieren Sie innerhalb der nächsten 35 Minuten ein Fallbeispiel und erläutern Sie der Gesamtgruppe den Ablauf der (Vor-)Inanspruchnahme eines Beratungsangebots durch den Betroffenen entsprechend dem Modell nach Saunders.
Folgende Erkrankungen sind möglich:

- COPD
- Niereninsuffizienz
- KHK
- Schizophrenie
- Diabetes mellitus
- Parkinson
- Angst- und/oder Zwangsstörung
- Demenzerkrankung (Partner/Partnerin)
- Suchterkrankung

4.4.6 Beratungsprozess

Wird eine professionelle Beratung abschließend von Betroffenen aufgesucht, beginnt der eigentliche **Beratungsprozess.** Dieser verläuft grundsätzlich innerhalb eines Kreislaufs mit verschiedenen Phasen (▸ Abb. 4.12):

1. Problemdefinition in Assessmentphase
2. Problemspezifizierung in Diagnosephase
3. Zielsetzungsphase
4. Interventionsphase (Phase des Lehrens und Lernens)
5. Evaluationsphase
   (vgl. Warschburger, 2009, S. 45 ff)

1. Assessmentphase (Einschätzungs- oder Bewertungsphase)

Den Ausgangspunkt jedes Beratungsprozesses stellt eine **Problembeschreibung** der ratsuchenden Person dar. Diese Problembeschreibung wird zunächst immer individuell vorgenommen – diese subjektive Darstellung kann bereits Einblick in weitere wichtige Aspekte für den gesamten Beratungsprozess geben. Mit der objektiven Einschätzung des Problembestands von professioneller Seite aus muss die beschriebene Situation nicht übereinstimmen. Denn diese beiden Perspektiven können sehr verschieden sein.
Zudem muss in dieser Phase die professionelle Beratungsperson damit rechnen, dass Ratsuchende hierbei nicht immer alle wichtigen Informationen preisgeben und eventuell verschiedene Aspekte ggf. aus Angst oder Scham verschweigen.
Wichtige Faktoren, die in dieser **Erhebungsphase** identifiziert werden müssen, sind:

- Was genau weiß die zu beratende Person über den Problembestand und weitere wichtige Faktoren?

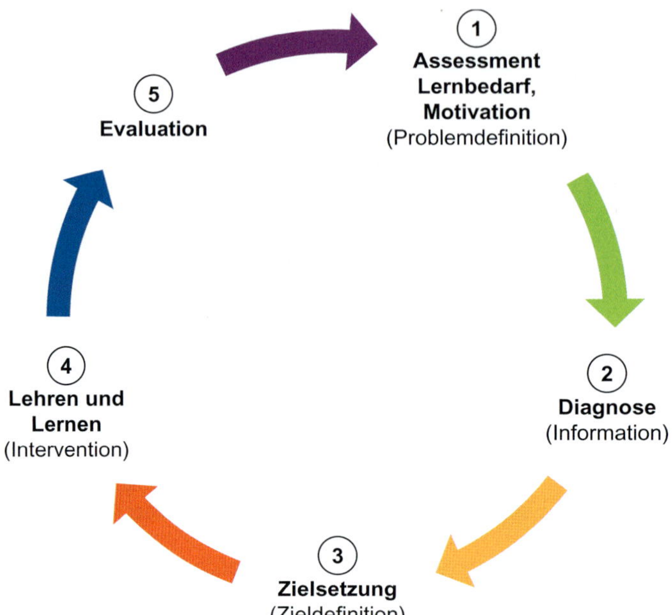

Abb. 4.12 Beratungsprozess nach Warschburger (vgl. Warschburger 2009) nach Warschburger [L143]

- Wie empfindet sie ihre jetzigen Probleme und wie nimmt sie diese wahr?
- Welche Fähigkeiten und Ressourcen besitzt sie?
- Nimmt die ratsuchende Person diese Fähigkeiten wahr und traut sie sich zu, diese einzusetzen?
- Kann ein Problem anhand von Lernprozessen gelöst werden?
- Hat der Patient/Bewohner/Angehörige eine Lernbereitschaft und wenn ja, welcher Lernbedarf besteht?

In dieser Phase spielt das theoretische Hintergrund- und Anwendungswissen der professionellen Person eine wichtige Rolle. Zur **weiteren Situationsanalyse** müssen zusätzliche relevante Daten (z. B. Dokumente oder Informationen durch Dritte) eingeholt und hinzugezogen werden, um ein möglichst vollständiges Bild der Gesamtsituation zu erlangen. Erst dann kann eine tatsächliche und entsprechende *Problemdefinition* erhoben und darüber entschieden werden, welche weiteren Assessmentinstrumente, Hilfsangebote und/oder konkrete Maßnahmen im weiteren Vorgehen notwendig sind, um dem definierten Problembestand bestmöglich zu begegnen.

Merke

Erhöhtes Konfliktpotenzial

In dieser ersten Phase kann ein erhöhtes Konfliktpotenzial zwischen dem Ratsuchenden und der professionellen Beratungsperson vorliegen, da sich die subjektive Patientensicht teilweise nicht mit der objektiven Perspektive der Beratungsperson decken kann.

2. Diagnosephase

Die **Diagnosephase** erfüllt **verschiedene Aufgaben,** die von der professionellen Beratungsperson abgehandelt werden müssen:

- *Deskriptive Funktion* = Beschreibung des Problembestands, der angestrebten Ziele und deren Erreichbarkeit
- *Erklärende Funktion* = Entstehung sowie Verlauf eines Problems
- *Indikative (adaptive) Funktion* = Beratungsstrategie sowie Vorgehensweise werden, abgestimmt auf den Ratsuchenden, ausgewählt und angepasst
- *Prognostische Funktion* = Abwägung und ggf. Mitteilung darüber, welche Interventionen (oder Informationen) mit welchen Konsequenzen verbunden sind
- *Evaluative Funktion* = Ständige Überprüfung der eigenen Arbeit, um positive Wirkungen,

aber auch negative Nebenwirkungen zu identifizieren
- *Therapeutische Funktion* = Während des Therapieverlaufs ist es wichtig immer wieder erzielte Ergebnisse rückzumelden und zu besprechen. Dies kann dabei helfen, beim Betroffenen Gefühle von Hilflosigkeit oder Kontrollverlust zu reduzieren und Motivation zu erhöhen
- *Qualitätssichernde und dokumentative Funktion* = Besteht weiterer Beratungsbedarf (neben der direkten Problemsituation) und wie wird die Beratungssituation und Person vom Ratsuchenden erlebt? Kontinuierliches und lückenloses Dokumentieren über den gesamten Prozess hinweg.
- *Transparenzsichernde Funktion* = Sowohl im Hinblick auf weiterführenden Unterstützungsbedarf sowie die Wahrnehmung der Beratungstätigkeit durch den Klienten entsteht Transparenz im Prozess.

3. Zielsetzung

Die Definition der **Zielsetzung** geschieht im besten Fall durch den Betroffenen selbst. Hierbei kann dieser selbstverständlich durch die professionelle Beratungsperson und deren Fachwissen unterstützt werden. Wichtig ist hierbei darauf zu achten, dass alle gewählten Ziele möglichst konkret definiert werden müssen, um die jeweilige Zielerreichung abschließend oder während des Prozesses überprüfen oder bei Abweichungen bestimmte Interventionen o. Ä. ggf. schneller verändern oder anpassen zu können. Um die gesetzten Ziele untereinander nochmal besser ordnen oder priorisieren zu können, ist es ratsam, eine Zielhierarchie zu verwenden.

Zielvereinbarungen sollten immer *realistisch* und *erreichbar* sein, denn Probleme beim Erreichen bzw. tatsächlichem Nicht-Erreichen von Zielen haben **negative Auswirkungen** auf folgende Bereiche:
- Die vorhandene oder sich entwickelnde **Selbstöffnung** gegenüber der professionellen Beratungsperson
- Die vorhandene **Motivation** und weitere Mitarbeit der zu beratenden Person
- Die **Bereitschaft** bestimmte Verhaltensweisen zu verändern und anzupassen

Wird eine solche Gefahr erkannt, müssen zur Verfügung stehende Änderungsmöglichkeiten von der professionellen Seite zum Einsatz kommen.

Problemstellungen, die in dieser Phase auftreten können, sind beispielsweise *Konfliktpotenziale* darüber, dass Zielsetzungen
- sich nicht mit anderen Lebenszielen oder Wertvorstellungen des Patienten/Bewohners vereinbaren lassen,
- unrealistisch (hoch) gesteckt oder
- nicht erreichbar sind.

4. Intervention

Um erkannte bzw. definierte Problemstellungen gezielt bearbeiten zu können, sind anschließend insbesondere zwei übergeordnete Bereiche essenziell:

a) *Wissensvermittlung* für die Problemlösung in Bereichen, in denen ein Informationsdefizit besteht und

b) *Kompetenzvermittlung*, um erlangtes Wissen umsetzen zu können.

Es geht um Lehren und Lernen. Dieser Prozess beinhaltet u. a. sich selbst oder Situationen (kritisch) zu reflektieren, sich über vorhandene Ressourcen bewusst zu werden, diese dadurch nutzbar zu machen und dadurch Problemlösungsstrategien in die Tat umsetzen zu können (Prüfung, Auswahl und Umsetzung von Lösungsschritten).

5. Evaluation

Die Evaluation eines Beratungsprozesses stellt nicht (nur) die Endstufe bzw. den Beratungsabschluss dar, sondern beginnt grundsätzlich bereits am Anfang einer Beratungssituation. Dabei wird abgewogen, welche Strategien für die Bearbeitung oder Lösung eines Problems die beste oder größte Wirkung erzielen können.

Bei der Evaluation am Ende eines Beratungsprozesses oder bei Erreichung eines bestimmten Zielzustandes muss eine solche Evaluation nun erneut anhand von Zahlen, Daten und Fakten, die während des Prozesses gesammelt werden konnten, durchgeführt werden. Grundsätzlich kann nach jedem Abschluss eines Prozesses ein neuer notwendig werden und ein weiterer folgen.

Als **Wirksamkeitskriterien** zur Einschätzung können folgende Faktoren herangezogen werden:
- *Klinische Bedeutsamkeit* (Verhaltensänderung und -adaption)
- *Alltagstauglichkeit* (Übertragbarkeit auf den individuellen Alltag des Patienten)
- *Persistenz* (Nachhaltigkeit oder Dauerhaftigkeit der Verhaltensänderungen)
  (vgl. Hager 2000)

In der **Evaluationsforschung** selbst wird die entsprechende Wirksamkeit anhand folgender Kriterien überprüft:

- *Efficacy* (Wirksamkeitsnachweis unter Laborbedingungen)
- *Effectiveness* (Brauchbarkeit)
- *Effizienz* (optimale Kosten-Nutzen-Relation)

(vgl. Saunders 1993; vgl. Weinstein 1993; vgl. Sexton & Whiston 1994; vgl. Lopez et al. 1998; vgl. Cramer 1999; vgl. Hager 2000; vgl. Ahn & Wampold 2001; vgl. Ciarrochi & Deane 2001; vgl. Grawe et al. 2001; vgl. Wittchen & Jacobi 2001, vgl. Flisher, De Beer & Bokhors, 2002; vgl. Michalak & Schulte 2002; vgl. Goldfried & Davial 2005; vgl. Manthei 2005; vgl. Setiawan 2006; vgl. Sharking et al. 2005; vgl. Warschburger 2009)

Praxistipp

Fehler vermeiden

Häufige Fehlerquellen innerhalb eines Beratungsprozesses und in der Patientenedukation sind:

- Beratung oder Schulung von Patienten, Bewohnern oder Angehörigen ohne vorher Lernbereitschaft und –bedarf zu ermitteln.
- Keine realistische und erreichbare Zielsetzung definieren, dadurch ist abschließend auch keine Evaluation möglich.
- Verhaltensänderungen erarbeiten, die nicht auf Dauer und nicht nachhaltig in den Alltag des Patienten transferiert werden können.
- Eigene Beratungshaltung gegenüber der ratsuchenden Person erfolgt nicht auf Augenhöhe, sondern innerlich insgeheim wertend.

4.4.7 Modelle und Ansätze der Patientenberatung und -edukation

Lösungs- und ressourcenorientierter Beratungsansatz

Der lösungs- und ressourcenorientierte Beratungsansatz ist ein systemischer Beratungsansatz, der auf den Systemtheorien von Ludwig von Bertalanffy und Niklas Luhmann fußt. Steve de Shazer und Insoo Kim Berg haben 1982 die lösungsorientierte Kurzzeittherapie vorgestellt und gelten als „Erfinder" des lösungsorientierten Beratungsansatzes. Dieser Ansatz wurde von vielen wichtigen Psychotherapeuten aufgegriffen und weiterentwickelt.

Basis dieses Ansatzes war ein **Perspektivenwechsel** innerhalb der Beratungsausrichtung.

Während des Beratungsprozesses stand und steht häufig die Identifikation und Analyse eines (oder mehrerer) *Probleme* im Fokus. Innerhalb des lösungs- und ressourcenorientierten Ansatzes ist dies so nicht der Fall, wie bereits aus der Bezeichnung hervorgeht. Es geht hier also um Lösungs- und Ressourcenorientierung. Dementsprechend richtet sich dieser Ansatz ganz nach dem Motto: „*Wenn etwas funktioniert, dann mach mehr davon!*" (Insoo Kim Berg, zit. Palesch 2012) dahingehend aus, Lösungsmöglichkeiten anzuvisieren, für die der Pflegeempfänger bereits über (ausreichend) Ressourcen verfügt. Anhand dieser Ressourcen wird dann untersucht, welche davon ggf. eine fördernde oder auch hemmende (Wechsel-)Wirkung mit sich bringen und neue Strategien eröffnen können.

Solche Ressourcen können sein:

- Individuelle Fähigkeiten und Kompetenzen
- Soziale Netzwerke bzw. das soziale Umfeld
- Eigenschaften und Verhaltensmuster etc.

Merke

Blick auf das, was möglich ist

Ein so ausgerichteter Beratungsansatz ermöglicht es der beratenden Person für die Betroffenen eine positivere und motivierende Prozessausrichtung und -gestaltung anzubieten. In vielen Fällen ist der Hintergrund der Inanspruchnahme von Beratung, dass Menschen bestimmte Ressourcen verloren haben oder von einem solchen Verlust bedroht sind. Dies wirkt sich dementsprechend auf den psychisch/mentalen Zustand der Betroffenen aus und kann ggf. mit psychischen Störungen einhergehen. Eine nicht vorrangig auf Problemanalyse ausgerichtete Beratungsform kann diese Personen innerhalb solcher Phasen positiv beeinflussen. Der Blick wird darauf gerichtet, was möglich ist und nicht darauf, was nicht mehr möglich ist (Defizite) oder wo es Probleme gibt.

Die Phasen der lösungsorientierten Beratung

1. *Synchronisation*: Kennenlernen, Beziehungsaufbau, Klärung von Anliegen und Beratungsbedingungen
2. *Lösungsvision*: Identifikation von Erwartungen und Zielsetzungen
3. *Lösungsverschreibung*: Erarbeitung von Lösungsvisionen und notwendigen Umsetzungsschritten (Motivation des Patienten entfachen)
4. *Lösungsbegleitung*: Der beratungssuchenden Person wird Hilfestellung bei der Begleitung der Umsetzung der Lösung angeboten.
5. *Lösungsevaluation*: Positive Veränderungen werden gezielt aufgegriffen (Rückmeldung, dass der Lösungsprozess bereits begonnen hat)

6. *Lösungssicherung*: Dem Patienten wird die Festigung der Erfolge überlassen, der Berater zieht sich aus dem Prozess zurück.
(vgl. Bamberger 2015)

Herangehensweise der lösungsorientierten Beratung

Innerhalb der lösungsorientierten Beratung steht, ganz nach der Prämisse „Hilfe zur Selbsthilfe", die konkrete Lösungsfindung im Mittelpunkt. Die Problemanalyse ist hierbei zweitrangig, denn innerhalb dieses Ansatzes wird davon ausgegangen, dass die betroffene Person grundsätzlich bereits über alle notwendigen lösungsrelevanten Ressourcen verfügt und diese nur noch anhand eines Beratungsgesprächs aktiviert werden müssen. Es besteht eine hohe Wertschätzung bereits kleineren Veränderungen gegenüber, z. B. innerhalb von problemrelevanten Handlungs- oder Verhaltensmustern, denn es wird die Überzeugung vertreten, dass auch noch so kleine Veränderungen große Prozesse für das Gesamtsystem auslösen können. Das Vorgehen innerhalb der lösungsorientierten Beratung findet deshalb zirkulär statt, es geht hier also eher um Beziehungsmuster und Wechselwirkungen statt um Ursachen. Basis dieser Beratungsmethode und der notwendigen Grundhaltung des Beraters ist auch hier die Ausprägung von Wertschätzung, Echtheit und Empathie (▸ 3.6.1 *Gesprächsführung nach Rogers*).

Die lösungsorientierte Beratung richtet sich anhand folgender Prinzipien aus:

- **Aktivierung von (Lösungs-)Ressourcen**: Dem Patienten oder Pflegeempfänger werden bereits bestehende positive Aspekte und Kompetenzen rückgemeldet und dadurch bewusst gemacht (Erzeugung positiver Rückkopplungseffekte).
- **Generieren von Lösungen**: Das Gesamtsystem besteht aus Teilsystemen, die bereits durch kleine Veränderungen in Verhaltensmustern weiterentwickelt werden können (Fokus liegt auf Lösungsansätzen, nicht auf einer Problemanalyse)
- **Prioritäre Probleme lösen**: Nur Probleme, die für die Person selbst Probleme darstellen und von ihr gelöst werden wollen, werden bearbeitet (es geht nicht um verdeckte Probleme).
- **Aktivierung alternativer Handlungs- bzw. Verhaltensmöglichkeiten**: Handlungsoptionen des Patienten oder Pflegeempfängers werden dadurch erweitert, dass ihm noch weitere Verhaltensstrategien zur Verfügung stehen, als diesem bisher bewusst ist. Dadurch erweitert sich der – ihm bewusste – Vorrat an Lösungsmöglichkeiten.

Empowerment

Der Begriff **„Empowerment"** steht für *„Ermächtigung"*. Im Gesundheitswesen bedeutet diese Form der Ermächtigung, dass Patienten oder Bewohner insofern in den persönlichen Pflege-, Betreuungs- und/oder Behandlungsprozess miteinbezogen werden, dass ein größtmögliches Maß an *Autonomie* und *Selbstbestimmtheit* aufrechterhalten werden kann. Dies beinhaltet, dass Patienten und Pflegeempfänger anhand ihrer vorhandenen Ressourcen und Fähigkeiten in jedem Maße so unterstützt, beraten, geschult und angeleitet werden, dass

- bestehende Defizite oder Einschränkungen ausgeglichen bzw. so weit verringert werden, dass
- sich diese in der Lage fühlen (dazu befähigt sind), ihre vorhandenen Belange und Bedürfnisse (wieder) soweit möglich selbstbestimmt und selbstverantwortlich erfüllen, verrichten und vertreten zu können.

Empowerment richtet sich somit u. a. nach ethischen Grundsätzen und Leitlinien und kann u. a. als Prozess der **Selbstbemächtigung** verstanden werden. Ein wichtiger Pfeiler innerhalb dieses Prozesses ist das Thema der Motivation, die entsprechend in Patienten oder Bewohnern geweckt und aufrechterhalten werden muss, um diesen Prozess kontinuierlich – und motiviert – fortzuführen (▸ 3.4.4 *Antrieb Motivation*).
(vgl. GKV-Spitzenverband 2008)

Merke

Ratschläge

Im Sinne von Empowerment reichen einfache Ratschläge nicht aus, sondern es müssen konkrete Defizite benannt und die ratsuchende Person dazu befähigt werden, sich möglichst selbstständig um ihre Bedürfnisse kümmern zu können.

Health-Belief-Modell zur Erklärung von Gesundheits- und Risikoverhalten

Das **„Health-Belief-Modell (HBM)"** oder auch das *„Modell gesundheitlicher Überzeugungen"* wurde ursprünglich *„zur Vorhersage von Gesundheitsverhalten konzipiert"* (Baumeister et. al 2008, S. 255) und stammt aus der Tradition der *Erwartungswertmodelle.*

Hintergrund hierfür waren Modellüberlegungen, die sich mit dem Phänomen beschäftigten, dass Personen im Sinne der Gesundheitsprävention Früherkennungs- und Vorsorgemaßnahmen tendenziell wenig wahrnehmen. Ziel war es zu identifizieren, warum eine solch geringe Teilnahmequote vorhanden war und welche Motivationshintergründe in Personen ein Gesundheitsverhalten oder dessen Unterlassung bedingen. Das Modell wurde seit den 1950er und 1960er Jahren immer weiter ausgebaut und auf verschiedene Gesundheitsverhaltensweisen und Erkrankungen angewandt.

Erhobene **motivationale Hintergründe** für Handlungen oder deren Unterlassung sind:

- Menschliches Handeln und Verhalten ist rational ausgerichtet.
- In Menschen muss eine persönliche Überzeugung vorliegen, dass Gesundheitsrisiken durch bestimmte Handlungen oder Verhaltensweisen vermieden werden können.
- Besteht ein gesundheitsschädigendes Verhalten, das verändert bzw. korrigiert werden soll, ist **Reizgebung** und **Verstärkung** notwendig (► 4.2.1 *Verschiedene Lerntheorien*).
- Ausgangspunkt ist die Annahme, dass Menschen grundsätzlich ein Optimum an Gesundheit anstreben.

Das HBM-Modell setzt an folgenden Impulspunkten an:

1. **Vulnerabilität** bzw. wahrgenommene Verwundbarkeit: Sind sich Personen darüber bewusst ggf. ein erhöhtes Risiko bzgl. einer Krankheitsausprägung zu haben, z. B. eine Lungenerkrankung durch Rauchen?
2. Wahrgenommener **Schweregrad**: Besteht das Bewusstsein darüber, dass eine Lungenerkrankung tödlich verlaufen kann?
3. Subjektive **Bedrohung**: Setzt sich zusammen aus 1. und 2.
4. Persönlicher **Nutzen** (wahrgenommener Gewinn): Besteht das Bewusstsein darüber, dass ein größtmöglicher Nutzen daraus resultiert, ein gesundheitsschädigendes Verhalten zu beenden und diesbezügliche hohe Risiken zu verringern (z. B. schwere Erkrankungen als Folge von Rauchen).
5. Persönliche **Kosten** (wahrgenommene Barrieren): Hiermit ist nicht (nur) der finanzielle Aspekt gemeint, sondern persönlich empfundene Kosten, z. B. Überwindung.

(vgl. Lippke & Renneberg 2006)

Ergänzende **Erweiterungen** für den Einfluss auf Verhaltensänderungen bzgl. Gesundheitsrisiken als Handlungsanstoß (extern und intern):

- *Externer Auslöser:* Rat des medizinischen oder pflegerischen Fachpersonals
- *Interner Auslöser:* Wahrnehmung eigener Symptomausprägungen oder -verstärkungen, z. B. Raucherhusten
- *Demografische* und *sozialpsychologische Differenzierung:* Einfluss von Alter, Geschlecht, Status etc. sowie Persönlichkeit, soziales Umfeld, Gruppendruck etc.

Fallbeispiel

Ich war doch noch nie wirklich krank!

Günther Koller ist 72 Jahre alt. Er raucht bereits seit 51 Jahren. Auch Alkohol gegenüber ist er nicht abgeneigt. Ein paar Biere gehören zu einem guten Tag und einer guten Mahlzeit eben dazu und hier und da ein Schlückchen Schnaps hilft sowieso der Gesundheit. Das war schon immer so, schließlich hatte er sein Leben lang nie wirklich etwas mit Krankheiten zu tun. Seit einiger Zeit hat Herr Koller nun allerdings einen starken Husten entwickelt, der gar nicht mehr aufhören möchte. Zudem bemerkt er, dass ihn körperliche Arbeit, z. B. in seinem Garten immer mehr und schneller anstrengt. Er muss mehrere Pausen „zum Durchatmen" einlegen. Nach Herrn Kollers Ansicht muss das wohl langsam das Alter sein – oder sollte er vielleicht doch einmal wieder zu seiner Hausärztin gehen, denn so alt fühlt er sich doch noch gar nicht?

Reflexionsfragen

Bei Günther Koller scheinen sich langsam massivere Anzeichen für bestimmte Erkrankungen zu zeigen, die er bisher aber stets ausgeblendet bzw. absolut verweigert hatte. Die Überlegung, doch einmal bei seiner Hausärztin vorstellig zu werden, ist bereits ein großer Schritt für Herrn Koller.

1. Finden Sie sich in Kleingruppen zusammen und entwickeln Sie anhand des HBMs Ideen darüber, wie sie Herrn Koller gesundheitsförderlich beraten könnten.
2. Überlegen sie sich bezüglich ihres ausgewählten Gesundheitsthemas Unterstützungsangebote oder -leistungen, die für Herrn Koller

motivierend wirken könnten, damit entsprechende Interventionen oder Verhaltensveränderungen auch langfristig sowie wirksam angewendet werden (können), z. B. Teilnahme an Nichtraucherkursen, Präventionsprogrammen etc.
3. Diskutieren Sie ihre Ergebnisse abschließend im Plenum.

Transtheoretisches Modell

Das Transtheoretische Modell (TTM) nach James Prochaska und Carlo DiClemente wird auch als Stages-of-Change-Modell bzw. Stufenmodell der Verhaltensänderung bezeichnet. Es wurde in den 1970er Jahren entwickelt und integriert grundsätzlich bestimmte Erklärungen und Prinzipien von Veränderungsprozessen aus verschiedenen wissenschaftlichen Disziplinen. Ziel hierbei ist es, eine effektive und anwendungsbezogene bzw. lösungsorientierte (pragmatische) Gestaltung von Veränderungen herbeizuführen.
Ursprünglicher Untersuchungsgegenstand des TTM war die bestehende Problematik von Raucherentwöhnung und Drogenabhängigkeit. Bereits nach kurzer Zeit wurde das TTM aber auch auf andere gesundheitsrelevante Probleme, wie z. B. HIV/AIDS-Prävention, Essstörungen, Schwangerschaftsprävention etc., angewandt.
Nach dem Transtheoretischen Modell werden innerhalb von Verhaltensveränderungen bei Menschen **fünf typische Stufen** durchlaufen, die notwendig sind, um ein bislang regelmäßiges – und somit ggf. zur Routine gewordenes – *Verhalten zu verändern und neue Verhaltensweisen oder Verhaltensmuster zu generieren und stabil beizubehalten.*

Stufen des TTMs

Die **fünf Stufen** nach dem TTM (▸ Tab. 4.7, ▸ Abb. 4.13) sind:
1. *Absichtslosigkeit* (Precontemplation)
2. *Absichtsbildung* (Contemplation)
3. *Vorbereitung* (Preparation)
4. *Handlung*/Umsetzung (Action)
5. *Aufrechterhaltung* (Maintenance)
(vgl. Seibt, 2011)

Tab. 4.7 Die Stufen des Transtheoretischen Modells (TTM)

Stufe (engl. Bezeichnung)	Definition	Potenzielle Veränderungsstrategien
Absichtslosigkeit (Precontemplation)	Patient oder Pflegeempfänger beabsichtigt nicht sein Verhalten in den kommenden 6 Monaten zu verändern.	*Bewusstwerdung* über die Notwendigkeit der Verhaltensänderung (z. B. durch spezifische Informationen über Gefahren und Vorteile)
Absichtsbildung (Contemplation)	Patient oder Pflegeempfänger beabsichtigt sein Verhalten in den kommenden 6 Monaten zu verändern.	*Ermutigung* und *Motivation*
Vorbereitung (Preparation)	Patient oder Pflegeempfänger beabsichtigt die Verhaltensänderung bereits innerhalb der nächsten 30 Tage durchzuführen (einige Schritte wurden bereits unternommen).	*Assistenzfunktion* bei der Entwicklung und Umsetzung von konkreten Verhaltensplänen und Zielen
Umsetzung (Action)	Verhaltensänderung besteht für weniger als 6 Monate.	*Assistenzfunktion* mithilfe sozialer Unterstützung (Feedback, Problemlösungen, Bestätigungen)
Aufrechterhaltung (Maintenance) und **Stabilisierung** (Termination)	Verhaltensänderung besteht seit mehr als 6 Monaten.	*Assistenzfunktion* bei Copingstrategien und dem Finden von Alternativen bzw. Vermeiden von Rück- oder Zwischenfällen. Im besten Fall bildet sich dann ein Status heraus, dass die Verhaltensänderung so verinnerlicht und integriert wurde, dass sie selbstverständlich ist und als völlig „normal" verinnerlicht wurde.
(in Anlehnung an Seibt 2016, S. 92)		

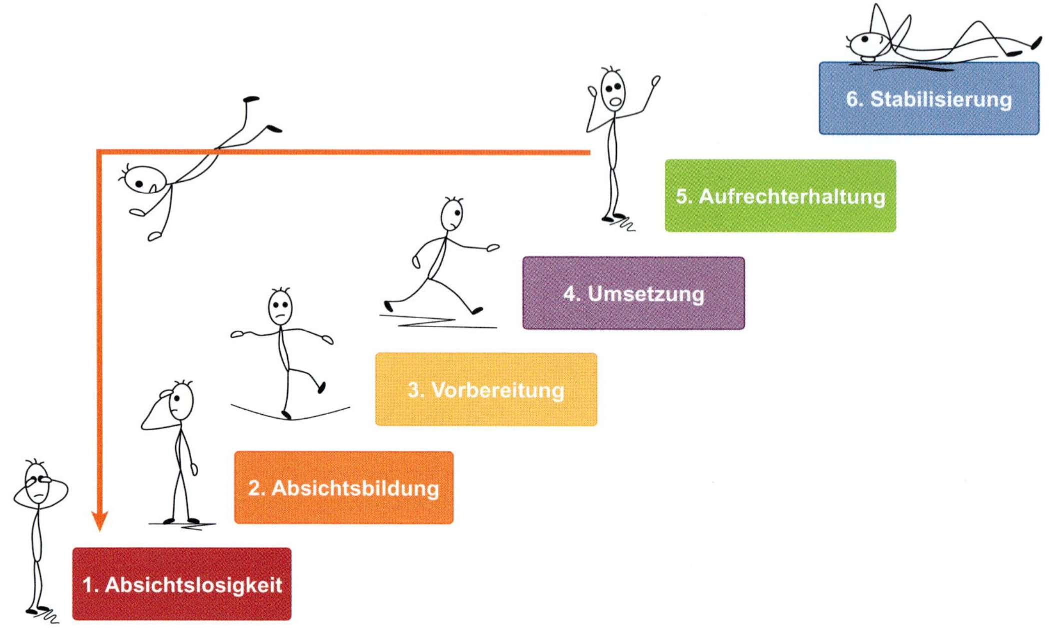

Abb. 4.13 Die fünf Stufen des Transtheoretischen Modells nach Seibt (= TTM) [L143]
Diese fünf Stufen können noch um die sechste Stufe der Stabilisierung ergänzt werden.

Merke

Die Stadien der Veränderung verlaufen nicht immer linear.

Innerhalb dieser fünf Stufen können sich folgende Dynamiken ergeben:
Menschen
- verbleiben für längere Zeit oder auch für immer in einer Stufe,
- fallen in eine vorherige und bereits durchlaufene Stufe zurück oder
- müssen eine Stufe mehrfach durchlaufen.

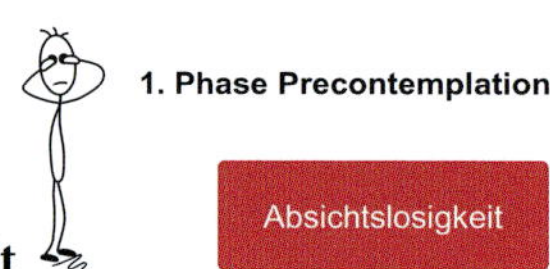

1. **Stufe: Absichtslosigkeit**
   - Auch bezeichnet als „die unbewusste Phase".
   - Es besteht keine Motivation und kein Interesse daran, ein Verhalten in naher Zukunft zu verändern und auch z. B. gegenüber Informationsmaterial (Resistenz).
   - Eine Inanspruchnahme von Beratung kommt hier, wenn überhaupt, meist nur unfreiwillig zustande.
   - Als Gründe für das Verhalten werden beispielsweise folgende Faktoren beschrieben:
     - Resignation (wegen vergangener, gescheiterter Versuche)
     - Mangelndes Wissen (was zu Handlungsunfähigkeit führt)
     - Reaktanz (zu stark empfundener sozialer Druck)

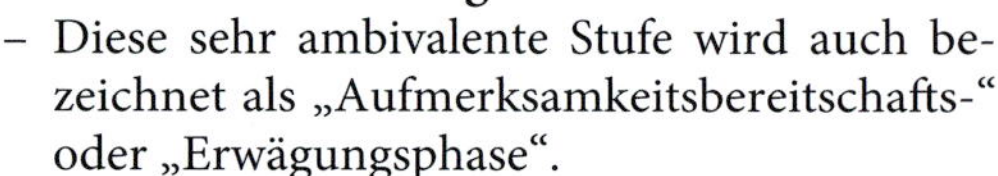

2. **Stufe: Absichtsbildung**
   - Diese sehr ambivalente Stufe wird auch bezeichnet als „Aufmerksamkeitsbereitschafts-" oder „Erwägungsphase".
   - Das bisherige Verhalten zieht Konsequenzen nach sich und wird deshalb problematisch (Verlust des Arbeitsplatzes, finanzielle Schwierigkeiten etc.).
   - Die Verhaltensveränderung selbst wird (noch) nicht durchgeführt, aber es entwickelt sich tendenziell die Absicht, eine Veränderung anzugehen.
   - Die Person öffnet sich gegenüber neuem Wissen und das eigene Verhalten wird langsam

(kritisch) reflektiert – Abwägung zwischen Argumenten, die dafür bzw. dagegen sprechen.
- Oft wird über längere Zeit in dieser Stufe verharrt und alles Gewohnte noch positiver (gegenüber einer Veränderung) bewertet.

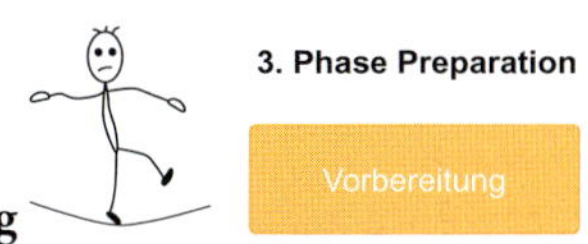

3. **Stufe**: **Vorbereitung**
   - Alias Such- und Informationsphase
   - Oft wurden bereits erste Schritte gegangen und viele „Pro-Argumente" gesammelt.
   - Die Einschätzung der eigenen Selbstwirksamkeit ist in dieser Stufe bereits relativ hoch.
   - Neue Verhaltensmuster werden erprobt, z. B. probiert ein Raucher schon mal aus, wie es sich anfühlt oder auswirkt, nicht mehr gleich nach dem Aufstehen eine Zigarette zu rauchen.

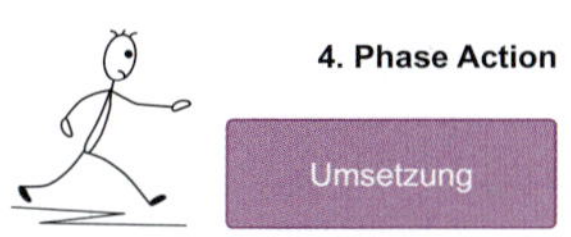

4. **Stufe**: **Umsetzung**
   - Action – es geht los! Es wird gehandelt.
   - Es findet ein Wechsel von der affektiv-kognitiven Ebene auf die Verhaltensebene statt.
   - Das neue Verhalten wird seit kurzer Zeit ausgeführt und erprobt und als Selbstbefreiung erlebt (z. B. „Ich rauche nicht mehr!").
   - Soziale Unterstützung ist sehr förderlich, da noch ein hohes Rückfallrisiko besteht.

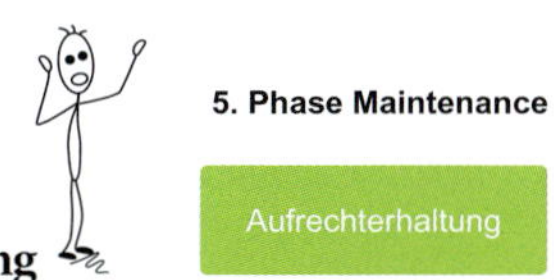

5. **Stufe**:**Aufrechterhaltung**
   - Das neue Verhalten verstetigt sich (wird regelmäßig durchgeführt).
   - Die Person bildet neue Gewohnheiten aus.
   - Eine Gefahr des Rückfalls besteht zwar weiterhin, verringert sich aber kontinuierlich (z. B. bei Personen, die das Rauchen aufgegeben haben, sinkt es nach 12 Monaten auf ca. 50 % und nach 5 Jahren auf 7 %).

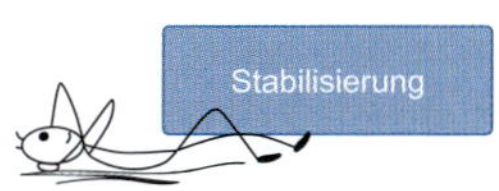

6. **Stufe**: **Stabilisierung**
   - Aufrechterhaltungs- oder Beendigungsphase
   - Es bestehen keine Versuchungen mehr in alte Verhaltensmuster zu rutschen, da sich neue Gewohnheiten herausgebildet haben.

Exemplarisch für die Stabilisierung wird in der Literatur die damals neu eingeführte Anschnallpflicht im Auto aufgeführt. Da diese bis dahin nicht verpflichtend war, wurde die allgemeine Anschnallpflicht zuerst als „nicht durchführbar" bewertet. Erst nach einiger Zeit wurde das „neue" Verhalten mehr und mehr verinnerlicht und ist heutzutage eine Selbstverständlichkeit.

Wirkprinzipien des TTMs und der Einsatz in Beratungssituationen

Das TTM verfügt über verschiedene **kognitiv-affektive Strategien,** die in der Beratung gezielt eingesetzt werden können.

- **Das Problembewusstsein schärfen.**
  Ziel dieser Strategie ist es vorrangig, das **Problembewusstsein** zu schärfen und zu steigern. Dies soll dadurch gelingen, dass Personen Aufklärung erfahren, z. B. über Ursachen, Konsequenzen oder Behandlungsmöglichkeiten bzgl. eines Verhaltens. Dieses Vorgehen ermöglicht es ihnen beispielsweise Informationen über sich selbst sowie das jeweilige Problemverhalten aktiv aufzunehmen, zu verarbeiten und alternative Lösungsmöglichkeiten zu erkennen (z. B. Infobroschüren, Websites etc.). Innerhalb einer Beratung kann hierbei durch *Information*, Aufklärungsarbeit, Feedback (teilweise Konfrontation) oder durch das Erarbeiten alternativer Interpretationen oder Strategien unterstützend begleitet werden.
- **Förderliche Umweltbedingungen erkennen und die persönliche Umwelt neubewerten**
  Auch die Überprüfung bestehender Bedingungen und Möglichkeiten der **Umwelt und des (sozialen) Umfelds** ist für Patienten und Pflegeempfänger sehr hilfreich, um wahrzunehmen und sich darüber bewusst zu werden, welche förderlichen und unterstützenden Faktoren für die aktuelle Situation des Patienten vorhanden sind (z. B. neue Beziehungen, Alternativprodukte, etc.). Ein zusätzlich positiver Effekt ist, dass Betroffene eine höhere Sensibilität dafür entwickeln können, welchen Einfluss das jeweilige Problemverhalten ggf. auf die persönliche Umwelt und das soziale Umfeld hat oder haben kann (z. B. auf Partner, Eltern, Kinder etc.). Es erfolgt auf unterschiedlichen Ebenen ein Prozess der Neubewertung. Eine solche **Neubewertung der**

persönlichen Umwelt kann eine Verhaltensveränderung sehr positiv bedingen, z. B. dass den eigenen Kindern zuliebe nicht mehr geraucht wird. **Hilfreiche Tools** für Beratungspersonen können hierbei je nach Setting beispielsweise der Austausch mit Familienangehörigen oder nahestehenden Freunden sein.
- **Das emotionale Erleben erfahren**
Ein wichtiger Aspekt für Beratungspersonen ist ebenfalls die Arbeit am **emotionalen Erleben** der Patienten oder Pflegeempfänger. Damit dies in professioneller Weise geschehen kann, muss hierbei vorerst ein tatsächlicher emotionaler Bezug der Patienten oder Pflegeempfänger bzgl. des eigenen Verhaltens hergestellt werden. Dies kann u. a. auch bedeuten, dass Betroffenheit darüber verspürt wird. Dieser Prozess ermöglicht es ihnen abschließend eigene erlebte Emotionen tatsächlich benennen zu können und dahingehend Lösungsmöglichkeiten oder -ideen zu generieren. Es können beispielsweise Eingeständnisse erfolgen, dass ein persönliches Verhalten nicht gesundheitsförderlich bzw. gesundheitsschädlich ist und man dies mit Sorge erlebt. Hilfreich können in diesem Beratungsbezug u. a. *Rollenspiele* sein, denn diese ermöglichen es Patienten oder Pflegeempfängern selbst eine andere Rolle zu beziehen und das eigene Verhalten von außen wahrzunehmen und von innenheraus zu reflektieren und zu bewerten.

Verhaltensorientierte Strategien zielen des Weiteren auf verschiedene Bereiche ab:
- **Selbstverpflichtung**, wie z. B. feste Vorsätze, Abmachungen und Informierung von anderen Personen
- Nutzen hilfreicher **Beziehungen,** also positiver Ressourcen aus dem sozialen Umfeld
- **Selbstverstärkung** mit Belohnungsstrategien zur Verhaltensförderung und -stabilisierung
- **Gegenkonditionierung,** d. h. Ersetzen ungünstiger Verhaltensweisen durch produktive
- **Kontrolle der Umwelt** durch Identifizieren und ggf. Beseitigen der auslösenden Faktoren aus dem Umfeld, die ein Problemverhalten bedingen oder begünstigen

Anwendungsbereiche des TTMs

In der **Pflegeberatung**:
- Komplexes Medikamentenregime
- Ernährung und Essverhalten
- Inanspruchnahme Krebsvorsorge
- Zahnvorsorge
- Umgang mit Schmerzen
- Risikominimierung bei individuumsbezogenen und zielgruppenorientierten Informationskampagnen v. a. in der Suchthilfe

Kritischer Blick

Welche Vor- und Nachteile hat das Transtheoretische Modell?

Pro

Für das TTM spricht:
- Das TTM gilt als positiver Wegweiser in der Patientenberatung, sowohl auf individueller als auch auf organisationaler Ebene.
- Das Phasenmodell des TTM ist zur Statuseinschätzung für Fachpersonen sehr hilfreich (Einzelpersonen und Gruppen).
- Das TTM berücksichtigt, dass sich eine Offenheit bzgl. einer Verhaltensveränderung erst in späteren Phasen entwickeln kann, dies wird oft ignoriert.
- Die Problemanalyse (und Interventionsmaßnahmen) werden auf der Stufe angesetzt, auf der sich der Patient oder Pflegeempfänger befindet.
- Bereits erreichte Erfolge können gewürdigt werden, z. B. beim Aufstieg in eine höhere Phase.
- Innerhalb des TTM wird die Phase der „Sorglosigkeit" ebenfalls berücksichtigt (quasi bevor ein Betroffener das Phasenmodell betritt).

Contra

Gegen das TTM spricht:
- Die einzelnen Phasen können nicht exakt voneinander abgetrennt werden.
- Teilweise bestehen konzeptionelle Überschneidungen mit anderen Modellen wie z. B. Selbstwirksamkeitsmodelle, Health-Belief-Model etc.

(vgl. Bamberger 2015; vgl. Ludt & Szecsenyi 2005; vgl. Tophoven 2005; vgl. Lippke & Renneberg 2006; vgl. Renneberg & Hammelstein 2006; vgl. Warschburger 2009; vgl. Blümel, Franzkowiak & Kaba-Schönstein 2011; vgl. Seibt 2016; vgl. BZgA 2018)

4.4.8 Grenzen und Hindernisse von Beratung und Edukation

Wie bei jedem Instrument oder jeder Methodik gibt es selbstverständlich auch im Bereich von Anleitung, Beratung und Edukation **Grenzen** oder **Hindernisse** als überwindbare Begebenheiten. Diese können sowohl aufseiten der Patienten, Pfle-

geempfänger oder Angehörigen, aber auch aufseiten der Pflegefachfrauen und -männer (▸ Tab. 4.8) liegen. Oberste Prämisse ist hierbei, dass professionelle Beratung in pflegerischem Kontext einen integralen Bestandteil des pflegerischen Tätigkeitsbereichs darstellt. Dies erklärt sich bereits mit Blick auf das komplexe Arbeits- und Tätigkeitsspektrum von Pflegenden. Durch die vielschichtigen Handlungsfelder der Pflegeberufe kann eine professionelle Beratung nicht einfach so „nebenbei" erfolgen, sondern muss systematisch und bewusst in die jeweiligen pflegerischen Kontexte eingebettet sein. Beratung ist ein elementarer Bestandteil des Pflege- und Gesundungsprozesses von Patienten und Pflegeempfängern.
(vgl. Koch-Straube 2008; vgl. Schraut & Trögner 2020)

4.5 Von Paternalismus zu Selbstbestimmung und Partizipation

4.5.1 Rechtliche und ethische Hintergründe

In Gesundheitsberufen kommt den Mitarbeitenden innerhalb der Pflege, Behandlung und Beratung von Patienten, Pflegebedürftigen und deren Angehörigen nicht nur eine sehr hohe fachliche, sondern ebenfalls eine sehr hohe **ethische Verantwortung** zu.
Ein achtsamer Umgang mit ethischen Grundsätzen von Werten, Moral, Prinzipien sowie Ehrlichkeit und ein daran abgestimmtes und reflektiertes pflegerisches Handeln, Aufklären sowie Beraten, sind Voraussetzung für die Ausübung dieser beruflichen Tätigkeiten.

Tab. 4.8 Grenzen und Hindernisse in der pflegerischen Beratung

Seitens der Pflegefachfrauen und -männer	Seitens der Patienten, Pflegeempfänger oder Angehörigen
• **Innen- bzw. Selbstwahrnehmung** der pflegerischen Profession, z. B. Pflegende sind Erfüllungsgehilfen im Sinne eines „Helferberufs" • Ausbildungsgrad des spezifischen, wissenschaftlich fundierten **Fach- und Anwendungswissens** (Fach- und Methodenkompetenz) bzgl. der jeweiligen Beratungssituation bzw. des oder der Fachgebiete • Ausbildungsgrad der Sozial- und Persönlichkeitskompetenz • Niveau eines **ethischen** und **reflexiven** Verständnisses (Fähigkeiten und Fertigkeiten) • Generelle Qualität der **Kommunikations- und Beratungsfähigkeit** (z. B. liegt in einem traditionell geprägten Pflegeverständnis der Fokus nicht auf professioneller Beratung, sondern eher auf Zuspruch und Ratgeben, Überzeugen oder „Erziehen") • **Strukturelle bzw. organisationale Rahmenbedingungen und Voraussetzungen** (z. B. permanenter Zeitdruck – statt professioneller Beratung ist beispielsweise nur das Aushandeln von Entscheidungen möglich oder eminente Bedürfnisse/Ressourcen werden übersehen; Qualitätseinbußen) • **Selbstschutz** z. B. vor psychischer Überlastung (durch z. B. Übertragungsprozesse, persönliche Betroffenheit/Triggerpunkte, generell bestehende Überlastung) • Fokus liegt eher auf einem problemlosen oder **unkomplizierten Aushandlungsprozess** (z. B. im Sinne von Compliance) anstatt auf einer tatsächlichen gemeinsamen (und ganzheitlichen) Entscheidungsfindung, z. B. im Sinne von „Befähigung" und Adhärenz (Therapietreue) • **Fehlender Gesprächs- und Verarbeitungsraum** (z. B. durch Coaching oder Supervision etc.)	• **Außenwahrnehmung** der pflegerischen Profession (z. B. Pflegende sind Erfüllungsgehilfen im Sinne eines „Helferberufs") • **Zurückweisung** oder **Verweigerung** von Pflegenden oder Beratungssituationen (sich Fremden gegenüber z. B. nicht öffnen wollen oder Antipathie) • **Coping- oder Bewältigungsstrategien,** wie z. B. Verdrängung oder „Nicht-wahrhaben-wollen" • **Verschlechterung** des Pflege-Patienten-Verhältnisses aufgrund oben genannter Faktoren • Bestimmte Erkrankungen oder andere **schwerwiegende Störungen** z. B. im Familiensystem kristallisieren sich heraus, die eine psychologische bzw. psychotherapeutische Begleitung und Behandlung erfordern

Die Begriffe der **Menschenwürde** und **Menschenrechte** sind hierbei zentral. Gesetzlich ist dies in der Bundesrepublik Deutschland innerhalb des Grundgesetzes festgelegt.

Merke

Menschenwürde und Menschenrechte

Im Grundgesetz für die Bundesrepublik Deutschland Art. 1 steht:

„(1) Die Würde des Menschen ist unantastbar. Sie zu achten und zu schützen ist Verpflichtung aller staatlichen Gewalt."

„(2) Das Deutsche Volk bekennt sich darum zu unverletzlichen und unveräußerlichen Menschenrechten als Grundlage jeder menschlichen Gemeinschaft, des Friedens und der Gerechtigkeit in der Welt." (Deutscher Bundestag)

Moralische Werteorientierungen, die von Pflegenden berücksichtigt und verinnerlicht werden müssen, um den Aspekt der Menschenwürde für Pflegeempfänger zu wahren, sind beispielsweise:

- Mitmenschlichkeit, Wertschätzung, Freundlichkeit, Respekt
- Fairness, Ehrlichkeit, Treue, Hilfsbereitschaft
- Soziales Verantwortungsbewusstsein, Solidarität und Freiheit

Für soziale Institutionen bedeutet dies ein Arbeits- und Behandlungsumfeld sicherzustellen, das auf diesen Prinzipien aufbaut und sie gleichermaßen nach innen und außen vertritt. Die Grundvoraussetzung hierfür muss durch eine *antidiskriminierende Haltung* sowie *menschenwürdige* Behandlung erfüllt sein. Das beinhaltet auch:

1. Das **Recht auf Freiheit** bewahren auch, wenn dadurch eigentlich notwendige Pflege- oder Behandlungsmaßnahmen auf Wunsch des Bewohners unterlassen werden müssen.
2. Das **Recht auf Selbstbestimmung** wahren.
3. Einen **respektvollen Umgang** mit dem privaten sowie familiären Leben von Patienten und Pflegeempfängern sicherstellen (Privatsphäre).

Merke

Recht auf Freiheit, Selbstbestimmung und Respekt

Grundgesetz für die Bundesrepublik Deutschland (GG) Art. 2:

„(1) Jeder hat das Recht auf die freie Entfaltung seiner Persönlichkeit, soweit er nicht die Rechte anderer verletzt und nicht gegen die verfassungsmäßige Ordnung oder das Sittengesetz verstößt."

„(2) Jeder hat das Recht auf Leben und körperliche Unversehrtheit. Die Freiheit der Person ist unverletzlich. In diese Rechte darf nur auf Grund eines Gesetzes eingegriffen werden." (Deutscher Bundestag)

4. Die Weitergabe von **umfassenden Informationen** an Patientinnen und Patienten (Bewohner) gewährleisten (Wahrnehmung der Patientenrechte).

Patientenrechte sind im Rahmen des Bürgerlichen Gesetzbuchs (BGB) verankert: „*Festgelegt wird, dass Patientinnen und Patienten umfassend über alles informiert und aufgeklärt werden müssen, was für die Behandlung wichtig ist. Dazu gehören sämtliche wesentlichen Umstände der Behandlung wie Diagnose, Folgen, Risiken und mögliche Alternativen der Behandlung. Die notwendigen Informationen beziehen sich im Übrigen nicht nur auf medizinische, sondern in bestimmten Fällen auch auf wirtschaftliche Aspekte der Behandlung. […] Das gilt erst recht, wenn er weiß, dass der Patient die Kosten selbst tragen muss.*" (Bundesministerium für Gesundheit)

Patientenrechte

Definition

Patientenrechte

„Unter Patientenrechten werden die Rechte von Bürgerinnen und Bürgern verstanden, die ihnen in einem Behandlungsverhältnis zustehen. Diese Rechte gelten nicht nur gegenüber Ärztinnen und Ärzten, sondern sie gelten in jedem Behandlungsverhältnis, also zum Beispiel auch gegenüber Heilpraktikerinnen und Heilpraktikern, Hebammen, Psycho- oder Physiotherapeutinnen und -therapeuten. Zu den Rechten gehören unter anderem:

- *das* **Einsichtsrecht** *in die Behandlungsunterlagen,*
- *das Recht auf* **Information** *und* **Aufklärung**,
- *das Recht auf* **Selbstbestimmung**, *das bedeutet, dass eine medizinische Maßnahme grundsätzlich nur mit Einwilligung der Patientin beziehungsweise des Patienten erfolgen darf."*

(Bundesministerium für Gesundheit)

Um das Recht der Selbstbestimmung von Patienten oder Pflegeempfängern maßgeblich in Pflege- oder Behandlungsentscheidungen miteinbeziehen zu können, muss dementsprechend durchwegs

a) das Recht auf Information und Aufklärung erfüllt werden, aber
b) auch zusätzlich sichergestellt werden, dass ein Pflegeempfänger oder eine erkrankte Person in einem für sie ausreichenden Maße über den jeweiligen Zustand informiert ist sowie
c) genug über optionale Pflege- oder Behandlungsmöglichkeiten aufgeklärt ist und
d) dadurch aktiv im Prozess mitentscheiden kann.

Damit dies für Patienten und Pflegeempfänger sichergestellt werden kann, bedarf dies also nicht „nur" einer professionellen **Information**, sondern gleichermaßen Unterstützung und Begleitung im Sinne von **Beratung** und ggf. **Schulung**.

Merke

Informierte Entscheidungen treffen

Erst durch ein solches Vorgehen kann im Rahmen der **informierten Zustimmung** von Patienten, Pflegeempfängern oder deren Angehörigen sichergestellt werden, dass die Personen erfolgreich *dazu befähigt* wurden, adäquat *mitbestimmen zu können.* Wird eine Einverständniserklärung von Betroffenen eingeholt, muss nachgeprüft werden, ob eine entsprechende Wissen- und Verständnisbasis bei diesen vorliegt, um letztendlich dadurch fundierte Entscheidungen aus freiem Willen treffen zu können. Der Betroffene muss also z. B. über **alle für den Entscheidungsprozess notwendigen Informationen** verfügen und diese auch verstehen (z. B. Diagnose, Status, Prognosen, Vor- sowie Nachteile von Behandlungsoptionen etc.)

4.5.2 Geschichte des Paternalismus in Pflege und Medizin

Auf dem Weg zu einer verbesserten Eigenbeteiligung und Mitbestimmung von Patienten und Pflegebedürftigen innerhalb ihres eigenen Pflege- und/oder Behandlungsprozesses mussten innerhalb des Gesundheitssystems rückblickend vorerst einige grundsätzlich zugrundeliegende Strukturen innerhalb der „Arzt-Patienten-Beziehung" verändert werden.

Die ursprüngliche Ausrichtung der gesundheitlichen Versorgung zeigte sich lange Zeit anhand eines stark abfallenden **Rollengefälles** zwischen Arzt (oder Fachexperten) und Patienten oder Pflegeempfängern. Dieses Rollengefälle zeigte sich dahingehend, dass der professionellen Seite innerhalb eines Pflege- bzw. Behandlungsprozesses generell die absolute Expertise darüber zugeschrieben wurde. Die „Autorität" wusste, was für den jeweiligen Patienten oder Pflegeempfänger im aktuellen und/oder weiteren Prozessverlauf „richtig" ist. Der ärztlichen Seite wurde *nahezu eine allwissende Kompetenz* zugeschrieben, zu beurteilen und zu entscheiden, welche Behandlungsmaßnahme für welchen Patienten oder Pflegeempfänger in der jeweiligen Situation die optimale darstellen würde. Eine tatsächliche Miteinbeziehung der eigentlich betroffenen Person fand hierbei, wenn überhaupt, nur marginal statt. Persönliche Meinungen, Wünsche, Bedürfnisse oder Ressourcen wurden dabei eher selten berücksichtigt. Eine informierte Zustimmung sowie das Recht auf Selbstbestimmung waren innerhalb dieser Haltung meist nebensächlich.

Ein solches, ziemlich *großes und vormundschaftlich ausgeprägtes Autoritätsgefälle* innerhalb der medizinischen oder pflegerischen Profession wird als **„Paternalismus"** (► Abb. 4.14) bezeichnet. Eine solche Denkausrichtung oder -haltung muss auch insbesondere in Bereichen der Pflege- und Patientenberatung beachtet werden.

Definition

Paternalismus

lat. „pater" = Vater

„Als paternalistisch gelten auch Maßnahmen und Entscheidungen, die gegen den Willen der Betroffenen zu deren Wohl getroffen werden." (Schraut & Trögner 2020, S. 254)

Bis heute finden sich solch paternalistische, also vormundschaftlich ausgerichtete Strukturen oder Haltungen der Expertenseite gegenüber ihren Patienten oder Pflegeempfängern innerhalb pflegerischer oder medizinischer Versorgung von Personen wieder. In solchen Fällen werden aus der jeweiligen fachlichen Expertise heraus bestimmte Interventionen beschlossen und den Patienten oder Pflegeempfängern tendenziell „von oben herab" auferlegt oder übergestülpt, ohne die Meinung oder Perspektive der Betroffenen miteinzubeziehen. Dies ist allerdings kein einseitiges Geschehen. Es kommt auch immer wieder vor, dass von Patienten oder Pflegeempfängern genau so eine Versorgung oder Behandlung erwartet wird, da sie die Expertenseite eben als Fachexperten sehen.

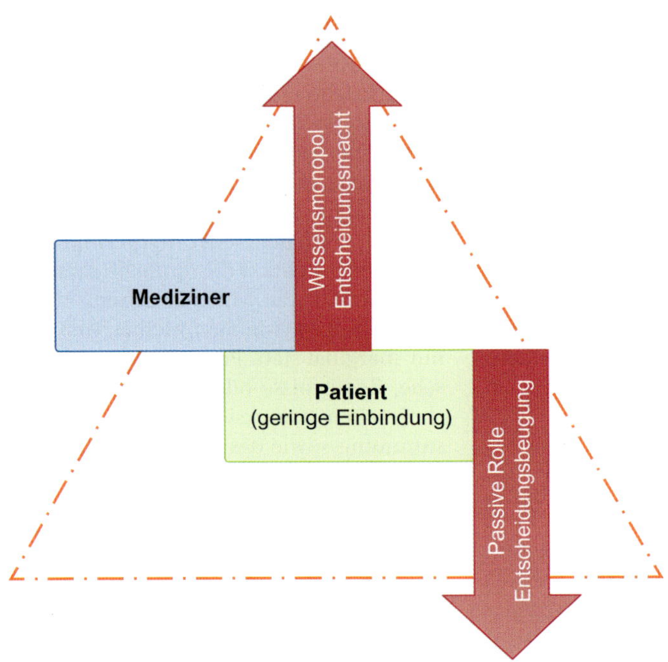

Abb. 4.14 Paternalistische Rollenverteilung [L143]

Von sehr großer Bedeutung ist die Thematik des Paternalismus in spezifischen Pflege- oder Behandlungsprozessen von Menschen, die sich beispielsweise aufgrund von kognitiven Erkrankungen oder Störungen (vermeintlich) nicht mehr vollumfänglich an bestimmten Entscheidungsfindungen oder Behandlungsbeschlüssen beteiligen können. (► 4.6.4 *Recht auf Selbstbestimmung bei Menschen mit kognitiven Erkrankungen oder Störungen*)

Innerhalb paternalistischer Strukturen oder Haltungen können grundsätzlich zwei Ausprägungsgrade unterschieden werden:

- *Starker Paternalismus:* Es werden Entscheidungen für eigentlich einwilligungsfähige Personen getroffen.
- *Schwacher Paternalismus:* Es werden Entscheidungen für nicht einwilligungsfähige Personen getroffen.

Reflexionsfragen

1. Reflektieren und diskutieren Sie im Plenum anhand dieser Aspekte Ihre bisherige berufliche Praxiserfahrung
2. Wie erleben Sie Paternalismus oder paternalistisch eingefärbte Situationen in Ihrem Arbeitssetting? Wie sensibel wird mit dieser Thematik diesbezüglich umgegangen?

Auf dem Weg zur Partizipation

Zwischen 1960–1970 kann in Deutschland eine zunehmende Veränderung innerhalb der bis dato stark paternalistisch ausgeprägten Patientenversorgung erkannt werden. Innerhalb dieser Zeitspanne zeichnete sich kontinuierlich ein Wandel bzgl. einer solchen Denkweise und Haltung gegenüber Patienten oder Pflegeempfängern ab.

Betroffenen Personen wurde immer mehr Mitspracherecht und Selbstbestimmung innerhalb ihrer eigenen Versorgungsprozesse zugesprochen und die vorherrschenden paternalistischen Rollenverteilungen langsam aufgebrochen. **Mehr Mitspracherecht und mehr Selbstbestimmung bringen aber gleichzeitig auch mehr Eigenverantwortung und Eigeninitiative bzw. Eigenbeteiligung für Patienten oder Pflegeempfänger mit sich.**

Paternalistische Tendenzen zeichnen sich teilweise jedoch bis heute immer noch in der Pflege und Medizin ab, dies muss – genauso wenig wie damals – nicht immer aus negativen Antrieben von Expertenseite heraus geschehen. So wollen Patienten oder Pflegeempfänger in einigen Fällen beispielsweise in mancher Hinsicht gar keine so große Eigenverantwortung und somit Selbstbestimmung innerhalb ihrer Genesung oder Behandlung übernehmen, sondern wollen die Verantwortung lieber auf der Expertenseite belassen. Ein weiterer möglicher Hintergrund ist, dass sich für Pflegende oder Ärzte bei bestimmten Expertenentscheidungen Kollisionen innerhalb oder zwischen verschiedenen ethischen Prinzipien oder ethisch-rechtliche Dilemmata ergeben (▸ 3.4.6 *Werte, Moral und ethisches Verständnis*).

Selbstbestimmung

Das **Recht auf Selbstbestimmung** hat sich innerhalb seiner gesellschaftlichen Bedeutung in den letzten Jahrzehnten maßgeblich zu einer immer wichtigeren gesellschaftlichen Wertehaltung entwickelt. Gesetzlich findet das Recht auf Selbstbestimmung in Artikel 2, Absatz 1 des deutschen Grundgesetzes (GG) Beachtung (▸ 4.5.1) und schützt das Recht auf die **„freie Entfaltung der Persönlichkeit"** einer jeden Person. Dieses Recht beinhaltet grundsätzlich: Personen können (müssen) *ohne eine Art der Bevormundung oder von Beschränkungen eigenständige Entscheidungen* für sich selbst treffen. Grenzen werden hierbei nur dadurch gesetzt, dass aufgrund dieser freien Entfaltung, die Gefahr einer Schädigung von Personen entsteht.

Für diesen Aspekt der eigenständigen Entscheidung von Patienten oder Pflegeempfängern kommt der Informierung bzw. Beratung von Betroffenen eine wesentliche Bedeutung zu. Eine in diesem Sinne gut informierte Entscheidungsfähigkeit zu haben, bedeutet: Patienten oder Pflegeempfänger müssen vorab genug Informationen und Wissen über wesentliche Faktoren wie den aktuellen Status, Prognosen, Entscheidungsmöglichkeiten etc. vermittelt bekommen. Sie müssen also dazu befähigt werden, Entscheidungen anhand von essenziellen Informationen treffen zu können – also eine **Entscheidungskompetenz** auszubilden. Erst eine solche Grundvoraussetzung stellt sicher, dass für Betroffene eine **Wahlfreiheit** innerhalb des Entscheidungsprozesses besteht.

Für das Gesundheitswesen bedeutet dies, die Informierung, Beratung und Einbeziehung von Patienten und Pflegeempfängern u. a. nach **§ 2 SGB XI Selbstbestimmung** nach dem Pflegeversicherungsgesetz auszurichten:

„(1) Die Leistungen der Pflegeversicherung sollen den Pflegebedürftigen helfen, trotz ihres Hilfebedarfs ein möglichst selbständiges und selbstbestimmtes Leben zu führen, das der Würde des Menschen entspricht. Die Hilfen sind darauf auszurichten, die körperlichen, geistigen und seelischen Kräfte der Pflegebedürftigen, auch in Form der aktivierenden Pflege, wiederzugewinnen oder zu erhalten.

(2) Die Pflegebedürftigen können zwischen Einrichtungen und Diensten verschiedener Träger wählen. Ihren Wünschen zur Gestaltung der Hilfe soll, soweit sie angemessen sind, im Rahmen des Leistungsrechts entsprochen werden. Wünsche der Pflegebedürftigen nach gleichgeschlechtlicher Pflege haben nach Möglichkeit Berücksichtigung zu finden.

(3) Auf die religiösen Bedürfnisse der Pflegebedürftigen ist Rücksicht zu nehmen. Auf ihren Wunsch hin sollen sie stationäre Leistungen in einer Einrichtung erhalten, in der sie durch Geistliche ihres Bekenntnisses betreut werden können.

(4) Die Pflegebedürftigen sind auf die Rechte nach den Absätzen 2 und 3 hinzuweisen."

(Sozialgesetzbuch SGB XI)

Damit Patienten oder Bewohner innerhalb ihres Versorgungsprozesses Entscheidungsfähigkeit bzw. eine Entscheidungskompetenz entwickeln und miteinbringen können, müssen für betroffene Personen verschiedene Voraussetzungen von Seiten der Fachexperten geschaffen werden.

Checkliste

Zur Überprüfung der Befähigung zur Mit- bzw. Selbstbestimmung

- Sind wesentliche Informationen vom Betroffenen verstanden worden und können diese so, wie sie vermittelt wurden auch begriffen werden? (Entscheidungskompetenz)
- Wurden die nötigen Informationen gemäß den Werten und Präferenzen des Betroffenen miteinander in Bezug gesetzt, gegenübergestellt, beurteilt und reflektiert?
- Konnte beim Betroffenen eine entsprechende Haltung gegenüber optionalen Ergebnissen, Verläufen und Behandlungsmöglichkeiten bzw. -alternativen entwickelt werden?
- Werden bzw. wurden die Wünsche, Bedürfnisse etc. des Betroffenen und abschließende Entscheidungen gegenüber Dritten tatsächlich geäußert?

Informed Consent

Die wesentlichen Aspekte einer adäquaten Miteinbeziehung und Mitbestimmung von Patienten und Pflegeempfängern sind die Bedeutsamkeit notwendiger Informationen sowie die Art der Überbringung. Diese Faktoren greift das Modell des **Informed Consent** auf. Informed Consent bezeichnet die *informierte Zustimmung oder Einwilligung* von

Patienten und Pflegebedürftigen. Sie richtet sich gegen paternalistisch geprägte Strukturen innerhalb von Pflege und Medizin, denn für eine klare Zustimmung über bestimmte Behandlungsmaßnahmen muss hier zuerst eine ausführliche und lückenlose Informierung von Betroffenen stattgefunden haben. Die beiden Schlüsselbegriffe hierbei sind:

- **Entscheidungsbefähigung,** d.h. gezielte und umfassende Informationsweitergabe
- **Zustimmungs- oder Einwilligungseinholung,** ohne diese keinerlei pflegerischen oder medizinischen Interventionen eingeleitet oder durchgeführt werden dürfen

Unter bestimmten Umständen kann diese **Zustimmung bei besonderen Fällen** auch vom jeweiligen gesetzlichen Vertreter eingeholt werden. Voraussetzung hierbei ist jedoch ebenfalls die lückenlose Informierung dieser Person.

Das klassische Beispiel für Informed Consent ist das Einholen der Einverständniserklärung (► Abb. 4.15), z.B. im Rahmen von anstehenden Operationen. Basis hierfür ist ebenfalls eine entsprechende Aufklärung über alle Behandlungsoptionen und -alternativen sowie Risiken gegenüber dem Betroffenen.

Zu beachten ist: Innerhalb des klassischen Vorgehens können sich jedoch ebenfalls paternalistische Anteile verbergen, die beachtet werden müssen, deshalb empfiehlt es sich diesen Ablauf anhand des *Shared-Decision-Making* (partizipative Entscheidungsfindung, ► 4.5.3) zu erweitern. Primäres Ziel muss immer sein, dass Patienten oder Pflegeempfänger eine **Entscheidung aus freiem Willen und auf Basis einer gut informierten Urteilsbildung** treffen können.

4.5.3 Partizipative Entscheidungsfindung durch Beratungsqualität

Entscheidungsfähigkeit setzt die Ausbildung einer **Entscheidungskompetenz** voraus. Dies ist im Sinne von Informierung, Beratung und Aufklärung ein wesentlicher Auftrag professioneller Pflege und Medizin.

Compliance und Adhärenz

Compliance

Im Verlauf eines Pflege- oder Behandlungsprozesses müssen immer wieder Entscheidungen getroffen werden, die beispielsweise anhand eines (neuen) aktuellen Behandlungsstatus in Betracht

Einwilligungserklärung

Name, Vorname: ____________________

Geburtsdatum/-ort: ____________________

____

____

Ich erteile hiermit die Erlaubnis, meine Wunde(n), insbesondere Dekubitalulzera, fotografisch abzulichten.

Die Fotografien sind ausschließlich für die Pflegedokumentation bestimmt und verbleiben in meiner Bewohnerakte. Ich untersage ausdrücklich, dass die Fotografien Dritten zugänglich gemacht werden, es sei denn, es besteht die gesetzliche Verpflichtung. Im Falle einer gerichtlichen Auseinandersetzung dürfen die Fotografien meiner Wunde(n) als Beweismittel verwendet werden.

____
Ort, Datum

____
Unterschrift des Bewohners

____
Ggf. Unterschrift des gesetzl. Vertreters

____
Ggf. Unterschrift des gerichtlich bestellten Betreuers/Bevollmächtigten

Abb. 4.15 Einwilligungserklärung (aus Schraut & Trögner 2020, S. 25) [L143]

gezogen werden. Durch diese jeweiligen Entscheidungen soll dann ein verfolgtes bzw. erstrebtes Pflege- oder Behandlungsziel bei dem Patienten oder Pflegeempfänger erreicht werden. Diese Zielerreichung hängt – insbesondere je nach Dauer eines Behandlungsprozesses – von vielen verschiedenen Faktoren ab.

Definition

Compliance

engl. „*compliance*" = Rechtstreue, Regelkonformität
Innerhalb des Gesundheitswesens wird eine Zielerreichung oder die Nicht-Erreichung häufig anhand des Begriffes der Compliance (*Bereitschaft, Einhaltung*) eines Patienten oder Pflegeempfängers festgemacht. Diese Begrifflichkeit wird verwendet, um zu bewerten oder zu bemessen, ob sich Patienten oder Pflegeempfänger an bestimmte festgelegte Behandlungsregeln oder Vorgehensweisen für diese Zielerreichung halten oder eher nicht.
Compliance beurteilt somit grundsätzlich das **„kooperative Verhalten"**, das ein Patient oder Pflegeempfänger innerhalb seines Behandlungs- oder Pflegeprozesses miteinbringt, um bestimmte Ergebnisse und Ziele zu erreichen.

Im Rahmen der Weiterentwicklung von mehr Mitsprache- und Selbstbestimmungsrecht im Gesundheitssystem ist der Begriff Compliance ein sehr wichtiger Faktor.
Dieses „Messinstrument" im Gesundheitswesen bringt allerdings teilweise eine **Problematik** mit sich. Ein Behandlungsmisserfolg oder die Nicht-Erreichung eines Therapieziels kann hierbei schnell in Richtung „Verschulden des Patienten oder Pflegeempfängers" kippen. Denn eine geringe Compliance birgt die Gefahr, dass ein gesetztes Gesundheitsziel nicht erreicht werden kann, eine hohe Compliance lässt dagegen positives Erwarten. Der Begriff der Compliance darf darum mit diesem Hintergrund nicht isoliert betrachtet werden (▸ Abb. 4.16). Ansonsten besteht die Gefahr, dass eine Nicht-Erreichung bestimmter Behandlungsziele generell auf Lust- oder Disziplinlosigkeit oder auch Desinteresse von Patienten oder Pflegeempfängern zurückgeführt wird, ohne genauer zu klären und zu überprüfen, wo möglicherweise das eigentliche Problem oder der eigentliche Mangel liegt. Tendenziell ist dies nämlich nicht das Desinteresse an der eigenen Gesundung.
Hintergründe, warum sich die Betroffenen nicht an Therapieabsprachen oder Verordnungen halten, können sein:

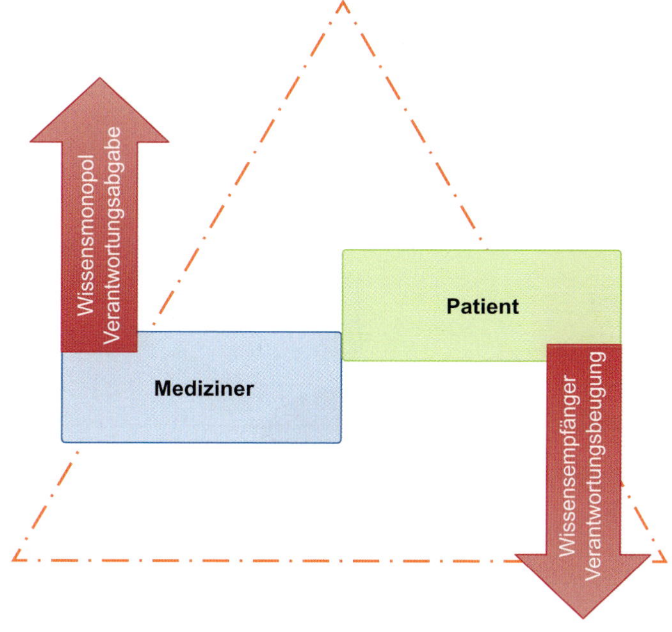

Abb. 4.16 Compliance und Verantwortung [L143]

- Ein *Verständnisproblem* liegt vor.
  a) Der Sinn einer Verordnung, Intervention oder Maßnahme ist z. B. nicht klar und wird nicht verstanden.
  b) Mögliche Folgen oder Konsequenzen sind nicht ausreichend bewusst oder werden nicht verstanden.
- Ein *strukturelles* Problem liegt vor. Eine festgelegte Maßnahme oder Intervention kann beispielsweise nicht adäquat in den individuellen Alltag integriert werden.
- Ein *Fähigkeits- oder Fertigkeitsproblem* liegt vor. Es besteht beispielsweise Unsicherheit in der Durchführung einer Maßnahme oder Intervention oder es liegen Berührungsängste vor.
- Ein Problem innerhalb der *Miteinbeziehung* und *Selbstbestimmung* liegt vor. Es bestehen Widerstände oder Ablehnung gegenüber bestimmten Maßnahmen durch eine mangelhafte Miteinbeziehung in den Entscheidungsprozess (entscheidende Faktoren wurden übersehen).

Merke

Explizite Ursachenklärung bei Compliance-Problemen

Eine beurteilte „schlechte oder geringe Compliance" kann erst durch die explizite Ursachenklärung korrigiert werden. Schlüsselelemente hierfür sind erneut Informierung, Aufklärung, Schulung und Beratung. Nur so kann eine entsprechende Adhärenz (Therapietreue) erreicht werden.

Adhärenz

Der Begriff der **Adhärenz** (Therapietreue) bezieht genau diese Hintergründe (Informierung, Aufklärung, Verstehbarkeit usw.) in seine Bezeichnung gezielt mit ein und soll grundsätzlich das Ausmaß der Übereinstimmung von
- Patientenverhalten und
- Expertenempfehlung umfassen.

Im Bereich der Adhärenz geht es also um die gemeinsame Einhaltung des Behandlungsplans von Seiten beider Akteure.

Damit dies in bestmöglichem Ausmaß möglich wird, geht es hierbei um die Grundsatzfragen:
- **Welche Informationen** werden weitergegeben?
- **Wie** werden Informationen an Patienten oder Pflegeempfänger **weitergegeben?**

Besteht innerhalb eines Pflege- oder Behandlungsprozesses eine Non-Adhärenz (► Abb. 4.17), wird innerhalb dieses Konzepts der jeweiligen behandelnden Profession die Verantwortung dafür gegeben, dass es dieser nicht in erforderlichem Maße gelungen ist, den Patienten oder Pflegeempfänger so zu informieren, damit diese überhaupt adäquat an einem erfolgreichen Behandlungsprozess oder einer bestimmten Zielerreichung mitwirken können (z. B. durch zu wenig Informierung, Beratung, Schulung, Aufklärung etc.)

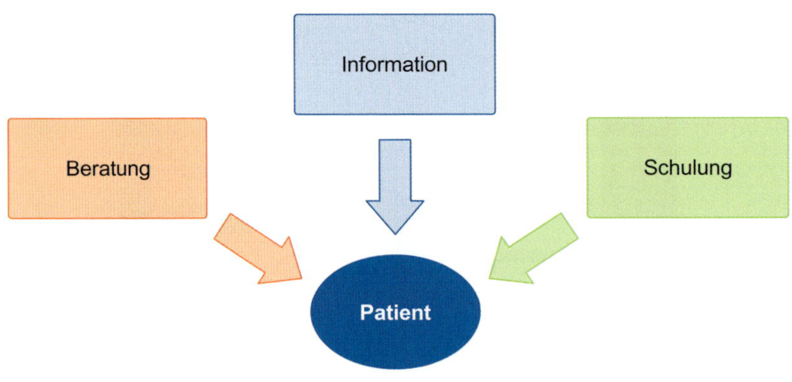

Abb. 4.17 Konzept der Adhärenz und der Non-Adhärenz (aus Schraut & Trögner 2020, S. 255) [L143]

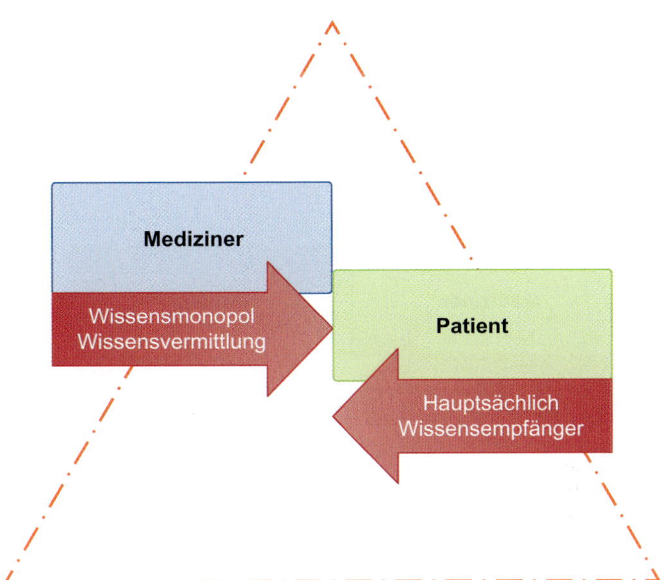

Abb. 4.18 Adhärenz: Widerstände gegen die Herstellung von Adhärenz [L143]

Merke

Adhärenz vs. Compliance

Beim Konzept der Adhärenz besteht gegenüber der Compliance die Gefahr, dass die Verantwortung für einen Therapieerfolg oder eine Zielerreichung zu stark auf die professionelle Seite verlagert wird. Dies hat zur Folge, dass die Schuld bei der Nicht-Erreichung eines Behandlungsziels anschließend sehr schnell der pflegerischen oder ärztlichen Fachdisziplin auferlegt wird!

„Non-Adhärenz kann auch auf bewusste oder unbewusste Vorbehalte des medizinischen oder pflegerischen Personals gegen die Herstellung von Adhärenz (▶ Abb. 4.18) *verweisen. Mögliche Gründe sind:*

- *Kontrollverlust über bestimmte Bereiche*
- *Zeitfaktor (Aufwand für professionelle Patientenaufklärung und -beratung)*
- *Krankheitsbild des Patienten*
- *Persönliche Wertvorstellungen*
- *Kulturelle Prägung*
- *Mangelnde Übung bzgl. des Patienten-Empowerments"*

(Schraut & Trögner 2020, S. 256)

Partizipative Entscheidungsfindung – Shared-Decision-Making

Das Konzept der **partizipativen Entscheidungsfindung (Shared-Decision-Making, SDM)** bemüht sich darum, die Verantwortungsbereiche der beiden, an einem Behandlungs- oder Versorgungsprozess beteiligten Ebenen von Fachexperten und Patienten bzw. Pflegeempfängern in Einklang zu bringen und gleichwertig gegenüberzustellen. Beiden Seiten wird hier innerhalb ihrer Rollenverteilung eine partnerschaftliche und somit ausgeglichene Erwartung bzgl. Verantwortungszuschreibung und -übernahme entgegengebracht. Befähigungs- und Durchführungsverantwortung sind gleichberechtigt aufgestellt, um festgelegte Behandlungsziele zu erreichen.

Das generelle Ziel des SDMs (▶ Abb. 4.19) ist es, innerhalb eines Pflege- oder Behandlungsprozesses, den Wunsch nach aktiver Miteinbeziehung und selbstbestimmten Entscheidungen innerhalb des persönlichen Gesundheitsprozesses, seitens Patienten oder Pflegeempfängern in bestmöglichem Maße zu verwirklichen.

SDM basiert auf wissenschaftlicher Basis und umfasst in seiner ganzheitlichen Ausrichtung sowohl objektive Faktoren der Expertenseite als auch subjektive und individuelle Anteile von Patienten oder Pflegeempfängern. Dies wird in drei Bereiche und Zuständigkeiten gegliedert:

- **Patient oder Pflegeempfänger** – Informierung, Beratung, Aufklärung, Schulung
- **Gesundheitspersonal** – Wissen über und Anwendungsfähigkeit des SDMs

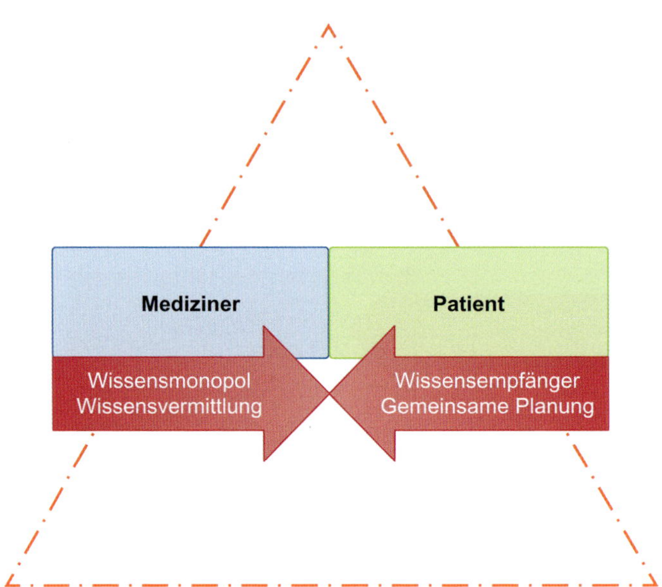

Abb. 4.19 Shared-Decision-Making (SDM) [L143]

- **Organisation** – Einbindung und Entwicklung in der Praxis

Die Ausrichtung des SDMs basiert auf einem adhärenten Rollenmodell und beinhaltet folgende Schritte:

- Angemessene und umfängliche Informierung und Aufklärung von Betroffenen
- Vorstellung und Erklärung aller vorhandenen Interventions- und/oder Behandlungsoptionen sowie -alternativen
- Abgleich und Auswahl entsprechender Optionen bzgl. individueller Vorlieben (Präferenzen) und Bedürfnisse etc. anhand professioneller Hilfestellung
- Abschließendes (gemeinsames) Treffen von Entscheidungen über Interventionen und Ziele

Die grundlegenden vier Charakteristika des SDMs:

Beide Parteien (Fachexperten und Patient/Pflegeempfänger)

1. Treffen alle Entscheidungen zusammen in gleichberechtigter Form
2. Beteiligen sich aktiv am Prozess der Entscheidungsfindung
3. Informieren sich gegenseitig kontinuierlich über den aktuellen Behandlungsstatus
4. Stimmen Pflege- und/oder Behandlungsentscheidungen zu und führen diese aktiv aus

Eminente Einflussfaktoren auf die Durchführbarkeit des SDMs sowie die Behandlungsergebnisse:

- Professioneller Akteur: z. B. Empathie- und Unterstützungsfähigkeit, Qualifikationsstatus, Denkhaltung, Vorstellungen, Ansichten, Fachlichkeit, Flexibilität und Fähigkeit zum vernetzten Denken.
- **Patient/Pflegeempfänger**: Vorstellungen, Wünsche, Motivation und Emotionen (z. B. Ängste, Hoffnung etc.)
- **Behandlungsumfeld**: räumliche und atmosphärische Faktoren
- **Therapie/Behandlung**: Aufwand und Mühe (z. B. Ausmaß an erforderlicher Disziplin), Anwendbarkeit, Begleiterscheinungen (z. B. Schmerzen)

Merke

Adäquate Behandlungs- oder Interventionsentscheidungen (un)möglich?!

Es gibt Patienten oder Bewohner, die sich nicht dazu in der Lage fühlen, adäquate Behandlungs- oder Interventionsentscheidungen mittreffen zu können. Von fachlicher Seite darf ein solcher Zustand nicht einfach, z. B. der Bequemlichkeit halber, so hingenommen werden, sondern muss als direkter Hinweis darauf verstanden werden, dass bei Patienten oder Pflegeempfängern deutliche Defizite im Bereich des Verstehens vorliegen!

Insbesondere solche Personen haben Informations-, Aufklärungs-, Beratungs- oder Schulungsbedarf und müssen entsprechende Maßnahmen zur Verfügung gestellt bekommen, um selbstbestimmt am jeweiligen Entscheidungsprozess mitwirken zu können!

(vgl. Scheibler et al 2005; vgl. Stollberg 2008; vgl. Rabe 2016; vgl. Bönig 2017; vgl. Krause 2019)

4.6 Ethisches Denken und Handeln in der Pflege- und Patientenberatung

Das Spannungsfeld zwischen ethischen (und rechtlichen) Entscheidungen innerhalb vielfältiger Versorgungssituationen der Pflegepraxis ist groß. Diesem Bereich sollte deshalb generell große Beachtung zukommen, bisher ist dieses Ziel aber aus verschiedenen Gründen noch nicht vollständig erreicht. Zuallererst müssen ethisch anspruchsvolle und komplexe Situationen als solche erkannt werden. Das gelingt nur, wenn Pflegende selbst über entsprechendes Wissen darüber verfügen. Nur so können sie im Weiteren auch einer anderen Person dabei Unterstützung bieten und beratend zur Seite stehen. Ethisches Denken und Handeln in der Pflege hat eine Maxime. Dies ist die Wahrung des Rechts auf Selbst- und Mitbestimmung. Das bedeutet, dass jede pflegerische Tätigkeit und jeder Beratungsprozess auf

- das **Wohl** der Patienten oder Pflegeempfänger ausgerichtet ist und
- für eine **Willensbildung** alle zur Verfügung stehenden Ressourcen miteinbezogen werden (z. B. alle beteiligten Akteure, Fähigkeiten, Fertigkeiten, etc.).

Im Mittelpunkt einer professionellen ethischen Perspektive von Pflegepersonen steht der Patient oder Bewohner. Kommt es dann innerhalb eines Versorgungsprozesses zu schwierigen Entscheidungslagen und Situationen (*ethische Dilemmata*), wird anhand medizinethischer Grundsätze versucht, gezielt alle **moralischen Aspekte** in eine Entscheidungsfindung miteinzubeziehen.

4.6.1 Ethische Kompetenz von Pflegefachfrauen und -männern

Sieht sich eine Pflegeperson mit einer ethischen Dilemmasituation konfrontiert, kann von ihr selbst nur darauf reagiert werden, wenn sie diese tatsächlich als solche *wahrnehmen* und für sich *erkennen* kann.

Dies befähigt Pflegende u. a. dazu, nicht „nur" im ethischen Sinne reflektiert über Maßnahmen und Entscheidungen nachzudenken – also professionelle **Verantwortung** für die Patienten oder Pflegeempfänger zu übernehmen – sondern ebenfalls **Eigenverantwortung** für sich selbst zu übernehmen.

Ein **professionelles ethisches Verständnis** ermöglicht es im Sinne der (Eigen-)Verantwortung:

- Individuelle Wertedimensionen innerhalb einer Situation zu erkennen und zu benennen,
- eigene Wertehaltungen zu beschreiben und
- dadurch das persönliche Verhalten daran auszurichten und zu steuern.

Ein geschultes ethisches Verständnis von Pflegepersonen ist nicht nur von wesentlicher Bedeutung für deren gesamten Gegenstands- und Tätigkeitsbereich, sondern kann auch in anderen Bereichen, wie z. B. der persönlichen Konfliktbearbeitungskompetenz ermöglichen, eine gezielte Reflexion des Konflikts bzw. der Konfliktsituation abhandeln zu können (z. B. anhand der Frage: „Warum genau ziehe ich eine Seite/Perspektive der beiden Konfliktparteien vor?)

Merke

Ethisches Verständnis und Rollenfunktion

Je höher der Status einer Pflegeperson innerhalb ihrer Rollenfunktion ist, desto wichtiger ist ein dementsprechend professionell ausgebildetes ethisches Verständnis. Denn eine solche Haltung sowie ein solches Verständnis einer vorgesetzten Person kann dazu führen, dass sich dies auch auf untergeordnete Mitarbeiter überträgt und diese dahingehend professionell sensibilisiert und geformt werden.

4.6.2 Prinzipienethik nach Beauchamp und Childress

Die Prinzipienethik („*Principles of Biomedical Ethics*") nach Tom L. Beauchamp und James F. Childress stellt anhand von vier Prinzipien einen Rahmen zur Wahrnehmung von und kritischen Auseinandersetzung mit moralischen Problemstellungen innerhalb von Gesellschaften dar, in denen es vielfältige Werte gibt. Basis ist hierbei die Überprüfung der **moralischen Vertretbarkeit**.

Definition

Prinzip

lat. *„principium"* = Anfang, Ursprung, Grundsatz, Grundlage etc.
Prinzip bezeichnet laut Duden Wörterbuch eine:

- *„feste Regel, die jemand zur Richtschur seines Handelns macht, durch die er sich in seinem Denken und Handeln leiten lässt [...]*
- *allgemeingültige Regel, Grundlage, auf der etwas aufgebaut ist; Grundregel [...]*
- *Gesetzmäßigkeit, Idee, die einer Sache zugrunde liegt, nach der etwas wirkt; Schema, nach dem etwas aufgebaut ist, abläuft."*

Säulen (Prinzipien) der Prinzipienethik

Die Prinzipienethik besteht aus vier Säulen (► Abb. 4.20).

1. Respekt vor der Autonomie/Selbstbestimmung von Personen (*Respect for autonomy*)

Im Fokus dieses Prinzips steht die selbstbestimmte Entscheidung des Pflegeempfängers. Ihm muss es möglich sein, entsprechend seinen Bedürfnissen und Überzeugungen eine Entscheidung treffen zu können. Diese muss von den Pflegefachfrauen und -männern in der Folge respektiert werden, ohne zu versuchen dem Pflegeempfänger eigene Überzeugungen und Wertvorstellungen aufzudrängen. Nur durch einen solchen wertschätzenden Umgang und eine kreative Lösungssuche kann würdevolle Pflege stattfinden.
Damit ein Patient oder Bewohner anhand dieser Prämisse tatsächlich das größtmögliche Selbstbestimmungspotenzial erhält und entfalten kann, müssen diesem sowohl von der ärztlichen als auch von der pflegerischen Disziplin

- **umfassende Informationen**
- **in verständlicher Weise** weitergegeben und erklärt werden und
- grundsätzlich **lückenlose Einsicht** gewährt werden.

Merke

Selbstbestimmung in der Pflegepraxis

Auf den **Pflegeprozess** übertragen bedeutet dies:

- Berücksichtigung von *Wahlfreiheit*, des *Rechts auf Information* und des *Selbstbestimmungsrechts*
- *Partnerschaftliche Einbeziehung* des jeweiligen Patienten oder Pflegeempfängers in den Gesamtprozess sowie in die Pflegeplanung – auch bei kognitiven Beeinträchtigungen (keine paternalistischen Ausprägungen, keine Bevormundung)
- Förderung der *Adhärenz*, Berücksichtigung individueller *Wünsche* und *Bedürfnisse*
- Befähigung zur *Entscheidungsfähigkeit* (inkl. das Vermögen etwaige Gefahren einschätzen zu können)

Herausforderungen und Grenzen des Prinzips: Herausfordernd kann sich die adäquate Einbeziehung dieses Prinzips dann gestalten, wenn die *Entscheidungsfähigkeit* eines Menschen eingeschränkt ist und dadurch beispielsweise potenzielle Gefahren nicht mehr oder nur (noch) begrenzt von der betroffenen Person eingeschätzt werden können (z. B. in der Pflege von Menschen mit Demenz oder komatösen Personen). In diesen

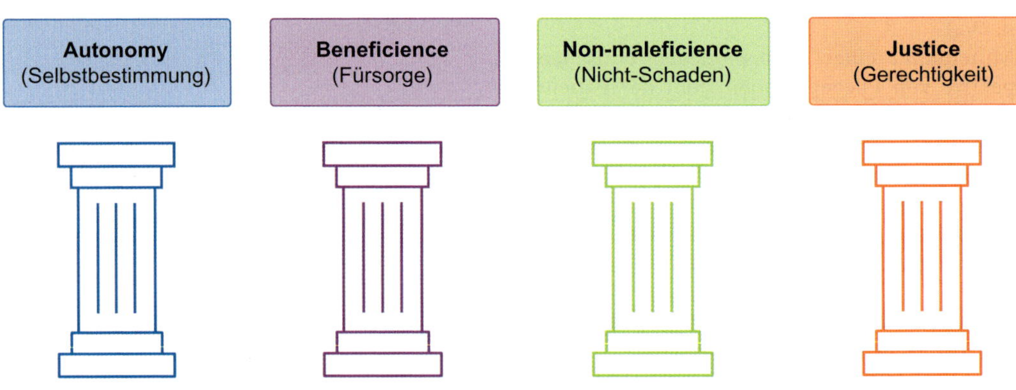

Abb. 4.20 Vier Säulen der Prinzipienethik nach Beauchamp und Childress [L143]

Fällen ist entweder die Patientenverfügung wegweisend oder es bedarf einer hoch ausgeprägten Sensibilität von Pflegepersonen gegenüber nonverbalen Signalen.
Als Prämisse gilt aber auch hier, dass sich die professionelle Ausrichtung von Pflegepersonen anhand ihres pflegerischen Fachwissens niemals über den Patientenwillen hinwegsetzen darf (z. B. bei Verweigerung von Körperpflege oder Nahrungsaufnahme).
Grenzen bestehen demgegenüber darin, dass pflegebedürftige Personen nicht der Überzeugung unterliegen dürfen, sich Pflegehandlungen in unbegrenzter Form wünschen zu können. Gegenseitiger Respekt basiert auf Rechten und Pflichten beider Parteien.

2. Das Prinzip der Fürsorge (*Beneficience*)

Das Prinzip der Fürsorge (Benefizienz) steht direkt in Zusammenhang mit dem Prinzip der Selbstbestimmung *(autonomy)* und wird hierbei um die **Verpflichtung** von Pflegenden erweitert, ihr Handeln so auszurichten, dass individuelles *Wohlergehen bzw. Wohlbefinden* der hilfs- oder pflegebedürftigen Person gefördert und *Schaden vermieden* wird.
Diese Verpflichtung beinhaltet das fachliche Abwägen von *Vor- und Nachteilen* bestimmter Maßnahmen oder Interventionen, z. B. Chancen und Risiken, Wirkungen und Nebenwirkungen, Nutzen und Kosten bzw. Folgen etc. durch die Pflegenden.
Im Mittelpunkt steht hierbei immer das größtmögliche Wohl des Patienten oder Pflegeempfängers.

Merke

Fürsorge in der Pflegepraxis

Zusammengefasst geht es anhand dieses Prinzips in der pflegerischen Profession um
- die bestmögliche pflegerische Versorgung
- mit größtmöglichem Nutzen
- und geringstmöglichem Schaden.

Damit diese Anteile in bestem Maße erfüllt werden können, ist es von erheblicher Bedeutung, dass mit den Patienten oder Pflegeempfängern vorab erhoben wird, was für diese jeweils Wohlbefinden und Wohlergehen bedeutet.
Achtung vor paternalistischen Tendenzen oder Verhaltensweisen!

Als Basis hierfür müssen stets neuste Forschungserkenntnisse dienen.
Auch das theoretisch Richtige darf Patienten oder Pflegeempfängern nicht aufgezwungen werden. Den Pflegefachfrauen und -männern obliegt es, die subjektiven Bedürfnisse der Pflegeempfänger wahrzunehmen und sorgsam damit umzugehen. Pflegerische Entscheidungsprozesse werden dann nach diesen Bedürfnissen sowie nach Miteinbeziehung der Pflegeempfänger getroffen.
Fürsorge richtig verstanden bedeutet abschließend, dass Pflegende sich an der **Würde des Menschen** orientieren, die jeder Person gleichermaßen zukommt.

3. Das Prinzip des Nicht-Schadens (*Non-maleficience*)

Das Prinzip des Nicht-Schadens (Nonmalefizienz) untermauert das Verbot Patienten oder Pflegeempfängern mit Handlungen oder Interventionen (bewusst) Schaden zuzufügen. Dies erfordert von Pflegenden ein **permanent sehr hohes Aufmerksamkeitslevel** allen Patienten oder Pflegeempfängern (gleichzeitig) gegenüber sowie eine hohe fachliche und methodische Kompetenz und professionelles Reflexionsvermögen.
Gefahren müssen soweit möglich (schnell) erkannt und Schaden vermieden werden. Innerhalb dieses Prinzips geht es maßgeblich darum, Leid zu verhindern. Alle Risiken können aber generell nie ganz umgangen werden.

Merke

Nicht-Schaden in der Pflegepraxis

Richtlinien, die eine Risikovermeidung unterstützten, sind beispielsweise:
- Genaues Abwägen von Vor- und Nachteilen sowie positiven oder negativen Folgen von pflegerischen oder Behandlungsinterventionen und Handlungen (Identifikation: Nutzen oder Schaden)
- Verantwortungsübernahme für alle durchgeführten sowie nicht durchgeführten Interventionen oder Handlungen
- Dementsprechendes Fachwissen, das sich nach aktuellen Erkenntnissen der (Pflege-)Wissenschaft ausrichtet

Nach Beauchamp und Childress
- kann das Prinzip des Nicht-Schadens universell angewendet werden
- soll das Prinzip des Nicht-Schadens unparteilich angewendet werden
- rechtfertigt das Prinzip des Nicht-Schadens juristische Sanktionen

Dieses Prinzip steht sehr eng mit dem Prinzip der Fürsorge in Verbindung.

4. Das Prinzip der Gerechtigkeit (*Justice*)

Die Schlüsselbegriffe dieses Prinzips sind *Gleichberechtigung, Diskriminierungsfreiheit, Freiheit und Fairness*. Es geht um **wechselseitige** Wertschätzung, Anerkennung und Respekt. Alle Ressourcen im Gesundheitswesen müssen fair verteilt werden. Dies gilt als Verpflichtung und bedeutet in der pflegerischen Profession, dass jedem Patienten oder Pflegeempfänger eine professionelle und kompetente Pflege zukommen muss, und zwar unabhängig von irgendwelchen Einflussfaktoren, wie beispielsweise Alter oder Erkrankung, Kultur oder Religion, Geschlecht oder Nationalität etc. Dies beinhaltet:
- Keine Bevorzugung oder Benachteiligung innerhalb eines Versorgungsprozesses sowie in der Verteilung und Bereitstellung von Ressourcen (Reflexion der Ressourcenverteilung)
- Absolute Distanzierung von Rassismus, Extremismus sowie von Diskriminierung

Ethische Dilemma-Situationen

Im pflegerischen Berufsalltag finden sich häufig Entscheidungssituationen, in denen diese Prinzipien (in unterschiedlicher Stärke und Ausprägung) miteinander kollidieren. Solche Situationen werden als **ethische Dilemmata** in der Pflege bezeichnet und zeichnen sich dadurch aus, dass beispielsweise zwei dieser Prinzipien so stark miteinander kollidieren, dass eine konkrete Entscheidungsfindung darüber, was „das Richtige" ist, massiv erschwert wird. In solchen Situationen eignet sich das Einbinden bestimmter ethischer Instrumente, wie beispielsweise die Fallbesprechung nach der Nimwegener Methode (► 4.6.5).

(vgl. Biller-Andorno et al. 2003; vgl. Rauprich 2005; vgl. Uzarewicz & Uzarewicz 2005; vgl. Rabe 2009; vgl. Behrens & Langer 2010; vgl. Beauchamp & Childress 2013)

Merke

Gerechtigkeit in der Pflegepraxis

Ein grundsätzlicher Leitfaden, der in der Pflegepraxis unterstützen kann, ist:
- Pflegerische Wertekonflikte erkennen und beachten.
- Eine entsprechend fachliche Eigenverantwortung durch ethische Kompetenz erlangen, z. B. mithilfe der Reflexion über eigene Werte (► 3.4.6 *Werte, Moral und ethisches Verständnis*).
- Das eigene Verständnis kontinuierlich schulen und weiterbilden im Bereich von:
  - Situation, Umfeld, Werte (Kontext)
  - Lösungssuche
  - Überprüfen von Lösungsvorschlägen
  - Entscheidungsfindung und Ausführung

Reflexionsfragen

1. Finden Sie sich in Kleingruppen zusammen und identifizieren Sie zwei Situationen aus Ihrem pflegerischen Alltag, die für Sie ein ethisches Dilemma aufzeigen.
2. Ordnen Sie diesen ethischen Dilemmata zu, welche Prinzipien hierbei (am meisten) miteinander kollidieren.
3. Verschriftlichen Sie dies auf einem Flipchart und stellen Sie Ihre Ergebnisse anschließend vor.

4.6.3 Ethische Richtlinien für Pflegeberufe

ICN-Ethikkodex für Pflegefachfrauen und -männer

ICN-Ethikkodex hat seine Geburtsstunde im Jahr 1953 (ICN = *International Council of Nurses*, Internationaler Rat der Krankenschwestern). Seitdem wurde er immer wieder überarbeitet und an aktuelle Erfordernisse angepasst und erweitert. Ab Ausbildungsbeginn oder Beginn des Studiums sollen Pflegende ihr Handeln an diesem Kodex ausrichten.

Grundsätzliche Basis des ICN-Ethikkodex ist seit jeher eine **ethische Werteorientierung für ein professionelles pflegefachliches Handeln** von Pflegenden innerhalb all ihrer verschiedenen
- Arbeitsfelder,
- Rollenfunktionen,
- Verantwortlichkeiten,
- Verhaltensweisen,
- Pflichten.

Die aktuellste Überarbeitung erfolgte 2021 und beinhaltet nun den Bereich der *„globalen Gesundheit“* (ICN 2021).

In allen genannten Bereichen haben Pflegende generell die Prämisse zu vertreten, **Menschenrechte zu achten** und **zu wahren** und ihr gesamtes professionelles Handeln darauf auszurichten. Dies gilt u. a. insbesondere für benachteiligte Personen oder Gruppen.

Menschenrechte zu achten und zu wahren, bedeutet ebenfalls, das grundsätzliche Recht zu wahren auf:

- Leben
- Wahlfreiheit
- Kultur
- Respekt
- Würde

Eine professionelle pflegerische Versorgung muss **einheitlich** und **unabhängig** von *Hautfarbe, Alter, Geschlecht, sexueller Orientierung, Behinderung* etc. für jeden Menschen erfolgen.

Pflegefachfrauen und -männern werden hier vier grundsätzliche und fundamentale Verantwortlichkeiten zugeschrieben:

- Gesundheit fördern
- Krankheit verhüten
- Gesundheit wiederherstellen
- Leiden lindern und ein würdiges Sterben ermöglichen

Pflegende im Kontext ihrer Pflegeempfänger

Die grundsätzliche primäre Berufsverantwortung von Pflegenden gilt ihren Pflegebedürftigen oder Patienten unter Wahrung, Miteinbeziehung und Förderung eines respektvollen (nahen) sozialen Umfelds. Sowohl daran, als auch an der Individualität des Patienten oder Pflegeempfängers muss die Pflege und Versorgung sichergestellt werden und Interventionen auf jeweilige soziale und gesundheitliche Bedürfnisse/Ressourcen abgestimmt sein. Es geht um *soziale Gerechtigkeit innerhalb von Ressourcenzuteilung bzw. -verteilung* sowie um eine grundsätzliche Chancengleichheit und -gerechtigkeit. Dies beinhaltet ebenfalls eine entsprechende und *umfassende Informierung*, die angepasst an das jeweilige Verständnisvermögen, z. B. bei sprachlichen oder kognitiven Beeinträchtigungen der Bewohner oder Pflegeempfänger, erfolgen muss.

Der gesamte Pflege- und Versorgungsprozess basiert auf

- (gegenseitigem) **Respekt** (z. B. gegenüber der Privatsphäre und Vertraulichkeiten etc.) sowie
- dem Schutz von **Würde** und
- dem Schutz von *vertraulichen Informationen* und *persönlichen Daten.*

Dies beinhaltet auch die Wahrung der *Integrität in sozialen Medien.*

Professionelle Werte, die Pflegepersonen in sich vertreten und in sich vereinen müssen, sind *Respekt, Verlässlichkeit, Gerechtigkeit, Empathie, Integrität und Vertrauenswürdigkeit* – auch ihren Kollegen und Kolleginnen oder (Familien-)Angehörigen gegenüber.

Professionelle Pflege basiert des Weiteren auf einer *wissenschaftlich fundierten und personzentrierten Pflege*. Das beinhaltet ebenfalls, dass neuste wissenschaftliche Erkenntnisse und Fortschritte einbezogen werden, z. B. auch in der Anwendung oder Implementierung von neuer Technologie, die nicht gegen *Menschenrechte* verstößt oder die *Patienten- bzw. Bewohnersicherheit* gefährdet.

Pflegende im Kontext ihrer beruflichen Praxis

Pflegefachpersonen tragen die Verantwortung dafür, dass sie in ihrer beruflichen Praxis und den professionellen Berufsausübung entsprechend den wesentlichen ethischen Richtlinien handeln. Pflegende verstehen sich als Fürsprecherinnen und Fürsprecher gegenüber ihren Patienten und Pflegeempfängern, was die Sicherstellung einer qualitativ hochwertigen Pflege und Versorgung anhand folgender Verpflichtung (Rechenschaftspflicht) beinhaltet:

- Fachliche Grenzen, Verantwortungs- und Delegationsbereiche werden weder *unter- noch überschritten* (**professionelles Urteilsvermögen**).
- Vorhandenes **evidenzbasiertes Wissen** sowie bestehende Kompetenzbereiche werden anhand aktueller Wissensstandards *aufrechterhalten* und
- durch regelmäßige Schulungen, Fort- und Weiterbildungen etc. *weiterentwickelt.*

Anhand dieser Ausrichtung zeigen Pflegepersonen ein angemessenes Verhalten und repräsentieren ihren professionellen Fachbereich in positiver Art und Weise, wodurch das **Image von Pflegeberufen Stärkung** erfährt. Zudem nutzen Pflegende ihr Wissen, um damit Lernende, Kollegen aus beispielsweise anderen Disziplinen, Angehörige etc. zu unterstützen und anzuleiten.

Pflegenden kommt im Sinne des ICN-Ethikkodexes aber nicht nur entsprechende **Verantwortung** gegenüber ihren Patienten oder Bewohnern zu,

sondern ebenfalls **für sich selbst.** Dies beinhaltet die Wertschätzung ihrer eigenen Würde und die Achtung ihres persönlichen Wohlbefindens sowie die Aufrechterhaltung ihrer Gesundheit.
Anteile, die auch von extern Einfluss haben, sind spezifische Faktoren der Arbeitsumgebung von Pflegenden, z. B.:

- Anerkennung (beruflich und gesellschaftlich)
- Bildung, Reflexion
- Unterstützungsstrukturen (inkl. adäquater Ressourcenausstattung sowie entsprechender Managementstrukturen)
- Arbeits- und Gesundheitsschutz

Empfinden Pflegefachfrauen und -männer Arten der gesundheits- oder pflegebezogenen Forschung aus Gewissensgründen als beispielsweise bedenklich (z. B. Gefährdung der Würde, Sicherheit oder der Menschenrechte) können sie die Teilnahme daran oder an anderweitigen Prozeduren ablehnen, denn sie müssen eine angemessene Versorgung nach pflegeethischen Grundsätzen, in der sie u. a. Personenrechte schützen, sicherstellen.
Pflegende erstreben im Sinne ihrer beruflichen Professionalität **Transparenz** und eine **qualitativ hochwertige Zusammenarbeit** mit anderen Disziplinen, um Fehlerpotenzial zu vermeiden oder zu reduzieren. Dies beinhaltet ebenfalls die Einleitung entsprechender Maßnahmen, wenn eine solche Sicherstellung durch eine andere (Pflege-)Person, den Missbrauch von Technologien oder persönlichen Daten etc. gefährdet wird.

Pflegefachfrauen und -männer und ihr Berufskontext/Professionskontext

Pflegenden kommt in ihrer Rolle als Pflegefachfrauen und -männer die Verantwortung zu, aufgrund von pflegewissenschaftlichem Handeln adäquate und akzeptable Standards festzulegen und umzusetzen. Es geht um die Übernahme der „Hauptrolle" in allen pflegerischen Bereichen (z. B. Pflegepraxis, -management, -bildung, -forschung).
Entsprechende Standards umfassen die Bereiche:

- *Klinische Pflegepraxis*
- *Forschung*
- *Ausbildung*
- *Management*

Dies zielt sowohl auf die Weiterentwicklung und Erhaltung zentraler professioneller Werte(-orientierung) als auch auf eine kontinuierliche Erweiterung forschungsbasiertem Berufswissen für eine pflegerische *„evidence-informed"* Praxis ab. Das bedeutet, dass die oben genannte Weiterentwicklung auf fundierten Entscheidungen auf wissenschaftlicher Basis fußt. Dieses evidenzbasierte Vorgehen wird auch evidenzbasierte Pflege (Evidence Based Nursing, EBN) genannt.
Anhand dieser Grundsätze wirken Pflegepersonen an der Etablierung einer

- konstruktiven,
- positiven
- sowie ethisch verantwortungsvollen

Arbeitsumgebung, Pflegepraxis und -forschung mit.
Dies geschieht beispielsweise durch Berufsorganisationen oder die interdisziplinäre Zusammenarbeit mit anderen Fachdisziplinen. Für außergewöhnliche Situationen wie beispielsweise Katastrophen, Pandemien etc. bereiten sich Pflegeberufe mit deren Führungspersonen insofern vor, dass bei etwaigen Ereignissen eine ausreichende Ressourcenversorgung geplant ist, umgesetzt werden kann und in bestmöglichem Ausmaß sichergestellt ist.

Pflegeberufe im Kontext der globalen Gesundheit

Pflegefachpersonen unterstützen und erhalten die **Gesundheit der Bevölkerung** in bestmöglichem Maße und übernehmen hierbei zudem eine gesundheitspolitische Führungsrolle.
Sie sehen den Zugang zu Gesundheitsversorgung nach der Prämisse der

- Würde des Menschen,
- (Chancen-)Gerechtigkeit und
- Fairness,

als **universales Menschenrecht**, unabhängig von Faktoren wie z. B. biografischen oder sozialen Voraussetzungen oder (Aus-)Prägungen (soziale Determinanten).
Dementsprechend tragen Pflegende innerhalb ihrer professionellen Haltung und Ausrichtung u. a. auch länderübergreifend zu entsprechenden Programmen und Richtlinien bei und wenden sich von allen Formen der Ausbeutung von Menschen ab (z. B. Kinderarbeit, Menschenhandel etc.) und vertreten ein entsprechendes Umweltbewusstsein.
(vgl. DBfK 2021; vgl. Stiftung ZQP 2021; vgl. ICN 2021)

Charta der Rechte hilfe- und pflegebedürftiger Menschen

Die **Charta der Rechte hilfe- und pflegebedürftiger Menschen** (auch kurz Pflege-Charta) beschreibt in insgesamt acht Artikeln die Rechte pflegebedürftiger Menschen und deren Angehörigen in Deutschland (▸ Tab. 4.9, ▸ Tab. 4.10, ▸ Tab. 4.11, ▸ Tab. 4.12, ▸ Tab. 4.13, ▸ Tab. 4.14, ▸ Tab. 4.15, ▸ Tab. 4.16). Sie wurde 2005 u. a. von dem Bundesministerium für Familie, Senioren, Frauen und Jugend (BMFSFJ) und dem Bundesministerium für Gesundheit (BMG) und der Arbeitsgruppe „Runder Tisch Pflege" verabschiedet.

Tab. 4.9 Artikel 1 der Charta der Rechte hilfe- und pflegebedürftiger Menschen

Artikel	Inhalt
„Artikel 1: Selbstbestimmung und Hilfe zur Selbsthilfe" *„[...] das Recht auf Hilfe zur Selbsthilfe sowie auf Unterstützung, um ein möglichst selbstbestimmtes und selbstständiges Leben führen zu können."* (S. 8–10) Beinhaltet das Recht auf:	
Willens- und Entscheidungsfreiheit, Fürsprache und Unterstützung	• Basis jeglicher Handlungs- und Entscheidungsausrichtung von Pflege-, Betreuungs- und Behandlungspersonen • Explizite Beachtung verbaler sowie nonverbaler Willens- und Wunschäußerungen (z. B. durch Verhalten) • Einbeziehung in und Unterstützung bei Entscheidungsprozessen jeglicher Art, auch bei ggf. beeinträchtigten geistigen Fähigkeiten
Selbstbestimmtes Leben	• Kontinuierliche Abstimmung, ggf. mit einer Vertrauensperson • Verwicklung von Zielen nach Wünschen und besten Möglichkeiten (z. B. Lebensort, soziale Kontakte, Tagesablauf, Pflege und Versorgung etc.) • Persönlicher Lebensraum muss für die Person stets zu betreten und verlassen sowie absperrbar sein (eine Einschränkung gibt es nur in wenigen Fällen)
Wahl von Leistungen und Anbietern	Für Pflege, Behandlung und Betreuung (Anbieter und Maßnahmen)
Respektierung der Lebensweise	• Keine Diskriminierung ((Geschlechts-)Identität, Sexualität etc.) • Entscheidungsfreiheit bei Sexualität und Intimität
Gesundheitsförderung und Prävention	• Förderung, Verbesserung, Erhalt von Wohlbefinden, der Lebensqualität und -situation • Möglichst selbstständige Alltagsführung • Vermeidung von Verschlechterungen, Kompensation von Beeinträchtigungen
Regelung finanzieller, behördlicher oder rechtsgeschäftlicher Angelegenheiten	Selbstständige Entscheidungen bzgl. behördlicher, rechtsgeschäftlicher oder finanzieller Sachverhalte • Unterstützung bei Problemen oder Schwierigkeiten (z. B. Anträge oder Formulare) • Beratungspersonen handeln ausschließlich im besten Interesse für die Person (Vermeidung von wirtschaftlichem oder rechtlichem Schaden)
Berücksichtigung von Vollmachten und Verfügungen	Verfassen und ggf. spätere Berücksichtigung von Vorausverfügungen – vorzeitigen Willensäußerungen (Vorsorgevollmacht, Patienten- und/oder Betreuungsverfügung)
Zur Beachtung: Einschränkungen und Grenzen des Selbstbestimmungsrechts greifen nur dann, wenn Entfaltungsmöglichkeiten oder Rechte Dritter gefährdet oder verletzt werden (Konflikt zwischen Selbstbestimmung und Fürsorge). Ein solcher Kontext muss mit allen am Pflege- und Versorgungsprozess Beteiligten, mit dem Ziel das Selbstbestimmungsrecht weiterhin bestmöglich aufrechtzuerhalten, besprochen werden.	
(vgl. Bundesministerium für Familie, Senioren, Frauen und Jugend, 2018)	

Tab. 4.10 Artikel 2 der Charta der Rechte hilfe- und pflegebedürftiger Menschen

Artikel	Inhalt
„Artikel 2: Körperliche und seelische Unversehrtheit, Freiheit und Sicherheit" *„[...] das Recht, vor Gefahren für Leib und Seele geschützt zu werden."* (S. 10–12) Beinhaltet das Recht auf Schutz vor:	
Gewalt (körperlich, seelisch, psychisch/mental)	• Keine Interventionen gegen den bestehenden Willen • Kein Missbrauch, keine Übergriffigkeiten (grobes Anfassen, schubsen, beleidigen, missachten etc.)
Vernachlässigung	Rechtzeitige seelische und körperliche Hilfeleistungen (z. B. bei Hunger, Durst, Schmerzen, Bewegungsbedürfnis, Schutz vor Hitze, Kälte etc.)
[...] unsachgemäßer Pflege und Behandlung	• Sorgfältiges, gewissenhaftes, sachgemäßes und rechtzeitiges Handeln (z. B. Durchführung von Pflegeleistungen, Medikamentenverabreichung etc.)
Freiheitseinschränkenden Maßnahmen	Bewegungsfreiheit darf nur unter besonderen Umständen eingeschränkt werden: • kurzfristig oder anhand eines richterlichen Beschlusses • bei Gefährdung von Leib und Leben, welche nicht anderweitig abgewendet werden kann Regelmäßige Prüfung über weitere Notwendigkeit
Hilfe gegen Gewalt	Sofortige und kompetente Hilfestellung und -leistung bei von Fachpersonen Wahrnehmung von Anzeichen von Gewalt
(vgl. Bundesministerium für Familie, Senioren, Frauen und Jugend, 2018)	

Tab. 4.11 Artikel 3 der Charta der Rechte hilfe- und pflegebedürftiger Menschen

Artikel	Inhalt
„Artikel 3: Privatheit" *„[...] Recht auf Wahrung und Schutz seiner Privat- und Intimsphäre."* (S. 12–13) Beinhaltet das Recht auf:	
Beachtung des Privatbereichs	• Achtsamer, respektvoller Umgang mit persönlichem Besitz und Lebensbereich (auch in Institutionen) • Bestimmungsrecht über Einlass oder Abweisung
Rückzugmöglichkeiten	Raum für ungestörte Kommunikationsmöglichkeiten sowie vertrauliche Gespräche mit Fachpersonen
Verwendung privater Gegenstände	Ausstattung und Sicherung des Lebensraums in Einrichtungen mit persönlichen (Wert-)Gegenständen
Beachtung von Schamgefühlen	• Wahrung der Intimsphäre und Achtung persönlicher Schamgrenzen • Einfühlsamkeit und Diskretion bei allen Interventionen
Wahrung des Briefgeheimnisses	Öffnen oder Lesen von Mitteilungen nur bei vorhandener Berechtigung
Schutz persönlicher Daten	Vertraulicher Umgang mit und Gewährleistung von Datenschutz
Zur Beachtung: Einschränkungen bei der Gewährleistung dieses Rechts durch beispielsweise organisationale Faktoren oder strukturelle Rahmenbedingungen müssen mit allen Bemühungen so gering als möglich gehalten werden.	
(vgl. Bundesministerium für Familie, Senioren, Frauen und Jugend, 2018)	

Tab. 4.12 Artikel 4 der Charta der Rechte hilfe- und pflegebedürftiger Menschen

Artikel	Inhalt
„Artikel 4: Pflege, Betreuung und Behandlung" *„[…] das Recht auf eine an seinem persönlichen Bedarf ausgerichtete, gesundheitsfördernde und qualifizierte Pflege, Betreuung und Behandlung."* (S. 14–16) Beinhaltet das Recht auf:	
Kompetente und zugewandte Pflege, Betreuung und Behandlung	• Notwendige Personalqualifikationen und umfassende Informierung • Interventionen anhand neuster wissenschaftlicher Erkenntnisse
Individuelle Pflege	Ausrichtung anhand von individuellen Wünschen, Bedürfnissen, Fähigkeiten, Gewohnheiten etc.
Geplante Pflege	Miteinbeziehung in die Planung von Zielen, Maßnahmen sowie in die Evaluation
Feste Ansprechpersonen	• Die mit der jeweiligen Situation vertraut sind • Möglichst geringer Wechsel der Ansprechpersonen
Aktivierende Pflege	• Erhalt und Förderung von Fähigkeiten und Fertigkeiten, auch durch Hilfsmittel • Möglichst selbstbestimmte und selbstständige Lebensführung und Bedürfnisbefriedigung
Bedürfnisgerechte Ernährung	• Beachtung individueller Bedürfnisse, Vorlieben und Abneigungen sowie notwendige Besonderheiten beim Bereitstellen, Anreichen oder Anrichten • Zeitliche Flexibilität • Einbindung medizinisch-/pflegerischer ethisch-rechtlicher Richtlinien bei Ernährungsproblemen
Fachgerechte Linderung von Beschwerden	• Erkennung von Anzeichen und fachgerechte Behandlung von Schmerzen (akut sowie chronisch), Übelkeit, Atemnot • ggf. Einbezug entsprechender Fachstellen
Kommunikation und Kooperation	• Alle Leistungen zwischen beteiligten Fachstellen müssen unter Beachtung des Datenschutzes entsprechend koordiniert, kommuniziert und aufeinander abgestimmt sein
Zusammenarbeit mit Angehörigen und ehrenamtlich Helfenden	• Berechtigte Personen werden – über pflegerische oder gesundheitsspezifische Veränderungen und Maßnahmen informiert – in Entscheidungsprozesse und Beratungsgespräche miteinbezogen • Bestehende Vorerfahrungen oder Vorstellungen berechtigter Personen müssen respektiert und beachtet werden
Reaktion auf Beschwerden	• Auf Beschwerden muss zeitnah, einfühlsam, ggf. vertraulich und adäquat reagiert werden • Es dürfen keine Benachteiligungen o. Ä. folgen
(vgl. Bundesministerium für Familie, Senioren, Frauen und Jugend, 2018)	

Tab. 4.13 Artikel 5 der Charta der Rechte hilfe- und pflegebedürftiger Menschen

Artikel	Inhalt
„Artikel 5: Information, Beratung und Aufklärung" *„[...] das Recht auf umfassende Informationen über Möglichkeiten und Angebote der Beratung, der Hilfe und Pflege sowie der Behandlung."* (S. 16–18) Beinhaltet das Recht auf:	
Umfassende, individuelle Beratung	Fachlich kompetente, individuelle, unabhängige Beratung und Aufklärung sowie Unterstützung bei der Bewältigung von Problemstellungen (z. B. Wohnmöglichkeiten, Wohnraumanpassung, Entlastungsangebote, Vereinbarkeitsthemen, Sterbebegleitung, Prävention etc.)
Wahl des Beraters	• Benennung einer zuständigen Ansprechperson oder eines zuständigen Anbieters • Kann nach Wunsch gewechselt werden
Anleitung pflegender Angehöriger	Kostenfreie Schulungen und Anleitungen für eine möglichst sachgerechte und kompetente Versorgung
Transparenz über Kosten und Leistungen	• Verständliche und umfassende Informierung (z. B. über Qualität, Leistungen, Kosten, Angebote, Übernahmeleistungen von Versicherungen) • Vor Änderung oder Abschluss einer vertraglichen Regelung muss umfassende Informierung bzgl. aller Inhalte erfolgt sein
Medizinische und pflegerische Aufklärung	• Transparente, einfühlsame und verständliche Kommunikation (z. B. bzgl. Diagnosen, Maßnahmen, (Neben-)Wirkungen, Alternativen etc.) • Auch bei einer ggf. Mitwirkung an noch nicht wissenschaftlich begründeten Forschungsvorhaben • Ggf. mit berechtigten dritten Personen
Einsicht in Dokumente	Muss jederzeit, auch für berechtigte Dritte, sichergestellt sein (inkl. Anfertigung von Kopien)
(vgl. Bundesministerium für Familie, Senioren, Frauen und Jugend, 2018)	

Tab. 4.14 Artikel 6 der Charta der Rechte hilfe- und pflegebedürftiger Menschen

Artikel	Inhalt
„Artikel 6: Wertschätzung, Kommunikation und Teilhabe an der Gesellschaft" *„[...] das Recht auf Wertschätzung, Austausch mit anderen Menschen und Teilhabe am gesellschaftlichen Leben."* (S. 18–19) Beinhaltet das Recht auf:	
Respektvollen Umgang	Wertschätzung und Respekt – Ansprache mit Namen
Beachtung von Bedürfnissen und Erfordernissen zur Verständigung	• Individuelle Anpassung der (non-)verbalen Kommunikation • Sprache, notwendige Hilfsmittel, Dolmetscher etc.
Teilhabe am gesellschaftlichen Leben	• Gemeinsame Alltagsstrukturierung und -gestaltung • Möglichkeit für berufliche oder ehrenamtliche Tätigkeiten • Zugang zu Bildungs- und Informationsangeboten • Jegliche Ablehnung oder Verweigerung solcher Angebote ist zu respektieren
Mitsprache in Einrichtungen	Einfluss durch Mitwirkungsgremien (z. B. Bewohnerbeirat oder -vertretung)
Beteiligung an allgemeinen politischen Wahlen	• Mitwirkungsrecht als Bürgerin oder Bürger • Ggf. Unterstützung durch berechtigte Dritte oder Briefwahl • Wahrung des Wahlgeheimnisses
(vgl. Bundesministerium für Familie, Senioren, Frauen und Jugend, 2018)	

Tab. 4.15 Artikel 7 der Charta der Rechte hilfe- und pflegebedürftiger Menschen

Artikel	Inhalt
„Artikel 7: Religion, Kultur und Weltanschauung" *„[...] das Recht, seiner Kultur und Weltanschauung entsprechend zu leben und seine Religion auszuüben."* (S. 20) Beinhaltet das Recht auf:	
Kultursensible Pflege, Betreuung und Behandlung	• Berücksichtigung von und Unterstützung bei kulturellen, religiösen und weltanschaulichen Werten, Bedürfnissen, Ritualen, Gewohnheiten etc. • Ggf. Einbeziehung einer Person der Religionsgemeinschaft o. Ä.
(vgl. Bundesministerium für Familie, Senioren, Frauen und Jugend, 2018)	

Tab. 4.16 Artikel 8 der Charta der Rechte hilfe- und pflegebedürftiger Menschen

Artikel	Inhalt
„Artikel 8: Palliative Begleitung, Sterben und Tod" *„[...] das Recht, in Würde zu sterben."* (S. 20–21) (siehe auch *Charta zur Betreuung schwerstkranker und sterbender Menschen in Deutschland*) Beinhaltet das Recht auf:	
Individuelle Sterbebegleitung	Das Recht darauf, dass innerhalb des Sterbeprozesses alles dafür getan wird, diesen würdevoll, den Wünschen und Bedürfnissen entsprechend und erträglich zu begleiten und zu gestalten: • Linderung von Schmerzen und anderen belastenden Beschwerden • Spirituelle, seelsorgerische, religiöse Sterbebegleitung
Unterstützung von Angehörigen	Aktive Miteinbeziehung nach Wunsch
Selbstbestimmung am Lebensende	• Entscheidungsfreiheit über Anwendung, Dauer und Weiterführung von lebensverlängernden Maßnahmen • Sterben darf nicht aktiv herbeigeführt werden • Beachtung der Vorausverfügungen
Respekt gegenüber Verstorbenen	• Ausreichende Zeit für Nahestehende zur Verabschiedung • Beachtung der vorab festgelegten Wünsche bzgl. des Umgangs nach dem Tod (z. B. Aufbahrung, Bestattungsart, Organspende etc.)
(vgl. Bundesministerium für Familie, Senioren, Frauen und Jugend, 2018)	

EACH Charta – Charta für Kinder im Krankenhaus

Die folgenden zehn Artikel der European Association for Children in Hospital EACH Charta (► Tab. 4.17) beziehen die, in der UN Konvention festgehaltenen Rechte von Kindern mit ein. Die **UN Konvention** umfasst u. a. diese Artikel:

- Art. 3: Wohl des Kindes
- Art. 5: Respektierung des Elternrechts
- Art. 9: Trennung von den Eltern
- Art. 12: Das Recht auf Anhörung und Berücksichtigung der Meinung des Kindes
- Art. 16: Das Recht des Kindes auf Schutz der Privatsphäre und Würde
- Art. 17: Das Recht des Kindes auf angemessene Informationen
- Art. 18: Verantwortung der Eltern für das Kindeswohl
- Art. 19: Schutz vor Gewaltanwendung
- Art. 23.3 und 23.4: Die Rechte behinderter Kinder
- Art.24: Das Recht auf das Höchstmaß an Gesundheit

Tab. 4.17 Artikel der EACH-Charta im Überblick

Artikel	Inhalt
Artikel 1: *„Kinder sollen nur dann in ein Krankenhaus aufgenommen werden, wenn die medizinische Behandlung, die sie benötigen, nicht ebenso gut zu Hause oder in einer Tagesklinik erfolgen kann."* (S. 7)	• Prüfung aller alternativen Möglichkeiten für eine adäquate Behandlung • Möglichst wohnortnahe Versorgung • Berücksichtigung individueller familiärer Situationen oder Anforderungen
Artikel 2: *„Kinder im Krankenhaus haben das Recht, ihre Eltern oder eine andere Bezugsperson jederzeit bei sich zu haben."* (S. 8)	• Berücksichtigung kindlicher Interessen • Ggf. Einbindung bekannter und akzeptierter Ersatzpersonen, falls Eltern verhindert sind
Artikel 3: *„(1) Bei der Aufnahme eines Kindes ins Krankenhaus soll allen Eltern die Mitaufnahme angeboten werden, sie sollen ermutigt und es soll ihnen Hilfe angeboten werden, damit sie beim Kind bleiben können."* *„(2) Für Eltern dürfen daraus keine zusätzlichen Kosten oder Einkommenseinbußen entstehen."* *„(3) Um an der Pflege ihres Kindes teilnehmen zu können, sollen Eltern über die Grundpflege und den Stationsalltag informiert und zur aktiven Mitwirkung ermutigt werden."* (S. 9–11)	• Orientierung und Beachtung familiärer Erfordernisse oder Besonderheiten • Beratung, Ermutigung und Unterstützung der Eltern • Keine finanzielle Mehrbelastung, wenn Eltern anderweitigen häuslichen oder beruflichen Verpflichtungen nicht nachkommen können • Aufforderung, Informierung und Erleichterungen über aktive Beteiligung am Versorgungsprozess (partnerschaftliche Betreuung und partnerschaftliche Pflege)
Artikel 4: *„(1) Kinder haben wie ihre Eltern das Recht, ihrem Alter und ihrem Verständnis entsprechend informiert zu werden."* *„(2) Insbesondere soll jede Maßnahme ergriffen werden, um körperlichen und seelischen Stress zu mildern."* (S. 11–15)	• Umfassende und rechtzeitige Informierung • Informierung von Kindern erfolgt kindgerecht (je nach Alter, Reife etc.) • Informierung von Eltern erfolgt elterngerecht (klar und verständlich, Berücksichtigung vorherrschender Gefühle etc.) • Abschließende Sicherstellung, ob alles richtig verstanden wurde • Kinder dazu ermutigen, ihre Meinung zu äußern und Fragen zu stellen
Artikel 5: *„(1) Kinder und Eltern haben das Recht, in alle Entscheidungen, die ihre gesundheitliche Betreuung betreffen einbezogen werden."* *„(2) Jedes Kind soll vor unnötigen medizinischen Behandlungen und Untersuchungen geschützt werden."* (S.11–18)	• Entsprechende und umfassende Information • Berücksichtigung des Mitwirkungsrechts des Kindes • Einbindung der Eltern, da diese ihr Kind am besten kennen und einschätzen können • Spezifische Berücksichtigung (ethischer) Richtlinien bzgl. der Forschung an Kindern
Artikel 6: *„(1) Kinder sollen gemeinsam mit anderen Kindern betreut werden, die von ihrer Entwicklung her ähnliche Bedürfnisse haben."* *„(2) Für Besucher dürfen keine Altersgrenzen festgelegt werden."* (S. 18–19)	• Ermöglichung entsprechend angepasster seelischer, geistiger, körperlicher Umbegungsgestaltungen und -anregungen zur Reduktion von Angst • Schutz vor seelisch verletzenden Erfahrungen und Diskriminierung • Erwachsene Patienten dürfen nicht im selben Raum mit Kindern untergebracht werden • Besuche werden von der Verfassung des Kindes abhängig gemacht

Tab. 4.17 Artikel der EACH-Charta im Überblick *(Forts.)*

Artikel	Inhalt
Artikel 7: *„Kinder haben das Recht auf eine Umgebung, die ihrem Alter und ihrem Zustand entspricht und die ihnen umfangreiche Möglichkeiten zum Spielen, zur Erholung und Schulbildung gibt. Die Umgebung soll nach den Bedürfnissen der Kinder geplant und eingerichtet sein und über entsprechend geschultes Personal verfügen"* (S. 20–21)	• Betrifft die Architektur, Inneneinrichtung, Räumlichkeiten, dort behandelte Krankheiten etc. • Möglichkeiten für Freizeitbeschäftigungen, Spielematerialien und Ressourcen • Fachpersonal in ausreichender Anzahl
Artikel 8: *„Kinder haben das Recht auf Betreuung durch Personal, das durch Ausbildung und Einfühlungsvermögen befähigt ist, auf die körperlichen, seelischen und entwicklungsbedingten Bedürfnisse von Kindern und ihren Familien einzugehen."* (S. 22–23)	• Qualifiziertes, erfahrenes und empathisches Personal • Sicherstellung des Qualifikationsniveaus durch Schulungen, Fort- und Weiterbildungen • Sicherstellung bzgl. der Möglichkeit pädiatrischer palliativer Pflege und/oder entsprechender Beratung • Kinderschutzausbildung als Grundvoraussetzung, Personen ohne diese müssen Anzeichen von Vernachlässigung oder Missbrauch erkennen können und zusammen mit Fachpersonal einschreiten
Artikel 9: *„Kontinuität in der Pflege kranker Kinder soll durch ein möglichst kleines Team sichergestellt werden."* (S. 24)	• Schließt rechtzeitiges und adäquates Casemanagement mit ein • Handlungsausrichtung erfolgt auf Pflegestandards • Sanfter Übergang in die Erwachsenenpflege für älter werdende Kinder mit chronischen Erkrankungen
Artikel 10: *„Kinder müssen mit Takt und Verständnis behandelt werden und ihre Intimsphäre muss jederzeit respektiert werden."* (S. 25)	• Beachtung und Wertschätzung der Würde des Kindes • Sicherstellung eines permanenten Schutzes der Intimsphäre
(Aktionskomitee KIND IM KRANKENHAUS (AKIK) Bundesverband e.V. 2018)	

- Art. 25: Das Recht auf regelmäßige Überprüfung der Behandlung
- Art. 28: Das Recht auf Bildung
- Art. 29.1 (a) und (c): Bildungsziele
- Art. 30: Minderheitenrechte
- Art. 31: Das Recht auf Freizeit, Erholung und Kultur

Charta zur Betreuung schwerstkranker und sterbender Menschen in Deutschland

Die Charta zur Betreuung schwerstkranker und sterbender Menschen in Deutschland (► Tab. 4.18) umfasst fünf Leitsätze zu den Aufgaben, Zielen und Handlungsbedarfen, um die Betreuung schwerstkranker und sterbender Menschen zu verbessern.

4.6.4 Recht auf Selbstbestimmung bei Menschen mit kognitiven Erkrankungen oder Störungen

Selbstbestimmung, Partizipation und Edukation nimmt in spezifischen Pflege- und Versorgungssituationen von Patienten oder Pflegeempfängern mit kognitiven Störungen oder Erkrankungen eine zusätzlich sehr besondere Stellung ein. So soll im Sinne der **Wahrung des Selbstbestimmungsrechts** jedwede Entscheidungsbildung und Entscheidungsfindung unter gleichberechtigter Einbindung durch die betroffene Person geschehen.

Innerhalb der Professionsbereiche von Pflege und Medizin finden sich jedoch zahlreiche Kontexte, bei denen dies große Herausforderungen mit sich bringen kann. Dies gilt insbesondere für Pflege-

Tab. 4.18 Charta zur Betreuung schwerstkranker und sterbender Menschen in Deutschland

Leitsatz, Inhalt und Handlungsempfehlung
„Gesellschaftspolitische Herausforderungen – Ethik, Recht und öffentliche Kommunikation" Leitsatz 1: *„Jeder Mensch hat ein Recht auf ein Sterben unter würdigen Bedingungen." […]* (S. 9)
• Sterben in Würde und unter würdigen Bedingungen (Einflussfaktoren: gesellschaftliche Normen und Werte, strukturelle Rahmenbedingungen, rechtliche Aspekte etc.) • Respektierung und Beachtung von individuellen Werten, Wünschen, Entscheidungen, Vorstellungen und Willensäußerungen • Tötung auf Verlangen darf nicht unter dem Aspekt der Fürsorge legalisiert werden
„Bedürfnisse der Betroffenen- Anforderungen an die Versorgungsstrukturen" Leitsatz 2: *„Jeder schwerstkranke und sterbende Mensch hat ein Recht auf eine umfassende medizinische, pflegerische, psychosoziale und spirituelle Betreuung und Begleitung, die seiner individuellen Lebenssituation und seinem hospizlich-palliativen Versorgungsbedarf" […]* (S. 19)
• Einbeziehung von Angehörigen oder nahestehenden Personen innerhalb eines selbst gewählten Umfelds • Versorgungskontinuität und enge Zusammenarbeit aller am Versorgungsprozess beteiligten Personen – Vernetzung der Versorgungsstrukturen, bedarfsgerechte Weiterentwicklung, qualitativ hochwertiger Einsatz und Weiterentwicklung
„Anforderungen an die Aus-, Weiter- und Fortbildung Leitsatz 3: *„Jeder schwerstkranke und sterbende Mensch hat ein Recht auf eine angemessene, qualifizierte und bei Bedarf multiprofessionelle Behandlung und Begleitung." […]* (S. 95)
• Möglichkeiten zu einer kontinuierlichen Weiterqualifizierung sind notwendig, um Voraussetzung für Professionalität zu gewährleisten (aktuellstes Wissen, Fähigkeiten, Fertigkeiten, Reflexion, Auseinandersetzung mit ethischen Fragestellungen etc.) • Regelmäßige Anpassung, Differenzierung und Spezifizierung der Aus-, Weiter- und Fortbildungsinhalte • Integration in verschiedenste Bereiche
„Entwicklungsperspektiven und Forschung" *„Jeder schwerstkranke und sterbende Mensch hat ein Recht darauf, nach dem allgemein anerkannten Stand der Erkenntnisse behandelt und betreut zu werden." […]* (S. 111)
• Kontinuierliche Erkenntnisgewinnung aus Forschung und Praxis im Bereich der Palliativversorgung • Transparentmachung der Erkenntnisse • Implementierung der Erkenntnisse in die Praxis • Notwendig sind verbesserte Rahmenbedingungen, Förderung und Weiterentwicklung der Forschung und Forschungsstrukturen
„Die europäische und internationale Dimension" Leitsatz 5: *„Jeder schwerstkranke und sterbende Mensch hat ein Recht darauf, dass etablierte und anerkannte internationale Empfehlungen und Standards zur Palliativversorgung zu seinem Wohl angemessen berücksichtigt werden."* […] (S. 123)
• Anstreben einer nationalen Rahmenpolitik • internationale Vernetzung von Forschungsinstitutionen, Organisationen etc. mit Palliativversorgung • Regelmäßiger und systematischer internationaler Austausch (Lernen voneinander durch Erfahrungen, Impulse und Anregungen
(Deutsche Gesellschaft für Palliativmedizin und Deutscher Hospiz- und PalliativVerband e.V. 2016)

und Versorgungssituationen von Patienten oder Pflegeempfängern, die an **bestimmten Krankheitsbildern** leiden oder sich in einem **akuten Zustand** (z. B. akute Notfallsituationen) befinden, die eine Einschränkung bei der Entscheidungsbildung nahelegen. In solchen Situationen kann entweder nicht immer gewartet werden, bis eine adäquate Einbindung des Patienten oder Pflegeempfängers (wieder) möglich ist oder es liegen spezifische Situationen vor, in denen eine Einbindungsmöglichkeit des Betroffenen grundsätzlich infrage gestellt wird. **Gründe** dafür, das Selbstbestimmungsrecht anzuzweifeln, sind vor allem:

- (Sehr) hohes Lebensalter
- Ausgeprägte Hilfs- und Pflegebedürftigkeit durch bestimmte Erkrankungen oder akute Situationen

Entgegen der häufig vertretenen Meinung und oft vorherrschenden Denkhaltung, dass Personen in solchen Lebenslagen von einer Entscheidungsfindung ausgeschlossen „werden müssen", ist genau das Gegenteil der Fall.

Besondere Bedeutung hat das Recht auf Selbstbestimmung also in der Pflege und Versorgung von Menschen mit (schwerwiegenden) neurologischen oder kognitiven Störungen wie z. B. Patienten im Wachkoma, mit geistigen Behinderungen oder mit demenziellen Erkrankungen – eine Person also nicht einwilligungsfähig ist.

Insbesondere in solchen Situationen ist es von essenzieller Bedeutung, deren Selbstbestimmungsrecht zur Geltung zu bringen. Dies gilt auch dann, wenn ggf. bereits ein „gesetzlicher Vertreter" bestellt ist. Zu oft und zu leicht werden Betroffene in Entscheidungssituationen oder Entscheidungsfindungsprozessen z. B. aufgrund spezieller Diagnosen wie „Demenz" nicht mit einbezogen oder aktuelle Signale oder Hinweise übergangen. Diese Personen werden somit ausgeschlossen und „hintergangen". Und dabei geht es nicht „nur" um

- die konkrete Zustimmung gegenüber bestimmten Behandlungen oder Therapien oder
- die Notwendigkeit einer umfassenden und lückenlosen Informierung und Beratung
- sondern generell um **jede pflegerische oder medizinische Handlung sowie Intervention, die an einem Menschen durchgeführt wird**.

Dies gilt auch insbesondere für Maßnahmen, die an Patienten oder Pflegeempfängern nur schwer durchführbar sind, da diese von Betroffenen z. B.

a) verbal oder auch nonverbal klar abgelehnt werden oder
b) nicht mehr klar erkannt werden kann, ob dies anhand ihres Willens (Einwilligung) stattfindet, entsprechende Interventionen jedoch grundsätzlich durchgeführt werden müssten.

Beispiele hierfür sind grundpflegerische Tätigkeiten (häufig im Bereich der Intimpflege), behandlungspflegerische Maßnahmen wie Injektionen oder Medikamentierung oder auch lebensverlängernde Interventionen etc. (▸ Tab. 4.19)

Insbesondere bei Menschen mit Demenz muss sehr sensibel mit dieser Thematik umgegangen werden. Hierbei steht an erster Stelle, dass die Selbstbestimmung durch die entsprechenden Pflege- oder Versorgungspersonen in bestmöglichem Maße aufrechterhalten und miteinbezogen wird.

In Bezug auf die Pflege von Menschen mit Demenz kann der Selbstbestimmungsgrad und die vorhandenen Mitwirkungsmöglichkeiten hierbei unterstützend in drei Phasen eingeteilt werden (Graduierung der Selbstbestimmungsmöglichkeiten)

1. Vollständige Entscheidungs- und Einwilligungsfähigkeit
2. Eingeschränkte, nur teilweise vorhandene Entscheidungs- und Einwilligungsfähigkeit, in die jedoch noch vielerlei Mitwirkungsmöglichkeiten miteinbezogen werden können
3. Zunehmend beeinträchtigte und begrenzte Einwilligungsfähigkeit, da die Selbstäußerungen immer schwerer zu identifizieren sind

Tab. 4.19 Wichtige Faustregeln für die Praxis sind in solchen Situationen:

Regel	Inhalt
Wahrung des Selbstbestimmungsrechts von Menschen beinhaltet immer die drei Aspekte	• „Anders können" • Gründe haben • Anerkennung der eigenen Urheberschaft
Befähigung zur freien Entscheidungsäußerung (unter Einbeziehung aller zur Verfügung stehenden Ressourcen)	• Verstehen und beurteilen können der wesentlichen Informationen (anhand eigener Werte) • Freie Äußerung der eigenen Entscheidung
Einwilligungsfähigkeit ist immer abhängig von der jeweiligen Thematik	auch bei z. B. demenziellen Erkrankungen!

Das Fortschreiten einer demenziellen Erkrankung wirkt sich parallel dazu immer auf die persönliche **Willensbildung** im Sinne der *Einsichts-, Urteils- und Entscheidungsfähigkeit* von Patienten und Pflegeempfängern aus – der **affektive Wille** ist aber rechtlich **nicht eingeschränkt.**

Konfliktbereiche, die innerhalb von solchen Situationen entstehen können, sind:

- ein Wille-Wohl-Konflikt
- ein Wille-Urteils-Konflikt

Der **Wille-Wohl-Konflikt** bezeichnet hierbei Situationen, in denen „*Vorstellungen, Wünsche und Willensbekundungen des Betroffenen seinem körperlichen, seelischen und geistigen Wohl widersprechen. Das Wohl ist dabei stets individuell aus der Lebensperspektive des Betroffenen heraus zu bestimmen.*" (Wunder 2008, S. 23)

Ein **Wille-Urteils-Konflikt** benennt eine Situation in der „*der Wille des Betroffenen dem begründeten Urteil der Pflegenden oder Betreuenden entgegensteht, sei es, weil der Wille den allgemeinen Berufsauffassungen der Mitarbeiter widerspricht, sei es, weil die Befolgung des Betroffenenwillens strafrechtliche Konsequenzen für die Mitarbeiter hätte oder weil die Mitarbeiter Zweifel haben, dass die Willensäußerung ohne Druck oder Beeinflussung zustande gekommen ist.*" (Wunder 2008, S. 23)

Festlegung vorab geäußerter Willenserklärungen

Richtlinien an denen sich in solchen schwierigen Situationen orientiert werden kann, wenn eine Person also selbst nicht mehr in der Lage ist Entscheidungen zu treffen, sind beispielsweise vorab erklärte Willensäußerungen:

- **Patientenverfügung**: vorzeitige Einwilligungserklärung (Verfügung über den eigenen Willen bzgl. medizinisch-pflegerischer Maßnahmen
- **Vollmacht**: Wahl eines Vertreters nach eigenem Willen (es wird verhindert, dass ein Betreuer durch das Betreuungsgericht eingesetzt wird)
- **Betreuungsverfügung**: Festlegung von Wünschen und Ablehnungen über Anordnungen und Betreuungsübernahme (entgegen einer gesetzlichen **Betreuung**: gesetzlicher Vertreter)

Liegen keine dieser Dokumente vor, kann es sein, dass in bestimmten Situationen nach dem mutmaßlichen Willen des Patienten entschieden und gehandelt werden muss.

Patientenverfügung, Behandlungswünsche und mutmaßlicher Wille (BGB § 1827)

„*(1) Hat ein einwilligungsfähiger Volljähriger für den Fall seiner Einwilligungsunfähigkeit schriftlich festgelegt, ob er in bestimmte, zum Zeitpunkt der Festlegung noch nicht unmittelbar bevorstehende Untersuchungen seines Gesundheitszustands, Heilbehandlungen oder ärztliche Eingriffe einwilligt oder sie untersagt (Patientenverfügung), prüft der Betreuer, ob diese Festlegungen auf die aktuelle Lebens- und Behandlungssituation zutreffen. Ist dies der Fall, hat der Betreuer dem Willen des Betreuten Ausdruck und Geltung zu verschaffen. Eine Patientenverfügung kann jederzeit formlos widerrufen werden.*

(2) Liegt keine Patientenverfügung vor oder treffen die Festlegungen einer Patientenverfügung nicht auf die aktuelle Lebens- und Behandlungssituation zu, hat der Betreuer die Behandlungswünsche oder den mutmaßlichen Willen des Betreuten festzustellen und auf dieser Grundlage zu entscheiden, ob er in eine ärztliche Maßnahme nach Absatz 1 einwilligt oder sie untersagt. Der mutmaßliche Wille ist aufgrund konkreter Anhaltspunkte zu ermitteln. Zu berücksichtigen sind insbesondere frühere mündliche oder schriftliche Äußerungen, ethische oder religiöse Überzeugungen und sonstige persönliche Wertvorstellungen des Betreuten.

(3) Die Absätze 1 und 2 gelten unabhängig von Art und Stadium einer Erkrankung des Betreuten.

(4) Der Betreuer soll den Betreuten in geeigneten Fällen auf die Möglichkeit einer Patientenverfügung hinweisen und ihn auf dessen Wunsch bei der Errichtung einer Patientenverfügung unterstützen.

(5) Niemand kann zur Errichtung einer Patientenverfügung verpflichtet werden. Die Errichtung oder Vorlage einer Patientenverfügung darf nicht zur Bedingung eines Vertragsschlusses gemacht werden.

(6) Die Absätze 1 bis 3 gelten für Bevollmächtigte entsprechend."

(Bundesministerium für Justiz, BGB)

Festlegung des Patientenwillens (BGB § 1828)

„*(1) Der behandelnde Arzt prüft, welche ärztliche Maßnahme im Hinblick auf den Gesamtzustand und die Prognose des Patienten indiziert ist. Er und der Betreuer erörtern diese Maßnahme unter Berücksichtigung des Patientenwillens als Grundlage für die nach § 1827 zu treffende Entscheidung.*

(2) Bei der Feststellung des Patientenwillens nach § 1827 Absatz 1 oder der Behandlungswünsche oder des mutmaßlichen Willens nach § 1827 Absatz 2 soll nahen Angehörigen und sonstigen Vertrauens-

personen des Betreuten Gelegenheit zur Äußerung gegeben werden, sofern dies ohne erhebliche Verzögerung möglich ist.
(3) Die Absätze 1 und 2 gelten für Bevollmächtigte entsprechend."
(Bundesministerium für Justiz, BGB)

Exkurs: Mögliche (ethische) Dilemmata nach der Festlegung vorzeitiger Willensäußerungen

Insbesondere in der Pflege und Betreuung von Menschen mit Demenz, aber auch in akuten Notfallsituationen kann ein vorzeitig festgelegter Wille unter Umständen auch schwierige Situationen nach sich ziehen. Dem liegt zugrunde, dass in solchen Kontexten die Frage danach, ob ein zuvor („damals") festgelegter Wille noch dem aktuellen Willen der Person innerhalb der jetzigen oder bevorstehenden Situation entspricht, teilweise nur schwer beantwortet werden kann.
Die größte Herausforderung entsteht dann, wenn

- sich starke Tendenzen/Signale dahingehend entwickeln oder interpretierbar werden, dass sich der aktuelle Wille eines Patienten oder Pflegeempfängers gegenüber dem früher festgelegten Willen so massiv verändert hat oder zu verändern scheint, dass
- die vorzeitige Willensäußerung als nicht mehr gültig erscheint, aber da festgelegt, bindend ist und somit nicht mehr widerrufen werden kann.

Fallbeispiel

Der Fall Marjorie Nighbert

Wie prekär sich dieser Kontext gestalten kann, zeigt ein Fallbeispiel aus Florida aus dem Jahr 1995 **„Der Fall Marjorie Nighbert"** (Wunder 2008, S. 24–25) auf.
Es beschreibt die Geschichte einer Frau (Marjorie Nighbert), die anhand ihrer Patientenverfügung festgelegt hatte, dass sie, sollte sie irgendwann einmal an einer tödlichen Krankheit leiden, sich keine lebensverlängernden Maßnahmen wünscht.
Eines Tages erlitt sie einen Schlaganfall. Da ihre Patientenverfügung vorlag und sie ihre vorzeitige Willensäußerung entsprechend darin bekundet hatte, durfte sie anschließend aus rechtlicher Sicht nicht künstlich ernährt werden. Ihr Bruder war Bevollmächtigter in Gesundheitsentscheidungen und entschied darüber, dass sich an ihren vorzeitig geäußerten Willen gehalten werden muss. Daraufhin lebte sie die darauffolgenden 2 Wochen ohne Nahrung, als sie plötzlich selbst Essen einforderte.
Da nun die aktuelle Willensbekundung oder -äußerung der vorzeitig festgelegten massiv widersprach, folgte daraufhin eine gerichtliche Auseinandersetzung, wobei abschließend entschieden wurde, dass die Betroffene selbst – in ihrer aktuellen Verfassung – nicht in der Lage dazu sei, ihren vorab festgelegten Willen unter den aktuellen Umständen zu widerrufen. „Die letzten 10 Tage vor ihrem Tod wurde sie in ihrem Bett fixiert, um sie daran zu hindern, die Essenstabletts anderer Patienten zu plündern." (Wunder 2008, S. 24; vgl. Washington Post 22.12.1997)

Aktuelle Willensäußerung vs. vorzeitige Willensäußerung

Die zwei generellen Positionen, die innerhalb solch schwerwiegender Gegebenheiten bezogen werden, sind:

a) Die Patientenverfügung hat trotzdem eine *bindende Wirkung*, auch wenn eine aktuelle Willensbekundung dem vorzeitig geäußerten Willen absolut entgegensteht. Hintergrund dieser Position ist die Überzeugung, dass der aktuelle Wille „nur" noch situativ oder intuitiv getroffen wird und nicht mehr mit klarem Willen.
b) Die Patientenverfügung wird als *rechtsbeachtlich* bewertet, aktuelle Willensbekundungen müssen aber entsprechend berücksichtigt und dementsprechend miteinbezogen und beide miteinander für das Wohlbefinden des Betroffenen abgewogen werden.

Reflexionsfrage

Diskutieren Sie den Fall Marjorie Nighbert und ihren persönlichen Standpunkt bzgl. dieser Begebenheit auf ethischer Basis und anhand ethischer Bezugsrahmen im Plenum.

Das Spannungsfeld zwischen ethischen (und rechtlichen) Entscheidungen im Pflegebereich ist teilweise beeindruckend groß. Dies macht erneut deutlich, wie hoch die Notwendigkeit ist, dieser Thematik fundierte Beachtung zu schenken. Denn dieses Spannungsfeld besteht nicht „nur" im Kontext von direkten Pflege- oder Behandlungsmaßnahmen (innerhalb der Durchführung), sondern greift immens in das Aufgabenfeld der Patientenberatung und -edukation ein. Pflegende müssen bzgl. dieser Thematik ein fachlich und ethisch fundiertes Wissen sowie gleichermaßen eine dementsprechend professionelle Haltung ausprägen, um Betroffene, Angehörige oder auch Kollegen in diesem Rahmen begleiten zu können.

Merke

Wahrung des Rechts auf Selbst- und Mitbestimmung

Basis ethischen Handelns in der Pflege ist die Maxime der Wahrung des Rechts auf Selbst- und Mitbestimmung. Das bedeutet, dass jede pflegerische Tätigkeit auf das **Wohl ihrer Patienten oder Pflegeempfänger** ausgerichtet ist und innerhalb des Behandlungsprozesses für eine Willensbildung alle zur Verfügung stehenden Ressourcen, also auch alle daran beteiligten Akteure, miteinbezogen werden. Im Mittelpunkt steht immer der betroffene Mensch.

Medizinethische Grundsätze und Bezugsrahmen, die selbstverständlich auch in solchen Kontexten miteinbezogen werden müssen, sind die Grundsätze der Prinzipienethik nach Beauchamp und Childress, die sich insbesondere mit solchen ethisch-moralischen Aspekten genauer beschäftigen und für Pflegende ein hohes ethisches Konfliktpotenzial bergen (► 4.6.2 *Prinzipienethik nach Beauchamp und Childress*):

- **Recht auf Selbstbestimmung** (*Respect for autonomy*): Freiheit von Zwang, Förderung der Entscheidungsfähigkeit, Berücksichtigung von Wünschen, Zielen etc.
- **Prinzip des Nicht-Schadens** (*Non-maleficience*): Für den Patienten soll kein Schaden entstehen oder erlebt werden, Abwägung von Therapiemaßnahmen anhand von Vor- und Nachteilen (ggf. Unterlassungsprinzip)
- **Prinzip der Fürsorge** (*Beneficience*): Aktives Handeln zum Wohl der Patienten mit bestem Nutzen für sie
- **Prinzip der Gerechtigkeit** (*Justice*): Gleichberechtigung innerhalb der Verteilung von Gesundheitsleistungen

(vgl. Wunder 2008; vgl. Beauchamp & Childress 2013; vgl. Kuhlmey & Tesch-Römer 2013; vgl. Deutscher Ethikrat 2012; vgl. Kotsch & Hitzler 2013; vgl. Schraut & Trögner 2020)

4.6.5 Ethische Fallbesprechungen in Pflegeberufen

Professionelles Handeln in der Pflege ist innerhalb der **kontinuierlich hochkomplexen Versorgungsanforderungen** und Individualität jedes einzelnen Patienten oder Pflegeempfängers maßgeblich von ethischen Anforderungen und Fragestellungen begleitet.

Um in adäquater, fachlicher und professioneller Art und Weise auf diese sensiblen Anforderungen reagieren zu können, ist ein entsprechendes Bewusstsein aller Pflegepersonen über diese spezifische Thematik Voraussetzung. Ethische Spannungsfelder oder Dilemma-Situationen können erst aktiv bearbeitet und strukturiert verfolgt werden, wenn solche Kontexte als diese wahrgenommen und identifiziert werden. Um eine entsprechende Beachtung und Bearbeitung sicherzustellen, muss hierfür ein spezifischer Raum dafür geschaffen werden. Hierfür sind ethische Fallbesprechungen unerlässlich.

Ethische Fallbesprechungen sind im Rahmen der Durchführung spezifischer pflegerischer, therapeutischer und/oder medizinischer Interventionen sowie entsprechender Beratungssituationen notwendig für:

- Das **aktive Wahrnehmen** und **systematische Bearbeiten** von ethischen Spannungsfeldern, Dilemma-Situationen und Fragestellungen
- Das **adäquate Einbeziehen** aller am Entscheidungsprozess berechtigten und beteiligten Personen (insbesondere der betroffenen Person selbst!)
- Das Verbessern der **interdisziplinären** oder **multidisziplinären Kooperation** und das Erweitern der eigenen (fachlichen) Perspektive
- Das Verbessern der persönlichen **Arbeitszufriedenheit, Reflexionsfähigkeit** und **Psychohygiene** der Mitarbeitenden
- Das bessere Verstehen, Wertschätzen und Ernstnehmen der jeweiligen, individuellen **Patienten- oder Bewohnersicht**
- Das **Durchbrechen** noch bestehender paternalistischer Versorgungsstrukturen
- Das Weiterentwickeln **marketingtechnischer** und **qualitätsmanagementförderlicher** Aspekte

Eine solche pflegerische und medizinische Praxisausrichtung hat einen maßgeblichen Einfluss auf das Beratungspotenzial für Patienten, Pflegeempfänger, deren Angehörige und letztendlich ebenso für Pflegepersonen selbst. Eine zu marginal ausgerichtete oder nicht vorhandene ethische Beachtung und Grundausrichtung sowie -haltung des Gesundheitswesens hat zur Folge, dass keine adäquate Patienteninformierung und Beratung stattfindet, das Selbst- und Mitbestimmungsrecht verletzt und die Wahrnehmung bzw. Beachtung entsprechender Spannungsfelder unterdrückt wird.

Generelle Voraussetzungen dafür, dass eine ethische Sensibilität und Professionalität, im Sinne einer ethischen Entscheidungsfindung, z. B. innerhalb von Gesundheits- oder Pflegeeinrichtungen, ausgebildet und in die Pflege und Versorgung von Patienten und Pflegeempfängern miteinbezogen werden kann, sind beispielsweise:

- Das Erkennen und Beachten von ethischen Spannungsfeldern
- Eine fachliche ethische Kompetenz aller am Versorgungsprozess beteiligten Personen und Disziplinen
- Die Aus- und Weiterbildung eines professionellen Reflexionsvermögens von Pflegenden (dies beinhaltet u. a. das Bewusstsein über das eigene Wertesystem, den Einfluss persönlich bevorzugter Lösungsmöglichkeit oder Entscheidung etc.
- Die Bereitschaft zur professionellen Verantwortungsübernahme gegenüber der eigenen Perspektive und für persönliches Handeln oder Nichthandeln (professionelle Eigenverantwortung)
- Eine gute Kommunikationsfähigkeit der Fachpersonen (z. B. die eigene Denkhaltung deutlich machen und argumentativ vertreten zu können)

Ethische Fallbesprechungen in der Pflegepraxis können sich sehr positiv auf alle Beteiligten auswirken. Insbesondere bei den beteiligten Fachpersonen zeigt sich ein hoher Einfluss solcher Instrumente gegenüber deren persönlicher Resilienz und Psychohygiene.

Damit ethische Fallbesprechungen möglichst positiv abgeschlossen werden können, ist wie in allen Besprechungsformaten, eine adäquate Voraborganisation und eine klare strukturelle Ausrichtung notwendig. Dies umfasst die Phasen der Vorbereitung, Durchführung sowie der Nachbereitung.

In der **Vorbereitungsphase** geht es vorerst um die Klärung

- *wer warum* an der jeweiligen (ethischen) Fallbesprechung teilnehmen sollte,
- *wann* und *wo* diese geplant wird und stattfinden soll und
- *welche Informationsmaterialien* (z. B. über die Methodik) für die Teilnehmenden bereits vorab notwendig oder hilfreich sein könnten.

Für die konkrete **Durchführungsphase** wird ein entsprechendes Zeitfenster angesetzt werden, das

a) *eingehalten werden* muss und

b) *ohne Störungen* genutzt werden können muss.

Die **Nachbereitungsphase** beinhaltet abschließend alle Aspekte einer adäquaten *Dokumentation*, inkl. der Bereitstellung von Protokollen und Beschlüssen für alle Teilnehmenden. Zur Nachbereitungsphase kann zudem gehören, dass ggf. *Nachgespräche* angeboten und genutzt werden können.

Ethische Fallbesprechung nach der Nimwegener Methode

Die „**ethische Fallbesprechung nach der Nimwegener Methode**“ wurde von Norbert Steinkamp und Bert Gordijn entwickelt. Diese spezifische Form einer ethischen Fallbesprechung richtet sich insbesondere auf die bestehenden spezifischen und sensiblen Bedürfnisse der klinischen Pflegepraxis aus. Ziel der Nimwegener Methode ist es, innerhalb einer komplexen und/oder als problematisch erlebten Pflege- oder Behandlungssituation, anhand einer gut strukturierten und multiprofessionellen Diskussion (Fallbesprechung) zu einer **angemessenen und bestmöglichen Entscheidungsfindung**, genau für diesen Kontext, zu gelangen.

Das konkrete Vorgehen der Nimwegener Methode orientiert sich an einer festen Struktur. Diese ist gekennzeichnet durch fünf Phasen (► Tab. 4.20). Geleitet wird die ethische Fallbesprechung nach der Nimwegener Methode immer von einem externen und neutralen Moderator (Ethikberater).

Als Begleitinstrument werden hierbei im Sinne der Strukturierung bestimmte Fragebögen genutzt, die beispielsweise von jeder Fachdisziplin vorab ausgefüllt, zur Besprechung mitgebracht und dargestellt werden können. Ein solches Vorgehen ermöglicht es zum einen, dass sich die Teilnehmer bereits vor der konkreten Besprechung adäquat mit jeweiligen Aspekten und Fragestellungen auseinandersetzen können und diese dementsprechend zum anderen viel strukturierter und effektiver bearbeitet werden können.

Merke

Erneute ethische Fallbesprechung

Eine erneute Durchführung der ethischen Fallbesprechung ist keine Seltenheit. Häufig muss nach einer bestimmten Zeit erneut überprüft werden, ob angestrebte Lösungen und/oder getroffene Entscheidungen das Patientenwohl in gewünschtem Maße verbessert haben oder ob eine Adaption notwendig ist.

(vgl. Steinkamp & Gordijn 2000, 2003, 2005; vgl. Friesacher 2016; vgl. Schraut & Trögner 2020; vgl. Stiftung ZQP 2020)

Tab. 4.20 Grundsätzliches Vorgehen innerhalb der ethischen Fallbesprechung nach der Nimwegener Methode

Schritt	Inhalt
1. **Begrüßung und Vorstellung**	Alle Teilnehmenden durch Moderator
2. Verkündung von **Anlass und Fragestellung**: **Problembestimmung und Problemverständnis**	Wertfreie Erörterung und abschließende Benennung des tatsächlichen ethischen Problems *Achtung*: Diese Phase gilt u. a. als eine der Wichtigsten, denn ohne eine adäquate Formulierung des tatsächlichen (ethischen) Problembestands ist keine adäquate Lösungsfindung möglich. Die Formulierung der Fragestellung aufgrund des definierten Problembestands ist entscheidend für die Qualität des gesamten weiteren Verlaufs und Abschlusses der ethischen Fallbesprechung!
3. Bekanntgabe der **jeweiligen Perspektiven und Standpunkte** der einzelnen Fachdisziplinen	• *Ärztlich-medizinische* Perspektive und Gesichtspunkte: Diagnosen, Prognosen, Behandlungsoptionen, Chancen und Risiken • *Pflegerische Perspektive* und Gesichtspunkte: Pflegerische Situation, Pflegeprobleme und -bedürftigkeit, Aufgabenverteilungen, Pflegeplanung • *Sozialdienstliche Perspektive*: Soziale Dimension inkl. individueller Lebensanschauung, Wünsche, Einstellungen, Werte, Glauben, Umfeld etc. sowie Auswirkungen der bestehenden Situation auf den persönlichen Lebensstil und die Lebenssituation (Angehörige, soziales Netzwerk etc.) • *Organisationale Dimension:* Behandlungsressourcen, Deckung pflegerischen und therapeutischen Bedarfs etc.
4. **Ethische Bewertung der Fakten** für den betroffenen Patienten oder Pflegeempfänger	• Auswirkung der Erkrankung und/oder Behandlung auf das individuelle *Wohlbefinden:* Lebensfreude, Schmerz, Angst, Bewegungsfähigkeit und -freiheit etc. • *Selbstbestimmung:* Welche Haltung hat der Betroffene selbst zu seiner Erkrankung, zu Belastungen oder dem Nutzen von etwaigen Therapiemöglichkeiten und welche Werteorientierung gegenüber der bestehenden Situation vertritt er selbst? • **Masterfrage**: Wurde der Betroffene in angemessener Art und Weise entsprechend über alles in Kenntnis gesetzt, adäquat informiert und in erforderlichem Maße in den Entscheidungsprozess miteinbezogen? • *Verantwortlichkeiten der Fachdisziplinen*: Liegen Konflikte oder Meinungsverschiedenheiten innerhalb der Teams vor? Ist eine ausreichende Beratung des jeweiligen Teams gegeben? Prämissen der Gerechtigkeit und Aufrichtigkeit, Verantwortbarkeit der Intervention, Interessen von Dritten etc.
5. **Beschlussfassung**: Formulierung der ethisch begründeten Handlungsoption	• Formulierung des ethischen Ausgangsproblems • Überprüfung, ob alle Fakten in ausreichendem Maße bekannt sind und miteinbezogen wurden • Klärung von konkurrierenden Werten • Klärung von Argumenten für eine entsprechende Handlungsoption (welche Handlungsweise sollte bevorzugt werden?) • Welche Verpflichtungen übernehmen bzw. müssen die Beteiligten übernehmen?
6. **Zusammenfassung und Verabschiedung**	Abschließend erfolgten ein Resümee und ein Fazit, es wird allen Teilnehmenden gedankt. Zudem wird bekannt gegeben, dass ein erneutes Treffen stattfinden kann bzw. wird, sollte sich die bestehende Situation verändern oder Unsicherheiten bei den beteiligten Personen aufkommen.

Wiederholungsfragen

1. Stellen Sie die Unterschiede der beiden Begriffe „Salutogenese“ und „Pathogenese“ sowie die dahinterstehenden Denkhaltungen im Hinblick auf Gesundheit dar. Beleuchten Sie dabei die „Generalisierten Widerstandsressourcen“ nach dem Salutogenese-Modell. (▸ 4.1)
2. Erläutern Sie kurz verschiedene Lerntheorien im Hinblick auf den Umgang mit Wissen, das dahinterliegende Paradigma und die Strategie sowie die Lehrperson. In welchem Zusammenhang stehen Lehrtransferprozesse im Hinblick auf Beratungsansätze zu Verhaltensänderungen? (▸ 4.2)
3. Die Gesprächsführung stellt innerhalb von Pflegeberufen einen zentralen Aufgabenbereich dar. Insbesondere im Sinne von Patientenberatung, -edukation und /oder -partizipation geht es darum, Informationen an den Patienten weiterzugeben. Erläutern Sie vier wichtige Richtlinien in der pflegerischen Gesprächsführung und begründen Sie deren Bedeutung. (▸ 4.3)
4. Skizzieren Sie den Beratungsprozess anhand seiner fünf elementaren Phasen und zeigen Sie Grenzen und Hindernisse von Beratung und Edukation auf. Welche Einflussfaktoren bei der Inanspruchnahme von Patientenberatung schätzen Sie als hinderlich ein? (▸ 4.4)
5. Erläutern Sie die Veränderungen der Patientenentscheidungen in Bezug auf den früher etablierten Paternalismus hin zur partizipativen Entscheidungsfindung durch Beratungsqualität. (▸ 4.5)
6. Im praktischen pflegerischen Kontext sind Pflegende tagtäglich mit Situationen sogenannter „ethischer Dilemmata“ konfrontiert. Zeigen Sie anhand von tatsächlich erlebten Situationen die Kollision der Prinzipien von Fürsorgeverpflichtung und Selbstbestimmtheit sowie die des Prinzips des Nicht-Schadenwollens und der Gerechtigkeit auf und setzen Sie Ihre erlebten Situationen (je nach Kontext) mit einer der oder den drei in diesem Buch aufgeführten Chartas in Verbindung und reflektieren Sie diese. (▸ 4.6)

LITERATUR

Ahn H, Wampold B E. Where oh' where are the specific ingredients? A meta-analysis of component studies in counseling and psychotherapy. In: Journal of Counseling Psychology (48), 2001, S. 251–257.

Aktionskomitee KIND IM KRANKENHAUS (AKIK) Bundesverband e.V. Die EACH CHARTA mit Erläuterungen. EACH European Association for Children in Hospital. Aktionskomitee Kind im Krankenhaus. Für die Rechte von Kindern und Jugendlichen im Krankenhaus. 2018. Aus: www.akik.de/was-wir-tun/each/each-charta/ (letzter Zugriff: 25.2.2023).

Antonovsky A. Gesundheitsforschung vs. Krankheitsforschung. In: Psychosomatische Gesundheit. Versuch einer Abkehr vom Pathogenese-Konzept. Tübingen: dgvt-Verlag, 1993, S. 3–14.

Antonovsky A Salutogenese. Zur Entmystifizierung der Gesundheit. Unter Mitarbeit von Nicola Schulte. Forum für Verhaltenstherapie und psychosoziale Praxis, Band 36. Tübingen: dgvt-Verlag, 1997.

Baller G, Schaller B. Kommunikation im Krankenhaus. Erfolgreich kommunizieren mit Patienten, Arztkollegen und Klinikpersonal. ISBN 978-3-642-55325-7. DOI: 10.1007/978-3-642-55326-4. Berlin Heidelberg: Springer-Verlag, 2017.

Bamberger G.G. Lösungsorientierte Beratung. Praxishandbuch. 5. Auflage. Weinheim: Beltz Psychologie, 2015.

Bartsch H H (Hrsg.). Salutogenese in der Onkologie. [Symposium im Februar 1996 in Freiburg; das Expertengespräch "Das Prinzip Gesundheit" im März 1996 in Grindelwald, Schweiz, ergänzte den erreichten Diskussionsstand]; mit 5 Tabellen. Symposium "Salutogenese in der Onkologie"; Expertengespräch "Das Prinzip Gesundheit". Tumortherapie und Rehabilitation,2. Basel: Karger Verlag, 1997.

Baumgartner P, Payr S. Erfinden lernen. In: Konstruktivismus und Kognitionswissenschaft. Kulturelle Wurzeln und Ergebnisse. Zu Ehren Heinz von Foersters. K.H. Müller und F. Stadler. Wien-New York: Springer-Verlag. 1997. 8: S. 89–106.

Baumgartner P, Payr S. Erfinden lernen. In: Müller A. (Hrsg.). Konstruktivismus und Kognitionswissenschaft. Kulturelle Wurzeln und Ergebnisse; Heinz von Foerster gewidmet. Unter Mitarbeit von Heinz von Foerster. 2., aktualisierte und erw. Auflage. Sonderband der Veröffentlichungen des Instituts Wiener Kreis. Wien: Springer-Verlag, 2001, S. 89–106.

Beauchamp T L, Childress J F. Principles of biomedical ethics. Oxford: University Press, 2013.

Behrens J, Langer G. Evidence-based Nursing and Caring. Methoden und Ethik der Pflegepraxis. Bern: Hogrefe Verlag, 2010.

Bengel J, Strittmatter R, Willmann H. Was erhält Menschen gesund? Antonovskys Modell der Salutogenese - Diskussionsstand und Stellenwert; eine Expertise. Unter Mitarbeit von Aaron Antonovsky. Forschung und Praxis der Gesundheitsförderung, 6. erw. Neuauflage. Köln: BZgA, 2009.

Biller-Andorno N, Neitzke G, Frewer A, Wiesemann C. Lernziele Medizinethik im Medizinstudium. DOI: 10.1007/s00481-003-0224-7. 2003.

Blümel S, Franzkowiak P, Kaba-Schönstein L (Hrsg.). Leitbegriffe der Gesundheitsförderung und Prävention. Glossar zu Konzepten, Strategien und Methoden. Bundeszentrale für Gesundheitliche Aufklärung (BZgA). Neuausgabe. Gamburg: Verlag für Gesundheitsförderung, 2011.

Bönig M. Zwischen Paternalismus und Selbstbestimmtheit. Kopernikanisches vs. Geozentrisches Weltbild: Um wen dreht sich der Mikrokosmos Gesundheitswesen? Monitor Versorgungsforschung 06/2017, S. 34-37.

Brinkmann R. Angewandte Gesundheitspsychologie. [Extras online]. Always learning. Hallbergmoos: Pearson Deutschland, 2014.

Brockhaus (2008): Grundlagen psychologischer Interventionen zur Änderung des Gesundheitsverhaltens. Abteilung für Rehabilitationspsychologie und Psychotherapie, Institut für Psychologie, Universität Freiburg. In: Praxis Klinische Verhaltensmedizin und Rehabilitation (82/2008), S. 254–264. Aus: www.wiso-net.de/document/PKV__2008820028/hitlist/0?all= (letzter Zugriff: 25.2.2023).

Buchwald P, Schwarzer C, Hobfoll S E (Hrsg.). Stress gemeinsam bewältigen. Ressourcenmanagement und multiaxiales Coping. Göttingen: Hogrefe Verlag, 2004.

Bürgerliches Gesetzbuch (BGB). § 1827 Patientenverfügung; Behandlungswünsche oder mutmaßlicher Wille des Betreuten. Aus: www.gesetze-im-internet.de/bgb/__1827.html (letzter Zugriff: 19.2.2023).

Bundesgesetzblatt. Gesetz zur Reform der Pflegeberufe. (Pflegeberufereformgesetz – PflBRefG) Aus: www.bgbl.de/xaver/bgbl/start.xav?startbk=-Bundesanzeiger_BGBl&jumpTo=bgbl117s2581.pdf#__bgbl__%2F%2F*%5B%40attr_id%3D%27bgbl117s2581.pdf%27%5D__1667204524046 (letzter Zugriff: 25.2.2023).

Bundesministerium der Justiz. Gesetz über die Pflegeberufe 1 (Pflegeberufegesetz - PflBG)2023 § 5 Ausbildungsziel. Aus: www.gesetze-im-internet.de/pflbg/__5.html (letzter Zugriff: 25.2.2023).

Bundesministerium für Familie, Senioren, Frauen und Jugend (BMFSFJ); Bundesministerium für Gesundheit (BMG). Charta der Rechte hilfe- und pflegebedürftiger Menschen. 2018. Aus: www.bmfsfj.de/bmfsfj/service/publikationen/charta-der-rechte-hilfe-und-pflegebeduerftiger-menschen-77446. (letzter Zugriff: 25.2.2023).

Bundesministerium für Gesundheit. Patientenrechte. Aus: www.bundesgesundheitsministerium.de/themen/praevention/patientenrechte/patientenrechte.html (letzter Zugriff: 19.2.2023).

Bundesministerium für Gesundheit. Patientenrechtegesetz. Aus: www.bundesgesundheitsministerium.de/service/begriffe-von-a-z/p/patientenrechtegesetz.html (letzter Zugriff: 19.2.2023).

Bundesministerium für Gesundheit. Pflegeberatung. Aus: www.bundesgesundheitsministerium.de/themen/pflege/online-ratgeber-pflege/pflegeberatung.html (letzter Zugriff: 25.2.2023).

Bundeszentrale für gesundheitliche Aufklärung (BZgA). Was erhält Menschen gesund? Antonovskys Modell der Salutogenese - Diskussionsstand und Stellenwert. Eine Expertise von Jürgen Bengel, Regine Strittmatter und Hildegard Willmann im Auftrag der BZgA. In: Forschung und Praxis der Gesundheitsförderung. Band 6. Erweiterte Neuauflage. ISBN 3-933191-10-6. 2001. Aus: www.bug-nrw.de/fileadmin/web/pdf/entwicklung/Antonowski.pdf (letzter Zugriff: 25.2.2023).

Bundeszentrale für gesundheitliche Aufklärung (BZgA). Leitbegriffe der Gesundheitsförderung und Prävention. Glossar zu Konzepten, Strategien und Methoden. DOI 10.17623/BZGA:224-E-Bbook-2018.

Ciarrochi J V, Deane F P. Emotional competence and willingness to seek help from professional and nonprofessional sources. In: British Journal of Guidance & Counselling (29), 2001, S. 233–246.

Cramer K M. Psychological antecedents to help-seeking behavior. A reanalysis using path modelling structures. In: Journal of Counseling Psychology (46), 1999, S. 381–387.

Deutsche Gesellschaft für Palliativmedizin und Deutscher Hospiz- und PalliativVerband e.V. (Hrsg.). Charta zur Betreuung schwerstkranker und sterbender Menschen in Deutschland. Handlungsempfehlungen im Rahmen einer Nationalen Strategie. 2016. Aus: www.charta-zur-betreuung-sterbender.de/die-charta.html (letzter Zugriff: 25.2.2023).

Deutscher Ethikrat. Demenz und Selbstbestimmung. Stellungnahme. 2012. Aus www.ethikrat.org/fileadmin/Publikationen/Stellungnahmen/deutsch/stellungnahme-demenz-und-selbstbestimmung.pdf. (letzter Zugriff: 13.03.2023).

Dörpinghaus A, Poenitsch A, Wigger L. Einführung in die Theorie der Bildung. 2. durchges. Auflage. Grundwissen Erziehungswissenschaft. Darmstadt: Wiss. Buchgesellschaft, 2008.

Duden Wörterbuch. Prinzip. Aus: www.duden.de/rechtschreibung/Prinzip (letzter Zugriff: 19.2.2023).

Flisher A J, De Beer J P, Bokhorst, F. Characteristics of students receiving counselling services at the University of Cape Town, South Africa. In: British Journal of Guidance & Counselling (30), 2002, S. 299–310.

Franke A. Salutogenetische Perspektive. In: Stephan Blümel, Peter Franzkowiak und Lotte Kaba-Schönstein (Hrsg.): Leitbegriffe der Gesundheitsförderung und Prävention. Glossar zu Konzepten, Strategien und Methoden. Neuausgabe. Gamburg: Verlag für Gesundheitsförderung, 2011, S. 487–490.

Franzkowiak P. Lern- und verhaltenspsychologische Perspektive. In: Stephan Blümel, Peter Franzkowiak und Lotte Kaba-Schönstein (Hrsg.): Leitbegriffe der Gesundheitsförderung und Prävention. Glossar zu Konzepten, Strategien und Methoden. Neuausgabe. Gamburg: Verlag für Gesundheitsförderung, 2011, S. 369–373.

Friesacher H. Ethische Fallbesprechung. Wenn Pflege an Grenzen stößt. Heilberufe 68(11). S. 30–32, 2016.

Genkova P, Ringeisen T, Leong F T L (Hrsg.). Handbuch Stress und Kultur. Interkulturelle und kulturvergleichende Perspektiven. Wiesbaden: Springer-Verlag, 2013.

GKV-Spitzenverband. Pflegeberatung nach § 7a SGB XI. Aus: www.gkv-spitzenverband.de/pflegeversicherung/beratung_und_betreuung/pflegeberatung/pflegeberatung.jsp (letzter Zugriff: 19.2.2023).

GKV-Spitzenverband (Hrsg.). Modellprojekt im Rahmen der trägerneutralen Pflegeberatung. Beratungsleitfaden. 2008. Aus: www.gkv-spitzenverband.de/media/dokumente/pflegeversicherung/forschung/projekte_unterseiten/case_und_care/Anhang_I_Beratungsleitfaden_Maerz_2008_10285.pdf (letzter Zugriff: 25.2.2023).

Goldfried M R, Davial J. The role of relationship and technique in therapeutic change. In: Psychotherapy, (42), 2005, S. 241–430.

Gudjons H. Pädagogisches Grundwissen. Überblick - Kompendium - Studienbuch. 5., durchges. und erg. Auflage., 32.–45. Tsd. Bad Heilbrunn: Klinkhardt Verlag, 1999.

Grawe K, Donati R, Bernauer F. Psychotherapie im Wandel. Von der Konfession zur Profession. 5., unveränd. Auflage. Göttingen: Hogrefe Verlag, 2001.

Gruber T. Gedächtnis. 2. Auflage. Basiswissen Psychologie. DOI: doi.org/10.1007/978-3-531-92096-2. Wiesbaden: Springer-Verlag GmbH Deutschland, ein Teil von Springer Nature, 2018.

Grundgesetz für die Bundesrepublik Deutschland. Artikel 1. Aus: www.gesetze-im-internet.de/gg/art_1.html (letzter Zugriff: 19.2.2023).

Grundgesetz für die Bundesrepublik Deutschland. Artikel 2. Aus: www.gesetze-im-internet.de/gg/art_2.html (letzter Zugriff: 19.2.2023).

Hager W (Hrsg.). ( ): Evaluation psychologischer Interventionsmaßnahmen. Standards und Kriterien: ein Handbuch. 1. Auflage. Bern: Huber Verlag, 2000.

Hager W. Zur Wirksamkeit von Interventionsprogrammen. Allgemeine Kriterien der Wirksamkeit von Programmen in einzelnen Untersuchungen. In: Willi Hager (Hrsg.): Evaluation psychologischer Interventionsmaßnahmen. Standards und Kriterien: ein Handbuch. 1. Auflage. Bern: Huber Verlag, 2000, S. 153–168.

Hausmann C. Kommunikation in der Pflege. Grundlagen für die Praxis. 2., überarbeitete Auflage. Wien: Facultas Verlag, 2020.

Hobfoll S E. Conservation of Resources. A New Attempt at Conceptualizing Stress. In: American Psychologist 44 (3), 1989, S. 513–524.

Hobfoll S E, Buchwald P. Die Theorie der Ressourcenerhaltung: Implikationen für den Zusammenhang von Stress und Kultur. In: Genkova P, Ringeisen T, Leong F T L (Hrsg.). Handbuch Stress und Kultur. Interkulturelle und kulturvergleichende Perspektiven. Wiesbaden: Springer Verlag, 2013, S. 127–138.

Höhne S. Behaviorismus. Aus : www.lernpsychologie.net/lerntheorien/behaviorismus (letzter Zugriff: 25.2.2023).

ICN - International Council of Nurses: Der ICN-Ethikkodex für Pflegefachpersonen. Überarbeitet 2021. Aus: www.dbfk.de/de/presse/meldungen/2021/ICN-Ethikkodex-fuer-professionell-Pflegende-aktualisiert.php (letzter Zugriff: 25.2.2023).

Klemperer D. Shared Decision Making und Patientenzentrierung – vom Paternalismus zur Partnerschaft in der Medizin. Teil 2: Risikokommunikation, Interessenkonflikte, Effekte von Patientenbeteiligung. Balint 2005; 6 (4), S. 115–123.

Knelange C, Chieron M. Beratung in der Pflege – Als Aufgabe erkannt und professionell ausgeübt? Darstellung der Ergebnisse zweier qualitativer Studien aus stationären Bereichen der psychiatrischen und somatischen Krankenpflege. Pflege und Gesellschaft. 2005; 5(1): S. 4–11.

Koch-Straube U. Beratung in der Pflege. 2. vollständig überarbeitete Auflage. Bern: Verlag Hans Huber, Hogrefe AG, 2008.

Kotsch L, Hitzler R. Selbstbestimmung trotz Demenz? Ein Gebot und seine praktische Relevanz im Pflegealltag. Weinheim: Belz Juventa, 2013.

Krapp A, Weidenmann B (Hrsg.). Pädagogische Psychologie. Ein Lehrbuch. 5., vollst. überarb. Auflage. Anwendung Psychologie. Weinheim: Beltz PVU, 2006.

Krause F. Shared Decision Making bei seltenen Erkrankungen. Ethik in der Medizin 2019;31(2), S. 131–141

Kuhlmann A M, Sauter W. Innovative Lernsysteme. Kompetenzentwicklung mit Blended Learning und Social Software. Berlin, Heidelberg: Springer-Verlag (X.media.press), 2008.

Kuhlmann A, Tesch-Römer C. Autonomie trotz Multimorbidität. Ressourcen für Selbstbestimmung im Alter. Göttingen: Hogrefe Verlag, 2013.

Lazarus R S, Folkman S. Stress, appraisal, and coping. 11. Auflage. New York: Springer-Verlag, 2015.

Lippke S, Renneberg B. Theorien und Modelle des Gesundheitsverhaltens. In: Babette Renneberg und Philipp Hammelstein (Hrsg.): Gesundheitspsychologie. Berlin, Heidelberg: Springer Medizin Verlag Heidelberg (Springer-Lehrbuch), 2006, S. 35–60. Aus: userpage.fu-berlin.de/~slippke/d-home/skalen/Lippke&Renneberg(2006)_Theorien.pdf (letzter Zugriff: 25.2.2023).

Lopez F G, Melendez M C, Sauer E M, Berger E, Wyssmann J. Internal working models, self-reported problems, and help-seeking attitudes among college students. In: Journal of Counseling Psychology (45), 1998, S. 79–83.

Ludt S, Szecsenyi J. Motivation von Patienten und Ärzten. In: C. Tophoven (Hrsg.): Disease-Management-Programme. Die Chance nutzen. 1. Auflage. Köln: Deutscher Ärzte-Verlag, 2005, S. 123–141.

Mandl H, Prenzel M, Gräsel C. Das Problem des Lerntransfers in der betrieblichen Weiterbildung. In: Unterrichtswissenschaft 20, 1992, S. 126–143.

Manthei R J. What can clients tell us about seeking counselling and their experience of it? In: International Journal of Advancement of Counselling (4), 2005, S. 541–555.
Mantz S. Entschleunigen Sie Ihre Sprache! In: Schwester Pfleger. (55), 2016, S. 32–35.
Michalak J, Schulte D. Zielkonflikte und Therapiemotivation. In: Zeitschrift für Klinische Psychologie und Psychotherapie (31), 2002, S. 213–219.
Müller A (Hrsg.). Konstruktivismus und Kognitionswissenschaft. Kulturelle Wurzeln und Ergebnisse; Heinz von Foerster gewidmet. Unter Mitarbeit von Heinz von Foerster. Sonderband der Veröffentlichungen des Instituts Wiener Kreis. 2., aktualisierte und erw. Auflage. Wien: Springer-Verlag, 2001.
Noack R H. Salutogenese: Ein neues Paradigma in der Medizin? I. In: Hans Helge Bartsch (Hrsg.): Salutogenese in der Onkologie. [Symposium im Februar 1996 in Freiburg; das Expertengespräch "Das Prinzip Gesundheit" im März 1996 in Grindelwald, Schweiz, ergänzte den erreichten Diskussionsstand]; mit 5 Tabellen. Basel: Karger (Tumortherapie und Rehabilitation, 2), 1997, S. 88–105.
Palesch A. Ambulante Pflegeberatung. Grundlagen und Konzepte für die Praxis. 1. Auflage. Stuttgart: Kohlkammer, 2012.
Petzold T D.: Kriterien für eine salutogenetische Orientierung. Dachverband Salutogenese. In: Der Mensch. 39-1, 2008.
Posner M I, Rafal R D. Cognitive theories of attention and the rehabilitation of attentional deficits. Aus: www.researchgate.net/publication/232458820_Cognitive_theories_of_attention_and_the_rehabilitation_of_attentional_deficits. (letzter Zugriff: 25.2.2023).
Rabe M. Würdewahrende Pflege – eine Illusion? Organisationale Rahmenbedingungen pflegerischer Praxis. In: Welsh C, Ostgathe C, Frewer A, Bielefeldt H (Eds.), Autonomie und Menschenrechte am Lebensende. DOI: doi.org/10.14361/9783839437469-008. Bielefeld: transcript Verlag, 2016, S. 165-184.
Reibnitz C von, Sonntag K, Strackbein D. Patientenorientierte Beratung in der Pflege. Leitfäden und Fallbeispiele. ISBN 978-3-662-53027-6 ISBN 978-3-662-53028-3. DOI: 10.1007/978-3-662-53028-3. Berlin Heidelberg: Springer-Verlag, 2017.
Renneberg B, Hammelstein P (Hrsg.). Gesundheitspsychologie. Berlin, Heidelberg: Springer Medizin Verlag, 2006.
Riedl A. Grundlagen der Didaktik. Pädagogik. Stuttgart: Steiner Verlag, 2006.
Riedel A, Behrens J, Giese C, Geiselhart M, Fuchs G, Kohlen H, Pasch W, Rabe M, Schütze L. Zentrale Aspekte der Ethikkompetenz in der Pflege Empfehlungen der Sektion Lehrende im Bereich der Pflegeausbildung und der Pflegestudiengänge in der Akademie für Ethik in der Medizin e. V. In: Ethik in der Medizin (2), 2017.
Ringeisen T. Stressbewältigung im Kulturvergleich. In: Genkova P, Ringeisen T, Leong F T L (Hrsg.). Handbuch Stress und Kultur. Interkulturelle und kulturvergleichende Perspektiven. Wiesbaden: Springer-Verlag, 2013, S. 255–278.
Saunders S M. Applicants experience of the process of seeking therapy. In: Psychotherapy, (30), 1993, S. 554–564.
Scheibler F, Schwantes U, Kapmann M, Pfaff H. Shared decision-making. GWW 2005; 1 (5), S. 23–31.
Schaeffer D, Dewe B. Zur Interventionslogik von Beratung in Differenz zu Information, Aufklärung und Therapie. In: Schaeffer D, Schmidt-Kaehler S. Lehrbuch Patientenberatung. Bern: Hans Huber Verlag, 2012.
Schmal J. Aufbauwissen Pflege. Berufliches Selbstverständnis. München: Elsevier GmbH, 2022.
Schraut V, Trögner J. Pflege Heute. Geriatrische Pflege. München: Elsevier GmbH, 2020.
Setiawan J L. Willingness to seek counselling, and factors that facilitate and inhibit the seeking of counselling in Indonesian undergraduate students. In: British Journal of Guidance & Counselling (34), 2006, S. 403–419.
Sexton T L, Whiston S C. The status of counseling relationship. An empirical review, theoretical implications, and research directions. In: Counseling Psychologist (22), 1994, S. 6–78.
Seibt A C. Modell der Gesundheitsüberzeugungen. Health Belief Model. In: Stephan Blümel, Peter Franzkowiak und Lotte Kaba-Schönstein (Hrsg.): Leitbegriffe der Gesundheitsförderung und Prävention. Glossar zu Konzepten, Strategien und Methoden. Neuausgabe. Gamburg: Verlag für Gesundheitsförderung, 2011, S. 377–380.
Seibt A C. Erklärungs- und Veränderungsmodelle I: Einstellungs- und Verhaltensänderungen. In: Bundeszentrale für gesundheitliche Aufklärung (BZgA) (Hrsg.) 2018: Leitbegriffe der Gesundheitsförderung und Prävention. Glossar zu Konzepten, Strategien und Methoden. DOI: doi.org/10.17623/BZGA:Q4-LBPGF-22, 2016, S. 74–86.
Seibt A C. Erklärungs- und Veränderungsmodelle II: Stufen und Phasen von Planungs- und Veränderungsprozessen. In: Bundeszentrale für gesundheitliche Aufklärung (BZgA) (Hrsg.) 2018: Leitbegriffe der Gesundheitsförderung und Prävention. Glossar zu Konzepten, Strategien und Methoden. 2016, S. 87–99. Aus: www.leitbegriffe.bzga.de/alphabetisches-verzeichnis/erklaerungs-und-veraenderungsmodelle-ii-stufen-und-phasen-von-planungs-und-veraenderungsprozessen/ (letzter Zugriff: 25.2.2023).
Sharkin B S, Plageman P M, Coulter L P. Help-seeking and non-help-seeking student's perceptions of own and peer's mental health functioning. In: Journal of College Counseling (8), 2005, S. 65–73.
Sloga M. Förderung von Lerntransfer. In: Jurij Ryschka (Hrsg.): Praxishandbuch Personalentwicklung. Wiesbaden: Springer Fachmedien, 2011, S. 339–368.
Sozialgesetzbuch (SGB V). Fünftes Buch. Gesetzliche Krankenversicherung.
- § 39 Krankenhausbehandlung. Aus: www.gesetze-im-internet.de/sgb_5/__39.html (letzter Zugriff: 25.2.2023).
- § 45a SGB XI Angebote zur Unterstützung im Alltag, Umwandlung des ambulanten Sachleistungsbetrags (Umwandlungsanspruch), Verordnungsermächtigung.

Aus: www.sozialgesetzbuch-sgb.de/sgbxi/45a.html (letzter Zugriff: 25.2.2023).
- § 45b SGB XI Entlastungsbetrag. Aus: www.sozialgesetzbuch-sgb.de/sgbxi/45b.html (letzter Zugriff: 25.2.2023).
- § 92 Richtlinien des Gemeinsamen Bundesausschusses. Aus: www.gesetze-im-internet.de/sgb_5/__92.html (letzter Zugriff: 25.2.2023).

Sozialgesetzbuch (SGB IX). Neuntes Buch. Rehabilitation und Teilhabe von Menschen mit Behinderungen. § 32 Ergänzende unabhängige Teilhabeberatung; Verordnungsermächtigung. Aus: www.gesetze-im-internet.de/sgb_9_2018/__32.html (letzter Zugriff: 25.2.2023).

Sozialgesetzbuch (SGB XI). Elftes Buch. Soziale Pflegeversicherung.
- § 2 Selbstbestimmung. Aus: www.gesetze-im-internet.de/sgb_11/__2.html (letzter Zugriff: 19.2.2023).
- § 7a SGB XI Pflegeberatung. Aus: www.gesetze-im-internet.de/sgb_11/__7a.html. (letzter Zugriff: 25.2.2023).
- § 7b Pflicht zum Beratungsangebot und Beratungsgutscheine. Aus: www.gesetze-im-internet.de/sgb_11/__7b.html (letzter Zugriff: 25.2.2023).
- § 7c Pflegestützpunkte, Verordnungsermächtigung. Aus: www.gesetze-im-internet.de/sgb_11/__7c.html (letzter Zugriff: 25.2.2023).
- § 37 SGB XI Pflegegeld für selbst beschaffte Pflegehilfen. Aus: www.sozialgesetzbuch-sgb.de/sgb_11/__37.html (letzter Zugriff: 25.2.2023).
- § 45 SGB XI Pflegekurse für Angehörige und ehrenamtliche Pflegepersonen. Aus: www.sozialgesetzbuch-sgb.de/sgb_11/__45.html (letzter Zugriff: 25.2.2023).
- § 113a Expertenstandards zur Sicherung und Weiterentwicklung der Qualität in der Pflege. Aus: www.gesetze-im-internet.de/sgb_11/__113a.html (letzter Zugriff: 25.2.2023).

Stangl W. black-box. Online Lexikon für Psychologie und Pädagogik. 2017. Linz. Aus: lexikon.stangl.eu/4186/black-box/ (letzter Zugriff: 25.2.2023).

Stiftung für Salutogenese gGmbH. Salutogenese - neue Erkenntnisse schaffen! Kriterien für salutogenetische Orientierung. Hrsg. v. Stiftung für Salutogenese gemeinnützige GmbH. Bad Gandersheim. 2013. Aus: https://salutogenese-zentrum.de/neu-denken/. (letzter Zugriff: 25.2.2023).

Steinkamp N, Gordijn B. Ethik in Klinik und Pflegeeinrichtung. 3. Auflage. Neuwied: Luchterhand Verlag, 2009.

Steinkamp N, Gordijn B. Die Nimwegner Methode für ethische Fallbesprechungen. Rheinisches Ärzteblatt 2000;5: S. 22–23.

Stiftung ZQP. Zentrum für Qualität in der Pflege. Berufliches Selbstverständnis. Haltung überdenken: Selbstverständnis und Einstellungen. Arbeitsblatt. 2021.

Stiftung ZQP. Zentrum für Qualität in der Pflege. Einblick Gute Pflegeberatung. Aus: www.zqp.de/pflegeberatung/. (letzter Zugriff: 10.3.2023).

Stiftung ZQP. Zentrum für Qualität in der Pflege. Ethische Fallbesprechung. www.zqp.de/wp-content/uploads/zqp-pflegecharta-methode-fallbesprechung.pdf. (letzter Zugriff: 10.3.2023).

Stollberg G. Informed Consent und Shared Decision Making. Ein Überblick über Medizinische und sozialwissenschaftliche Literatur. Soziale Welt. 59(4), 2008, S. 397–411.

Terborg B. Pflegeberatung und Angehörigenedukation. In: Schraut, V.; Trögner; J. Pflege Heute. Geriatrische Pflege. München: Elsevier GmbH, 2020.

Tophoven C (Hrsg.). Disease-Management-Programme. Die Chance nutzen. 1. Auflage. Köln: Deutscher Ärzte-Verlag, 2005.

Uzarewicz C, Uzarewicz M. Das Weite suchen – Einführung in eine phänomenologische Anthropologie für Pflege. Stuttgart: Lucius & Lucius, 2005.

Warschburger P. Beratungspsychologie. 1. Auflage. Berlin Heidelberg: Springer-Verlag, 2009.

Weinstein N D. Testing four competing theories of health-protective behavior. In: Health Psychology (12), 1993, S. 324–333.

Wittchen H-U, Jacobi F. Die Versorgungssituation psychischer Störungen in Deutschland. Eine klinisch-epidemiologische Abschätzung anhand des Bundes-Gesundheitssurveys 1998. In: Bundesgesundheitsblatt (44), 2001, S. 993–1000.

Wittmann M, Kagerer F., Pöppel E. Wie, wann und was können wir lernen? Zeitliche und räumliche Merkmale sensomotorischer Koordination. In: Zentralblatt für Chirurgie 124, 1999, S. 876–883.

Wunder M. Demenz und Selbstbestimmung. DOI: doi.org/10.1007/s00481-007-0529-z. In: Ethik in Medizin 20, 2008, S. 17–25. Aus: slideheaven.com/demenz-und-selbstbestimmung.html. (letzter Zugriff: 25.2.2023).

World Health Organization (WHO). Ottawa-Charta zur Gesundheitsförderung, 1986. Aus: www.euro.who.int/__data/assets/pdf_file/0006/129534/Ottawa_Charter_G.pdf (letzter Zugriff: 25.2.2023).

Lernsituationen

5

In diesem abschließenden Kapitel besteht die Möglichkeit das inhaltliche Wissen, das in den vorhergehenden Kapiteln vermittelt wurde, mit einigen exemplarischen Lernsituationen zu verknüpfen, anzuwenden und zu reflektieren. Dies soll ermöglichen, das erzielte Wissen zu festigen, zu erweitern und den so bedeutsamen Praxisbezug herzustellen.

5.1 Einführung

Die in ► Tab. 5.1 aufgeführten **Lernsituationen** weisen u. a. folgende Merkmale auf:

- Zunehmende Steigerung der Komplexität und der Abstraktionsebenen
- Unterschiedliche Anwendungsgebiete der Themenbereiche Kommunikation und Beratung im pflegerischen Alltag
- Steigende Anforderungen in der Bearbeitung der Fallbeispiele angelehnt an die Taxonomiestufen nach BLOOM

Wichtig

Die Lernsituationen stellen **keine** Prüfungsaufgaben dar, sondern sollen Ihnen dabei helfen, Ihr Wissen aus „Aufbauwissen Pflege – Kommunikation und Beratung" zu festigen, auszubauen und Ihnen Gelegenheit geben, es anhand von exemplarischen Praxissituationen anzuwenden.

Tab. 5.1 Prüfungen mit ergänzenden Erläuterungen

Prüfung	Zeitpunkt und Zielsetzung	Kompetenzbereiche	Konsequenzen
Zwischenprüfung	Dient der Prüfung und Ermittlung des Ausbildungsstands zum Ende des zweiten Ausbildungsdrittels	Siehe Anlage 1 PflAPrV (zu § 7 Satz 2) Kompetenzen für die Zwischenprüfung nach § 7	Die Ausbildung kann zunächst unabhängig vom Ergebnis der Zwischenprüfung fortgesetzt werden. Lässt das Ergebnis allerdings darauf schließen, dass das Erreichen des Ausbildungsziels gefährdet ist, prüfen die Träger der praktischen Ausbildung und der Pflegeschule gemeinsam, welche Maßnahmen zum Erreichen des Ausbildungserfolgs erforderlich sind, und ergreifen diese dann.
Abschlussprüfung	Dient der Ermittlung des Ausbildungserfolgs am Ausbildungsende. Sie umfasst je einen schriftlichen, mündlichen und praktischen Teil	Siehe Anlage 2 PflAPrV (zu § 9 Abs. 1 Satz 2) Kompetenzen für die staatliche Prüfung nach § 9 zur Pflegefachfrau oder zum Pflegefachmann	Die staatliche Prüfung ist dann bestanden, wenn alle Prüfungsbestandteile mit mindestens „ausreichend" benotet wurden. Jede Aufsichtsarbeit kann einmal wiederholt werden. Es ist dann eine Ausbildungsverlängerung erforderlich, wenn: • Alle schriftlichen Aufsichtsarbeiten nicht bestanden wurden • Die praktische Prüfung nicht bestanden wurde • Alle Teile der Prüfung nicht bestanden wurden • Dem Vorsitzenden des Prüfungsausschusses sowie den Fachprüfern eine solche als sinnvoll erscheint
Bachelorprüfung	Dient der Ermittlung des Studienerfolgs am Ende des Studiums. Sie umfasst je einen schriftlichen, mündlichen und praktischen Teil	Siehe PflAPrV Anlage 5 (zu § 35 Abs. 2, § 36 Abs. 1, § 37 Abs. 1) Kompetenzen für die Prüfung der hochschulischen Pflegeausbildung nach § 32	Die hochschulische Pflegeausbildung ist erfolgreich abgeschlossen, wenn sowohl der hochschulische als auch der staatliche Prüfungsteil bestanden sind. Jede Modulprüfung, die Teil der staatlichen Überprüfung ist, kann einmal wiederholt werden, wenn die zu prüfende Person die Note mangelhaft oder ungenügend erhalten hat.

5.2 Zwischenprüfung

Lernsituation „Das Feedbackgespräch"

In der Lernsituation „**Das Feedbackgespräch**" werden Ihnen drei Abschnitte eines zusammenhängenden Fallbeispiels vorgestellt. Konzentrieren Sie sich bei der Bearbeitung der Reihe nach auf die einzelnen Abschnitte und behandeln Sie hierbei die jeweiligen Fragestellungen nach und nach.

Tipp

Zeitvorschlag für Fortgeschrittene

Sie stellen sich der Herausforderung, neben der inhaltlichen Auseinandersetzung auch den zeitlichen Aspekt zu berücksichtigen? Dann versuchen Sie, die nachfolgenden Zeitempfehlungen einzuhalten:

- Fallbeispiel „Einleitung": ca. 5 Min.
- Fallbeispiel „Ein positives Feedback kommt nicht immer positiv an." ca. 45 Min.
- Fallbeispiel „Kollegiale Beratung für Tamara Miller – oder doch besser eine Supervision oder ein Coaching?" ca. 30 Min.
- Fallbeispiel „Ich verstehe Dich nicht, Du verstehst mich nicht!" ca. 40 Min.

Fallbeispiel

Einleitung

Das jährliche Feedbackgespräch steht an.
Lisa Schütz und Tamara Miller sind beide Pflegefachfrauen. Sie haben vor einem Jahr gemeinsam ihre Ausbildung abgeschlossen und arbeiten seitdem weiter in ihrem ehemaligen Ausbildungsunternehmen, das die beiden nach ihrer Ausbildung sehr gerne übernommen hat.
Am Freitag steht bei den beiden ihr erstes Feedback- bzw. Zielvereinbarungsgespräch an, an dem sie als fertig ausgebildete Pflegefachfrauen teilnehmen werden.
Im Rahmen ihrer Ausbildung haben die beiden bisher immer eine absolut positive Rückmeldung von ihrer Stationsleitung Frau Meißen im Rahmen eines solchen Feedbackgesprächs bekommen. Beide bemessen diesem Feedback schon immer eine hohe Bedeutung zu. Klar, dass Lisa Schütz und Tamara Miller etwas aufgeregt sind.

Aufgaben

Einleitung

1. Lesen Sie sich das Fallbeispiel durch und versetzen Sie sich in die Lage von Tamara Miller und Lisa Schütz.
2. Dabei könnte es Ihnen helfen, wenn Sie sich ein eigenes erlebtes Feedbackgespräch, z.B. in Form eines Praxisbesuchs der Lehrkraft oder eines Praxisanleitungsgesprächs vor Augen führen.
3. Notieren Sie sich hierbei mögliche Gefühle oder Erwartungshaltungen, die Sie damit verknüpfen.

Fallbeispiel

Ein positives Feedback kommt nicht immer positiv an.

Es ist Freitag, 10:00 Uhr, und **Lisa Schütz** betritt das Büro ihrer Stationsleitung Frau Meißen für das Feedbackgespräch. Innerhalb des Gesprächs stellt sich heraus, dass Frau Meißen äußerst zufrieden mit der Arbeitsleistung von Lisa Schütz ist. Sie erhält viel Lob und Anerkennung. Abschließend spricht Frau Meißen einen kleinen Kritikpunkt an, der innerhalb einer Zielvereinbarung fixiert wird und Orientierung für das nächste Feedbackgespräch bieten soll.
Frau Meißen bittet Lisa Schütz darum, ihre Dokumentationsinhalte sowie die ihr zugeteilten Pflegeplanungen zukünftig immer zeitnah und kontinuierlich zu aktualisieren und zu evaluieren.
Wenig später verlässt Lisa Schütz fröhlich das Büro von Frau Meißen. Sie freut sich sehr über das positive Feedback, das sie erhalten hat und ist insbesondere deshalb sehr motiviert, die ihr aufgezeigten Kritikpunkte bis zum nächsten Feedbackgespräch zu verbessern. Ihr Ziel ist es, dass keinerlei Kritikpunkte mehr an ihrer Arbeit bestehen. Diesen Anspruch hat sie in ihrer Arbeit an sich selbst.
Als nächstes betritt **Tamara Miller** das Büro von Frau Meißen. Sie erhält exakt die gleiche Rückmeldung. Frau Meißen ist sehr zufrieden mit ihrer Arbeitsleistung und spricht auch ihr viel Lob und Anerkennung aus. Der einzige Kritikpunkt ist auch hier die zeitnahe und kontinuierliche Aktualisierung und Evaluation der ihr zugeteilten Dokumentation und Pflegeplanung.
Ganz im Gegensatz zu Lisa Schütz ist Tamara Miller sehr unzufrieden mit dieser Rückmeldung. Sie hatte nicht damit gerechnet, dass etwas an ihrer Arbeit kritisiert wird. In ihrer gesamten Ausbildungszeit ist dies nie passiert.

Aufgaben

Untersuchen Sie das Fallbeispiel nach Gründen dafür, warum sich dieses identische Feedback so unterschiedlich auf die beiden (aus-)gewirkt haben könnte. Verwenden Sie die folgenden Modelle:

1. Das Kommunikationsquadrat nach Friedemann Schulz von Thun. Legen Sie hierbei den Fokus auf das „Vier-Ohren-Modell“ und stellen Sie das von Lisa Schütz dem von Tamara Miller gegenüber. Der Ausgangspunkt liegt in der gesendeten Nachricht (das Feedback) von Frau Meißen.
2. Das Johari-Window nach Joseph Luft und Harry Ingham – stellen Sie auch hier das Johari-Window von Lisa Schütz dem Johari-Window von Tamara Miller gegenüber.
3. Das Eisbergmodell – skizzieren Sie hierbei denkbare Anteile in je einem eigenen Modellentwurf für Tamara Miller und Lisa Schütz.

Wählen Sie hierbei zwei dieser drei Modelle zur Bearbeitung aus und verknüpfen Sie Ihre Antworten mit Ihren Notizen über mögliche Gefühle oder Erwartungen.

Fallbeispiel

Kollegiale Beratung für Tamara Miller – oder doch besser eine Supervision bzw. ein Coaching?

Lisa Schütz und Tamara Miller tauschen sich nach ihren Feedbackgesprächen aus. Lisa kann daraufhin Tamara Millers Enttäuschung gar nicht nachvollziehen. Sie versucht, ihre Motivation auch auf Tamara Miller zu übertragen. Dies funktioniert jedoch nicht. Sie ist sehr betrübt und zweifelt sogar daran, ob es die richtige Entscheidung war, diesen Berufsweg einzuschlagen.
Lisa Schütz und Tamara Miller ziehen sich in ihr Stationszimmer zurück. Hier treffen Sie auf ein paar Kolleginnen und Kollegen, die sich um Medikamente und Dokumentation kümmern. Nachdem diese erkennen, dass Tamara Miller sehr frustriert ist, versuchen sie Tamara Miller ebenfalls aufzuheitern und kleiden ihr das erhaltene Feedback in andere Worte mit dem Ziel, ihren Blickwinkel darauf zu verändern und eine andere Wirkung für sie aus dem Gesagten herzustellen.

Aufgaben

1. Versetzen Sie sich weiter in das Fallbeispiel. Inwiefern kann eine solch (spontane) kollegiale Beratungssituation hilfreich sein?
2. Was wären in dieser Situation ggf. Vorteile einer Einzelsupervision für Tamara Miller?
3. Was wären in dieser Situation ggf. Vorteile eines Einzelcoachings für Tamara Miller?

Fallbeispiel

Ich verstehe Dich nicht, Du verstehst mich nicht!

Tamara Millers Kolleginnen und Kollegen haben ihr nahegelegt, dass sie in ihrer momentanen Verfassung erneut das Gespräch mit Frau Meißen suchen sollte, um ihr mitzuteilen, was das Feedbackgespräch in ihr ausgelöst hat. Begeistert ist Tamara Miller von diesem Vorschlag nicht. Schließlich fühlt es sich für sie nun so an, als könnte Frau Meißen sie weder als Mitarbeiterin schätzen noch die Qualität ihrer Arbeit richtig bewerten.
Nach einigen Gesprächen lässt sich Tamara Miller überreden und vereinbart doch noch einen neuen Gesprächstermin mit ihrer Stationsleitung.
Tamara Miller geht in die Gesprächssituation merklich schlecht gelaunt hinein und gibt sich des Weiteren äußerst wortkarg gegenüber Frau Meißen. Als diese genauer nach den Gründen fragt, platzt es nur so aus Tamara Miller heraus. Sie macht ihrem Ärger und ihrer Enttäuschung ungefiltert Luft und teilt mit, dass sie nicht verstehen könne, warum ihre Arbeitsleistung plötzlich kritisiert wird.
Frau Meißen versucht in ihrer weiteren Gesprächsführung auf der Sachebene bzw. aus dem Erwachsenen-Ich zu kommunizieren. Sie möchte Tamara Miller beispielsweise erklären, dass sich der Bewertungsmaßstab sowie bestimmte Anforderungs- und Verantwortungsbereiche als ausgebildete Pflegefachfrau verändert und spezifiziert haben. Hierbei müsse die gesamte Arbeitsleistung anders und konkreter bewertet und entsprechende Ziele zur Steigerung der Leistung gesetzt werden, darauf müsse sie sich jetzt einfach einstellen und die Situation nicht so persönlich nehmen und überbewerten. Sie solle sich zudem ein Beispiel an Lisa Schütz nehmen, die sich sehr über ihr Feedback gefreut hat und sogar äußerst motiviert aus dem Gespräch gegangen ist und das neu gesteckte Ziel erreichen möchte.

Aufgaben

1. Untersuchen Sie die bestehende Gesprächsstruktur anhand der drei verschiedenen Ich-Zustände der Transaktionsanalyse und identifizieren Sie, wer sich hier in welchem Zustand befindet.
2. Skizzieren Sie beispielhaft, wie sich ein Gespräch zwischen Frau Meißen und Tamara Miller nach der Transaktionsanalyse von Erwachsenen-Ich zu Erwachsenen-Ich von beiden Seiten ausgestalten könnte.
3. Skizzieren Sie beispielhaft, wie sich ein Gespräch darüber anhand der Gewaltfreien Kommunikation von beiden Seiten ausgestalten könnte.

5.3 Abschlussprüfung

Lernsituation „Das Drama um den Pfingsturlaub"

Die **Lernsituation „Das Drama um den Pfingsturlaub"** ist eine komplexere Fallsituation. Sie müssen hierbei Wissensinhalte aus den Bereichen Kommunikation und Konfliktgeschehen einbringen und verknüpfen.

- **Variante 1 – Basiswissen:** Sie benötigen noch eine inhaltliche Auseinandersetzung mit diversen Themen? Bearbeiten Sie die erste Aufgabenstellung.
- **Variante 2 – erweitertes Wissen:** Sie haben sich ausreichend mit dem notwendigen Hintergrundwissen auseinandergesetzt? Bearbeiten Sie die zweite Aufgabenstellung.
- **Variante 3 – vertieftes Wissen:** Bearbeiten Sie die zweite Aufgabenstellung unter realitätsgetreuen Rahmenbedingungen (keine Hilfsmittel, 120 Min. Zeit).

Fallbeispiel

Das Drama um den Pfingsturlaub

John Singer fühlt sich ungerecht behandelt. Er benötigt nächstes Jahr dringend an Pfingsten Urlaub. Sein Freundeskreis möchte in diesen Wochen mit ihm in den Urlaub fahren. Eine Verlegung ist aus verschiedenen Gründen hierbei nicht möglich. Für John gestaltet sich dieses Vorhaben bei der Urlaubsvorbesprechung allerdings schwierig. Seine Kollegin Vera Koppa und sein Kollege Jens Uda müssen innerhalb der Ferienzeiten bevorzugt behandelt werden, da beide mindestens ein Kind im Kindergarten- und Grundschulalter haben und daher innerhalb der Ferienzeiten Urlaub nehmen müssen. Dies führt dazu, dass John seinen Pfingsturlaub verwehrt bekommt, zu viele Mitarbeitende der Station wären ansonsten zeitgleich im Urlaub.

John Singer ist daraufhin sehr verärgert und die Zusammenarbeit entwickelt sich von Tag zu Tag schwieriger. John Singer geht insbesondere Vera Koppa, Jens Uda und seiner Pflegedienstleitung Marc Wallner wo möglich aus dem Weg. Miteinander gesprochen wird nur noch darüber, was unbedingt sein muss. Er weicht jeglichem Blickkontakt aus und versucht Situationen so weit möglich zu vermeiden, in denen er mit diesen Personen aufeinandertrifft. In der Übergabe oder in anderen Besprechungen werden nur die wichtigsten Informationen ausgetauscht, mehr Interaktion und Kommunikation gibt es aktuell nicht. Außerdem lässt John Singer seinen Frust über die Situation und das Gefühl ungerecht behandelt zu werden an anderen Kolleginnen und Kollegen aus. Er argumentiert hierbei mit Aussagen wie beispielsweise: „Immer werden die mit den Kindern bevorzugt. Das kann doch in der heutigen Zeit nicht mehr angehen. Was ist mit dem Recht auf Gleichberechtigung? Nur weil man ein Kind hat, kann das doch nicht sein, dass man immer bevorzugt wird."

Die Konfliktdynamik wirkt sich mittlerweile schon mehrere Tage auf die gesamte Teamarbeit aus. Verschiedene Kollegen und Kolleginnen beziehen Partei. Andere wollen sich hierbei raushalten.

Aufgabe 1

Basiswissen

Untersuchen Sie den vorliegenden Konflikt und ordnen Sie anhand einer kurzen Erklärung folgende Konfliktmerkmale ein:

1. Konfliktkonstellation
2. Konfliktebenen
3. Konfliktmuster
4. Konfliktphase und -stufe

Aufgabe 2

Erweitertes und vertieftes Wissen

Erweitertes Wissen

1. Mithilfe welcher Interventionen kann in dieser Konfliktsituation eine Konfliktbearbeitung möglich sein?
2. Erklären Sie, ob Sie hierbei eine deeskalierende oder eskalierende Konfliktintervention als wirkungsvoller sehen und begründen Sie Ihre Antwort kurz mit einer Erklärung.
3. Führen Sie kurz auf, welche grundsätzlichen Voraussetzungen erfüllt sein müssen, um eine Konfliktlösung möglich zu machen.

Vertieftes Wissen

4. Untersuchen Sie die Konfliktdynamik anhand konflikthafter Kommunikationsmuster in Bezug auf das Dramadreieck.
5. Können Sie das Konfliktgeschehen einem der „Spiele der Erwachsenen" nach Eric Berne zuordnen? Erklären Sie das von Ihnen gewählte Spiel und die Parallelen zum Verhalten von John Singer. Erscheint Ihnen keines von den „Spielen" als passend erläutern Sie warum.

5.4 Bachelorprüfung

Lernsituation „Herr Braun will einfach nicht"

Die **Lernsituation „Herr Braun will einfach nicht"** ist eine hochkomplexe Fallsituation, bei der Sie Ihr Wissen aus Kommunikation und Beratung im Begründungsrahmen heranziehen können:

- **Variante 1 – Basiswissen:** Sie benötigen noch eine inhaltliche Auseinandersetzung mit diversen Themen? Bearbeiten Sie die erste Aufgabenstellung.
- **Variante 2 – erweitertes Wissen:** Sie haben sich ausreichend mit dem notwendigen Hintergrundwissen auseinandergesetzt? Bearbeiten Sie die zweite Aufgabenstellung.
- **Variante 3 – vertieftes Wissen:** Bearbeiten Sie die zweite Aufgabenstellung unter realitätsgetreuen Rahmenbedingungen (keine Hilfsmittel, 120 Min. Zeit).

Fallbeispiel

Herr Braun will einfach nicht

Arthur Braun, 68 Jahre alt, wurde vor einigen Wochen zur Kurzzeitpflege in einer stationären geriatrischen Pflegeeinrichtung aufgenommen. Diese Entscheidung kam sehr plötzlich und geschah nicht freiwillig. Herr Braun hatte vor einigen Monaten einen Fahrradunfall. Er wurde von einem Auto erfasst und war schwer verletzt. Er lag viele Wochen im Krankenhaus und hatte aufgrund seiner multiplen und teilweise schwerwiegenden Verletzungen einige Operationen. Neben einem Schädel-Hirn-Trauma, zahlreichen Prellungen und Schürfwunden war das linke untere Bein so schwer verletzt, dass die Ärztinnen und Ärzte dieses trotz aller Bemühungen nicht retten konnten. Es musste unterhalb des Kniegelenks amputiert werden.

Nach vielen Wochen Krankenhausaufenthalt wurde Herr Braun in eine geriatrische Rehabilitationseinrichtung überwiesen. Hier war schon sehr bald ersichtlich, dass die aktuelle Wohnsituation von Herrn Braun in seinem Zuhause für seinen jetzigen Gesundheitsstatus absolut unzureichend ist. Ohne eine adäquate Anpassung des Wohnraums wird es für ihn nicht mehr möglich sein, dorthin zurückzukehren und allein dort zu leben. Viele Umbaumaßnahmen bzgl. Barrierefreiheit sind zuvor durchzuführen. Auch familiär hat Herr Braun keine große Anbindung bzw. Unterstützung. Die einzige Option, die abschließend noch übrig blieb, war eine Unterbringung in einer Pflegeeinrichtung im Sinne der Kurzzeitpflege zumindest für die Zeit der Renovierung und des Umbaus seiner Wohnung.

Aufgrund des aktuellen Allgemeinzustandes von Herrn Braun ist es allerdings im Moment noch nicht absehbar, ob er anschließend tatsächlich wieder nach Hause überstellt werden kann. Zu eingeschränkt ist Herr Braun aktuell in vielen seiner Fähigkeiten und Fertigkeiten.

Zudem liegt ein weiteres Problem vor. Herr Braun wirkt seit dem posttraumatischen Extremitätenverlust sehr zurückgezogen. Es macht den Eindruck, als ließe er alle Untersuchungen, Behandlungen und Versorgungsnotwendigkeiten einfach nur über sich ergehen. Eine Eigenbeteiligung und Motivation sind nicht erkennbar.

Pflegefachmann Alex Kinzel ist seit dem Einzug in die Pflegeeinrichtung häufig in Kontakt mit Herrn Braun. Er versucht ihn immer wieder zu motivieren, sich aktiv in Pflegehandlungen und -interventionen einzubringen, doch Herr Braun verweigert dies. Er sieht nicht einmal die Notwendigkeit, sich mit seiner Unterschenkelprothese auseinanderzusetzen und damit Geh- und Stehtraining durchzuführen. Dies meldet auch die Physiotherapie zurück. Pflegefachmann Alex Kinzel sucht immer wieder das Gespräch mit Herrn Braun, da Alex Kinzel, falls Herr Braun sein Verhalten nicht ändert, noch weitreichendere Probleme, insbesondere in der Bewegungs- und Mobilisationsfähigkeit seines Patienten befürchtet. Axel Kinzel kommuniziert in diesen Gesprächen fachlich absolut korrekt und professionell. Doch es scheint, als gäbe es kein „Durchkommen". Je mehr er versucht, Herrn Braun die Dringlichkeit und Notwendigkeit aufzuzeigen und zu erläutern, desto mehr fühlt sich Herr Braun von ihm unter Druck gesetzt. Innerhalb der letzten Versorgungssituation verwies Herr Braun Alex Kinzel sogar aus seinem Zimmer.

Aufgabe 1

Basiswissen

1. Verdeutlichen Sie die Wichtigkeit der pflegerischen Rolle innerhalb der interdisziplinären Versorgungsstruktur im Hinblick auf das Aufgabenspektrum der Pflege, das zur weiteren Einbeziehung, z. B. anhand eines psychiatrischen Konzils einberufen werden könnte, um eine mögliche Depression zu identifizieren und ggf. entsprechend zu behandeln.
2. Skizzieren Sie die entsprechenden Ansätze der Prinzipienethik nach Beauchamp und Childress, in deren Konflikt sich Alex Kinzel befindet, wenn er einerseits die destruktive Haltung von Herrn Braun anerkennen und ihn hinsichtlich spezieller rehabilitativer Übungen nicht weiter bedrängen möchte, sich andererseits aber für Herrn Braun verantwortlich fühlt und dessen Wohlergehen sowie seine künftige Selbstständigkeit im Blick hat.

Aufgabe 2

Erweitertes und vertieftes Wissen

Erweitertes Wissen

1. Stellen Sie die essenziellen Grundbedürfnisse, nach denen Menschen nach dem humanistischen Menschenbild streben, kurz dar. Erklären Sie in diesem Zusammenhang den Aspekt der Selbstaktualisierungstendenz anhand des Fallbeispiels von Herrn Braun.
2. Um eine gute Berater-Klienten-Beziehung zu entwickeln, sind drei elementare Säulen zu berücksichtigen. Zeigen Sie am vorliegenden Fallbeispiel auf, wie es aussehen könnte, wenn Alex Kinzel diese lebt. Wie könnte ein Motivationsgespräch ablaufen, das Herrn Braun dazu motiviert, rehabilitative Gehübungen, gegen die er sich im Vorfeld sperrt, doch durchzuführen?

Vertieftes Wissen

3. Verdeutlichen Sie anhand des Fallbeispiels, welche Einflussfaktoren auf die grundsätzliche Inanspruchnahme von Patientenberatung in Anlehnung an Warschburger (2009) eine Rolle spielen und zeigen Sie das Modell der „Inanspruchnahme von Patientenberatung" vom Punkt der Problemwahrnehmung bis zur Kontaktaufnahme auf.
4. Skizzieren Sie das „5-schrittige Modell des des Beratungsprozesses" und erklären Sie anhand der fünf Phasen des „Transtheoretischen Modells", wie Herr Braun mit Hilfe von Alex Kinzel, der die Rolle des Pflegeberaters wahrnimmt, die Veränderung seiner körperlichen Fitness zugunsten autonomer, höherer Lebensqualität umsetzen könnte.

5.5 Lösungsvorschläge

5.5.1 „Das Feedbackgespräch"

Lösungsvorschlag

Einleitung

Es handelt sich um einen Leseauftrag und die Gelegenheit, sich in die Situation hineinzuversetzen.

Lösungsvorschlag

Ein positives Feedback kommt nicht immer positiv an.

1. **Das Kommunikationsquadrat nach Friedemann Schulz von Thun**
   Friedemann Schulz von Thun erklärt anhand seines Kommunikationsquadrats (vier Seiten einer Nachricht) die einzelnen Ebenen, auf denen eine Nachricht zum einen gesendet (vier Schnäbel) und zum anderen empfangen (vier Ohren) werden kann. Die vier Ebenen sind die Sach-, Selbstoffenbarungs-, Beziehungs- und Appellebene.
   Fallbeispiel: Das **Vier-Ohren-Modell** übertragen auf die Reaktionen von Lisa Schütz und Tamara Miller:
   - **Lisa Schütz** reagiert sehr positiv auf das ihr rückgemeldete Feedback. Hierbei können beispielsweise folgende Aspekte zugrunde liegen:
     - Sie empfängt die Botschaft von Frau Meißen objektiv/neutral auf dem **Sachohr,** z.B. diese Aufgaben sind (gemessen an bestimmten Merkmalen) voll erfüllt, andere Aufgaben sind (gemessen an diesen Merkmalen) noch nicht voll erfüllt. Dies bietet Lisa Orientierung darüber, welche Kriterien noch ausbaufähig sind. Diese möchte sie erfüllen/erreichen.
     - Sie empfängt die Botschaft von Frau Meißen auf dem **Beziehungsohr,** z.B. „Ich finde Deine Arbeit bereits toll, Du schaffst das auch noch, diese Voraussetzungen zu erfüllen. Ich weiß, dass Du das schafft!"
     - Sie empfängt die Botschaft von Frau Meißen auf dem **Appellohr,** z.B.: „Perfektioniere Deine Arbeit auch noch in diesen Bereichen, Du schaffst das!" Auch dies bringt ein hohes Motivationslevel in Lisa zum Vorschein.
     - Sie empfängt die Botschaft von Frau Meißen auf dem **Selbstoffenbarungsohr,** z.B.: „Ich bin stolz darauf, so eine kompetente Mitarbeiterin zu haben."

     Wird die Botschaft in einer dieser Formen empfangen, wird in Lisa Schütz die Motivation geweckt, ihre Arbeitsleistung in den genannten Bereichen ebenfalls noch weiter zu steigern.
   - **Tamara Miller** reagiert negativ auf das identische Feedback.
     - Hier ist deshalb ausgeschlossen, dass sie die Botschaft auf dem **Sachohr** empfängt.
     - Es liegt eine große Wahrscheinlichkeit vor, dass Tamara Miller die Botschaft z.B. auf dem **Beziehungsohr** empfängt, z. B. „Von Dir hätte ich Besseres erwartet."
     - Empfangen auf dem **Selbstoffenbarungsohr,** hört sie z.B. heraus: „Ich bin enttäuscht von Dir."
     - Oder auf dem **Appellohr** „Deine Arbeitsleistung muss besser werden. Kümmere Dich gefälligst darum, das ist Deine Pflicht!"
2. **Das Johari-Window**
   - **Allgemein:** Das Johari-Window beschäftigt sich übergeordnet mit den Fragen, wie sich eine Person selbst beschreibt (wahrnimmt/einschätzt) und wie diese demgegenüber von anderen Personen beschrieben/wahrgenommen wird. Es wird zwischen bekannten bzw. bewussten und unbekannten bzw. unbewussten Strukturen unterschieden. Die Darstellung erfolgt anhand eines Fensters mit vier Bereichen, die unterteilt werden in: „Öffentliche Person", „Private Person". „Blinder Fleck" und „Unbekanntes".
   - **Fallbeispiel:** Übertragen auf dieses Fallbeispiel könnte interpretiert werden, dass Tamara Miller einen ausgeprägteren blinden Fleck hat als Lisa Schütz. Oder dass Lisa Schütz sehr motiviert ist, den Bereich ihres eigenen blinden Flecks durch Feedback immer weiter zu verkleinern und sich Aspekte davon bewusst machen möchte, um diese in den Bereich ihrer „Öffentlichen Person" oder „Privaten Person" (bewusst) zu integrieren. Auch der Bereich des „Unbekannten" könnte hierbei bei Tamara Miller, gemessen an ihrer sehr negativen Reaktion auf das Feedback, noch sehr stark ausgeprägt sein. Es scheinen beispielsweise noch große unbewusste Anteile oder Vorgänge vorzuliegen, die Tamara Miller durch Feedback und Reflexion aufdecken könnte.
3. **Das Eisbergmodell**
   - **Allgemein:** Das Eisbergmodell verbildlicht zwei Ebenen des gesamten Verhaltens- oder Persönlichkeitsrepertoires von Personen. Die Ebene, die hierbei sichtbar (bewusst) ist, liegt über Wasser und beinhaltet Infos über Tatsachen, Gefühle, Gedanken, Fakten etc., die bekannt sind.
     Die viel größere, nicht-sichtbare bzw. unsichtbare Ebene befindet sich unterhalb der „Wasseroberfläche" und umfasst sowohl vorbewusste Anteile, z. B.

verdrängte Persönlichkeitsmerkmale, Ängste, Sorgen, Konflikte etc. als auch unbewusste Anteile, z. B. Triebe, Bedürfnisse, Traumatisierungen etc. Innerhalb der unsichtbaren Ebene befinden sich z. B. Ursachen und Hintergründe für Triggerpunkte von Personen.

– **Fallbeispiel:** Übertragen auf das vorliegende Fallbeispiel könnte dies somit beispielsweise so erklärt werden:
  Lisa Schütz behandelt das Feedbackgespräch auf der **sichtbaren (Sach-)Ebene**. Es geht ihr hierbei um Zahlen, Fakten, Daten, ggf. auch Gefühle oder Wünsche (sie möchte sich immer weiter verbessern). Bei **Tamara Miller** scheint das „negative" Feedback sehr viele Aspekte der **vorbewussten oder unbewussten Ebene** „anzutriggern". So sehr, dass alle positiven Anteile umgehend von ihr ausgeblendet werden. Sie kann das ihr rückgemeldete Feedback dadurch nicht (mehr) auf der sichtbaren und bewussten Ebene behandeln.
  Ausgangspunkt dafür, auf welcher Ebene eine Botschaft eine Person tendenziell eher erreicht, können hierbei (unbewusste) Gefühle und Erwartungen sein, die sich durch verschiedene **Prägungen, Erlebnisse und/oder Erfahrungen** etc. ausgebildet haben. In Bezug auf das Fallbeispiel könnten die Reaktionen der beiden beispielsweise so erklärt werden: Tamara Miller hat im Gegensatz zu Lisa Schütz erwartet, ein makelloses Feedback zu erhalten. Tamara Miller hat sehr hohe Erwartungen an sich selbst und wenn diese nicht erfüllt sind, fühlt sie sich schlecht und abgelehnt.
  Lisa Schütz sieht das Feedbackgespräch als Chance, ihre Arbeit kontinuierlich weiter zu verbessern, deshalb hat sie mit Freude und Spannung auf die (Sach-)Informationen gewartet, die sie rückgemeldet bekommt. Tamara Miller hatte bereits im Vorfeld eher Angst vor ihrem Feedbackgespräch. Dies hat sie vor den meisten Gesprächen, denn sie hat meist die Sorge, Erwartungen nicht ausreichend erfüllen zu können, obwohl sie sich stets sehr anstrengt, dies zu leisten. Als sie dann den einen Kritikpunkt nach viel Lob und Anerkennung von Ihrer Führungsperson gehört hat, hat ihr das dieses Gefühl vermittelt, die Erwartungen nicht erfüllt zu haben. Jegliche positive Rückmeldung hatte keinen „Wert" mehr für sie. Sie war von Frau Meißen enttäuscht, ebenso wie von sich selbst. Das Eisbergmodell ist sehr hilfreich dabei, Auslöser bzw. Hintergründe von Trigger-Situationen aufzudecken – zu entdecken, was unter der Wasseroberfläche verborgen liegt.

Lösungsvorschlag

Kollegiale Beratung für Tamara Miller – oder doch besser eine Supervision bzw. ein Coaching?

1. Kollegiale Beratung

Sie kann im beruflichen Alltag hilfreich sein. Hier können sich (gleichgestellte) Kolleginnen und Kollegen bei beruflichen Problemstellungen gegenseitig unterstützen ohne, dass eine Führungsperson (oder externe Person) miteinbezogen wird. Dies fördert unter anderem den Teamzusammenhalt durch die gegenseitige Unterstützung.

Da bei Tamara Miller allerdings vermutlich eine Problemstellung vorliegt, die sich nicht „nur" durch einen Austausch mit Kolleginnen und Kollegen lösen lässt, wäre hierbei eine professionellere Art der Problemlösung vermutlich ratsam.

2. Einzelsupervision

Im Rahmen einer Einzelsupervision könnte Tamara Miller beispielsweise dabei unterstützt werden, die erlebte Situation neutral und auf der Sachebene wahrzunehmen und von emotionalen Bereichen zu entkoppeln. Die Trennung zwischen Sach- und Beziehungsebene (vgl. Watzlawick) könnte ihr dadurch ggf. möglich gemacht und so die persönliche Psychohygiene von Tamara Miller gefördert werden. Eine genauere Betrachtung und Beschäftigung mit und zwischen den Bereichen der privaten und beruflichen Person sowie Organisation auf Basis der Problemstellung könnte sich förderlich auf Tamara Miller auswirken.

3. Einzelcoaching

Für die konkrete Problembehandlung wäre eine Einzelsupervision vermutlich sehr förderlich für Tamara Miller. Sollte das Interesse oder die Notwendigkeit bestehen, ihr darüber hinaus Weiterentwicklungsmöglichkeiten zu eröffnen, wäre zudem ein (oder mehrere) Einzelcoaching(s) empfehlenswert. Hierbei hätte Tamara Miller die Möglichkeit, sich konkret mit der eigenen Persönlichkeitsentwicklung auseinanderzusetzen und -möglichkeiten auszuschöpfen. Coaching kann übertragen auf das Fallbeispiel zudem bei Selbstverständnis und -optimierung sowie bei Lern- und Entwicklungsprozessen unterstützen.

Lösungsvorschlag

Ich verstehe Dich nicht, Du verstehst mich nicht!

Wenn Kommunikation nur vermeintlich aus dem Erwachsenen-Ich geführt wird.

1. Ich-Zustände der Transaktionsanalyse

Tamara Millers Kommunikationsverhalten zeigt deutliche Hinweise darauf, dass sie sich in diesem zweiten Gespräch im **Kind-Ich,** genauer tendenziell in dem rebellischen Kind-Ich (Zustand) befindet. Hinweise hierfür sind Beschreibungen wie:

- Zunächst ist sie wortkarg, dann mit plötzlichem Wechsel auf einen ungebremsten Redefluss.
- Sie macht ihrem Ärger und ihrer Enttäuschung ungefiltert Luft, was auf große Emotionen hindeutet.

Sie zielt mit dieser Kommunikationsstruktur vermutlich auf das Eltern-Ich – tendenziell auf das fürsorgliche Eltern-Ich – von Frau Meißen ab, denn sie möchte eigentlich Lob, Wertschätzung und Anerkennung.

Frau Meißen versucht neutral aus dem **Erwachsenen-Ich** zu antworten. Die ersten Erklärungsansätze gelingen ihr hierbei auch, doch dann rutscht sie in einen anderen Ich-Zustand. Dieser kann z. B. als kritisches **Eltern-Ich** eingeordnet werden, da Frau Meißen beginnt, Tamara Miller zu belehren im Sinne von „darauf müsse sie sich jetzt einfach einstellen und solle das nicht so persönlich nehmen oder überbewerten". Mit einer erklärenden Haltung hat dies nichts mehr zu tun.

Abschließende Äußerungen, wie beispielsweise, dass sie sich darauf nun einfach einstellen müsse und sich zudem ein Beispiel an Lisa Schütz nehmen solle, zeigen des Weiteren sogar Tendenzen dafür auf, dass sich Frau Meißen ebenfalls teilweise im rebellischen **Kind-Ich** befindet, da dies ggf. sogar als trotziges Verhalten eingestuft werden könnte.

Um noch genaueren Bezug auf die einzelnen Ich-Zustände der Akteurinnen nehmen zu können, wären nonverbale Signale hilfreich.

2. Kommunikation der beiden Akteurinnen aus dem Erwachsenen-Ich

Mögliche Kommunikation durch Frau Meißen: „Frau Miller, schön, dass ich nochmal mit Ihnen sprechen kann. Das Gespräch vorher endete sehr abrupt und ich habe wahrgenommen, dass Sie unglücklich über einen Teil des Feedbacks waren, das ich Ihnen gegeben habe. Können Sie mir mehr Einblick dahingehend geben, was hier in Ihnen vorging?

Mögliche Kommunikation durch Tamara Miller: „Ja Frau Meißen, das haben Sie richtig wahrgenommen. Tatsächlich hat mich die Kritik, die sie mir gegenüber vorher geäußert haben, verletzt. Ich habe nicht damit gerechnet, dass Sie in manchen Bereichen nicht mit meiner Arbeitsleistung zufrieden sind. Das hat mich enttäuscht, denn ich habe hohe Ansprüche an mich selbst, insbesondere in meinem beruflichen Alltag. Können Sie mir die Kritikpunkte nochmal genauer erklären?"

Frau Meißen: „Selbstverständlich Frau Miller, ich zeige Ihnen die einzelnen Aspekte nochmals auf. Zudem möchte ich Ihnen gegenüber aber erneut betonen, dass Sie eine hervorragende Mitarbeiterin sind. Diese wenigen Kritikpunkte haben keinen Einfluss darauf, dass ich Sie sehr wertschätze und dankbar bin, Sie als Mitarbeiterin zu haben. Die geäußerten Kritikpunkte beziehen sich lediglich auf strukturelle Arbeitsinhalte."

3. Kommunikation anhand der Gewaltfreien Kommunikation

Frau Meißen zu Tamara Miller:

1. Beobachtung: „Sie haben mein Büro vorher ohne ein weiteres Wort verlassen."
2. Gefühle: „Das hat mich irritiert." / „Das hat mich verärgert" etc.
3. Bedürfnisse:
   - Klarheit: „Ich möchte gerne wissen, was dies ausgelöst hat."
   - Verstehen können: „Ich möchte Ihr Verhalten gerne besser verstehen."
4. Bitte – Handlungsbitte: „Können Sie mir bitte erklären, was passiert ist?"

Tamara Miller zu Frau Meißen:

1. Beobachtung: „Sie haben mir rückgemeldet, dass es Verbesserungsnotwendigkeiten im Bereich meiner Dokumentationsführung gibt."
2. Gefühle: „Das hat mich frustriert und enttäuscht."
3. Bedürfnisse:
   - Respekt: „Ich möchte, dass der Wert und die Bedeutung meiner Arbeitsleistung gesehen und anerkannt werden."
   - Wertschätzung: „Ich möchte, dass meine Arbeitsleistung, bei der ich mir täglich sehr viel Mühe gebe, als wertvoll angesehen wird /gewertschätzt wird."
4. Bitte – Verständnisbitte: „Können Sie nachvollziehen, warum mich ihr Feedback verletzt hat?"

5.5.2 „Das Drama um den Pfingsturlaub"

Lösungsvorschlag Aufgabe 1

Basiswissen

Konflikt und Konfliktmerkmale

1. Konfliktkonstellation

Grundsätzlich kann die vorliegende Konfliktkonstellation als Paar-Konflikt beschrieben werden. Position 1 ist John Singer. Position 2 die Führungsperson, die über die Urlaubspriorisierung entscheiden muss.

Der zweite Paar-Konflikt kann auch zwischen John Singer (Position 1) und „Kollegen und Kolleginnen mit Kindern" gesehen werden – in diesem Fall kanalisiert auf Vera Koppa und Jens Uda.

Diese Konstellation öffnet bereits alle Pforten für einen Dreieckskonflikt und spätestens ab dem Zeitpunkt, als Kolleginnen und Kollegen beginnen sich für eine Seite zu entscheiden, wird dieser klar eröffnet. Verschärft sich der Konflikt weiter, kann sich dieser zu einem Gruppenkonflikt weiterentwickeln.

2. Konfliktebenen

Es liegt ziemlich sicher ein Ziel- oder Interessenkonflikt (wer will was erreichen?) vor.

3. Konfliktmuster

Zu Beginn zeichnet sich hier ein kalter Konflikt ab. Mit der Weiterentwicklung der Konfliktdynamik und -konstellation kann sich daraus bald ein heißer Konflikt entwickeln.

4. Konfliktphase

Der Konflikt befindet sich noch in der Win-Win-Phase. Stufe: Der Konflikt bewegt sich direkt aus der „Verhärtung" hin zu „Polarisation und Debatte".

Erläuterung zu Aufgabe 2

Erweitertes und vertieftes Wissen

Erweitertes Wissen

1. **Interventionen zur Konfliktbearbeitung**
   Nach Glasl kann eine Konfliktbearbeitung innerhalb der aktuellen Konfliktstufe, in der sich der Konflikt befindet (Win-Win-Phase, Stufe 1–2), noch mit Moderation bearbeitet, kontrolliert und im besten Fall gelöst werden. In dieser spezifischen Konfliktsituation muss allerdings beachtet werden, dass diese Moderation nicht von der Führungsebene erfolgen kann, da diese ebenfalls befangen und Teil des Konfliktgeschehens ist. Eine externe Moderation ist dringend zu empfehlen.
2. **Konfliktintervention**
   Da in genanntem Beispiel bereits ein Konflikt besteht, muss hierbei auf eine kurative Konfliktintervention zurückgegriffen werden. Da der Konflikt kein abgegrenzter Konflikt ist, sondern strukturelle Hintergründe (Umgang mit der Urlaubsverteilung zwischen Mitarbeitenden mit und ohne Kinder) hat, empfiehlt es sich hierbei weitreichend, also mit allen beteiligten bzw. betroffenen Personen zu arbeiten. Denn hier ist das gesamte Team betroffen, da jeder Mitarbeitende entweder zur Personengruppe mit Kind oder zur Personengruppe ohne Kind gehört. Hierbei ist ein Bewusstsein über die Konfliktsituation zu schaffen und die Mitarbeitenden allgemein für das Thema zu sensibilisieren. Eine deeskalierende Intervention ist sinnvoll.
3. **Voraussetzungen für Konfliktlösung**
   Zur Konfliktlösung muss vorhanden sein:
   - Fähigkeit zur Selbstreflexion
   - Persönliche Reife und Gesprächsbereitschaft sowie -interesse
   - Adäquate Räumlichkeiten, Zeitfenster und Kompetenzen für eine professionelle Gesprächsführung und zur Bearbeitung von Konflikten
   - Im besten Fall zudem präventive Konfliktinterventionen

Vertieftes Wissen

4. **Konfliktdynamik im Dramadreieck**
   - Positionen des Dramadreiecks: Retter, Opfer, Verfolger
   - Beteiligte Personen innerhalb des Konfliktgeschehens:
     - John Singer vs. Führungsperson
     - John Singer vs. Vera Koppa und Jens Uda

   a) John Singer vs. Führungsperson
   John Singer fühlt sich in der Opfer-Position. Er hatte sich von der Führungsperson Unterstützung und „Gleichberechtigung" erhofft. Die Führungsperson befindet sich (für ihn) also in der Retter-Position. Nun kann die Führungsperson John Singers Erwartungen aber nicht erfüllen. Er wechselt in die Verfolgerposition, denn er möchte nicht in der Opfer-Position bleiben. Durch Schweigen und Ignorieren der Führungsperson möchte er diese in die Opfer-Position drängen. Ab diesem Punkt wird sich

zeigen, ob es der Führungsperson gelingt, professionell aus dem Dramadreieck auszusteigen oder ob diese „mitspielt“ und selbst zum Verfolger wird, da sie John Singer (wieder) in der Opfer-Position halten will, um selbst nicht dort „zu landen“.

b) John Singer vs. Vera Koppa und Jens Uda
John Singer fühlt sich auch hier in der Opfer-Position. Er sieht Vera Koppa und Jens Uda ggf. in der Retter-Position, da wenigstens einer von den beiden ja auch von sich aus nur dieses eine Mal auf ihren Urlaub in den Ferien verzichten könnte, da es ihm so wichtig ist, dann Urlaub zu bekommen. Als dies nicht geschieht, wird John Singer zum Verfolger. Durch sein Verhalten ihnen gegenüber möchte er die beiden in die Opfer-Position bringen und am besten dort halten. Ob Vera Koppa und Jens Uda das Dramadreieck „verlassen“ können, wird sich wie in Antwort a) zeigen müssen.

5. **Einordnung in die Spiele der Erwachsenen**
   - „Wenn du nicht wärst“ (WEDUNIW)
     John Singer schreibt einer anderen Person die Schuld dafür zu, etwas nicht tun zu können oder hier ggf. etwas nicht zu bekommen. Die Schuld wird von ihm auf das Gegenüber übertragen „Nur weil die Kinder haben (…)“. Eigentlich wusste John Singer jedoch von Anfang an, dass sein Vorhaben nicht funktionieren wird, da er die Regelungen kennt und darüber Bescheid weiß. Seine Enttäuschung darüber muss er aber an jemandem auslassen bzw. jemandem die Schuld dafür geben, um sich vermeintlich besser zu fühlen.
   - „Du-wirst-schon-sehen-was-dabei-herauskommt“
     John Singer bekommt keinen Urlaub, hoffentlich wird er dann über Pfingsten nicht plötzlich krank.
   - „Kick-me“
     John Singer ist der Meinung, er würde innerhalb der Urlaubsdiskussion keine Aufmerksamkeit bekommen, wenn er sich einfach so diesen Regeln „unterwerfen“ würde. Bevor dies geschieht, gibt er sich auch mit negativer Aufmerksamkeit zufrieden.

5.5.3 „Herr Braun will einfach nicht"

Lösungsvorschlag Aufgabe 1

Basiswissen

1. Rolle innerhalb der interdisziplinären Versorgungsstruktur

Das Aufgabenspektrum der Pflege umfasst die Versorgungsbereiche der Prävention, Kuration, Rehabilitation, Palliation sowie unterschiedliche zusätzliche sozialpflegerische Maßnahmen. Das Pflegeteam steht im interdisziplinären Versorgungsprozess meist im Mittelpunkt der Patientenversorgung und stellt die Schaltstelle für alle Informationen und die weitere Maßnahmenkoordination und die Durchführung dar. Entsprechenden Kommunikationsinstrumenten (z.B. Dienstübergabe oder Fallbesprechungen) kommen demnach essenzielle Bedeutung zu.

2. Prinzipienethik nach Beauchamp und Childress

Alex Kinzel befindet sich im Dilemma zwischen Fürsorgeverpflichtung und dem Respekt vor der Autonomie von Herrn Braun. Er muss hier einen guten Mittelweg finden zwischen der bestmöglichen pflegerischen Versorgung mit dem größtmöglichen Nutzen für Herrn Braun und gleichzeitig aber auch der Anerkennung seines Selbstbestimmungsrechts und der Berücksichtigung seiner persönlichen Wünsche und Bedürfnisse. Seine persönliche Herausforderung liegt darin: Er muss Herrn Braun im Sinne einer umfassenden Informierung die zu erwartenden Konsequenzen darstellen und gleichzeitig dessen Entscheidungsfähigkeit stärken.

Erläuterung zu Aufgabe 2

Erweitertes und vertieftes Wissen

In diesem Buch liegt der Schwerpunkt auf „Kommunikation und Beratung". Eine entsprechend ausführlich beschriebene Lösungsmöglichkeit bzgl. der Aufgabenstellung würde an dieser Stelle den Rahmen sprengen.

Empfehlung: Gleichen und stimmen Sie Ihre eigenen erarbeiteten Lösungen mit Ihren Kolleginnen und Kollegen ab und ergänzen bzw. erweitern Sie Ihr eigenes Antwortspektrum dadurch mit weiteren Lösungsmöglichkeiten und -inhalten. Dieses Vorgehen bietet sich ebenfalls insbesondere beispielsweise in größeren Lerngruppen an. Viel Erfolg!

Register